Mord und Herz

SALIM GÜLER

Mord und Herz

PAHLBERG

Salim Güler
www.salim-gueler.de
https://www.facebook.com/salim.gueler.autor
https://www.instagram.com/salimgueler

Newsletter des Pahlberg Verlags
https://www.pahlberg-verlag.de/newsletter

Alle in diesem Buch geschilderten Handlungen und Personen sind frei erfunden. Ähnlichkeiten mit lebenden oder verstorbenen Personen wären zufällig und nicht beabsichtigt.

Lizenzausgabe des Pahlberg Verlags, ein Imprint des Belle Époque Verlags, G. Pahlberg, Wiesenstr. 7, 72135 Dettenhausen, mit freundlicher Genehmigung des Autors.

Lektorat: Christiane Saathoff, *www.lektorat-saathoff.de*
Innenlayout und Schriftsatz: Hans-Jürgen Maurer
Covergestaltung: Holland Design

Herstellung: Custom Printing, Wał Miedzeszyński 217/1,
04-987 Warszawa, Polen

ISBN: 978-3-98845-131-6

1

Dezember 2022, Auxerre

»Für den ersten Tag war das ganz ordentlich«, sagte ihr Chef auf Französisch.

»Merci«, antwortete Tatjana. »Bekomme ich den Job?« Als Ukrainerin beherrschte sie die Landessprache recht gut, weil sie damals in der Schule Französisch gelernt und schon immer ein Faible für Sprachen gehabt hatte. Eigentlich hatte sie sogar eine Fremdsprache studieren wollen, doch dann war der Krieg gekommen, für den kein normaler Mensch eine Erklärung hatte, und ihre Zukunft hatte sich komplett geändert.

Der Chef sah sie prüfend an. »Das kommt auf dich an.«

»Wie meinen Sie das?«

»Wie nett du bist.«

»Ich bin immer freundlich zu den Gästen. Sie haben doch gesagt, dass ich gute Arbeit geleistet habe. Ich brauche den Job.«

»Wie dringend brauchst du ihn denn?«

»Sehr dringend. Ich habe kein Geld und finde schwer Arbeit. Ich muss auch an meine Familie in der Ukraine denken.« Sie schluckte. Es verging keine Sekunde, in der sie nicht an ihre Eltern dachte. Jeden Monat schickte sie ihnen etwas Geld, weil sie keine anderen Einkünfte hatten.

»Du liebst deine Familie?«

»Ja.«

»Vermisst du sie?«

»Jeden Tag. Ich habe Angst um sie. Mein Vater ist krank, er braucht Medikamente, und ich weiß nicht, wie lange dieser sinnlose Krieg noch dauern wird. Sie brauchen meine Hilfe.«

»Du bist eine gute und ehrbare Tochter, das gefällt mir. Meine

Tochter liebe ich auch«, erwiderte ihr Chef und machte einen Schritt auf sie zu. »Du bist eine brave Tochter.«

Er war ihr jetzt so nahe, dass es ihr beinahe unangenehm war, und lächelte sie an.

»Habe ich den Job? Ich werde sehr fleißig sein«, versicherte Tatjana.

»Das glaube ich dir. Wie gesagt, es hängt von dir ab.«

»Ich verstehe nicht, was Sie damit meinen.«

Der Chef rückte noch näher an sie heran, doch Tatjana traute sich nicht, vor ihm zurückzuweichen.

»Du bist hübsch.«

»Danke«, antwortete sie, dabei wollte sie auf das vorgetäuschte Kompliment gar nicht eingehen.

»Wenn du nett zu mir bist, bin ich auch nett zu dir. Eine Hand wäscht die andere«, fuhr er mit einschmeichelnder Stimme fort.

»Ich suche nur Arbeit, mehr nicht.«

»Ach, ein bisschen mehr geht da bestimmt.«

»Was?« Tatjana spürte eine Enge im Hals, sie wusste selbstverständlich, worauf der Mann hinauswollte, und allein der Gedanke daran erfüllte sie mit Ekel. Dennoch brauchte sie den Job.

»Na, was wohl.« Der Chef lächelte, während seine Hand zu ihren langen braunen Haaren wanderte, dann legte er ihr eine Strähne hinters Ohr. »Du bist sehr hübsch. Das ist ein großer Vorteil heutzutage, vor allem, wenn man ein Flüchtling ohne Rechte ist.«

»Ich möchte nur meine Arbeit machen. Bitte.«

»Kannst du doch«, antwortete der Chef achselzuckend. »Aber du gefällst mir. Nur ab und zu. Du wirst es mögen.«

Jetzt wanderte seine Hand von ihren Haaren zu ihrer Brust, er begann sie zu kneten und machte sich daran, die Knöpfe ihrer Bluse zu öffnen. »Siehst du, du verstehst mich.« Sein Grinsen wurde immer breiter.

Das war zu viel. Tatjana schlug seine Hand weg. »Ich bin keine Nutte«, rief sie und lief aus dem Büro.

»Das wirst du bereuen, dreckige Schlampe«, brüllte er, doch Tatjana rannte einfach weiter, nur weg von hier. Tränen rannen über ihr Gesicht und sie fühlte sich schmutzig, dabei hatte sie nichts getan.

Nach einer Weile lief sie langsamer, bis sie eine Bank sah, wo sie sich hinsetzte und ihren Tränen freien Lauf ließ.

Alle Männer sind Schweine, dachte sie angewidert, dabei hatte sie zuerst ein gutes Gefühl bei dem Chef gehabt. Er hatte einen freundlichen und netten Eindruck gemacht, und als er ihr von seiner Tochter und seiner Frau vorgeschwärmt hatte, hatte sich ihre Hoffnung verstärkt, endlich einen ehrbaren Arbeitgeber getroffen zu haben. Dass es so enden würde, hatte sie nicht kommen sehen.

Die Jobsuche erwies sich als viel schwerer, als sie es für möglich gehalten hatte. Der französische Staat half Flüchtlingen nicht besonders, man schien mit anderen Sorgen zu kämpfen zu haben. Wie viele andere Migranten war sie in einer Massenunterkunft untergebracht worden. Viele, die dort wohnten, machten überhaupt nichts, sie verließen sich auf den Staat und lebten von der Hand in den Mund, aber das wollte Tatjana nicht. Sie wollte arbeiten, nützlich sein. Nicht nur, weil sie ihren Eltern Geld schicken wollte, sondern auch für sich selbst. Den ganzen Tag in der Unterkunft zu verbringen, brachte sie nur auf beängstigende Gedanken über den Krieg. Außerdem verblödete man doch, wenn man nur die Hand aufhielt und wie ein Haustier von der Gnade seines Herrchens abhängig war, fand sie.

»Ich brauche einen Job«, murmelte sie, während sie die letzten Tränen trocknete. Sich weiter über diesen sexistischen Chef aufzuregen, brachte gar nichts, und ihn anzuzeigen vermutlich noch weniger, weil Aussage gegen Aussage stand und sie keinen Ärger mit der Polizei wollte.

Sie wollte nur einen Job.

Wäre ja auch zu schön gewesen, dachte sie traurig, denn der Laden lag keine fünfzehn Minuten von ihrer Unterkunft entfernt. Sie hätte zu Fuß zur Arbeit gehen können.

»Morgen suchst du weiter. Du findest schon was«, machte sie sich Mut, stand auf und ging zurück in das riesige Wohnheim.

»Du siehst traurig aus«, sagte Dalal, als sie in ihr Zimmer trat. Sie war eine der drei anderen, mit denen sie hier wohnte. »Hast du geweint?«

»Nein, alles gut«, wich Tatjana aus.

»Mir machst du nichts vor. Was ist los?«, beharrte Dalal.

»Nichts.«

»Hat dich jemand angefasst?« Sie stand von ihrem Bett auf und machte einen Schritt auf Tatjana zu.

Dalal war Ende vierzig, vor zwei Jahren war sie aus Syrien geflohen. Seitdem wurde sie von Heim zu Heim geschickt und hatte bis heute keinen anerkannten Flüchtlingsstatus.

Eigentlich wollte Tatjana stark sein, sich nichts anmerken lassen, aber als Dalal sie aus ihren mitfühlenden braunen Augen anschaute, überkam es sie plötzlich und sie fing wieder an zu weinen.

Dalal nahm sie in die Arme. »Ich bin bei dir«, sagte sie. »Welches Schwein war es?«

»Der Mann, bei dem ich heute gearbeitet habe.«

»Ich wusste es. Diese verfickten Männer. Sie denken alle nur mit dem Schwanz, wenn sie eine hübsche junge Frau sehen.« Dalal löste die Umarmung. »Hat er dir etwas angetan?«

»Nein, ich bin weggelaufen.«

»Das hast du gut gemacht.«

»Aber ich brauche den Job.«

»Du findest einen anderen. Solchen Männern muss man den Schwanz abschneiden.« Dalal seufzte. »Leider sind wir hier nur Menschen zweiter Klasse. In Syrien habe ich in einer Uni gelehrt, aber hier darf ich nicht mal arbeiten, ganz zu schweigen davon, dass meine Abschlüsse nicht anerkennt werden.«

Tatjana nickte. Sie hatte im letzten Monat die Erlaubnis erhalten, nebenbei etwas Geld zu verdienen, wofür sie sehr dankbar war, denn das Geld, das sie vom Staat bekam, reichte nicht aus, um ihre Eltern zu unterstützen.

Dass Dalal, obwohl sie schon zwei Jahre in Frankreich lebte, nicht arbeiten durfte, fand Tatjana unfair, aber sie konnte daran nichts ändern. Ukrainische Flüchtlinge dagegen genossen gewisse Vorzüge und darüber wollte sie sich ganz sicher nicht beschweren.

»Das tut mir so leid für dich. Ich hoffe, dass du bald deine Papiere bekommst.«

»Nicht nur du, Kind. Offenbar wollen sie einfach nicht, dass wir arbeiten und uns integrieren. Die wollen, dass wir zurückgehen. Europa ist schon lange nicht mehr das gelobte Land, wenn es das je war. Aber wohin soll ich gehen als Frau? In Syrien wird man mich töten.« Dalal machte eine wegwerfende Handbewegung. »Ach, ich sollte nicht jammern. Ich lebe, das ist doch schon etwas, und du solltest nicht weiter traurig sein. Du lebst nicht nur, du bist dazu noch jung und sehr talentiert. Ich kenne niemanden, der so gut Französisch spricht wie du, und das sage ich dir als Professorin, die Französisch unterrichtet hat.«

»Danke«, antwortete Tatjana. Dalals Worte bauten sie etwas auf und beruhigten sie.

»Wieso fährst du nicht nach Paris? Da gibt es viele Touristen, deine Sprachkenntnisse könnten dir dort nützlich sein«, schlug Dalal vor.

»Geht denn das so einfach? Ich dachte, ich muss hierbleiben, sonst streichen sie mir alles«, erwiderte Tatjana. An diese Möglichkeit hatte sie bisher gar nicht gedacht. Sie lebte in Auxerre, weil sie dieser kleinen Stadt zugeteilt worden war.

»Du bist Ukrainerin, warum sollte das nicht gehen? Lass uns das morgen klären.«

Tatjana biss sich zweifelnd auf die Unterlippe, dann sagte sie: »Das wird mir aber nichts bringen.«

»Warum?«

»Weil ich kein Geld für ein Zugticket habe. Ich kann mir nicht vorstellen, dass die Behörden das bezahlen.«

»Mach dir darüber mal keine Sorgen«, sagte Dalal lächelnd.

»Warum?«

»Weil ich etwas Geld beiseitegelegt habe.«

»Das kann ich nicht annehmen. Ich wüsste gar nicht, wie ich das zurückzahlen soll«, sagte Tatjana erschrocken.

»Das musst du nicht. Das ist mein Geschenk an dich. Du hast Talent, ich möchte, dass du in Paris eine Arbeit findest und irgendwann studierst. Die Menschheit braucht mehr intelligente Frauen wie dich. Nur wir Frauen können diese verdammte Welt, in der die Männer das Sagen haben, retten.«

Tatjana konnte ihr Glück kaum fassen. Ihre Augen wurden wieder feucht und sie umarmte Dalal.

»Danke«, sagte sie glücklich und dachte an Paris.

2

Einige Wochen später, Paris

Tatjana konnte gar nicht in Worten ausdrücken, wie dankbar sie Dalal war. Paris hatte sich als wahrer Glücksgriff für sie erwiesen.

Zwar lebte sie auch hier in einer Sammelunterkunft, aber sie hatte einen Job in einer kleinen Buchhandlung gefunden. Die Buchhändlerin war eine ältere, sehr freundliche Frau, die sie absolut fair behandelte. Das Arbeitsklima passte und ihre Chefin hatte durchblicken lassen, dass sie ihr gern eine Festanstellung geben würde, wenn es die französischen Behörden erlaubten.

Glücklich streckte sie sich auf ihrem Bett in dem Zimmer der Sammelunterkunft aus, das sie hier »nur« zu dritt bewohnten. Immerhin eine Verbesserung zu ihrem Zimmer in Auxerres.

Ein eigenes Zimmer wäre ein Traum, dachte sie und ihre Gedanken wanderten kurz in ihre Heimat, wo sie das alles gehabt hatte. An sich etwas völlig Selbstverständliches, jetzt aber der pure Luxus. Der Klingelton ihres Handys riss sie aus ihrem Tagtraum. Es war Dalal.

»Schön, deine Stimme zu hören«, sagte Dalal nach der Begrüßung.

»Das gebe ich gern zurück. Wie geht es dir?«

»Heute ist ein guter Tag.« Dalals Stimme klang froh. »Ich habe einen Menschenrechtsanwalt getroffen, der sich meinen Fall genauer anschauen möchte.«

»Das freut mich sehr für dich. Vielleicht schafft er es, dass du an der Uni unterrichten darfst.«

»So weit möchte ich gar nicht denken«, sagte Dalal lachend. »Er meinte zumindest, dass in französischen Schulen Lehrer gesucht werden, die Arabisch und Französisch sprechen. Es gibt viele Problemviertel in Frankreich mit zu wenig Lehrern.«

»Das wäre ein erster Schritt.«

»Genau. Ich kann dieses Rumsitzen und Däumchendrehen schon lange nicht mehr ertragen. Ich würde sehr gerne junge französische Araber unterrichten, aber ich möchte mir nicht zu viel Hoffnung machen. Die Enttäuschung wäre zu groß.«

»Ich glaube fest daran, dass es passiert. Du wirst eine tolle Lehrerin.«

Dalal seufzte leise. »Genug über mich geredet, Kind. Was ist mit dir? Wie ist Paris?«

»Ich liebe Paris«, antwortete Tatjana und ihr Blick wurde träumerisch. »Es ist eine herrliche Stadt, ganz anders als Auxerre. Meine Chefin ist total lieb und die Arbeit in der Buchhandlung ist wunderbar. Ich darf sogar Bücher mit nach Hause nehmen.«

»Das freut mich für dich.«

»Ich kann dir jetzt auch endlich dein Geld zurückgeben.«

Dalal gab ein abwehrendes Geräusch von sich. »Denk nicht mal daran. Das war ein Geschenk für dich. Versprich mir nur, dass du unsere Abmachung nicht vergisst.«

»Dass ich studieren soll«, sagte Tatjana lächelnd.

»Genau.«

»Sobald ich die Erlaubnis von den Behörden und einen Platz bekomme, werde ich an die Uni gehen«, versicherte sie. »Das wäre ein Traum. Weißt du, irgendwie fühlt sich das alles so unecht an. Manchmal fühle ich mich sogar schuldig, dass ich so viel Glück habe.«

»Warum?«

»Weil meine Eltern jeden Tag Angst um ihr Leben haben müssen und ich sitze hier im sicheren Frankreich und kann vielleicht bald studieren.«

»So etwas Dummes darfst du nicht denken«, widersprach Dalal. »Glaubst du, dass deine Eltern dir dein Glück missgönnen?«

»Nein, das tun sie nicht, aber …«

»Nichts aber. Du machst sie stolz, wenn du als Flüchtling im Ausland studierst, und du machst mich stolz. Dich selbst sowieso. Ich verbiete dir, so etwas Albernes zu denken.«

In Tatjanas Augen sammelten sich Tränen, sie schluckte. »Du

bist eine tolle Freundin, ich bin so dankbar, dass ich dich in meinem Leben habe.«

»Und ich, dass du meine Freundin bist. Bleib immer schön fleißig, aber denk auch ein wenig an dein Herz.«

»Was meinst du?«

Dalal lachte. »Du bist eine junge, hübsche Frau. Geh aus, lerne einen schönen, intelligenten Franzosen kennen.«

Tatjana verzog den Mund. »Ausgehen kostet Geld, bisher spare ich alles. Allerdings habe ich tatsächlich jemanden kennengelernt.«

»Ein Mann, der dich schätzt, lädt dich ein, sonst taugt er nichts. Vergiss meine Worte nicht«, mahnte Dalal. »Kind, ich muss leider auflegen, ich habe einen Termin, zu dem ich nicht zu spät kommen darf.«

Sie verabschiedete sich und Tatjana beendete das Gespräch.

Hoffentlich würde Dalal Lehrerin werden, sie würde jungen Menschen auf dem Weg zum Erwachsensein bestimmt hervorragend helfen können.

Ihr Handy vibrierte.

Sie schaute aufs Display und erwischte sich dabei, dass ihr ein Lächeln übers Gesicht huschte.

Es war Hamza.

Was machst du Schönes?,

hatte er ihr geschrieben.

Nichts, bin auf meinem Zimmer. Du?

Mich langweilen. Was hältst du davon, wenn ich dich zu einem Kaffee einlade?,

antwortete er sofort.

Sie musste an Dalal denken und ihre Mahnung, dass ein Mann, der eine Frau nicht einlud, nichts taugte.

Hamza hatte sie über Instagram kennengelernt und bisher hatten sie sich noch nicht getroffen. Dalal war die erste Person, die überhaupt von ihm wusste, weil Tatjana selbst noch nicht einschätzen konnte, wohin die Reise mit Hamza gehen würde. Außerdem hatte sie hier keine Freunde, denen sie sich anvertrauen konnte. Ihre beiden Mitbewohnerinnen waren ziemlich verschlossen und ihrem Gefühl nach nicht besonders an ihr interessiert, was ihr grundsätzlich nicht viel ausmachte, auch wenn sie Dalal vermisste.

Hamza war nett, freundlich und sah umwerfend aus. Genau ihr Geschmack. Aber sie war schließlich nicht in Paris, um sich zu verlieben, sondern um Geld für ihre Familie zu verdienen und zu studieren. Der verdammte Krieg hatte ihr zu verstehen gegeben, dass sie einen guten Job brauchte. Sie würde sich ein Leben außerhalb der Ukraine aufbauen müssen, denn sie nahm nicht an, dass der Wahnsinn dort bald enden würde. Ihr Ziel war es, ihre Eltern nach Paris zu holen, und dafür benötigte sie Geld. Eine große Liebe passte da nicht in ihr Leben.

Ich wollte dich nicht überrumpeln, verzeih,

erschien eine weitere Nachricht von Hamza, da sie ihm noch nicht geantwortet hatte.

Das tust du nicht,

tippte sie rasch, dabei musste sie erneut an Dalals Worte denken: *»Geh aus, lerne einen schönen, intelligenten Franzosen kennen.«*

Schön ist er ja, dachte Tatjana. Ob er auch intelligent war, wusste sie nicht, allerdings studierte er Medizin, also war er sicher nicht dumm.

Sie presste die Lippen zusammen, dann sagte sie zu sich: »Was riskierst du? Es ist nur ein Kaffee, mehr nicht. Etwas Ablenkung wird dir guttun.« Mit klopfendem Herzen tippte sie ihre Zusage an Hamza.

Das freut mich sehr. Irgendwie habe ich ein gutes Gefühl mit dir,

schrieb er zurück.

Was meinst du?

Dass wir auf einer Wellenlänge sind.

Ein Lächeln stahl sich auf Tatjanas Lippen, das immer größer wurde. Genau dieses Gefühl teilte sie mit ihm. Sie waren nicht nur auf einer Wellenlänge, Hamza war nach ihrem Empfinden auch keiner dieser Männer, die nur auf Sex aus waren. Schließlich schrieben sie sich schon länger und er hatte nie Andeutungen gemacht, mehr zu wollen, oder sie bedrängt. Dass er sie jetzt persönlich kennenlernen wollte, war nur natürlich, und sie wollte es ebenfalls.

»Warum zögerst du dann?«, sagte sie zu sich und schrieb ihm die Antwort:

Das Gefühl habe ich auch. Kaffee wäre toll.

Eine warme Woge des Glücks durchflutete sie, weil sie sich endlich überwunden hatte und bereit war, Hamza persönlich kennenzulernen.

Sehr schön, das freut mich wirklich. Ich kenne da ein hübsches Café an der Champs-Élysées, es wird dir gefallen. Ist gerade der Instahotspot schlechthin. Ich hole dich ab.

Einen Moment lang überlegte Tatjana, ob es klug war, dass er sie abholte. Andererseits wohnte sie außerhalb von Paris, und in die Stadt zu kommen, wäre jetzt sehr kompliziert.

Danke. Ich schicke dir die Koordinaten. Wann kannst du hier sein?

3

10. Februar 2023

»Bonjour«, grüßte sie ein älterer Kunde, als er den Buchladen betrat.

»Bonjour! Darf ich Ihnen helfen?«, fragte Tatjana freundlich.

»Sehr gerne, junges Fräulein. Ich suche das Buch ›Spiegel unseres Schmerzes‹.«

»Von Pierre Lemaitre?«

»Sie kennen das Buch?«

»Leider noch nicht. Aber ich habe nur Gutes darüber gehört.«

»Dem kann ich mich nur anschließen. Die ersten beiden Teile der Trilogie waren fantastisch, ich kann Ihnen diese Reihe nur ans Herz legen. Sie werden es nicht bereuen.«

»Davon bin ich überzeugt. Danke«, erwiderte Tatjana. »Ich hole Ihnen das Buch.«

»Merci.«

Sie trat zum Regal und suchte das Buch heraus, dann ging sie zu dem Kunden zurück.

»Möchten Sie noch ein anderes Buch?«

»Nein, sehr lieb von Ihnen. Wenn ich dieses gelesen habe, komme ich wieder«, sagte der Kunde lächelnd.

»Gerne.«

Beide gingen zur Kasse, der Mann zahlte, bedankte sich und verließ den Laden.

»Das war Monsieur Omeyer. Er kommt seit dreißig Jahren zu mir und kauft Bücher«, sagte Tatjanas Chefin, in ihren Worten schwang Wehmut mit.

»Das wusste ich nicht.« Tatjana sah sie erstaunt an.

»Das kannst du auch nicht, du bist ja noch nicht lange hier. Ein unglaublich freundlicher Mann. Er ist fast neunzig.«

»Neunzig?« Tatjana zog die Augenbrauen hoch, so alt hätte sie ihn nicht geschätzt, eher auf Ende siebzig.

»Ja, er ist noch sehr rüstig. Aber sein Herz leidet schon lange.«

»Wie meinen Sie das?«

»Er hat 1995 seine Frau verloren. Ein fürchterlicher Autounfall. Ich habe sie noch kennengelernt. Eine so liebevolle Frau.«

»Hat er sich nicht neu verliebt?«

»Nein, sie war seine große Liebe.« Ihre Chefin seufzte. »Träumt nicht jede Frau von so einem Mann?«

»Ich denke schon«, sagte Tatjana lächelnd.

»Leider sind solche Männer selten, aber wenn du einen findest, der dich auf Händen trägt und nur Augen für dich hat, zögere nicht und heirate ihn, und dann macht ihr viele Kinder.« Ihre Chefin lachte und ging zur nächsten Kundin, die den Laden betrat.

Tatjana nickte und musste an Hamza denken.

Der Nachmittag mit ihm gestern war unglaublich schön gewesen. Er hatte sich wie ein echter Gentleman benommen und keine Sekunde lang hatte sie sich unwohl gefühlt oder geargwöhnt, dass er die Situation ausnutzen könnte. Als er sie abends zu ihrer Unterkunft zurückgefahren hatte, hätte sie sogar gegen einen Abschiedskuss nichts einzuwenden gehabt.

Dazu hat er aber keine Anstalten gemacht, dachte sie und das fand sie beinahe noch romantischer, da es ihr das Gefühl gab, dass Hamza es ernst mit ihr meinte.

Er sah gut aus, war intelligent und wortgewandt. Jemand, der sicherlich bei vielen hübschen Französinnen leichtes Spiel hatte.

Aber er hat sich für mich entschieden, für die schüchterne Ukrainerin, die dem Krieg entflohen und arm wie eine Kirchenmaus ist. Warum sollte er das tun, wenn er mich nicht mögen würde?, dachte sie.

In dem Moment vibrierte ihr Handy, aber sie wollte es während der Arbeitszeit nicht aus der Hosentasche ziehen, das fand sie ihrer Chefin gegenüber respektlos. Dennoch musste sie nun ständig daran denken.

Hamza?, überlegte sie und spürte, wie es in ihrer Magengegend plötzlich zu kribbeln begann.

Zu gern hätte sie geschaut, wer ihr eine Nachricht geschickt hatte.

»Nein«, ermahnte sie sich und ging zum nächsten Kunden, der den Laden betrat.

Sie verkaufte ihm ein Buch und nachdem er den Laden verlassen hatte, vibrierte ihr Handy schon wieder.

Ihre Neugier wurde immer größer, doch da betrat ein neuer Kunde den Laden und sie musste sich um ihn kümmern. Das Ganze ging knapp eine Stunde so, dann war es mit einem Mal leer in der Buchhandlung.

»Ich geh kurz auf Toilette«, sagte Tatjana.

»Natürlich, dafür brauchst du doch keine Erlaubnis«, erwiderte ihre Chefin lächelnd.

Tatjana nickte und ging in die hinteren Ladenräume zur Toilette, wo sie sich einschloss und mit klopfendem Herzen endlich ihr Handy aus der Hosentasche fischte.

»Hamza«, sagte sie erfreut und las die Nachricht.

Ist es schlimm, wenn ich dir sage, dass ich heute die ganze Zeit an dich denken muss?,

schrieb er. Ihr Herz machte einen kleinen Hüpfer. Das mochte kitschig klingen, aber bei ihr war es ja nicht anders. Sie dachte ebenfalls ständig an ihn.

Das ist sehr süß, ich musste auch an dich denken,

antwortete sie daher. Es gab für sie keinen Grund, nicht ehrlich zu ihm zu sein.

Sogleich erschien ein Herz-Emoji im Chat und sie schickte eines zurück.

Wollen wir uns heute Abend treffen? Ich muss noch bis 17 Uhr arbeiten,

schrieb er.

Ich bis 18 Uhr.

Was hältst du davon, wenn ich dich abhole, und wir gehen lecker essen. Ich kenne eine echt gute Pizzeria. Okay?

Tatjana überlegte kurz. Irgendwie fühlte sie sich nicht wohl dabei, dass Hamza sie andauernd einlud, aber sie konnte sich den Besuch in einer Pizzeria beim besten Willen nicht leisten, schon gar nicht in Paris.

Ihr war am vergangenen Abend fast schwindelig geworden, als sie die Rechnung über 85 Euro gesehen hatte, und Hamza hatte sogar noch ein großzügiges Trinkgeld dazugelegt.

Das hört sich toll an,

antwortete sie, weil sie gegen das Verlangen, ihn wiederzusehen, nicht ankam, nicht ankommen wollte. Sie war allein in Paris und Hamza tat ihr gut.

Nächstes Mal koche ich was für ihn, versuchte sie, ihr schlechtes Gewissen zu beruhigen.

Super, freue mich sehr. Schick mir die Adresse, ich hole dich dann ab.

Tatjana tippte die Anschrift der Buchhandlung ein und ergänzte, dass sie ab jetzt nicht mehr ans Handy gehen könne, weil sie arbeite. Hamza zeigte volles Verständnis.

Ob er mein Monsieur Omeyer ist?, überlegte Tatjana und spürte, wie ihre Wangen rot wurden.

*

»Ich hoffe, der Abend hat dir gefallen«, sagte Hamza, als er und Tatjana in seinen Wagen stiegen.

»Er war wunderschön!«, bestätigte Tatjana, dann wurde sie etwas verlegen. »Aber die Pizza war echt teuer. Ich habe ein ganz schlechtes Gewissen.«

»Das ist Paris«, lachte Hamza. »Mach dir über Geld keine Gedanken. Es macht mich glücklich, wenn du bei mir bist. Ein Mann sollte seine Dame ausführen.«

Eine warme Welle durchzog Tatjanas Körper. »Nächstes Mal koche ich für uns«, schlug sie vor.

»Kannst du denn kochen?«, fragte er.

Tatjana verzog den Mund. »Was für eine Frage. Natürlich kann ich kochen. Glaubst du mir etwa nicht?«

Hamza lachte. »Ich glaube dir jedes Wort. Hier in Frankreich können die meisten Mädels nämlich nicht mehr kochen. Ich finde es schön, wenn eine Frau diese Kunst beherrscht.«

»Du wirst überrascht sein, wie gut ich kochen kann«, sagte Tatjana.

»Da kriege ich jetzt schon Appetit.« Er zwinkerte ihr zu, dann bog er rechts ab. »Wenn du möchtest, fahre ich dich noch an einen ganz besonderen Platz.«

»Was für einen Platz?«

»Lass dich überraschen, du wirst ihn lieben.«

»Ist das der Ort, wo du deine Freundinnen immer hinfährst?«, scherzte Tatjana. Vermutlich war es eine romantische Ecke, wo er mit seinen Mädels rumknutschte, doch das störte sie nicht, sie wollte ihn küssen.

»Ehrlich gesagt, bist du die erste Frau, der ich diesen Ort zeige.«

»Wirklich?«

»Wirklich.« Hamzas Stimme klang ernst, fast ein wenig traurig.

»Ich bin gespannt.«

»Es wird dir gefallen.«

Keine zwanzig Minuten später hielt Hamza auf einem Hügel an. Von hier aus hatte man eine gute Sicht auf Paris.

»Na, habe ich zu viel versprochen?«, fragte er.

»Nein, es ist magisch.«

»Ich weiß. Hierher ziehe ich mich immer zurück, wenn ich mit meinen Gedanken allein sein möchte.«

»Es bedeutet mit sehr viel, dass du diesen Ort mit mir teilst«, sagte Tatjana leise und wandte sich zu ihm.

»Ich möchte mein ganzes Leben mit dir teilen«, erwiderte er und sah ihr dabei tief in die Augen. »Ich fürchte, dass ich mich in dich verliebe.«

Tatjana schluckte. »Und ich mich in dich.«

Dann beugte sich Hamza vor und sie küssten sich.

Es war ein leidenschaftlicher Kuss. Hamza war ein großartiger Küsser.

»Wieso musstest du nur in mein Leben treten?«, sagte er schließlich.

»Warum?«

»Weil ich das hier gar nicht tun möchte.«

Bevor Tatjana reagieren konnte, spürte sie den Stich einer Nadel in ihrem Hals.

4

Ihr Schädel brannte, als sie die Augen öffnete. Instinktiv fuhr sie mit der Hand zu ihrem Kopf, um zu prüfen, ob sie eine Verletzung hatte, aber da war nichts.

Wie hatte sie nur in diesem kargen Raum landen können?

Sie wusste es nicht.

Nur ein Stuhl, ein Tisch und eine Lampe an der Decke waren darin.

Hatte Hamza ihr das wirklich angetan?

»Nein«, entfuhr es ihr. Sie wollte nicht glauben, dass jemand wie Hamza zu so etwas Schrecklichem imstande war.

»Er liebt mich doch«, sagte sie, als wollte sie nicht zulassen, dass die Wahrheit sie so brutal enttäuschte.

»Hamza war das nicht.«

Nun konnte Tatjana ihre Tränen nicht mehr zurückhalten. Sie rannen ihre Wangen herunter und schienen sich heiß in ihr Fleisch zu brennen als Erinnerung daran, wie leichtsinnig sie gewesen war.

»Nicht weinen, du musst stark sein«, sagte sie zu sich und wischte die Tränen vom Gesicht.

Da hörte sie Geräusche, ihr Körper war wie erstarrt. Sie war eine junge attraktive Frau, daher kamen ihr die schlimmsten Gedanken.

Lieber will ich sterben, dachte sie, da sie damit rechnete, gleich missbraucht zu werden.

Die Tür wurde geöffnet und zwei Männer traten ein. Sie waren komplett in Schwarz gekleidet, dazu trugen sie schwarze Masken. Nur ihre Augen waren sichtbar. Einer von ihnen warf ihr wortlos eine Maske zu. Tatjana verstand, sie hob die Maske auf und zog sie über den Kopf.

Dann spürte sie, wie einer der Männer zu ihr trat und sie festhielt.

Wieder fing sie an zu weinen, sie befürchtete das Schlimmste. Der Mann berührte ihr Gesicht, Tatjana hatte Mühe, sich zu beherrschen, fast hätte sie laut geschrien. Doch da fühlte sie, wie der Mann ihr unter der Maske einen Knebel in den Mund steckte und ihre Hände hinter dem Rücken fesselte.

Ich schreie nicht, hätte sie am liebsten gesagt, weil der Knebel und die Maske zusammen ihr das Atmen so erschwerten.

Jetzt legte sich eine Hand in ihren Nacken. Panik überkam sie, aber sie schrie noch immer nicht. Ihre Beine wurden weich, doch der Mann hielt sie, sodass sie nicht stürzte, anschließend drückte er sie nach vorn. Sie ging, ohne zu wissen, in welche Richtung. Nach einer Weile blieben sie stehen und sie wurde heruntergedrückt, sie nahm einen Sitz unter sich wahr.

Ein Stuhl?, überlegte sie.

Als sich der Sitz in Bewegung setzte, wusste sie, dass man sie in einen Rollstuhl gesetzt hatte. Ein Schauer lief ihr über den Rücken, als es plötzlich kalt wurde. Vermutlich waren sie draußen.

Tatjana wurde immer weitergeschoben, bis der Rollstuhl angehalten wurde und sie Türenschlagen hörte. Jemand packte sie und zwang sie grob zum Aufstehen, dann wurde sie nach vorn gedrückt, wieder hielt man sie unsanft am Nacken fest. Schließlich hob die Person sie hoch und schubste sie in einen engen Raum. Ihre Beine wurden angewinkelt, zum Schluss hörte sie, wie eine Tür zugeschlagen wurde.

Ein Kofferraum, schoss es ihr durch den Kopf.

Man hatte sie in einen Kofferraum gesteckt.

Aber warum das alles?

Warum hatte man sie erst in ein Gebäude gebracht und nicht gleich in diesen verdammten Kofferraum gepfercht?

Der Wagen fuhr los und nun dämmerte es Tatjana. Hamza hatte sie nur entführen sollen. Die, die sie jetzt gefangen hielten, waren die, die sie fürchten musste.

Wieder lief es ihr eiskalt den Rücken herunter, diesmal aus Angst.

Wollen die mich verkaufen?, meldete sich ein banger Gedanke und ihre Kehle wurde staubtrocken.

Im Fernsehen und im Internet hatte sie immer wieder von solchen Banden gehört, die junge Frauen entführten, verschleppten und dann für viel Geld verkauften. War sie an so eine Bande geraten? War Hamza einer dieser üblen Loverboys, der ahnungslose Frauen wie sie in die Falle lockten? Sie hielt es für möglich.

Der Schreck über diese Erkenntnis ließ ihren Magen rebellieren.

Bloß nicht übergeben, ermahnte sie sich, da sie durch den Knebel an ihrem eigenen Erbrochenen ersticken könnte, doch die Übelkeit nahm zu.

Tatjana zwang sich, ruhig zu atmen. So wollte sie nicht sterben, so durfte sie nicht sterben. Sie war nicht dem Krieg entflohen und hatte es bis nach Paris geschafft, um jetzt so jämmerlich zu verrecken.

Reiß dich zusammen, dachte sie und atmete langsam durch die Nase ein und aus.

Die Übelkeit nahm immer mehr ab, bis sie ganz verschwand. Dennoch schien die Fahrt ewig zu dauern. Irgendwann verlangsamte der Wagen das Tempo, bis er zum Halten kam.

Nicht die Nerven verlieren, Tatjana, ermahnte sie sich erneut. *Wenn sie dich verschleppt haben, um dich zu verkaufen, brauchen sie dich lebend, das gibt dir Zeit. Du darfst jetzt nicht kopflos reagieren.*

Der Kofferraum wurde geöffnet, jemand hob sie heraus und half ihr in den Rollstuhl. Vermutlich war es derselbe wie vorhin, ebenso wie die Männer.

Sie wurde in ein Gebäude gerollt, dann wurde der Rollstuhl angehalten.

»Aufstehen«, hörte sie einen Mann sagen.

Tatjana gehorchte.

»Ich nehme dir Maske und Knebel ab und löse deine Fesseln. Wenn du Dummheiten machst, erschieße ich dich. Hast du verstanden?«

Tatjana nickte.

Der Mann tat, was er gesagt hatte, und nun sah Tatjana, dass sie augenscheinlich in einen Keller gebracht worden war. Oder in eine alte Lagerhalle.

»Vorwärts«, sagte der Mann, er trug eine Maske und war sehr groß.

Tatjana folgte dem Mann vor ihr, der Hüne, der die Befehle gab, blieb hinter ihr.

Vor einer Tür blieben sie stehen. Der Mann öffnete sie und schubste Tatjana in den dahinterliegenden Raum.

Sie war erleichtert, dass sie die Männer endlich los war, doch gleichzeitig ängstlich, da sie nicht wusste, was noch alles auf sie zukommen würde.

»Bonjour?«, hörte sie jemanden auf Französisch sagen.

Sie war nicht allein. In dem Moment kam die Panik zurück und Tatjana schrie aus voller Kehle.

5

Köln

»Irgendwann kommen sie alle zurück«, hörte Kriminalkommissar Lasse Brandt den Kerl sagen, der wie er an der Theke saß. »Oder hast du geglaubt, du wärst was Besseres?«

»Erwin, halt die Fresse«, schimpfte der Wirt. »Jeder von uns hat seinen Grund, warum er hier ist.«

»Er tut aber so piekfein und schaut auf uns herab, als wären wir Abschaum.«

»Das tut er nicht. Du hast zu viel getrunken. Red nicht so einen Blödsinn«, verteidigte der Wirt seinen Gast.

»Noch ein Kölsch«, sagte Brandt. Der Wirt zapfte eines und reichte ihm die Stange. Dass man ihn piekfein nannte, konnte er verstehen, er kleidete sich elegant und achtete auf sein Äußeres, selbst jetzt, wo er sich in seinem Inneren hässlich und ausgebrannt fühlte. Er nahm das Glas, schaute es sich kurz an und leerte den Inhalt, ohne die Stange abzusetzen.

»Noch eins«, forderte er und stellte das Glas geräuschvoll auf die Theke.

»Du hast wirklich langsam genug«, erwiderte der Wirt. »Der Abend ist noch jung.«

»Ich bin alt genug, um zu wissen, wann es genug ist«, entgegnete Brandt. »Noch eins.«

»Du musst es ja wissen.« Der Wirt verzog den Mund und fuhr sich über den langen grauen Bart. »Ehrlich, Jung, ich hatte gehofft, dich hier nicht mehr zu sehen.«

»Freu' dich, ich bringe Umsatz und lasse nicht anschreiben wie der Trottel da drüben.« Brandt nickte zu dem nervenden Typen.

»Du suchst wohl Ärger«, sagte der und wollte eben aufstehen, als der Wirt ihm eine Stange Kölsch reichte.

»Trink und halt die Goschen. Ich will keinen Ärger in meinem Laden, hörst du, Erwin? Du bist ihm hier nicht gewachsen.«

»Ich schlag dem Schönling die Visage ein«, motzte Erwin, blieb jedoch sitzen und gönnte sich einen Schluck aus dem Glas. Dann zog er die Nase hoch. »Als ob er was Besseres wäre.«

Brandt gab ein abwertendes Geräusch von sich. Natürlich war er etwas Besseres als dieser besoffene, stinkende Erwin.

Vielleicht nicht mehr, schoss es ihm durch den Kopf, doch den Gedanken spülte er rasch mit dem Kölsch herunter.

»Willst du nicht erzählen, was vorgefallen ist, dass ich dich seit drei Tagen hier wieder sehen muss?«, fragte der Wirt.

»Geht dich nichts an.«

»Doch, tut es, weil ich dich schätze und weil ich weiß, wie du dich hier damals fast zu Tode gesoffen hast. Dieser Ort ist nichts für einen anständigen Polizisten wie dich.«

»Anständig? Hat sein Kollege sich nicht damals eine Kugel für ihn eingefangen? Das nenne ich mal feige«, platzte Erwin heraus. Er lachte höhnisch.

Brandt sprang auf, aber der Wirt hielt seine Hand fest.

»Ich will keinen Ärger, hörst du? Ich meine es ernst.«

»Dann soll er die Fresse halten«, schimpfte Brandt.

Ein Feuer kochte in ihm, das er nicht zu bändigen wusste, es zwang ihn, alles kurz und klein zu schlagen.

»Gibs doch zu, dass wieder ein Kollege deinetwegen sterben musste«, ätzte Erwin.

»Erwin, noch ein Spruch und du fliegst, ich scherze nicht.«

»Wieso behandelst du ihn besser als mich?«, brauste Erwin auf. »Glaubst du, er ist was Besonderes? Niemand hier ist das, wir sind alle Verlorene, die ohne Seele und Liebe durch das Leben wandeln, dazu verdammt, zu sterben, aber zu feige, selbst nachzuhelfen.«

Der Wirt verdrehte die Augen und reichte Erwin noch ein Glas Kölsch, Brandt ebenso. »Irgendwann brenne ich meinen Laden ab«, murrte er.

»Warum? Was willst du stattdessen machen?«, fragte Brandt.

»Keine Ahnung, aber ich ertrage dieses Gejammer einfach nicht mehr.«

»Es zwingt dich niemand, ist dein Laden.«

»Wo sollen die harten Kerle denn sonst hin? Das hier ist für viele ihr Wohnzimmer, ein Ersatz, um etwas Würde zurückzubekommen.«

Brandt verstand, worauf der Wirt hinauswollte. Zu ihm kamen die Menschen, die mit dem Leben abgeschlossen hatten, die glaubten, dass es für sie nichts mehr gab, wofür es sich zu leben lohnte. Hier konnten sie ihren Kummer ertränken, ohne schief angeschaut zu werden, weil sie alle dasselbe Los teilten. Er hatte diese kleine Kneipe am Eigelstein bereits vor Jahren aufgesucht, als sein Partner und sehr guter Freund bei einem Polizeieinsatz durch eine Kugel ums Leben gekommen war, die eigentlich ihm gegolten hatte. Er hatte Brandt damit das Leben gerettet, aber Brandt hatte sich danach ohnmächtig wie nie zuvor gefühlt. Die Schuldgefühle waren für ihn nur zu ertragen gewesen, indem er sie in Alkohol ertränkt hatte.

Jetzt war dieses Gefühl zurück, obwohl es diesmal nicht einmal seine Schuld war, dennoch fühlte er sich schuldig, hilflos und schwach.

Er, der Mann, der glaubte, alle beschützen zu müssen, war plötzlich so ohnmächtig, dass die Angst ihn überwältigt hatte und er sich nicht mehr anders zu helfen wusste, als diese verdammte Angst mit Alkohol zu betäuben.

»Noch ein Kölsch«, sagte er.

»Ehrlich, Jung, geh nach Hause, schlaf deinen Rausch aus. Hast du nicht morgen Dienst?«

»Ich bin freigestellt. Gib mir ein Kölsch und stell nicht so dumme Fragen«, reagierte er patzig, auch wenn er wusste, dass der Wirt es nur gut mit ihm meinte.

»Sag schon, wer hat diesmal eine Kugel für dich eingesteckt? Wer musste sterben, damit du Feigling weiterleben kannst?«, stichelte Erwin.

»Verdammt, Erwin, was stimmt mit dir nicht? Soll ich dich wirklich rausschmeißen oder möchtest du, dass Brandt dir die Visage poliert?« Der Wirt baute sich mit wütendem Blick vor Erwin auf und fuhr sich mit der Hand über den Bart.

»Wer sagt denn, dass nicht ich dem Schönling die Fresse einschlage?«, gab Erwin spöttisch zurück. »Wieso nimmst du ihn überhaupt in Schutz? Ausgerechnet ihn in seinem feinen Zwirn, der nichts als Verachtung für uns übrighat. Bist du etwa in den Lackaffen verliebt?« Er lachte und stand auf.

Brandt ließ sich nicht zweimal bitten, er erhob sich ebenfalls, ging auf Erwin zu und holte mit der Faust aus, verfehlte ihn jedoch knapp.

Nun zückte Erwin ein Messer. »Jungs, den Wichser von Bullen lassen wir jetzt endlich mal bluten«, rief er und nickte zwei anderen Kneipengästen zu, die ebenfalls aufstanden und Brandt einkreisten.

*

Walter wischte sich die Tränen aus den Augen und wagte nun doch, sein Spiegelbild anzusehen. Er hatte viel erlebt in all den Jahrzehnten, sein Gesicht war Zeuge dieser Tage und des Schmerzes, der ihn ein Leben lang begleitete.

Aus dem Spiegel sah ihm ein kräftiger, glatzköpfiger Mann entgegen, dessen Miene gezeichnet war von den Erlebnissen der letzten Tage. Er war blass und hatte tiefe Augenringe, er sah um Jahre gealtert aus. Instinktiv ballte er die Faust.

»Noch bin ich stark genug, um mir und meinen Freunden damit Ärger vom Hals zu halten.« Er hielt inne und Tränen sammelten sich in seinen Augen.

»Aber wie soll ich gegen einen unsichtbaren Feind kämpfen?« Er zog die Nase hoch. »Wie?«

Die Tatsache, dass er keine Antwort darauf hatte, wollte ihn innerlich schier zerreißen. So hilflos hatte er sich lange nicht gefühlt.

Seine Gedanken wanderten zu Tolga. Er hatte vorhin mit ihm telefoniert, ihn getröstet und ihm Mut zugesprochen. Aber als der Junge zu weinen begonnen hatte, hätte Walter fast selbst geweint, doch er hatte sich zusammengerissen, weil er stark sein wollte für Tolga.

»Deine Freunde – deine Familie. Sie brauchen dich mehr als je zuvor. Du musst für sie da sein, du darfst jetzt nicht schwach werden«, sagte er zu sich, aber was er im Spiegel sah, war kein Beschützer, sondern ein Mann, der den Tod erblickte.

»Wie soll ich das nur schaffen?« Er presste die Lippen zusammen und schloss die Augen. Er war kein Arzt und schon gar nicht ein Wunderheiler.

Rémy, schoss es ihm durch den Kopf.

Dieser Gedanke war komplett verrückt. Wie sollte der schmächtige Straßenmusiker seinen Freund Emre Aydin retten?

Wieder zog er die Nase hoch und wischte sich die Tränen vom Gesicht.

Sein Verstand wollte nicht akzeptieren, dass er nichts tun konnte, dass er tatsächlich hilflos würde zusehen müssen, wie der unsichtbare Feind Aydin töten würde. Wie gern hätte er seine Faust in irgendetwas hineingeschlagen und all seine Wut herausgebrüllt. Aber er durfte jetzt nicht den Kopf verlieren – für seine besten Freunde und für deren Familien. Sie sollten weinen und ihre Angst zeigen, er jedoch würde sie zusammenhalten und sich nur im Stillen seinem Schmerz hingeben.

»Lass den Kopf nicht hängen, die Ärzte haben ihn noch nicht ganz aufgegeben«, versuchte er seine Angst zu bekämpfen.

Die Wahrheit sah allerdings viel düsterer aus. Ohne den richtigen Spender tendierten die Aussichten gegen null, dass Aydin den Frühling überleben würde, und der Frühling war schon im März. Der Gedanke, wie wenig Zeit ihnen blieb, dieses Wunder zu vollbringen und einen richtigen Spender zu finden, ließ sein Herz stocken. Wie würde Aydins jüngerer Bruder Tolga das aufnehmen?

Das Klingeln seines Handys schreckte ihn aus seinen Grübeleien auf. Es war schon spät, wer wollte ihn da noch erreichen?

Panik überkam ihn, als der schreckliche Gedanke in ihm aufblitzte, es könnte Aydins Frau Nina sein, die ihn aus dem Krankenhaus anrief, um ihm mitzuteilen, dass Emre gestorben war.

Er eilte zum Handy, schaute aufs Display und sah, dass es Ylva war. Sie war die Freundin von Lasse Brandt, Emres Kollegen. Er, Brandt und Aydin waren die besten Freunde, eine kleine Familie, zu der auch die jeweiligen Partnerinnen samt Familie gehörten.

»Hallo, Ylva«, nahm er das Gespräch an.

»Hallo, Walter, verzeih, dass ich dich zu so später Stunde anrufe«, sagte Ylva.

»Dafür brauchst du dich nicht entschuldigen. Ist was passiert?«

»Nein, aber ich mache mir Sorgen um Lasse.«

»Wieso? Was ist los?« Walters Puls schnellte sofort in die Höhe.

»Er ist im Eigels Eck, da geht er seit ein paar Tagen jeden Abend hin. Gestern habe ich ihn volltrunken dort abgeholt und heute ist er wieder da und ertränkt seine Angst bis zur Ohnmacht.«

»Ich hole ihn ab«, sagte Walter und war schon auf dem Weg in den Flur.

»Das wäre sehr lieb. Ich weiß, dass Emre sein bester Freund ist, aber sich ständig zu besaufen, kann doch keine Lösung sein.«

»Du hast recht. Emre braucht einen starken Freund an seiner Seite.«

Ylva seufzte. »Ich würde ihm ja auch so gerne helfen, nur weiß ich nicht, wie. Er scheint in ein tiefes Loch gefallen zu sein und ich fühle mich absolut hilflos. Er tut mir so leid.«

»Es war die richtige Entscheidung, mich anzurufen. Mach dir keine Sorgen, wir kriegen Lasse wieder hin, ich fahre gleich zu ihm.«

»Weißt du, wo die Kneipe ist?«

»Ja, leider«, antwortete Walter und beendete das Gespräch.

Die Location war eine echte Absteige. Dort trafen sich Menschen, die ganz unten waren und nichts mehr zu verlieren hatten.

Walter kannte den Wirt, er war ein guter Mann, was man über seine Gäste allerdings nicht sagen konnte. Brandt hatte diese Kneipe regelmäßig besucht, als sein damaliger Partner und Freund bei einem Einsatz ums Leben gekommen war. Erst als Aydin sein neuer Partner geworden war, hatte er zu seiner alten Form zurückgefunden und der Spelunke den Rücken gekehrt. Doch jetzt, da er Angst hatte, dass wieder sein bester Freund und Partner sterben würde, hatte er sich wohl nicht anders zu helfen gewusst, als sich in das Elend zu stürzen.

Walter straffte die Schultern. »So nicht, mein Freund, du machst mir nicht schlapp.«

Er packte seine Jacke und den Autoschlüssel und verließ die Wohnung, um zur Kneipe zu fahren.

Als er das Eigels Eck betrat, hörte er Schreie, an der Theke hatte sich eine Menschentraube gebildet und mittendrin war Brandt.

»Scheiße«, brüllte Walter, er drängelte sich durch die anderen hindurch und stellte sich zu Brandt.

»Was machst du hier?«, fragte der überrascht.

»Deinen Arsch retten, was sonst«, knurrte Walter, dann sah er in die Runde. »Was immer mein Kumpel getan hat, lasst es uns vernünftig klären, es gibt keinen Grund für eine Schlägerei.« Im selben Moment erkannte er, wer den Streit angezettelt hatte.

»Walter, hau ab. Das ist was zwischen uns und dem arroganten Schnösel«, zischte Erwin.

»Dieser arrogante Schnösel ist mein Freund«, reagierte Walter ungehalten.

Er kannte Erwin, er war ein ganz unangenehmer und vor allem uneinsichtiger Bursche, und er hatte ein Messer in der Hand.

»Verdammt noch mal, das ist meine Kneipe. Lasst den Scheiß«, brüllte der Wirt, aber keiner hörte ihn.

»Walter, ich kriege das hin. Geh raus«, sagte Brandt mit schwerer Zunge, er schwankte.

»Wie viel hast du gesoffen?«

»So fünfzehn Stangen.«

»Seit wann trinkst du Kölsch? Das ist kein Alkohol, sagst du sonst immer.«

»Ich bin auch nicht betrunken«, widersprach Brandt, doch seine verwaschene Sprache und seine Körperhaltung sagten etwas anderes.

»Erwin, ich warne dich nur ein Mal: Lass das Messer fallen und pfeif deine Jungs zurück, sonst verpasse ich dir ein Veilchen, von dem du noch sehr lange etwas haben wirst.«

Erwin lachte. »Was kümmert dich der Lackaffe? Lass uns ein bisschen Spaß haben und ihn von seinem hohen Ross herunterholen, dann kannst du ihn haben.«

»Daraus wird nichts, das ist meine letzte Warnung, lass das Messer fallen.« Walter ballte die Fäuste.

»Fick dich«, brüllte Erwin und gab ein Handzeichen, worauf zwei Männer auf Walter und Brandt zustürzten.

Geistesgegenwärtig schubste Walter den Freund zur Seite, verpasste dem Angreifer einen Rechtshaken, wich dem Schlag des Zweiten aus und streckte ihn mit einer harten Rechten zu Boden. Währenddessen war der Erste wieder auf die Beine gekommen, er warf sich auf Walter und versetzte ihm einen empfindlichen Hieb auf den Rücken. Ein Schmerz durchzuckte seinen Körper, doch Walter biss die Zähne zusammen, drehte sich nach rechts, holte aus und traf den Mann am Kopf. Er stürzte zu Boden.

Jetzt kam auch Brandt wieder auf die Beine.

»Lass das Messer fallen, sonst kriegst du meine Faust zu spüren«, rief Walter.

Erwin, der seine Jungs auf dem Boden sah, bekam es augenscheinlich mit der Angst zu tun und steckte das Messer zurück in die Hosentasche.

»Dass du einem auch jeden Spaß verderben musst«, moserte er und grinste schief.

»Alle an eure Tische. Die Vorstellung ist zu Ende«, sagte Walter. Murrend nahmen die anderen wieder Platz.

Walter trat an die Theke. »Was schulde ich dir?«

»Nichts. Sieh zu, dass du ihn wegschaffst«, sagte der Wirt.

Walter nickte ihm zu, dann nahm er Brandt am Arm und gemeinsam verließen sie die Kneipe.

»Ich hätte es mit denen auch allein aufgenommen«, lallte Brandt.

»Hättest du nicht. Was soll der Scheiß hier überhaupt?«, schimpfte Walter.

»Was für ein Scheiß?«

»Verdammt, Lasse. Emre braucht uns mehr denn je. Ich brauche dich. Mit diesem Selbstmitleidsscheiß erreichst du doch gar nichts.«

Brandt taumelte und Walter musste ihn packen, damit er nicht zusammenbrach. Ein lauter Schluchzer entrang sich Brandts Kehle. »Emre wird sterben und nichts kann das ändern«, brachte er hervor. »Er wird sterben und ich bin zum Zuschauen verdammt.«

6

Irgendwo in Frankreich

»Wir tun dir nichts«, sagte Rémy auf Französisch, um einen ruhigen Tonfall bemüht.

Erst jetzt hörte die junge Frau auf zu schreien, sie schaute Rémy und Ayla entgeistert an. Rémy fühlte sich an den Moment erinnert, als Ayla zu ihm in den Raum gestoßen worden war. Die Abiturientin kam aus Köln, deshalb sprachen sie Deutsch miteinander, doch jetzt schien eine junge Französin in die Fänge der Entführer geraten zu sein. Es war nicht zu übersehen, dass sie mit der Situation hoffnungslos überfordert war und sicherlich unter Schock stand.

»Wir werden hier gefangen gehalten«, sagte Ayla ebenfalls auf Französisch und stand auf, dann machte sie einen vorsichtigen Schritt auf die junge Frau zu. »Ich bin Ayla und das ist Rémy. Wir sind zu zweit hier.« Sie reichte der Fremden behutsam die Hand.

»Ich bin Tatjana«, antwortete die Frau mit brüchiger Stimme. »Warum seid ihr hier? Was wollen die von uns?«

»Wenn wir das nur wüssten«, sagte Ayla. »Und du?«

»Ich wurde verarscht.«

»Wie meinst du das?«

Tatjana bewegte ihre Lippen, doch sie brachte kein Wort heraus, schließlich fing sie an zu weinen.

»Alles ist gut. Wir sind bei dir«, sagte Ayla und nahm sie in den Arm.

Rémy taten die beiden Frauen unendlich leid. Er war Kummer und Probleme gewohnt, als Straßenmusiker lebte er seit sehr langer Zeit auf der Straße und kannte die Schattenseiten des Lebens, aber diese beiden nicht, und keiner konnte sagen, was ihnen noch blühte.

Im Gegensatz zu Ayla sah Tatjana nicht aus, als hätte man ihr körperlichen Schaden zugefügt, doch ihre Seele war verletzt, das spürte Rémy.

Zwei Frauen und ein Mann, was soll das?, überlegte er. Er konnte sich noch immer keinen Reim darauf machen, warum sie hier eingesperrt waren. Niemand hatte mit ihnen gesprochen, nur mit Nahrung wurden sie regelmäßig versorgt.

Das größte Rätsel war Rémy allerdings, warum sein alter Bekannter François ihn in diese Falle hatte laufen lassen. Dass François zu der Bande der Entführer gehörte, glaubte Rémy nicht. Aber dass er ihn ohne Gegenleistung in eine Falle gelockt, ohnmächtig geschlagen und diesen Kriminellen übergeben hatte, wollte er noch weniger glauben.

Trotzdem war irgendetwas an der Sache merkwürdig, etwas stimmte nicht. Nur was?

»Hast du Hunger?«, fragte Rémy, als sich Tatjana beruhigt hatte.

»Eher Durst«, antwortete sie.

»Hier, trink.« Er reichte ihr eine Flasche Wasser.

An Getränken und Essen mangelte es ihnen nicht. Wer immer sie gefangen hielt, wollte scheinbar nicht, dass sie hungerten. Es gab auch drei Betten in dem Raum, alles Doppelbetten, was ebenfalls seltsam war. Inzwischen war sich Rémy sicher, dass die Geiselnehmer von Anfang geplant hatten, mehrere Personen hier einzupferchen. Es war damit zu rechnen, dass in den nächsten Tagen weitere Gefangene bei ihnen landen würden, denn bis gestern waren er und Ayla noch in einem anderen Raum gewesen, bevor sie hierhergebracht worden waren. Beide Räume waren im selben Gebäude.

Tatjana trank die Halbliterflasche aus und schaute dann Rémy an. »Ich habe Angst«, sagte sie.

»Du brauchst keine Angst zu haben, ich bin bei euch. Ich beschütze euch.«

Tatjana huschte ein Schmunzeln über die Lippen. »Wie willst du uns beschützen?«

Rémy sah ein, dass das nicht besonders glaubwürdig geklungen haben mochte, denn rein körperlich wirkte er nicht wie jemand, dem man eine solche Aufgabe zutraute. Er war kaum einen Meter fünfundsechzig groß und von schmächtiger Statur, aber er war kein Feigling und würde sich schützend vor die beiden stellen.

»Mit meinem eigenen Leben«, antwortete er daher selbstbewusst und schenkte Tatjana ein freundliches Lächeln.

Sie wollte etwas erwidern, schwieg jedoch und schaute ihn nur verwundert an.

»Mutig bist du jedenfalls«, sagte sie dann und lächelte. »Aber ich glaube, dass eher ich euch beiden helfen kann.«

»Warum?«, fragte Ayla erstaunt.

7

13. Februar 2023, Köln

»Du musst nicht hier sein.« Kristina Bender, die Leiterin des K-11 der Kölner Kriminalpolizei, sah ihn prüfend an.

»Zu Hause drehe ich nur durch und im Krankenhaus …« Brandt sprach den Gedanken nicht aus.

»Wie du meinst, allerdings habe ich derzeit keinen akuten Fall für dich.«

»Mir egal. Schick mich nur nicht nach Hause.«

Bender nickte. »Wie geht es Aydin?«

»Nicht gut. Er isst kaum etwas. Ich gehe nachher wieder zu ihm ins Krankenhaus.«

»Nimm dir alle Zeit der Welt. Bei deinen Überstunden mache ich mir auch keine Sorgen, dass die Idioten aus der Chefetage Stress machen, und wenn doch, kümmere ich mich darum. Mir wäre es ehrlich gesagt lieber, ich würde dich nicht im Büro sehen. Du siehst nicht gut aus.«

»Das sagt jeder, aber ich bleibe«, erwiderte Brandt trotzig. Er wollte nicht wieder und wieder hören, wie schlecht er aussah. Er lebte, er war gesund. Aydin war schwer krank und zum Sterben verdammt. Was waren dagegen seine dunklen Augenringe oder die blasse Hautfarbe? Nichts!

»Wie du meinst«, antwortete Bender und schaute ihn mitfühlend an. »Grüß mir Aydin. Wenn ihr was braucht, lasst es mich wissen.«

»Mach ich.«

Bender verließ sein Büro und Brandt blieb allein zurück. Sein Blick wanderte zu seinem Monitor, er saugte sich regelrecht daran fest und seine Gedanken entglitten ihm.

Er schüttelte sich kurz und beschloss, sich einen Kaffee zu holen.

Als er die Küche betrat, sah er als Erstes Eugen Kramer dort stehen, neben ihm war Alexander Rech. Nur mühsam unterdrückte er ein genervtes Seufzen. Kramer war die letzte Person, die er gerade sehen wollte, ihr Verhältnis zueinander war besonders schwierig. Es gab keine Besprechung, in der er und der Kollege nicht aneinandergerieten. Brandt mochte den kurzgeratenen Besserwisser einfach nicht, das beruhte auf Gegenseitigkeit.

»Moin«, grüßte Rech. »Wie geht es Emre?«

Brandt nickte den beiden zu. »Nicht gut«, sagte er dann.

»Das tut mir leid«, erwiderte Rech.

Kramer schaute zur Seite und Brandt hoffte für ihn, dass er sich nur dieses eine Mal zusammenreißen und keinen dummen Spruch bringen würde, denn in seinem Zustand war Brandt sich nicht sicher, ob er sich weiter zurückhalten könnte oder ihm endlich die Faust zwischen die Zähne schieben würde.

»Kramer hatte einen Vorschlag, dem alle Kollegen zugestimmt haben«, sagte Rech jetzt.

»Was für einen Vorschlag?« Brandt witterte Ärger.

»Das gesamte Team wird sich als Spender registrieren lassen. Vielleicht können die Stammzellen von einem von uns Emre das Leben retten.«

»Das war deine Idee?«, fragte Brandt an Kramer gewandt.

Dieser schaute ihn einen Moment an, er wirkte nachdenklich. »Ich weiß, dass wir unsere Differenzen haben. Trotzdem weißt du hoffentlich auch, dass ich immer sehr viel von Kollege Aydin gehalten habe, und wenn so ein Piks ihm das Leben retten kann, dann ist es unsere Pflicht als Kollegen, ihm zu helfen.«

»Danke. Ich weiß das sehr zu schätzen. Emre wird das freuen.«

Kramer lächelte und schwieg.

»Sag Emre, er soll den Kopf nicht hängen lassen. Wir brauchen ihn. Er ist schließlich der Einzige, der es mit dir aushält«, sagte Rech augenzwinkernd, was selbst Brandt kurz zum Schmunzeln brachte. Dann verließen die Kollegen die Küche.

Brandt machte sich einen Kaffee und ging ebenfalls zurück in sein Büro. Als er die Tür öffnete, blieb sein Blick an der Wand hängen, wo Aydin und er immer Hinweise, Fotos und Querverweise zu ihren aktuellen Fällen angebracht hatten.

»Ich würde jetzt einen dummen Spruch machen und du würdest ihn kontern«, sagte er leise.

Die kleinen Sticheleien mit Aydin fehlten ihm sehr. Sie kannten sich gut, doch sein Partner hatte ihn niemals bloßgestellt, auch wenn er es des Öfteren verdient hätte.

»Du bist ein so guter Mensch, wie ich es nie sein könnte.«

Wehmütig nahm er an seinem Schreibtisch Platz, trank aus seinem Becher und sah auf den leeren Schreibtischstuhl ihm gegenüber. Beängstigende Gedanken stiegen in ihm auf und er fror.

»Walter hat recht. Reiß dich zusammen, Lasse! Emre, Tolga, Nina, Leah, sie alle brauchen einen starken Freund. Wie sollen sie die Hoffnung nicht verlieren, wenn du harter Kerl und kühler Halbnorweger keine Zuversicht ausstrahlst?«

Er tief holte Luft.

»So ein Quatsch, ich bin nicht kühl, sondern selbstbewusst«, korrigierte er sich. Walter und Aydin zogen ihn gern mit seiner reservierten norddeutschen Art auf, war er doch derjenige von ihnen, der am wenigsten Gefühle zeigte.

Sein Bürotelefon klingelte, er nahm den Hörer ab.

»Lasse Brandt«, meldete er sich.

»Gustav Johannsen hier«, hörte er eine ihm wohlbekannte Stimme und sofort bekam er einen Kloß im Hals. Er hatte die Kollegen von der Ostseekriminalpolizei in Timmendorf, mit denen sie gut befreundet waren, noch nicht darüber informiert, dass Aydin im Krankenhaus war.

»Hallo, Herr Johannsen. Wie kann ich helfen?«, fragte Brandt um einen neutralen Tonfall bemüht, dabei war ihm klar, dass er Gustav und vor allem dessen Neffen Mads über den Stand der Dinge in Kenntnis setzen musste. Allerdings hatte er bisher zu viel Angst gehabt, dass ihn am Telefon die Gefühle übermannen könnten, daher hatte er gezögert.

»Die Frage sollte wohl eher lauten, wie können wir helfen. Albert hat gehört, dass Ihr Kollege Aydin im Krankenhaus ist. Stimmt das?«, sagte Gustav ruhig.

Brandt kämpfte mit den Tränen. Albert Lange, der Bürgermeister der Gemeinde Timmendorfer Strand an der Ostsee, schien wirklich alles zu wissen.

»Das stimmt, leider. Ich habe ein schlechtes Gewissen, dass ich Sie und Mads nicht eher angerufen habe«, brachte er schließlich hervor.

»Das musst du nicht. Mads hier«, meldete sich nun eine andere Stimme zu Wort. »Sag bitte, dass sich Albert irrt und Emre keinen Krebs hat.«

»Er irrt sich nicht«, würgte Brandt die Worte heraus. Seine Augen wurden feucht und er schaute an die Decke, er wollte nicht weinen. Erst recht nicht vor Mads und Gustav.

»Das tut mir unendlich leid«, sagte Mads.

»Wir kommen morgen nach Köln«, fügte Gustav hinzu.

»Das ist sehr lieb von Ihnen, aber das müssen Sie nicht. Sicherlich haben Sie alle Hände voll zu tun. Gerade kann auch niemand etwas für Emre machen«, erklärte Brandt, auch wenn er sich unheimlich über die Geste freute. Es bestätigte einmal mehr, warum er so viel von den Johannsens hielt und eine enge Freundschaft zu Mads pflegte.

»Herr Brandt, wir kommen morgen, darüber werden wir nicht diskutieren«, stellte Gustav klar. »Arndt Schumacher wird uns begleiten. Er und Elke rufen Sie nachher an. Seine Frau würde gerne mitkommen, aber mit einem Kind ist das schwieriger zu organisieren.«

»Ich weiß das wirklich zu schätzen und ich bin sicher, dass sich Emre sehr darüber freuen wird.«

»Das ist noch nicht alles. Mein gesamtes Team und jede Menge Angestellte der Timmendorfer Gemeinde werden sich als Spender registrieren, das kann ich Ihnen jetzt schon zusagen. Ich werde auch der Lübecker Polizei Druck machen. Wir finden einen Spender für Ihren Freund.«

Brandt war sprachlos. Mit so viel Zuspruch hatte er nicht gerechnet und nun rollten ihm doch die Tränen die Wangen herunter.

»Sag Emre, er soll stark bleiben«, sagte Mads. »Brauchst du etwas?«

Brandt atmete tief durch. »Nein, wir haben alles. Mach ich.«

»Gut, wir sehen uns morgen«, sagte Mads.

»Noch eine kurze Bemerkung«, schaltete sich wieder Gustav ein. »Es ist jetzt wichtiger denn je, dass wir stark sind, dass wir Aydin den Rücken stärken. Selbstmitleid kann er nicht gebrauchen. Eine gesunde Psyche ist ungemein wichtig und wir als seine Freunde müssen da mit bestem Beispiel vorangehen.«

»Sie haben recht«, erwiderte Brandt und bedankte sich noch einmal, dann beendeten sie das Gespräch.

Wer hätte ahnen können, dass ich Emre so in mein Herz schließen würde?, dachte er und wischte sich die Tränen vom Gesicht. Er erinnerte sich noch gut an ihre Anfangszeit, als Bender den deutlich jüngeren Aydin, der frisch von der Polizeihochschule kam, ihn zu seinem Dienstpartner gemacht hatte.

Es klopfte an der Tür und Fischer trat ein. Der Kollege aus der IT im Kölner Präsidium hatte ihnen schon bei der Aufklärung zahlreicher Fälle geholfen und war ihnen eng verbunden.

»Wie geht es Emre?«, fragte Fischer nach einer kurzen Begrüßung und zog sich einen Stuhl heran.

»Nicht gut. Die Chemo allein wird es nicht bringen. Wir brauchen einen Spender.«

»Was ist mit Tolga? Als sein Bruder müsste er als Spender geeignet sein.«

»Leider nicht so gut, wie wir gehofft haben«, erwiderte Brandt niedergeschlagen.

»Was ist mit Nina und euch? Es gibt doch auch noch die Stammzellendatenbank.«

Brandt zuckte die Schultern. »Meine und Walters Ergebnisse sollten morgen da sein, bei Nina passt es leider nicht und in der Datenbank ist kein geeigneter Spender. Es ist zum Kotzen.«

»Ich habe mich auch registriert.«

»Danke.« Brandt lächelte.

»Wenn ich helfen kann, sag mir Bescheid.«

»Du hast dich registriert. Mehr kannst du im Moment nicht tun«, versicherte Brandt.

Fischer nickte. »An welchem Fall bist du gerade dran?«

»An keinem. Ich mache Ablage und bearbeite andere kleine Delikte.«

Fischer beugte sich vor. »Willst du meinen Rat?«

»Schieß los.«

»Du brauchst einen Fall.«

»Warum?«

»Du kannst wie ich momentan nichts für Aydin tun, aber ein Fall würde dir helfen, deine innere Mitte nicht zu verlieren und dich abzulenken. Ich weiß schließlich, wie viel dir Emre bedeutet.«

Das von Fischer, dem Computer-Nerd zu hören, überraschte Brandt. Er war für gewöhnlich der, der nur in den Kategorien 1 und 0 dachte, sehr sachlich und absolut vernunftbasiert.

Vielleicht war sein Vorschlag gerade deswegen richtig.

8

Irgendwo in Frankreich

Als Tatjana aufwachte, saßen Rémy und Ayla bereits auf ihren Betten.

»Bonjour«, sagte Rémy freundlich.

»Bonjour«, erwiderte Tatjana wie automatisch.

»Wie hast du geschlafen?«, fragte Ayla.

Tatjana sah an den Augen der jungen Frau, dass sie geweint hatte. Sie musste das in der Nacht überhört haben, vermutlich weil sie tiefer geschlafen hatte, als sie es für möglich hielt.

»Gut, und ihr?«

»Leider nicht so gut. Ich ein bisschen, Rémy noch weniger«, antwortete Ayla und lächelte gezwungen.

»Ihr müsst schlafen. Ihr braucht eure Kraft. Ein müder Körper ist schwach«, sagte Tatjana.

»Und wenn sie uns nachts holen?«, fragte Ayla.

»Dann ist es so. Wir können eh nichts daran ändern.«

Am vergangenen Tag hatten sie sich noch recht lange unterhalten. Ayla war nur ein Jahr jünger als sie, aber im Vergleich zu ihr doch ziemlich unreif, fand Tatjana. Rémy hingegen, der aussah wie Anfang zwanzig, wirkte für sein Alter geradezu weise. Er hatte eine Ruhe in sich, für die Tatjana ihn bewunderte. Sie konnte ihn noch nicht so recht einschätzen, nahm jedoch an, dass er kein schlechter Kerl war.

»Das stimmt«, bekräftigte nun Rémy. »Ihr beide solltet schlafen. Ich komme mit wenig Schlaf zurecht. Als Straßenmusiker bin ich es gewohnt, nur kurz zu ruhen, man muss auf der Straße immer mit einem Auge wachsam sein.«

»Du siehst gar nicht wie ein Straßenmusiker aus«, sagte Tatjana. Rémy wirkte für jemanden, der auf der Straße lebte, ungewöhnlich gepflegt.

»Bei seinem Talent könnte er ein richtig erfolgreicher Influencer sein«, ergänzte Ayla und ihre Augen blitzten auf, doch dann wirkte ihr Blick plötzlich wieder leer.

»Ich würde deinem Talent gerne lauschen. Schade, dass wir hier eingesperrt sind.«

»Spielst du uns was auf deiner Flöte vor?«, fragte Ayla sofort.

»Wenn ihr es wollt, gerne.« Rémy schaute Tatjana an.

»Verärgern wir damit nicht die, die uns gefangen halten?« Tatjana bezweifelte, dass es eine gute Idee war, in ihrer Situation zu musizieren.

»Nein, bisher haben die nichts gesagt. Rémy spielt immer, wenn ich ihn darum bitte. Das macht die Hölle hier etwas erträglicher.«

Wärst du vorsichtiger gewesen, wärst du gar nicht erst in dieser Hölle gelandet, wäre es Tatjana fast herausgerutscht, dabei traf dieser Vorwurf auf sie genauso zu.

Du bist nicht besser als Ayla, du hast Hamzas schönen Worten und seinen hübschen Augen geglaubt. Was hat dein Vater gesagt, bevor du nach Frankreich geflohen bist? Dass du immer vorsichtig sein sollst! Wie konntest du dann nur so dumm sein?

Tatjana hatte darauf keine Antwort, außer die, dass sie jung und einsam war. Hamza hatte sich als wahrer Gentleman gegeben und sie hätte niemals geglaubt, dass er so ein berechnendes Monster sein könnte.

Irgendwann sehen wir uns wieder, dann schneide ich dir die Eier ab, dachte sie voll blinder Wut. Dann sah sie Rémy an.

»Ich würde dir gerne lauschen«, sagte sie. Etwas Musik konnte bestimmt nicht schaden, und sie war gespannt, ob der Junge mit den mitfühlenden, fast traurigen Augen wirklich so gut war, wie Ayla es vorschwärmte.

Rémy zog seine Flöte hervor und setzte sie an den Mund, doch dann stoppte er.

»Was ist?«, fragte Tatjana, da hörte sie es selbst. Schritte auf dem Gang.

Ayla wirkte zusehends nervös und Rémy nahm ihre Hand.

Dann wurde die Tür geöffnet.

Eine große kräftige Person in Schwarz gekleidet stand vor ihnen.

»Du kommst mit«, sagte er und schaute dabei Ayla an.

Ayla wagte nicht, aufzuschauen.

»Ich gehe mit«, sagte Rémy und stand von seinem Bett auf.

»Ich sagte, sie«, wiederholte der Mann fordernd und trat in den Raum.

»Warum? Wir sind doch alle hier gefangen. Ich kann ebenso gut mitkommen.« Rémy stellte sich schützend vor Ayla.

Der Mann machte einen Schritt auf ihn zu und holte mit der Faust aus, doch Rémy wich keinen Millimeter zur Seite. Er zeigte auch keine Angst, was Tatjana sehr verwunderte. Jeder andere wäre zumindest zusammengezuckt.

Dann traf der Schlag Rémy auf den Kopf und er sank zu Boden.

Der Mann packte Ayla, die vor Panik schrie, und verließ mit ihr den Raum.

9

14. Februar 2023, Köln

»Das spricht echt für die Johannsens, dass sie sich die Mühe machen und herkommen«, sagte Walter.

»Und für Arndt«, ergänzte Brandt.

»Bei ihm habe ich mir das gedacht, ihn kennen wir schon ein paar Jahre länger. Er hat mich gestern auch angerufen. Ich wünschte, der Grund ihres Besuches könnte erfreulicher sein«, sagte Walter und krauste die Nase. »Dass die Anteilnahme so groß ist, beweist nur, wie beliebt Emre ist und was für ein guter Mensch er ist.«

Brandt nickte. Er freute sich für Aydin, dass seine Freunde ihn von überallher besuchen kamen, um ihm Mut zuzusprechen und sich als Spender registrieren zu lassen.

»Wir finden einen Spender, ich glaube fest daran«, sagte Walter, aber Brandt sah an seinem Gesichtsausdruck, dass er es vor allem sagte, um sich selbst zu überzeugen, dabei wussten sie beide, wie schwer das werden würde.

Die Tür zu Walters Imbissbude wurde geöffnet und ein paar Personen traten ein. Es waren die Johannsens und Arndt. Zu Brandts Überraschung war auch Albert Lange, der Bürgermeister dabei. Sie standen sich zwar nicht so nahe, allerdings waren Albert und Gustav eine unzertrennliche Einheit, insofern war es nicht verwunderlich. Die Runde begrüßte sich. Sie hatten gestern verabredet, sich in Walters Grill zu treffen, bevor sie gemeinsam in die Uniklinik zu Aydin fahren wollten.

»Danke, dass Sie uns so tatkräftig unterstützen«, sagte Brandt, als etwas Ruhe eingekehrt war.

»Das ist das Mindeste, was wir tun können«, antwortete Gustav.

»Ich habe auch die anderen Gemeinden kontaktiert«, fügte Albert hinzu.

»Vielen Dank, wir wissen das sehr zu schätzen«, sagte Walter mit bedrückter Stimme.

»Das ist doch selbstverständlich. Sie sind Freunde von Mads und mein alter Kumpel hier und ich helfen, wo wir können. Weil Familie das so macht«, erklärte Albert.

»Elke wäre auch gern gekommen, aber mit Kind ist man nicht so flexibel«, fügte Arndt hinzu.

»Du bist hier, das ist schon mehr, als wir erwarten können«, versicherte Brandt. Er sah ihm an, wie betroffen er war.

Arndt war wie Brandt ein Polizist der alten Schule, er hatte sein Handwerk auf der Straße gelernt und war vermutlich ein noch größeres Raubein und ein eigensinnigerer Dickschädel als er. Brandt wusste, dass er sich immer auf ihn verlassen konnte und dass Arndt Schumacher ein verdammt guter und aufrichtiger Polizist war.

»Wir sollten losfahren«, meldete sich Walter zu Wort.

»Ich fahre bei Lasse und Walter mit«, sagte Mads.

»Gut, wir treffen uns dann im Krankenhaus«, erklärte Gustav.

Sie verließen den Imbiss und gingen zu ihren Fahrzeugen.

»Du sagtest, dass eure Ergebnisse heute vorliegen müssten, oder nicht?«, fragte Mads, als sie im Auto saßen.

»Ja, sollten sie. Wir treffen uns mit Dr. Glück, der sollte sie haben.«

»Ist er der behandelnde Arzt?«

»Nein, aber wir vertrauen ihm mehr als jedem anderen. Er hilft uns, wo er kann«, erklärte Walter. »Dafür sind wir ihm sehr dankbar, er müsste das eigentlich gar nicht für uns tun.«

»Wie geht es Tolga und Leah?«, fragte Mads. Er wirkte bedrückt, als erinnerte er sich an eine Zeit, die er gerne vergessen wollte.

»Nicht gut. Wobei ich das Gefühl habe, dass Leah es besser wegsteckt«, antwortete Walter.

»Leah ist für ihr Alter sehr weit. Bei Tolga ist es komplizierter. Er kann nicht begreifen, warum sein älterer Bruder so krank ist. Wie etwas Unsichtbares seinen starken Bruder so schwächen kann«, erklärte Brandt.

Tolga hatte Trisomie 21, er war der liebste Kerl, den Brandt kannte, und es brach ihm das Herz, mitzuerleben, was er jetzt durchmachen musste. Walter, der seit jeher eine besonders starke Bindung zu Tolga hatte, kümmerte sich aufopfernd um ihn und versuchte, ihm die Angst zu nehmen.

»Mir fiel es auch sehr schwer, damit klarzukommen, dass meine Mutter Krebs hat«, sagte Mads leise.

Brandt schaute in den Rückspiegel und sah, dass Mads' Augen feucht glänzten. Die Erinnerungen an seine Mutter mussten ihn noch immer schmerzen.

»Ohne Lena hätte ich das damals nicht geschafft. Ich habe mich feige zur Bundeswehr abgesetzt, während sie sich um unsere Mutter gekümmert hat.«

»Wie geht es deiner Schwester?«, erkundigte sich Brandt.

»Sie wäre gerne mitgekommen, aber es geht ihr körperlich nicht gut. Sie kann kaum gehen.«

»Ich dachte, sie hätte Fortschritte gemacht.«

»Hatte sie auch, aber als sie mir bei dem Einsatz auf dem Bauernhof das Leben gerettet hat, muss etwas mit ihren Beinen passiert sein. Eine Überlastung, Nerven, die zugemacht haben, und jetzt fällt ihr das Gehen sehr schwer. Wir haben Sorge, dass es so bleibt.«

»Ihr Freund passt doch auf sie auf, oder?«, warf Walter ein.

»Christian?« Mads gab ein abwertendes Geräusch von sich. »Fragt lieber nicht.«

Es war herauszuhören, dass Mads wenig von Lenas Jugendfreund hielt. Im Gegensatz zu Walter kannte Brandt die Hintergründe und er konnte Mads' Sorgen verstehen.

»Ist er so schlimm?«, fragte Walter.

»Lena liebt diesen Idioten, was soll ich also machen? Ich spiele das Spiel mit, aber wenn er etwas tut, was meiner Schwester schadet, dann packe ich ihn mir, darauf könnt ihr wetten.«

»Dafür bist du ihr großer Bruder, alles andere würde mich bitter enttäuschen«, stimmte Walter zu. »So ähnlich ist es bei mir mit Tolga oder Emre. Wenn jemand sich mit ihnen anlegt, legt er sich mit mir an. Aber jetzt – wie soll ich gegen einen unsichtbaren Feind kämpfen?« Er sah nachdenklich auf seine Hände. »Wie?«

»Für mich würdest du nicht eintreten?«, fragte Brandt, um die Stimmung etwas aufzulockern. Es half niemandem, wenn sie alle gleich mit bedrückter Miene zu Aydin ins Krankenzimmer gingen. Ihr Freund brauchte reichlich positive Energie.

»Dich natürlich auch«, sagte Walter, dann presste er die Lippen zusammen und schaute zu Brandt. »Aber gerade brauchen Emre und Tolga mich mehr.«

Kurz darauf waren sie auf dem Parkplatz des Krankenhauses angekommen, sie stiegen aus und eilten zum Eingang, wo Gustav und die anderen bereits auf sie warteten.

»Ist Emres Frau auch da?«, fragte Mads.

»Nein. Sie war vorhin mit Leah hier, auch Ylva und die anderen. Es wären sonst zu viele. Wir haben eine Stunde, dann übernehmen die Frauen wieder«, antwortete Brandt.

Nachdem sie sich am Empfang angemeldet hatten, gingen sie zu der Station, wo Aydin lag.

»Wissen Sie, ob Dr. Glück zu sprechen ist?«, fragte Brandt die Stationsschwester.

»Das weiß ich leider nicht. Er ist auf einer anderen Station. Worum geht es denn?«

»Wir wollten mit ihm unsere Ergebnisse besprechen, sollten sie schon vorliegen.«

»Ob Sie als Stammzellenspender infrage kommen?«

»Genau.«

»Ich kümmere mich darum. Sie können zu Herrn Aydin, aber bitte nicht so lange. Sie sind doch eine recht große Gruppe.«

»Danke, wir halten uns daran«, versicherte Brandt.

»Übrigens sitzt Tolga im Aufenthaltsraum, er wollte unbedingt auf Sie warten. Ich glaube, der Kleine ist ziemlich durch den Wind.«

»Inwiefern?«, fragte Walter, Sorgenfalten traten auf seine Stirn.

»Er hat irgendwas von Thor erzählt, was für mich keinen Sinn ergab.« Die Krankenschwester hob die Schultern.

»Ich kümmere mich um ihn«, sagte Walter, doch da kam Tolga ihnen schon über den Flur entgegen. Er hatte gerötete Augen und wischte sich mit der Hand übers Gesicht.

»Hallo«, sagte er verschüchtert. Brandt erschrak, so kannte er den sonst so fröhlichen und überschwänglichen jungen Mann gar nicht. Die Runde begrüßte sich, dann trat Tolga zu Mads und schaute den großen blonden Polizisten mit leicht in den Nacken gelegtem Kopf erwartungsvoll an.

»Jörn sagt immer, dass du Thor bist. Wenn das so ist, kannst du meinen Bruder bestimmt gesund machen, oder? Ein Gott kann das doch.« Kaum hatte er diese Sätze herausgebracht, zitterte seine Unterlippe und auch Mads schien mit sich zu kämpfen – Walter noch viel mehr.

»Ich wünschte, ich wäre Thor, lieber Tolga«, antwortete Mads und umarmte den jungen Mann. »Aber ich verspreche dir, dass Emre wieder gesund wird.«

»Danke. Es ist gut, wenn ein Gott Onkel Lasse und Onkel Walter hilft, dass Emre gesund wird.«

Tolga schien zu wissen, dass Mads nicht Thor war, dennoch wollte er es glauben, oder es war die Angst um seinen Bruder, die ihn nicht klar denken ließ. Die Geschichte, dass Mads in Wahrheit der mächtige Gott Thor aus dem Marvel-Universum war, hatte ihm Jörn erzählt, ein guter Freund, der an der Ostsee lebte und Mads lange kannte. Es war bloß ein Spaß, denn Mads sah dem Schauspieler Chris Hemsworth ähnlich. Aufgrund seiner geistigen Behinderung und seiner Gutmütigkeit fiel es Tolga jedoch manchmal schwer, Realität und Fantasie zu unterscheiden.

»Ich glaube, wir sollten uns aufteilen«, schlug Gustav vor. »Vielleicht sind wir tatsächlich zu viele auf einmal in dem kleinen Zimmer.«

»Das sollten wir tun. Sie sollten zuerst reingehen, dann wir«, erwiderte Brandt.

Als Gustav, Albert und Arndt ins Krankenzimmer traten, sah Brandt, dass Dr. Glück die Station betrat.

»Mads, kannst du kurz bei Tolga bleiben? Walter und ich müssen rasch mit Dr. Glück reden«, bat Brandt.

»Klar«, antwortete Mads und legte seinen Arm um Tolgas schmale Schultern.

Brandt nickte den beiden zu, dann gingen er und Walter auf Dr. Glück zu.

»Liegen die Ergebnisse vor?«, fragte er nach der kurzen Begrüßung.

»Das tun sie. Sie kommen als Spender leider nicht infrage«, erklärte Glück bedauernd.

Für Brandt waren diese Worte, als hätte ihm jemand mit der Faust in den Magen geschlagen, dabei hatte er eigentlich mit so einer Antwort gerechnet. Sie dann wirklich zu hören, war jedoch etwas anderes.

»Meinen Sie uns beide?«, fragte Walter, er schien noch verzweifelter als Brandt.

»Nein, nur Herrn Brandt.«

»Was ist mit mir?« Walter spannte sich an.

»Von allen bisherigen Spendern kommen Sie noch am ehesten infrage. Das Problem ist nur, Sie sind über 55 Jahre alt. In die Spenderdatenbank dürfen sich eigentlich nur gesunde Menschen bis maximal 55 Jahre …«

»Es ist mir scheißegal, was mit dieser Datenbank ist«, unterbrach Walter den Arzt. »Wenn ich infrage komme und es hilft, dass Emre gesund wird, gehe ich jedes Risiko ein, selbst wenn das bedeutet, dass ich dafür mein Leben riskieren muss.«

10

Irgendwo in Frankreich

»Geht's dir gut?«, fragte Rémy, als Tatjana zurückkam. Sie war wie Ayla plötzlich aus dem Raum gezerrt worden.

»Ja, ich denke schon«, sagte sie.

»Was haben sie mit dir gemacht?«, wollte Ayla wissen.

»Nur Blut abgenommen, wie bei dir vorhin auch. Ich verstehe das nicht, was haben die mit uns vor?«

»Bestimmt verkaufen die uns an ein Bordell oder an einen reichen Araber«, mutmaßte Ayla.

»Das war auch mein Gedanke, als Hamza mich verschleppt hat. Das ist die typische Masche von solchen Loverboys. Wenn sie einen nicht selbst finanziell ausnehmen, verkaufen sie dich.«

»Woher weißt du das?«, fragte Ayla erstaunt.

»Ich habe das mal in einem Film gesehen.«

Ayla winkte ab. »Das erklärt immer noch nicht, warum sie uns Blut abgenommen haben und warum Rémy entführt wurde.«

»Wenn ich das nur wüsste. Hast du eine Ahnung?«

»Leider nicht«, antwortete Rémy, dabei hatte er so seine Vermutungen, aber er wollte die beiden jungen Frauen nicht verängstigen. »Wichtig ist, dass wir zusammenhalten, egal was passiert. Zusammen sind wir stark.«

»Was sollen zwei Mädels und ein schmächtiger Straßenmusiker gegen diesen Hünen ausrichten?« Tatjanas Augen wurden schmal. »Vielleicht sollte ich euch ein paar Griffe in Selbstverteidigung beibringen.«

»Mit Gewalt werden wir nicht freikommen«, widersprach Rémy. Er bewunderte zwar den Mut von Tatjana, glaubte allerdings nicht, dass sie mit Körperkraft gegen diese Kriminellen eine Chance hätten, auch wenn Tatjana den schwarzen Gürtel im Judo trug, wie sie ihnen erzählt hatte.

»Sollen wir etwa mit den Idioten verhandeln?«

»Nein. Wir sollten auf unsere Chance warten und die Geiselnehmer nicht verärgern.«

»Rémy hat recht. Wir dürfen sie nicht reizen«, pflichtete Ayla ihm bei.

Tatjana schien mit der Antwort nicht zufrieden zu sein, sagte aber nichts, stattdessen verzog sie nur den Mund.

Rémy hoffte, dass sie sich zu keiner Dummheit hinreißen lassen würde. Er sah ihr an, wie sehr sie sich über sich selbst ärgerte, weil sie Hamza gegenüber so naiv gewesen war und sich hatte entführen lassen.

Plötzlich waren wieder Schritte zu hören.

»Die holen dich«, sagte Ayla.

»Ich weiß. Sicherlich wollen sie mir auch Blut abnehmen.«

Die Tür wurde geöffnet und derselbe bullige Kerl trat ein. »Du, mitkommen«, sagte der Mann. Rémy folgte ihm.

»Wofür nehmen Sie uns Blut ab?«, fragte Rémy, während er dem Bulligen über den Gang folgte.

»Möchtest du noch mal eins auf die Fresse?«, antwortete der.

Bei dem Gedanken an den Faustschlag tat Rémy gleich wieder der Schädel weh. Zum Glück hatte es nicht geblutet, aber er würde sicherlich eine Beule davontragen.

»Ehrlich gesagt, bin ich überhaupt kein Freund von Gewalt«, sagte Rémy in freundlichem Ton.

Der Mann blieb stehen und sah auf Rémy herunter.

»Was bist du nur für ein Vogel? Halt einfach die Klappe.«

Dann ging er weiter, bis sie in einen Raum traten.

»Setz' dich auf den Stuhl«, sagte der Mann.

Rémy tat, wie geheißen, und wenige Sekunden später erschien ein Mann im Arztkittel, er trug Einmalhandschuhe und trat zu Rémy.

»Nicht bewegen. Ich nehme Ihnen jetzt etwas Blut ab.« Der Arzt war Rémy nicht ganz geheuer, er machte ihm regelrecht Angst. In seinem Blick lag etwas Verrücktes, Wahnsinniges, als würde er Freude daran empfinden, andere Menschen zu quälen. Erinnerungen an seine Zeit in der Nervenheilanstalt stiegen in ihm auf, wo ihn der Leiter der Anstalt mit grausamen Experimenten gequält hatte.

»Wofür brauchen Sie das Blut?«, fragte Rémy.

Der Mann sah ihn entgeistert an, dann lachte er grunzend und sagte etwas auf Arabisch zu dem Bulligen.

Natürlich konnte der Arzt nicht wissen, dass Rémy die Sprache verstand, und was er jetzt aus dem Mund des Arztes hörte, ließ ihm das Blut in den Adern gefrieren.

11

»Hast du Hunger?«, fragte Aydin und schaute dabei Tolga an.

»Ein wenig«, antwortete Tolga leise, als schämte er sich für die Antwort.

»Was hältst du davon, wenn Onkel Walter und Mads mit dir ins Café gehen und was mit dir essen?«, fragte Aydin.

»Und du?«

»Ich habe keinen Hunger. Ich kriege nachher was zu essen.«

»Und Onkel Lasse?«

»Ich komme gleich nach, versprochen. Dein Bruder braucht ein bisschen Ruhe. Nina und die anderen kommen ja auch noch.«

»Okay.« Tolga strich sich über den Bauch, in dem es leise grummelte, dann ging er zu seinem Bruder und umarmte ihn. »Ich liebe dich.«

»Ich dich auch«, antwortete Aydin und gab Tolga einen Kuss.

Nun verabschiedeten sich Mads und Walter von Aydin und verließen das Krankenzimmer.

»Wir haben Dr. Glück getroffen«, begann Brandt, als sie allein waren.

»Ich muss mit dir sprechen«, unterbrach Aydin ihn.

»Was liegt dir auf dem Herzen?«

Aydins Blick wurde ernst. Er sah mitgenommen aus, er war erschreckend blass und hatte bereits sichtbar abgenommen.

»Ich hatte ein Gespräch mit dem Chefarzt. Es sieht nicht gut aus. Der Krebs ist sehr aggressiv.«

»Dr. Glück hat aber gesagt, dass Walter …«

»Ich weiß, seine Stammzellen sind geeigneter als die von Tolga, was mich freut, dennoch ist die Chance, dass mein Körper sie annimmt, sehr gering, weil der Krebs einfach zu aggressiv ist und Walters Zellen aufgrund seines Alters träger sind und sich nicht so schnell teilen können. Ich möchte nicht, dass Lügen zwischen uns stehen. Du bist mein bester Freund.« Aydins Augen wurden feucht. »Du bist der Einzige, der es wissen soll. Ich werde sterben, Lasse.«

Die Worte seines Freundes trafen Brandt bis ins Mark. »Red nicht so einen Unsinn. Du musst positiv denken, das ist beim Krebs so wichtig.«

»Ich bin Realist«, widersprach Aydin, dann sah er Brandt intensiv in die Augen. »Ich muss wissen, ob ich mich auf dich verlassen kann.«

»Was für eine Frage. Natürlich.« Brandt schluckte.

»Leah, Nina und Tolga werden dich brauchen. Walter genauso, auch wenn er noch so taff tut. Du musst stark bleiben, Lasse, egal wie sehr du mich vermissen wirst.«

»Wer sagt, dass ich dich vermissen werde«, versuchte Brandt einen Scherz in alter Manier, aber gleichzeitig spürte er, wie sein Mund staubtrocken wurde.

»Weil ich dir sehr wichtig bin, deshalb. Ich wusste schon am ersten Tag unserer Begegnung, dass du ein besonderer Mensch bist. Hilf Nina, dass Leah zu einer tollen jungen Frau heranwächst. Ich möchte, dass sie studiert und dass du ihren ersten Freund nicht magst.« Aydin lächelte.

»Wir beide werden ihrem ersten Freund das Leben schwermachen, wir beide«, entgegnete Brandt. Er wollte nicht hören, dass Aydin sich aufgab und noch viel weniger, dass er starb. Er durfte die Hoffnung nicht aufgeben, egal wie klein sie sein mochte.

»Davon bin ich auch immer ausgegangen. Ich hatte mich sehr auf diesen Tag gefreut und darauf, was wir uns für einen Spaß mit ihrem ersten Freund machen würden.« Aydin hustete.

»Möchtest du einen Schluck Wasser?«

»Nein, nein, nur ein kleiner Husten. Aber die nächsten Wochen werden schlimmer werden. Tolga darf bald nicht mehr zu mir. Er soll mich nicht so schwach und krank sehen und Leah auch nicht. Ich möchte das nicht.«

»Verdammt, Emre. Du bist doch immer der Träumer von uns gewesen, der, der an das Unmögliche glaubt. Ich will diesen Mist nicht mehr hören. Du wirst nicht sterben.« Er griff nach Aydins Hand.

»Deswegen musst du stark sein, komme, was wolle. Auch wenn ich damit etwas sehr Schweres von dir verlange.«

Brandt schaute kurz weg, er wollte nicht weinen.

»Ich werde stark sein, aber unter einer Bedingung«, sagte er schließlich.

»Welche?«

»Du gibst dich nicht auf. Du ziehst das hier durch, egal was passiert.«

Aydin schaute zu Brandt auf und hustete wieder. »Ich habe große Angst vor der Chemo.«

»Ach was, ich bin der Eitle von uns beiden, so eine Glatze sollte einen smarten Typen wie dich doch nicht kümmern. Schau Walter an, er hat schon lange eine.«

Aydin schmunzelte, dann sah er Brandt ernst an. »Ich möchte nicht sterben, nicht so.«

»Das wirst du nicht. Wir ziehen das durch, gemeinsam. Aber du darfst dich nicht aufgeben, hörst du? Du musst kämpfen. Habe ich dein Wort darauf?«

Aydin nickte.

»Gut, um den Rest kümmere ich mich.«

Eine kurze Stille trat ein.

»Wie ist es auf dem Präsidium?«

»Ich soll dich von allen grüßen. Das gesamte Team wird sich als Spender registrieren.«

»Auch Kramer?«

»Der sogar als Erster. Es ist sein Vorschlag gewesen.«

Aydin lächelte. »Das freut mich. Du siehst, am Ende hat Kramer eben doch keinen so schlechten Charakter.«

»Trotzdem bleibt er ein Idiot«, gab Brandt augenzwinkernd zurück.

»Sag allen lieben Dank. An welchem Fall arbeitest du gerade?«

»An keinem, damit ich jederzeit bei dir sein kann.«

Aydin zog die Brauen hoch. »Du solltest an einem Fall arbeiten.«

»Warum?«

»Weil du dich sonst nur verrückt machst. Was bringt es, wenn du den ganzen Tag an meinem Krankenbett sitzt? Nina ist da, meine Eltern sind da und auch Ninas Eltern. Lenk dich ab. Ich sagte doch, ich brauche einen starken Lasse an meiner Seite. Glaubst du, dass ich nicht sehe, wie sehr dich das hier mitnimmt?«

Aydin hatte recht, aber Brandt fühlte sich nicht wohl dabei, seinen besten Freund allein zu lassen.

»Arbeite an einem neuen Fall. Tu mir den Gefallen«, wiederholte Aydin.

»Ich werde darüber nachdenken.« Brandt sah, dass die vielen Gäste ihn erschöpft hatten. »Ruh dich etwas aus, bevor Nina und die anderen kommen. Wir sehen uns morgen«, fügte er daher hinzu.

»Nimm einen Fall an, geh arbeiten. Hör wenigstens dieses Mal auf deinen jüngeren und smarteren Kollegen.« Ein Lächeln spielte um Aydins Lippen.

»Und du bleib positiv. Wir schaffen das, hörst du?«

»Wir schaffen das«, wiederholte Aydin, aber seine Worte klangen nicht besonders optimistisch.

Brandt verabschiedete sich von ihm und verließ die Krankenstation. Auf dem Weg zum Fahrstuhl lief ihm Dr. Glück über den Weg.

»Zu Ihnen wollte ich«, sagte der Arzt.

»Zu mir?«

»Schauen Sie nicht so überrascht, es gibt etwas Wichtiges, das Sie wissen sollten. Ich mag Walter. So kräftig er wirken mag, so weichherzig ist er. Ob Sie ihm das erzählen, was ich Ihnen jetzt sagen muss, bleibt Ihnen überlassen.«

Brandt spürte Unbehagen in sich aufsteigen.

»Worum geht es?«

»Ich hatte Ihnen gesagt, dass Walters Knochenmarkspende bisher die höchste Übereinstimmung aufweist.«

»Ich erinnere mich.«

»Das war leider nur die halbe Wahrheit. Der Krebs ist sehr aggressiv und hat weit gestreut. Ich bin kein Onkologe oder Neurologe, aber ich habe mich mit dem Chefarzt unterhalten und ich sehe es mit diesem Wissen nun leider wie er. Herr Aydin ist sehr, sehr krank. Es ist möglich, dass wir ihn bald in ein künstliches Koma versetzen müssen.«

»Was heißt das?« Brandt spürte, wie ihm plötzlich warm wurde, er begann zu schwitzen.

»Dass Sie damit rechnen müssen, dass er sterben wird, wenn es uns nicht gelingt, einen genetischen Zwilling zu finden.«

»Es haben sich viele Freiwillige gemeldet, die sich alle registrieren wollen.«

»Das ist gut, nur möchte ich Sie nicht belügen. In der Datenbank für Stammzellenspender sind 1,25 Millionen Menschen eingetragen, aber gerade mal 8.000 Personen konnte mit ihrer Hilfe eine Transplantation ermöglicht werden.«

Bei den Zahlen wurde Brandt schwindelig, er konnte nichts dazu sagen.

»Trotzdem dürfen wir die Hoffnung nicht aufgeben«, fuhr Glück fort. »Ich suche weiter und ich kann Ihnen nur empfehlen, jeden, den Sie kennen, zu bitten, sich als Spender zu registrieren.«

Brandt atmete tief durch. »Danke, Dr. Glück. Dass Sie uns helfen, bedeutet Emre, Walter, den anderen und mir sehr viel. Zumal wir wissen, wie wertvoll Ihre Zeit ist.«

»Danken Sie mir nicht zu früh, noch bringe ich nur Nachrichten vom Tod.« Glück schaute Brandt aus seinen leuchtend blauen Augen an, sein Blick wirkte müde. »Ich muss leider los. Sobald ich was habe, melde ich mich bei Ihnen.«

»Danke«, antwortete Brandt erneut. Was hätte er sonst sagen sollen?

Glück verabschiedete sich und entfernte sich mit schnellen Schritten.

Er hat gut daran getan, das vor Walter nicht anzusprechen, und Emre hat recht, ich kann mir den Luxus nicht erlauben, mich in meinem Kummer und meinen Sorgen zu verlieren. Mich vor der Verantwortung zu drücken, dachte Brandt.

Er straffte die Schultern und beschloss, die Treppe zu nehmen, er wollte den Kopf freibekommen, weil er kaum einen klaren Gedanken fassen konnte. Natürlich würde er für Leah da sein, er war ihr Patenonkel. Aber darum ging es nicht, es ging um Glücks Worte, dass Aydins Gesundheitszustand viel schlimmer war, als er es in seinen dunkelsten Albträumen für möglich gehalten hätte. Er konnte sich auch nicht erklären, warum man den Freund möglicherweise in ein künstliches Koma versetzen wollte. Glück zu fragen, hatte er sich nicht getraut, es waren ein paar Tiefschläge zu viel, die Glück unbeabsichtigt verteilt hatte.

»Wir brauchen einen Spender«, murmelte Brandt.

Nur wo sollten sie den finden? Wie konnte er Einfluss darauf nehmen, wenn die Quote schon jetzt miserabel war?

Sein Handy klingelte, es war Fischer.

Brandt nahm das Gespräch an.

»Wo bist du?«, fragte Fischer.

»Im Krankenhaus, war eben bei Aydin.«

»Wie geht es ihm?«

»Den Umständen entsprechend.«

»Ich wollte dich nicht stören.«

»Das tust du nicht. Was ist los?«, fragte Brandt und stieg langsam die Stufen weiter hinunter.

»Ich dachte, es interessiert dich vielleicht, dass eine Leiche gefunden wurde.«

»Wer ist es?«, fragte Brandt und musste an das Gespräch mit Aydin denken, der ihm nahegelegt hatte, wieder zur ermitteln.

»Der Kioskbesitzer aus Paris.«

Brandt blieb stehen. Das war in der Tat interessant. In ihrem letzten Fall war ein Kioskbesitzer in Frankreich verschwunden, der in Verbindung zur Organmafia stand – das zumindest war Brandts Verdacht gewesen, da sehr viele Indizien darauf hingedeutet hatten, aber niemand hatte ihm glauben wollen. Jetzt schien es einen neuen Anknüpfungspunkt zu geben und Brandts Jagdinstinkt war wieder geweckt.

12

Irgendwo in Frankreich

»Du wirkst nachdenklich«, sagte Tatjana. Sie saßen zu dritt auf dem Bett, in dem Rémy sonst schlief.

»Ich habe an meine Zeit beim Zirkus gedacht«, erwiderte Rémy.

»Zirkus?«, fragte Ayla.

»Ja, ich habe mal in einem Zirkus gearbeitet.«

»Echt?« Tatjana schien überrascht.

»Ja, es war ein kleiner Wanderzirkus. Der Zirkus Kusznezow.«

»Kusznezow? Habe ich noch nie gehört. Ich kenne den Zirkus Krone und dieses berühmte Zirkusfestival in Monaco«, sagte Ayla.

»Magst du den Zirkus?«, fragte Rémy.

»Ich liebe ihn.«

»Was ist mit dir?« Rémy wandte sich an Tatjana.

»Ich war auch mal bei einer Vorstellung, ist aber schon sehr lange her«, antwortete sie.

»Ihr hättet meinen Zirkus geliebt, vor allem den Zirkusdirektor Sergej. Er war groß, geradezu riesig.«

»Na ja, du bist ja auch eher klein«, scherzte Tatjana.

»Das stimmt, aber Sergej war wirklich groß, und er hatte einen fantastischen Schnauzbart, den er an den Enden immer zwirbelte.«

»Du erlaubst dir doch jetzt keinen Scherz mit uns?«, fragte Ayla kritisch.

»Ich würde mir niemals einen Scherz über Sergejs Zirkus erlauben«, entgegnete Rémy und eine warme Woge des Glücks durchströmte ihn, als er an den Zirkus dachte.

Es war sehr lange her, dass er die Schausteller hatte begleiten dürfen. Er war noch ein Kind gewesen, zumindest rein äußerlich, und Sergej war wie ein Vater für ihn.

»Was hast du in dem Zirkus gemacht?«, erkundigte sich Ayla.

»Ich habe überall mit angepackt, wo Arbeit anfiel. Irgendwann habe ich Flöte gespielt und Sergej war so angetan davon, dass ich eine Flötennummer bekam.«

»Spielst du uns was vor?«, fragte Ayla. »Bitte.«

»Möchtest du das auch?« Rémy schaute Tatjana an.

»Gerne.«

Also nahm Rémy seine Flöte und begann, eine sanfte Melodie zu spielen. Dabei versank er ganz in der Musik, wurde eins mit ihr, und ihm war, als könnte er die Noten sehen und würde auf ihnen spazieren gehen.

Er war frei, er fühlte sich leicht wie eine Feder und all der Kummer wich aus seinem Herzen. Dann sah er auch Tatjana und Ayla auf der Notenstraße, sie hielten sich an den Händen und tanzten und lachten.

Als die Melodie endete, löste sich die Notenstraße auf und der Himmel war nicht mehr blau, sondern grau. Rémy hörte Gewitter.

Langsam öffnete er die Augen und sah, wie gerührt die jungen Frauen von seiner Musik waren.

Tatjana wischte sich die Tränen vom Gesicht.

»Das war wunderschön«, sagte sie, dann schluchzte sie auf. »Ich vermisse meine Eltern.«

»Du wirst sie wiedersehen«, versicherte ihr Rémy.

»Mein Papa ist krank, er braucht Medikamente. Wenn er und Mama mich nicht erreichen können, werden sie sich große Sorgen machen. Ich habe solche Angst um ihn.« Tatjanas Wangen waren ganz nass von ihren Tränen.

Ayla nahm sie in den Arm.

»Du wirst leben und deine Eltern werden dich wieder in die Arme schließen«, versuchte Rémy erneut, ihr Mut zu machen, dabei wurden seine Sorgen immer größer, seit er gehört hatte, was die beiden Männer auf Arabisch zueinander gesagt hatten. Besonders der eine Satz dröhnte in seinen Ohren nach, weil er so unglaublich war, dass es ihm fast den Atem nahm: *»Dieser Idiot, er weiß nicht,* *dass wir schon bald das eine Mädchen aufschneiden und ihr die Organe entnehmen werden.«*

Doch Rémy war entschlossen, das zu verhindern, indem er sich selbst als Opfer anbieten würde.

13

15. Februar 2023, Köln

»Herr Aydin kann sich glücklich schätzen, dass er so gute und loyale Freunde hat wie Sie beide«, sagte Albert Lange. Brandt und Walter hatten sich mit den Timmendorfern zu einem Abschiedsfrühstück getroffen.

»Und wir uns, dass er unser Freund ist«, bekräftigte Walter.

»Er wird Sie brauchen, vor allem mental«, sagte Gustav.

»Wir sind für ihn da.«

Gustav nickte und genehmigte sich etwas von seinem Rührei. »In welchem Fall ermitteln Sie gerade?«

»In keinem, ich mache viel Administratives und kümmere mich um die Aufnahme von Delikten«, antwortete Brandt.

»Es ist Ihre Entscheidung wie Sie mit dem Schicksalsschlag Ihres besten Freundes umgehen, aber wenn Sie mich fragen, sollten Sie das tun, was Sie immer tun: einen Fall übernehmen.«

»Das sagt Emre auch.«

»Er hat recht, und wissen Sie, warum? Sie sind kein Mediziner, Sie können nichts anderes für Ihren Freund tun, als für ihn da zu sein. Das heißt allerdings nicht, dass Sie die restliche Zeit untätig sein sollten. Die Verbrecher nehmen keine Rücksicht auf unsere Befindlichkeiten.«

»Leider«, fügte Albert hinzu. »So schwer es mir fällt, in dem Fall muss ich dem launischen Brummbären recht geben.«

»Launischer Brummbär?« Gustav schüttelte den Kopf.

»Wenn ich mich nicht irre, war es dieser unglaublich attraktive Mann, der einen Avocado-Toast bestellt hat«, unterbrach der Kellner Raúl Salvatore die beiden Streithähne, dabei strahlte er Mads an.

»Danke dir«, antwortete der.

»Ist mein Beruf, Schnuckel. Emre hat nicht übertrieben.« Raúl zwinkerte ihm zu.

»Womit?«

»Dass du der schönste Polizist Deutschlands bist.«

»Er ist mein Neffe«, ergänzte Gustav nicht ohne Stolz.

»Das sieht man. Wenn du das nicht gesagt hättest, hätte ich geglaubt, du wärst der Vater. Eure Augen sind verblüffend ähnlich, auch eure Kinnpartie.«

Brandt entging nicht, dass Gustav irritiert wirkte, er schaute verunsichert zur Seite.

»Glauben Sie mir, ich kenne Gustav schon sehr lange und in Mads' Alter war er sicherlich vieles, aber kein Frauenheld. Die standen eher bei mir Schlange«, meldete sich Albert mit einem bissigen Kommentar zu Wort.

Raúl lachte. »Deine Freunde sind mir schon jetzt sympathisch. Möchtet ihr noch was?«

»Ein Espresso wäre nett«, sagte Gustav.

»Vergessen Sie ja nicht den Keks dazu, sonst wird er launisch und ich muss ihn noch bis nach Timmendorfer Strand im Auto ertragen«, stichelte Albert weiter.

»Ganz sicher nicht. Sonst noch jemand was?«

»Ich nehme auch einen Espresso«, sagte Brandt.

Albert hob die Hand. »Dem schließe ich mich an.«

Raúl nickte und entfernte sich.

»Was für ein Hüftschwung«, sagte Albert, während er Raúl hinterherschaute.

»Überhaupt ein sehr attraktiver Mann«, fügte Mads hinzu.

»Das sagst du doch nur, weil er dich gelobt hat«, murrte Gustav.

»So ein Quatsch. Ich bin mir meiner Attraktivität sehr wohl bewusst, lieber Onkel. Kannst gern in mein schwarzes Büchlein mit den vielen Telefonnummern schauen«, konterte Mads grinsend.

»Von Schönheit allein kann man sich nichts kaufen. Wann lernst du mal so eine tolle Frau wie Ylva oder Nina kennen und machst mich zum Großonkel?«

»Wenigstens ist diese Superemanze und Möchtegernjournalistin Emma Falk vom Markt«, kommentierte Albert Gustavs Worte und erntete dafür einen missbilligenden Blick von seinem alten Freund.

Mads schien etwas auf der Zunge zu liegen, aber er schluckte den Spruch herunter.

Brandt wusste, dass Mads große Sympathie für Emma empfand, vermutlich sogar mehr als das. Dass sie mittlerweile einen Freund hatte, war ihm neu.

»Herrlich«, sagte Walter plötzlich.

»Was?«, fragte Gustav, er schien über Walters Aussage überrascht.

»Wie Sie beide miteinander umgehen. Das erinnert mich daran, wie Emre und Lasse sich immer streiten. Es zeigt mir, wie tief und aufrichtig Ihre Freundschaft ist.«

»Wenn Sie sich da mal nicht irren«, widersprach Gustav. »Dummerweise ist der Gute unser Bürgermeister, den wird man nicht so einfach los. Manchmal überkommen mich aber so Gedanken …« Gustav ließ den Satz offen und musste sich augenscheinlich sehr bemühen, nicht zu lachen, was Walter noch mehr amüsierte.

In dem Moment kam Raúl mit der Bestellung zurück.

»So ist es recht«, sagte Raúl. »Emre ist krank, ja, das heißt aber nicht, dass ihr nur noch Trübsal blasen sollt. Das würde Emre nicht wollen. Lacht, wenn euch danach ist, schüttet positive Energien aus. Das ist genau das, was Emre jetzt braucht.« Damit servierte er gekonnt die Espressi.

Da sie Stammgäste im Café Rico waren, hatte Brandt ihm von Aydins Gesundheitszustand erzählt, als sie angekommen waren.

»Wenn ihr noch einen Wunsch habt, ihr wisst ja, wo ihr mich findet.« Raúl nickte ihnen aufmunternd zu und entfernte sich.

Gustav leerte seine Espressotasse und griff dann nach dem Keks. Während er das Gebäck genoss, schloss er kurz die Augen, als wollte er diesen Moment nur für sich haben.

»Der Espresso ist wirklich sehr gut hier«, sagte er anschließend.

»Dem kann ich nur zustimmen. Auch wenn ich es nicht gern zugebe, der mürrische Däne kennt sich mit Espresso aus«, erklärte Albert.

»Danke für die Blumen, aber den mürrischen Dänen hättest du dir schenken können«, brummte Gustav, was Walter wieder zum Lachen brachte. Dann wandte er sich an Brandt: »Wenn Sie noch irgendetwas brauchen, lassen Sie es mich wissen.«

»Danke, aber ich glaube, gerade nicht«, gab Brandt zurück.

»Gut, dann denken Sie bitte an meinen Ratschlag: Nehmen Sie einen Fall an. Es wird Ihnen helfen, den Kopf freizubekommen. Ich weiß, was es bedeutet, wenn ein geliebter Mensch an Krebs erkrankt. Ich weiß, welche Sorgen einen täglich begleiten, und glauben Sie mir, wenn ich damals nicht weitergearbeitet hätte, hätte ich den Verstand verloren.«

Brandt schob seine Espressotasse zur Seite. »Da gibt es vielleicht tatsächlich einen Fall …«, setzte er an.

»Was für einen?«

»Sie wissen von den Ermittlungen, die Aydin und ich zuletzt angestellt haben.«

»Wie könnten wir das vergessen! Es ging um die vermissten ukrainischen Frauen. Zum Glück hat sich herausgestellt, dass nicht die Organmafia, sondern ein gieriger türkischer Unternehmer dahintersteckte«, kam Albert dem Leiter der Ostseekriminalpolizei zuvor.

»Zum Glück? Eine junge Frau und Mutter wurde bestialisch ermordet, wie kannst du da …«, giftete Gustav in Alberts Richtung, wurde jedoch sogleich von ihm unterbrochen.

»So habe ich das doch nicht gemeint, natürlich ist das tragisch. Aber wenn es die Mafia gewesen wäre, hätten wir eine viel größere Sache an der Backe gehabt. Ich möchte dich daran erinnern, dass auch in unserer Gemeinde zwei Frauen vermisst wurden. Ich will mir gar nicht vorstellen, was das für ein negatives Medienecho für meine Gemeinde gegeben hätte, wo doch jetzt für die neue Saison gebucht wird.«

»Wurden? Sind Sie wieder aufgetaucht?«

»Laut meinen Informationen nicht. Aber es verschwinden ja täglich irgendwelche Menschen«, antwortete Albert salopp.

Brandt sah ihm an, dass er die Sache herunterspielen wollte, als fürchtete er, dass doch mehr dahinterstecken könnte.

»So, du hattest deine fünf Minuten, die Kollegen wissen um deine Sorgen als Bürgermeister. Herr Brandt, erzählen Sie mir lieber, was es mit diesem potenziellen Fall auf sich hat.«

Brandt berichtete von seinen letzten Ermittlungen, zu deren Ende er und Aydin den Mörder einer jungen Frau, der einige Organe entnommen worden waren, festgesetzt hatten. Dabei waren sie auch auf Hinweise aus Frankreich gestoßen, die vermuten ließen, dass doch die Organmafia hinter dem Mord stecken könnte. Am Ende hatte es keine direkte Verbindung zwischen ihrem Fall und Frankreich gegeben, dennoch hatte eine Spur zu einem Kioskbesitzer nach Paris geführt, der nun in Deutschland tot aufgefunden worden war.

»Das sind in der Tat seltsame Zufälle«, sagte Gustav.

»Das war sicherlich ein Auftragsmord aus Frankreich. Sollte also nicht in unsere Zuständigkeit fallen«, wiegelte Albert ab. Brandt sah ihm an, dass er beunruhigt zu sein schien, es jedoch zu überspielen versuchte.

»Ich sehe, dass der Mord Sie beschäftigt«, sagte Gustav nachdenklich. »Da scheint doch noch mehr zu sein. Sie hatten bei Ihren letzten Ermittlungen eine junge Frau erwähnt, Ayla. Sie wurde scheinbar entführt und Ihre Kollegen wurden mit den Ermittlungen beauftragt.«

»Stimmt. Mertens und Krüger«, bestätigte Brandt.

»Lassen Sie mich raten, Sie nehmen an, der Mord an dem Kioskbesitzer steht in Verbindung zu Aylas Entführung und sie könnte in die Hände der Organmafia geraten sein? Darauf spekulieren Sie?«

»Das tue ich.« Brandt war wieder einmal beeindruckt von Gustavs messerscharfem Verstand. Es war einer der Gründe, warum er so viel von dem altgedienten Kollegen hielt – und warum die Gemeinde Timmendorfer Strand bundesweit die beste Aufklärungsquote bei Verbrechen aufwies.

»Ihre Chefin Kristina Bender wird Ihnen den Fall aber nicht geben, weil Ihre Kollegen bereits im Fall Ayla ermitteln, und Sie scheinen von deren Fähigkeiten nicht sonderlich überzeugt zu sein«, fuhr Gustav fort.

»Ist das so offensichtlich?«, gab Brandt erstaunt zurück. Er hatte Gustav gegenüber nie erwähnt, wie wenig er von seinen Kollegen hielt.

»Ihre Körpersprache verrät Sie. Soll ich mit Bender reden?«

»Lieber nicht. Sie würde das als Angriff auf Ihre Autorität verstehen.«

»Mehr als verständlich.« Gustav lehnte sich zurück und verschränkte die Arme vor der Brust. »Vielleicht muss man diese beiden Fälle gesondert betrachten und den Mordfall an dem Kioskbesitzer als eigenständiges Verbrechen behandeln. Es gibt schließlich keinerlei Beweise, dass er in Verbindung zu dem Verschwinden von Ayla steht, nicht wahr? So könnte man die Problematik geschickt umgehen. Sie haben freie Kapazitäten, Sie könnten den Fall übernehmen. Sehen Sie es als Wink des Schicksals. Wenn ich Sie richtig verstanden habe, wurde die Leiche in Mannheim gefunden. Sie müssten sich nur mit den Kollegen vor Ort absprechen. Kennen Sie da jemanden? Ich könnte Ihnen sonst helfen.«

»Ja, das tue ich, da sehe ich keine Probleme, aber eigentlich möchte ich gar nicht den Fall in Deutschland übernehmen.«

»Verstehe. Sie glauben, dass Sie nach Paris müssen, was kompliziert wäre. Als deutscher Polizist können Sie nicht einfach in Paris ermitteln. Polizeiarbeit ist nationales Hoheitsrecht. Das müsste über Interpol und das BKA eingetütet werden, es sei denn …« Gustav brach ab und schaute Albert an.

»Was siehst du mich so an?«, tat Albert überrascht.

»Das weißt du ganz genau, du kennst doch Gott und die Welt. Hast du mir nicht kürzlich erzählt, dass du mit dem Bürgermeister in Paris gut auskommst?«

»Kann schon sein.«

»Dann mach dich nützlich!«

»Wie stellst du dir das vor?«

»Dass du mit dem Bürgermeister …«

»Er ist eine Sie«, korrigierte Albert seinen Freund.

»Dann eben sie. Sie soll Herrn Brandt eine Sondergenehmigung ausstellen oder bei den Pariser Kollegen erwirken, dass sie ihm bei den Ermittlungen keine Steine in den Weg legen.«

»Wenn das mal so einfach wäre«, bemerkte Albert zweifelnd.

»Keiner hat gesagt, dass es einfach wäre. Vermutlich werden die Franzosen ihm trotzdem einen Polizisten aus Paris an die Seite stellen, mit dem er sich abstimmen muss.« Gustav sah Brandt an. »Das werde ich Ihnen nicht ersparen können, wir in Deutschland würden es schließlich nicht anders machen. Sie werden sich mit dem Pariser Kollegen arrangieren müssen.«

»Das hört sich ja so an, als hätte die Frau Bürgermeisterin deinem Plan schon zugestimmt«, entgegnete Albert. Er schien nicht gänzlich überzeugt von Gustavs Idee, vermutlich aus Sorge, dass die Spur der verschwundenen ukrainischen Flüchtlinge aus seiner Gemeinde doch zur Organmafia führen und somit Unruhe nach Timmendorf bringen könnte.

»Überzeugungsarbeit ist deine große Stärke. Ich setze voll auf dich«, sagte Gustav.

»Ich kann Emre aber nicht alleine lassen«, wandte Brandt ein. Er wusste Gustavs Eifer zu schätzen, doch es fühlte sich für ihn nicht richtig an.

»Du hast ihn gehört. Er kann nicht mal eben nach Paris«, sprang Albert ihm bei.

»Mensch, Albert, tu es einfach, und Sie, Herr Brandt, sollten den Kollegen in Mannheim aufsuchen und schauen, was er an Hinweisen gesammelt hat. Das ist Ihre Chance, nicht den Verstand zu verlieren. Sie können hier nichts weiter für Ihren Freund tun. Er hat seine Frau, Ihre Freundin, seine Eltern und Walter um sich. Er ist gut versorgt und Sie sind nicht aus der Welt. Sie können ihn jederzeit anrufen, Mannheim ist keine drei Autostunden von hier entfernt«, drang Gustav weiter in ihn.

»In diesem Zustand lasse ich meinen besten Freund nicht allein nach Mannheim«, mischte sich Walter ein.

»Du bist kein Polizist«, entgegnete Brandt. »Außerdem braucht dich Tolga. Du kannst nicht weg.«

»Ich könnte dich nach Mannheim begleiten«, schlug Mads vor.

»Wir müssen heute zurückfahren«, widersprach Gustav, er schien von Mads' Vorschlag nicht begeistert zu sein. »Außerdem möchte ich kein Kompetenzgerangel mit Bender. Du hast in Mannheim noch viel weniger verloren als Brandt.«

»Nur heute, Onkel. Ich begleite ihn, mehr nicht, deshalb tauche ich auch in keinem Bericht auf. Morgen setze ich mich dann in den Zug und fahre zurück.«

Gustav atmete hörbar aus, er schien noch immer nicht überzeugt. Er sah Brandt an. »Was denken Sie?«

Brandt war hin- und hergerissen. Als Polizist wollte er mehr über die Hintergründe in Erfahrung bringen, vor allem, ob es nicht doch eine Verbindung zu Ayla gab und ob sie womöglich noch am Leben war. Es war die Spur, die ihn vor einigen Tagen kaum losgelassen hatte, andererseits dachte er an Aydin, der schwer krank ans Krankenbett gefesselt war und den er nicht allein lassen wollte.

»Gut, ich mache es«, sagte er schließlich. Er musste daran denken, dass Aydin ihm ebenfalls geraten hatte, wieder zu ermitteln. »Ich nehme Mads mit.«

14

Mannheim

»Danke, dass du dir die Zeit nimmst und mich begleitest, ich weiß das zu schätzen.«

»Du musst mir nicht danken. Ich weiß, dass du keine Sekunde zögern würdest, für mich dasselbe zu tun«, antwortete Mads. »Es war übrigens auch nicht ganz uneigennützig.«

»Wieso das?« Brandt sah kurz zu Mads, der auf dem Beifahrersitz neben ihm saß.

»Da Arndt sehr früh mit dem Zug zurück ist, hätte ich mit den beiden Streithähnen allein zurückfahren müssen. Sechs Stunden mit meinem Onkel und Albert im Auto ist kein Vergnügen.«

Brandt schmunzelte. »Jetzt übertreibst du aber, so schlimm sind die beiden nicht.«

»Glaub mir, jedes Waschweib ist gegen die zwei harmloser. Auf der Hinfahrt haben sie sich wegen Arndt etwas zusammengerissen. Sie können halt nicht ohne die gegenseitigen Sticheleien.«

»Das ist bestimmt so, weil sie sich seit Kindertagen kennen.«

»Wie ein altes Ehepaar.« Mads lachte. »Walter wäre übrigens gerne mitgekommen, glaube ich.«

»Ich weiß, er meint, dass er auf mich aufpassen muss. Aber wenn ich Tolga erwähne, kriege ich ihn gleich auf Spur.«

»Walter und Tolga, das ist schon was ganz Besonderes«, stimmte Mads ihm zu.

»Ja. Leider steckt Tolga das alles deutlich schlechter weg als Leah. Aufgrund seiner Behinderung versteht er nicht, was mit seinem Bruder passiert. Wenn er wüsste, was Krebs genau bedeutet, wäre es aber vermutlich noch furchtbarer für ihn. Gut, dass er Walter hat.«

»Wie schlimm steht es um Emre wirklich?«, fragte Mads vorsichtig.

Brandt antwortete nicht sofort, er schaute auf den Verkehr, der flüssig lief. Laut Navi würden sie in zwanzig Minuten Mannheim erreichen. Er atmete tief durch und gab sich einen Ruck.

»Versprich mir, dass du es für dich behältst.«

»Du hast mein Wort. Als meine Mutter Krebs hatte, war das für mich, als würde mir jemand das Herz herausreißen. Ich bin mit der Situation überhaupt nicht klargekommen und habe mich bei der Bundeswehr vor der Verantwortung und den Konsequenzen versteckt. Meine Schwester hat meine Mutter gepflegt, sie war an ihrer Seite bis zu ihrem Tod. Das werde ich ihr nie vergessen.« Mads sah gedankenverloren aus dem Fenster und Brandt konnte nachvollziehen, was er fühlte.

»Walter ist bisher der geeignetste Spender«, erklärte er dann, »aber mit einer niedrigen Quote. Das Problem ist, dass Emres Zustand so kritisch ist, dass selbst die Zellen eines geeigneten Spenders nicht zusichern, dass er es schafft.«

»Emre ist zäh, auch wenn er manchmal nicht so rüberkommt. Unterschätze seinen Willen nicht«, wandte Mads sofort ein.

»Das tue ich nicht. Am liebsten würde ich überhaupt nicht über die möglichen Konsequenzen nachdenken, aber es ist nun mal Krebs und nicht irgendeine Grippe oder eine Lungenentzündung.«

»Mir brauchst du das nicht zu sagen. Es gibt kaum etwas, was ich mehr hasse als Krebs.« Mads presste die Lippen zusammen. »Hat dir Emre eigentlich erzählt, dass wir uns mal fast geprügelt hätten?«

»Nein, nur dass du bei den Mädels immer ein leichtes Spiel gehabt hättest. Lass mich raten, es ging um eine Frau?«

»Worum sonst. Für Frauen machen wir oft die dümmsten Dinge«, sagte Mads schmunzelnd.

»Schieß los.«

»Da war diese Kira in unserem Jahrgang, eine echt süße Maus aus Hamburg. Emre hat sie wochenlang angegraben, was ich bis dahin nicht wusste. Dann gab es diese Party. Kira und ich sind uns nähergekommen, wir haben uns geküsst und wir hatten einen schönen Abend. Für mich war es eine kurze Affäre, Kira allerdings hat sich unsterblich in mich verliebt und sich dann bei Emre ausgeheult.«

»Den sympathischen Kumpeltyp beherrscht er perfekt, aber die Mädels stehen da nun mal nicht drauf«, scherzte Brandt. Er konnte sich Aydin in dieser Situation hervorragend vorstellen, er hatte sich seitdem offenbar kaum verändert.

»Irgendwann war wieder eine Party«, fuhr Mads fort. »Emre war sehr betrunken und kam auf mich zu, dabei hat er wild mit den Fäusten herumgefuchtelt und geschrien, dass er mir endlich die Lektion erteilen würde, die ich längst verdient hätte. Dass es nicht sein könne, dass ich alle Mädels flachlege und ihnen das Herz breche, während er sich wirklich Mühe gebe, weil er die große Liebe sucht.«

»Habt ihr euch dann echt geprügelt?«

Mads schmunzelte. »Nein, haben wir nicht. Er hat mir nur gedroht und im Gegensatz zu ihm war ich noch recht nüchtern. Ich bin dann auf ihn zu und habe ihm gesagt, dass er den ersten Schlag frei hat. Und was macht er? Er steckt die Hände in die Taschen und sagt, dass Gewalt keine Lösung sei, ich aber hoffentlich wisse, dass mein Verhalten für einen Mann charakterlos wäre.«

Brandt lachte. »Genau so ist Emre noch immer. Er ist einfach zu lieb und zu rechtschaffen.«

Mads nickte und machte ein nachdenkliches Gesicht. »Das hat mich trotzdem irgendwie abgeholt. Am liebsten hätte er mir eine gelangt, aber er hat es nicht getan, weil Gewalt eben wirklich keine Lösung ist. Hätte ich gewusst, dass Kira ihm so viel bedeutet, hätte ich ja auch die Finger von ihr gelassen.«

»Du willst mir aber jetzt nicht weismachen, dass du nach Emres Worten keusch geblieben bist?«

Mads antwortete nicht sofort, Brandt spürte, dass er versuchte, ernst zu bleiben.

»Ehrlich gesagt, Nein«, sagte er dann grinsend.

»Alles andere hätte mich auch gewundert. Trotzdem hat dein Onkel recht. Eine gute Frau an der Seite ist schon Gold wert.«

»Was ist mit dir und Ylva?«

»Sie ist die richtige Frau, in unserer Beziehung bin eher ich das Problem«, gab Brandt offen zu.

»Also bist du ein ganz schlechter Ratgeber«, neckte Mads ihn.

»Gerade deswegen nicht. Ich bin über fünfzig und ich wünschte, ich wäre Ylva zehn Jahre früher begegnet, dann hätte ich vielleicht noch Kinder haben können.« Brandt sprach eher ungern über diese Dinge, aber jetzt und hier mit Mads fühlte es sich richtig an, weil Mads so viel jünger war als er.

»Mit fünfzig ist man doch heute nicht zu alt für Kinder.«

»Es geht jetzt aber um dich, nicht um mich. Mach nicht dieselben Fehler wie ich.«

Mads hob die Schultern. »Finde erst mal eine so tolle Frau, wenn du wie ich auf dem Dorf wohnst.«

»Was ist mit Emma? Ich dachte, du und sie …?«

»Emma ist kompliziert. Ich habe eine Zeit lang geglaubt, sie wäre etwas Besonderes«, Mads brach ab und korrigierte sich schnell: »Sie ist etwas Besonderes. Ich Idiot habe einfach zu lange gewartet und jetzt hat sie diesen Langweiler Stefan an ihrer Seite.«

»Muss nichts heißen«, warf Brandt ein.

»Bei Emma schon. Sie geht nicht fremd, wenn sie sich für jemanden entschieden hat. Mit ein Grund, warum ich sie so unglaublich toll finde.«

»Eine Ansicht, die du zumindest mit Albert nicht teilst.«

»Albert ist auch ein schräger Vogel. Emma ist Journalistin und emanzipiert, sie ist verdammt gut in ihrem Job und hat keine Scheu, sich mit Albert anzulegen, wenn ihre Story es erfordert. Mit solch einer starken Frau kommt der alte Macho nicht klar.« Mads holte kurz Luft und machte eine wegwischende Handbewegung. »Lass uns bitte nicht weiter über Emma reden. Trotzdem ein letztes Wort von Kumpel zu Kumpel: Auch mit fünfzig ist man nicht zu alt, um Papa zu werden. Ylva ist eine tolle Frau. Lass sie niemals los.«

Brandt schwieg. Das Thema war ihm einfach unangenehm.

Mittlerweile hatten sie Mannheim erreicht und Brandt fuhr über die Augustanlage in die Innenstadt, die für den Verkehr neuerdings in einigen Bereichen gesperrt war, das hatte ihm sein Kripo-Kollege Tom Hardt bereits erzählt. Die Einzelhändler waren von dieser verkehrsberuhigenden Maßnahme alles andere als begeistert.

»Wo treffen wir uns mit Tom?«, fragte Mads, nachdem Brandt den Wagen geparkt hatte und sie ausstiegen, um die restliche Strecke zu Fuß zurückzulegen.

»In der Fressgasse, im Moha Café. Da gibt es den besten Espresso in Mannheim, ich war vor Jahren mal dort, als ich hier ermittelt habe. Wird dir gefallen.«

»Das wäre was für Gustav, den Espressojunkie«, erwiderte Mads schmunzelnd.

»Na, du bist auch keiner, der zu einem guten Espresso Nein sagen würde«, hielt Brandt dagegen.

»Das liegt wohl in der Familie.«

Kurz darauf erreichten sie das Café und Brandt sah auch sogleich Tom Hardt draußen auf der Terrasse sitzen. Sie winkten ihm zu und Hardt stand auf, um sie zu begrüßen.

»Schön, dass du dir so kurzfristig Zeit nehmen konntest«, sagte Brandt.

»Für einen alten Freund doch immer. Das mit Emre tut mir sehr leid.«

»Danke. Es ist so unfassbar traurig, aber ich versuche jetzt, mich mit Arbeit abzulenken.«

Hardt nickte verständnisvoll und sie setzten sich. Während der Fahrt hatte Brandt den Mannheimer Kollegen angerufen und dieser hatte sofort für ein Treffen zugesagt. Er kannte Hardt aus seiner Zeit bei der Hamburger Kripo, wo sie Kollegen gewesen waren, bevor es den einen nach Köln und den anderen nach Mannheim verschlagen hatte.

»Was wollt ihr trinken?«, fragte er dann.

»Lasse meint, der Espresso wäre sehr gut hier«, sagte Mads.

»Das ist er. Die rösten ihren Kaffee noch selbst.«

In dem Moment kam Eray, der Besitzer des Cafés, auf sie zu und begrüßte die Gäste.

»Eray, kannst du uns bitte drei Espresso und je eine große Flasche Wasser bringen?«, bat Hardt.

»Sollte ich hinkriegen«, antwortete Eray augenzwinkernd und betrat sein Café.

»Wollt ihr lieber drinnen sitzen?«, fragte Hardt.

»Wir sind Norddeutsche. Draußen passt«, erwiderte Mads.

»Sag mal, bist du mit Gustav Johannsen verwandt?«, Hardt sah ihn interessiert an.

»Er ist mein Onkel. Ich arbeite in seinem Team bei der Ostseekriminalpolizei.«

»Ach, ich dachte, du wärst auch bei der Kripo Köln. Grüß mir deinen Onkel. Wenn du sein Neffe bist, bist du hart im Nehmen.«

»Ist mein Onkel das denn? Reden wir wirklich über denselben aufbrausenden und espressosüchtigen Mann?«

Hardt lachte. »Das mit dem Espresso ist also immer noch so. Tja, ich könnte dir so einige Geschichten über seine wilde Zeit erzählen, aber damit schweifen wir ab. Nur so viel: Gustav ist keiner, der sich vor irgendjemandem fürchtet. Ständig mit dem Kopf durch die Wand. Solche Polizisten sind inzwischen selten. Lasse ist noch einer dieser Straßenpolizisten, und Arndt aus Lübeck.«

»Arndt war auch zu Besuch in Köln, leider musste er sehr früh wieder abreisen«, sagte Brandt.

»Manchmal vermisse ich den Norden«, äußerte Hardt versonnen und sah zur Seite, dann fügte er hinzu: »Mannheim ist aber auch schön.«

In dem Moment kam Eray mit einem Tablett zu ihnen.

»Eure Getränke«, sagte er und servierte. »Der Kuchen geht aufs Haus.«

»Das ist sehr lieb von dir, Eray, aber was soll ich sagen – schau dir die beiden Jungs an, die gönnen sich nicht jeden Tag Kuchen, die sind so Trainingsjunkies«, sagte Hardt lachend.

»Du hörst dich fast wie Walter an«, kommentierte Brandt und an Eray gewandt sagte er: »Danke für den Kuchen, den esse ich gerne.«

»Ich habe meinen praktisch schon aufgegessen«, pflichtete Mads ihm mit einem schelmischen Lächeln bei.

»Deine Freunde gefallen mir. Auch Bullen … Polizisten?«

»Kollegen von mir. Es geht um einen Fall, in dem ich gerade ermittle.«

»Sag nicht, der Franzose.«

»Kennen Sie ihn?«, fragte Brandt, auch wenn ihm das abwegig vorkam.

»Nein, ich habe aber davon gehört. Der Mord macht hier gerade die Runde.« Eray wirkte besorgt. »Wenn ihr noch was braucht, lasst es mich wissen.«

»Machen wir. Danke«, antwortete Hardt und Eray ging zurück ins Café.

»Was weißt du über den Franzosen?«, fragte Brandt und genehmigte sich ein Stück von seinem Kuchen. Eray hatte nicht zu viel versprochen, er schmeckte himmlisch.

»Glatter Kopfschuss, aus nächster Nähe.«

»Das heißt, er kannte seinen Mörder?«

»Möglich, oder er wurde vom Täter überrascht und dann aus nächster Nähe erschossen.«

»Gab es andere Gewalteinwirkungen?«, wollte Mads wissen.

»Nein, keine. Er wurde nicht überwältigt, gefoltert oder Ähnliches.«

»Das alles weist doch darauf hin, dass er den Täter kannte«, schlussfolgerte Brandt.

»Das sagt mir mein Gefühl auch, aber es wäre ebenso gut möglich, dass ihm jemand gefolgt ist und auf eine passende Gelegenheit gewartet hat.«

»Wo wurde die Leiche gefunden?«

»Im J4 Quadrat, vor drei Tagen.«

»Das ist hinterm Marktplatz, richtig?«, fragte Brandt, er kannte sich ein wenig in Mannheim aus.

»Genau. Hohe Ausländerdichte. Die Spurensicherung geht davon aus, dass er gegen 2 Uhr morgens ermordet wurde.«

»Wohnt er in der Nähe?«

»Das wissen wir nicht. Die Kollegen von der Streife haben die Anwohner befragt, aber keiner kann sich an ihn erinnern.«

»Oder keiner möchte das, weil er Angst hat«, warf Mads ein. »In meinen Augen spricht das für organisiertes Verbrechen.«

»Möglich, jedenfalls kann ich mir schwer vorstellen, dass das Opfer zufällig in Mannheim war. Es muss eine Verbindung zu dieser Stadt geben«, antwortete Hardt,

»Finden wir die Verbindung, finden wir auch heraus, wer Hassan Mater ermordet hat«, sagte Brandt.

Eray, der gerade an ihrem Tisch vorbeikam, weil er Gäste in ihrer Nähe bedienen wollte, blieb stehen. »Heißt der tote Franzose Hassan Mater?«, fragte er.

»Sagt dir der Name was?«, stellte Hardt eine Gegenfrage.

»Kann ein Zufall sein, aber ich kenne einen Ali Mater, er ist Libanese.«

»Ich glaube nicht an Zufälle, wo finden wir ihn?«, wollte Brandt wissen.

15

Es hatte Brandt jede Menge Überredungskunst gekostet, aber am Ende hatten Tom Hardt und Mads seinem Plan zugestimmt.

»Danke, dass Sie uns helfen«, sagte Brandt zu Eray. Sie gingen gerade über die Fressgasse Richtung Marktplatz.

»Du kannst gerne Eray sagen, dieses Sie ist nicht so mein Ding, da fühlt man sich gleich zehn Jahre älter.«

Brandt schmunzelte. »Sehr gern. Lasse.«

»Ich kann aber nicht versprechen, dass Ali und Hassan wirklich Verwandte sind. Es gibt in Mannheim einige Libanesen, der Name Mater ist allerdings selten.«

»Bist du hier gut vernetzt?«

Eray lachte. »Du machst wohl Witze, hier in der Ecke kenne ich jeden.«

»Dann müsste es schon ein ziemlich dummer Zufall sein, dass ausgerechnet ein Franzose libanesischer Herkunft mit dem Namen Mater in Mannheim Zuflucht sucht.«

Fischer hatte Brandt zwar vorab einige Informationen zugesandt, aber bislang hatten sie keinen Hinweis darauf, warum sich Mater in Mannheim aufgehalten hatte.

»Wie gut kennst du Ali?«, fragte Brandt.

»Er ist mein Friseur.«

»Im Ernst?«

»Ja, warum sollte ich dich anlügen?«

»Das spielt uns auf jeden Fall in die Karten. Gut, dass du mich begleitest.«

»Wenn ich helfen kann, jederzeit. Ich möchte, dass meine Stadt sauber bleibt.«

»Bist du in Mannheim geboren?«

»Klar doch«, antwortete Eray. Stolz schwang in seiner Stimme mit, der Mannheimer Dialekt war auch unverkennbar. »Es ist die schönste Stadt Deutschlands, Bruder.«

»Da gehen die Meinungen auseinander.«

»Kennst du etwa eine schönere?«

»Hamburg«, antwortete Brandt schlicht.

»Ja, Hamburg ist nicht schlecht, aber kennst du eine andere Stadt in Deutschland, deren Straßennamen die Bezeichnung von Quadraten haben?«

»Okay, Punkt für dich.«

»Siehst du, das macht den Charme dieser Stadt aus. Man kann Mannheim nur mögen. Wir Monnemer sind herzlich, ehrlich und zuverlässig, keine Langweiler wie die aus Ludwigshafen.«

»Ich sehe schon, zwischen Mannheim und Ludwigshafen gibt es die gleiche Feindschaft wie zwischen Köln und Düsseldorf«, sagte Brandt schmunzelnd.

»So in etwa.« Eray lachte.

Brandt wurde wieder ernst. »Was kannst du mir über Ali sagen?«

»Er ist ein guter Junge, er schwätzt nur etwas zu viel. Man darf nicht alles glauben, was er sagt. Aber er hat das Herz am rechten Fleck. Besitzt einen Friseursalon im G Quadrat. Unglaublich fleißig.«

»Ist er in Mannheim geboren?«

»Nein, mit fünfzehn oder so ist er als Flüchtling nach Deutschland gekommen.«

»Ist er schon mal mit dem Gesetz in Konflikt geraten?«

»Warum? Weil er ein Schwarzkopf ist?«, fragte Eray.

»Nein, es ist mir herzlich egal, wie er aussieht oder wo er herkommt. Es geht mir in erster Linie um Hassan, deshalb muss ich alles über Ali wissen, damit ich mich auf die Unterhaltung mit ihm vorbereiten kann.«

»Du bist sehr gründlich«, sagte Eray anerkennend. »Das eben war auch nur ein Scherz. Ich denke nicht, dass er mal was Krummes gemacht hat, allerdings bin ich nicht mit ihm verheiratet oder sein Kindermädchen.«

Erays direkte Art gefiel Brandt, er war wie er ein Mann der klaren Worte.

Sie erreichten den Friseurladen und traten ein.

»Habibi, du wirst ja immer eitler«, begrüßte ein junger, etwas rundlicher Mann Ende zwanzig den Besitzer des Moha Cafés. Nach Erays Beschreibung konnte das nur Ali sein.

»Heute geht es mal nicht um meine Frisur, Bruder«, erwiderte Eray schmunzelnd.

»Hätte mich auch gewundert. Braucht dein Freund eine neue Frisur?« Ali trat zu Brandt. »Eray hat Ihnen bestimmt erzählt, dass ich der beste Friseur Mannheims, ach was, ganz Deutschlands bin. Ich heiße Ali.«

»Lasse Brandt«, antwortete Brandt und gab Ali, der einen guten Kopf kleiner war als er, die Hand.

»Nehmen Sie doch Platz. Möchten Sie einen Tee?«

»Danke für das Angebot, aber auch ich bin nicht zum Haareschneiden hier.«

»Dann zum Teetrinken?«, scherzte Ali.

»Wir müssen kurz mit dir über jemanden reden«, erklärte Eray.

Brandt ließ den Blick durch den Laden schweifen. Zwei Kunden und vier Angestellte waren hier, soweit er das überblicken konnte.

Ali nickte, sein Gesichtsausdruck wurde ernst. »Dann sollten wir das in meinem Büro tun.«

Sie folgten ihm in ein Hinterzimmer, das für ein Büro extrem unordentlich aussah, offenbar machte sich Ali wenig Gedanken über Ordnung und Archivierung.

»Wollen Sie mir verraten, wer Sie sind?«, fragte er nun an Brandt gerichtet.

»Mein Name ist Lasse Brandt, ich arbeite für die Kripo in Köln.«

»Ein Bulle? Aus Köln?« Ali schien wenig begeistert, er warf Eray einen kritischen Blick zu.

»Es geht um den Mord an Hassan Mater vor drei Tagen hier in Mannheim.«

»Was soll ich damit zu tun haben?«

»Sie kennen keinen Hassan Mater?«, fragte Brandt unbeirrt weiter.

»Nein, warum sollte ich ihn kennen?«

»Na ja, Sie haben denselben Nachnamen.«

»Und wenn schon, glauben Sie, jeder in Deutschland, der Müller heißt, kennt alle Müllers? Mater ist kein seltener Name im Libanon.«

»Ali, beruhig dich. Lasse will doch nur helfen. Dieser Hassan wurde ermordet, und er möchte herausfinden, warum. Was regst du dich auf?«

»Was? Nur, weil ich Libanese bin, glaubt er, ich würde diesen Hassan kennen? Das ist doch gestört.«

»Entspannen Sie sich, ich wollte Ihnen nicht zu nahe treten. Es ist nur meine Aufgabe, zu ermitteln und jedem Hinweis nachzugehen. Ich konnte ja nicht wissen, dass Hassan nicht in einem Verwandtschaftsverhältnis zu Ihnen steht. Sie würden mich ja auch sicher nicht anlügen, erst recht nicht, weil Eray meinte, dass sie ein absolut ehrbarer Mann wären.«

»Ich lüge nicht«, reagierte Ali aufgebracht, aber das Flackern in seinen Augen passte nicht zu seinen Worten. »Was interessiert mich ein toter Franzose? Sie sollten jetzt gehen.«

»Woher wissen Sie, dass der Tote ein Franzose ist?«, fragte Brandt, dabei hatte Alis Körpersprache ihn längst verraten.

»Ali, hilf der Polizei, den Mörder zu finden, das bist du deinem Onkel schuldig«, sagte Eray.

»Woher weißt du, dass er mein Onkel ist?«

»Für deinen Bruder wäre er etwas zu alt und deine Eltern kenne ich von Fotos«, erklärte Eray.

Jetzt lösten sich Tränen aus Alis Augenwinkeln, er wischte sie weg. »Mein Onkel hat doch niemandem was getan.«

»Deswegen wurde er auch ermordet«, kam es unbedacht aus Erays Mund.

»Heute wird man ja schon erschossen, wenn man nur falsch grinst. Onkel Hassan war ein guter Mensch, ein ehrbarer Moslem. Er wollte damals, dass ich nach Paris komme und bei ihm arbeite. Aber Allah hatte einen anderen Weg für mich vorgesehen.«

»Haben Sie ihn mal in Paris besucht?«, fragte Brandt.

»Nein, leider nicht. Ich wünschte, ich hätte es, dann hätte er noch leben können. Vor Ali haben die Leute Respekt.« Er straffte die Schultern und zog dabei seinen umfangreichen Bauch ein, doch seine gutmütige Art sprach nicht gerade dafür, dass die bösen Jungs, mit denen sich Hassan wohl angelegt hatte, vor jemandem wie ihm Angst haben könnten.

»Hat er bei Ihnen Unterschlupf gefunden?«

»Auch das nicht. Ich wusste ja nicht mal, dass er in Mannheim ist.«

»Ali, möchten Sie, dass die Männer, die Ihrem Onkel das angetan haben, zur Rechenschaft gezogen werden?« Brandts Tonfall wurde direkter.

»Ich will, dass diese Schweine sterben«, antwortete Ali, er atmete schwer. »Der deutsche Knast ist doch wie Urlaub. Was kriegen die Mörder? Fünf Jahre? Lächerlich. Mein Onkel ist tot und nichts kann ihn zurückholen. Möge Allah sich an seiner Seele erfreuen. Ich hoffe, dass er im Paradies nur die schönsten Jungfrauen an seiner Seite hat. Er ist tot, da ist nichts mehr zu machen.«

»Schäm dich, Ali. Was ist los mit dir, Bruder? Du, der mir immer sagt, dass Familie und Ehre das Wichtigste wären, redet jetzt wie ein Feigling?«, mischte sich Eray ein.

»Ich bin kein Feigling«, reagierte Ali gereizt. »Aber was soll ich kleiner Friseur machen? Was?«

»Dafür bin ich da. Sie müssen gar nichts tun, Sie sollten mir nur ein paar Fragen beantworten«, erklärte Brandt, der davon ausging, dass Ali weit mehr wusste und Angst um sein Leben zu haben schien.

Ali schaute Brandt an. »Er war mein Onkel, und ja, Eray hat recht. Wenn Familie und Ehre uns nichts mehr bedeuten, was haben wir dann noch?«

»Wann haben Sie Ihren Onkel das letzte Mal gesehen?«

»Am 12. Februar, in der Nacht, bevor er kaltblütig ermordet wurde«, antwortete Ali. Brandt sah, dass er innerlich verkrampfte.

»Hat Ihr Onkel gesagt, wohin er wollte?«

»Nein, aber ich weiß, mit wem er sich treffen wollte, ich habe ein Telefongespräch von ihm belauscht. Hassan war kein schlechter Mann, er wollte mich aus seinem Ärger raushalten, deswegen hat er mir nicht erzählt, warum er in Mannheim war, nur, dass er in ein paar Tagen wieder gehen würde.«

»Wie hieß der Mann, mit dem Ihr Onkel sich treffen wollte?«, fragte Brandt. Er musste unbedingt mit dieser Person sprechen.

16

Irgendwo in Frankreich

Rémy hatte die ganze Nacht kein Auge zugetan, weil er überlegte, was er tun könnte, um die beiden jungen Frauen zu retten.

Was wollen die Männer mit den Organen?, hatte er sich wieder und wieder gefragt, und ihm war immer nur eine Antwort in den Sinn gekommen: Organhandel.

Aber das in Europa?

In Frankreich?

Rémy wusste, dass diese skrupellosen Mörder in armen Ländern ihr Unwesen trieben, weil es dort um einiges einfacher war, an Organe heranzukommen als beispielsweise in Frankreich.

Trotzdem hält man uns hier gefangen und du hast dich nicht verhört.

Rémy musste an François denken, der sein Vertrauen missbraucht, ihn bewusstlos geschlagen und an diese üble Bande verkauft hatte.

Was haben sie wohl für mich geboten?

Inzwischen tat ihm schon der Kopf weh vom vielen Nachdenken und der Sorge, dass er die Frauen nicht retten konnte.

»Bist du wach?«, hörte er Ayla flüstern.

»Ja«, antwortete Rémy. »Tatjana schläft noch.«

»Tut sie nicht«, sagte Tatjana und richtete sich im Bett auf.

Es war dunkel, da keiner Licht angemacht hatte.

»Ich hoffe, wir haben dich nicht geweckt«, sagte Rémy.

»Nein, ich hatte eh eine unruhige Nacht. Ich musste an meine Eltern denken und dass sie sicherlich längst außer sich vor Sorge sind. Aber wer soll mich, wer soll uns schon finden? Hier im Niemandsland.« Tatjana zog die Nase hoch. »Ich meine, Ayla ist schon seit Wochen von zu Hause verschwunden und sie ist noch immer eine Gefangene. Niemand wird uns hier befreien können.«

»So darfst du nicht denken. Jeder Tag, den wir überleben, ist ein Tag, der uns unserer Freiheit näher bringt«, sagte Rémy.

»Ich wünschte, ich hätte deine Zuversicht«, erwiderte Tatjana mutlos. »Niemand wird uns finden. Niemand.«

»Die Kölner Polizei wird uns finden. Ich kenne zwei Polizisten, die werden das schaffen«, widersprach Rémy.

»Die Kölner Polizei? Du machst wohl Witze. Ayla kommt aus Köln und wo sind diese tollen Polizisten jetzt? Ayla sitzt hier irgendwo in Frankreich fest. Das sagt alles, denke ich.«

Rémy antwortete nicht. Die Angst ließ Tatjana so sprechen, das wusste er, und natürlich hatte sie nicht ganz unrecht. Ayla war die, die bisher am längsten vermisst wurde und die Kölner Polizisten, Walters Freunde, hatten vermutlich noch keine Spur von ihr in Frankreich gefunden.

Rémy hatte die beiden vor Jahren kennengelernt, als sie ihn fälschlicherweise eines Mordes verdächtigten. Trotzdem hatte er das Gefühl gehabt, dass sie sehr gute und erfahrene Polizisten waren. Der Tatvorwurf war letzten Endes auch hinfällig gewesen.

Walter würde mich finden, wenn er wüsste, dass ich in Gefahr bin, dachte Rémy. Nur wie sollte Walter davon erfahren?

Er war in Paris, er hat nach dir gesucht, aber er hat dich nicht gefunden.

Gabriel, der Clown, ein Bekannter von Rémy, hatte Walter gesehen, ihm jedoch nichts von ihm erzählt, weil er ihm misstraute. Walter würde also nicht helfen können, da er nichts von seiner schlimmen Lage wusste. Es blieb ihm daher keine andere Wahl, als die beiden Frauen selbst zu beschützen.

Wenn Telepathie tatsächlich funktionieren würde und ich diese Gabe hätte, könnte ich Walter wenigstens so um Hilfe bitten, schoss ihm ein verzweifelter Gedanke durch den Kopf.

»Wir müssen etwas unternehmen, solange wir noch können«, holte Tatjana ihn aus seinen Gedanken.

»Was stellst du dir vor?«, fragte Ayla. Ihre Stimme klang unsicher.

»Es kommt immer der gleiche Mann zu uns rein. Wenn er uns

heute unser Essen bringt, überwältige ich ihn von hinten. Ihr müsst mir nur helfen, dass wir ihn bewusstlos schlagen.«

»Aber was dann? Wir wissen doch gar nicht, wo wir sind. Wie kommen wir raus?«

»Ich habe gesehen, dass er an seinem Schlüsselbund auch einen Autoschlüssel hat. Das ist die einzige Chance, die wir haben. Wer sagt denn, dass sie nicht bald einen von uns ermorden?«

Rémy überlegte kurz. Er wusste, dass eine der jungen Frauen in Kürze sterben würde, doch das konnte er ihnen unmöglich anvertrauen.

»Tatjana hat recht, wir müssen es versuchen. Wenn es nicht klappt, schnappt euch den Schlüssel und ich halte ihn auf. Ihr rennt raus, egal was aus mir wird, hört ihr?«

»Wir lassen dich nicht allein«, sagte Ayla entsetzt.

»Doch, bitte. Versprecht es mir. Ihr lauft raus, komme, was wolle.«

»Versprochen«, war Tatjana die Erste, die antwortete.

»Ayla, versprich es mir«, drängte Rémy.

»Das ist doch Wahnsinn.«

»Nein, das ist die einzige Möglichkeit, dass wir überleben.«

Noch immer zögerte Ayla.

»Bitte, Ayla, tu es für mich. Bitte«, wiederholte Rémy.

»Na gut.«

»Danke.« Er atmete auf, auch wenn der Plan gefährlich war. Er hoffte nur, dass sich Ayla an die Absprache hielt. Bei Tatjana machte er sich da keine Sorgen, er war froh, dass sie den Vorschlag gemacht hatte, weil das womöglich die einzige Chance war, dass die beiden Frauen überlebten.

»Ist es okay, wenn ich das Licht anmache?«, fragte Tatjana.

Rémy und Ayla stimmten zu.

Tatjana drückte auf den Lichtschalter.

»Rémy, magst du uns was vorspielen?«, bat Ayla.

»Wenn Tatjana es auch möchte, gerne.«

»Kennst du was Ukrainisches?«, fragte Tatjana.

»Ich kann Shchedryvky spielen.«

»Du kennst Shchedryvky?«, fragte Tatjana ungläubig. »Woher?«

»Ich war mal in der Ukraine, vor langer Zeit«, antwortete Rémy.

»Du bist viel rumgekommen«, erwiderte sie mit großen Augen.

Rémy lächelte sie an. Sie hatte ja keine Ahnung, wie weit er herumgekommen war, und das durfte sie auch nie erfahren, denn sie würde es ihm niemals glauben, ihn vielmehr für verrückt erklären. Aber welcher normale Mensch könnte das alles schon mit seinem Verstand erfassen?

»Was ist Shchedryvky?«, fragte Ayla.

»Du wirst es mögen«, antwortete Rémy. »Es ist ein altes Volkslied.« Er nahm seine Flöte und wollte gerade beginnen zu spielen, als er Schritte hörte.

»Er kommt«, sagte Tatjana. »Seid ihr bereit?«

»Ja«, wisperte Ayla.

»Haltet euch an den Plan. Falls wir ihn nicht zur Strecke bringen, halte ich ihn auf und ihr rennt«, sagte Rémy, um Entschlossenheit bemüht.

Die beiden anderen nickten, aber Rémy sah ihnen an, wie aufgeregt sie waren.

Da wurde die Tür geöffnet und ihr bulliger Bewacher trat ein.

17

16. Februar 2023, Köln

»Verlier nicht die Nerven«, ermahnte sich Walter, denn er hatte in der vergangenen Nacht einen sehr seltsamen Traum gehabt. »Rémy ist nicht in Gefahr. Du warst in Paris und hast ihn nicht gefunden. Deine Angst ist nur eine Projektion, weil du Angst um Emre hast.«

Walter träumte oft von Rémy, er war immer in Sorge, dass sein besonderer Freund seine Hilfe brauchen könnte, hatte Rémy doch niemanden, der für ihn da war, weil er dazu verdammt war, auf der Straße zu leben.

Er ist nicht dazu verdammt, er hat es sich selbst ausgesucht, würde Lasse jetzt sagen, dachte Walter. Brandt mochte Rémy zwar auch, aber im Gegensatz zu Walter glaubte er nicht, dass dieser junge Straßenmusiker mit dem reinen Herzen eine so außergewöhnliche Person war.

In Walters Augen tat Brandt ihm sogar unrecht, denn er meinte, dass Rémy seine liebevolle Art nur dafür benutzte, bei seinen Auftritten mehr Geld zu kassieren. *»Der junge, liebe Straßenmusiker, der keinem ein Haar krümmt, das kommt bei den Zuschauern gut an«,* hatte er einmal gesagt.

Walter spürte, wie der Zorn darüber wieder in ihm aufstieg, auch wenn er Brandt sehr schätzte. Nur hier lag er definitiv falsch.

»Wo immer du gerade bist, liebster Rémy, ich muss mich jetzt um Emre und Tolga kümmern. Wir brauchen einen genetischen Zwilling für Emre und ich alter Sack bin bisher das Beste, was die Ärzte gefunden haben«, sagte Walter vor sich hin.

Er wartete in seinem Imbiss auf Tolga und Nina, die gerade Leah in die Schule fuhren.

Um nicht weiter in Grübeleien zu versinken, warf er den Grill an, holte ein paar Currywürste aus der Kühlung und legte sie auf den Rost.

»So viele, wie du magst«, murmelte Walter, da er bereits Tolgas hungriges Gesicht vor sich sah. Tolga liebte Currywürste über alles.

Kaum hatte er die Würste einmal gewendet, wurde auch schon die Tür geöffnet und Nina und Tolga traten ein.

»Das riecht aber lecker«, sagte Tolga und umarmte Walter, der hinter dem Tresen hervorgetreten war, um beide zu begrüßen.

»Nur für dich, mein Großer«, erwiderte Walter. »Möchtest du auch eine?«, fragte er an Nina gerichtet.

»Nein danke, ich muss leider los. Ich wünschte, ich könnte.«

»Ich bringe welche ins Krankenhaus mit. Für Emre mache ich ein paar Rindswürste, dieser Krankenhausfraß ist doch ungenießbar.«

»Da wird sich Emre echt freuen«, erklärte Tolga strahlend.

»Ich hätte noch eine Bitte an dich«, sagte Nina.

»Welche?«

»Kannst du Tolga heute Mittag zum Bahnhof fahren? Der Bus von der Lebenshilfe wartet dort. Sie nehmen ihn mit nach Hamburg.«

»Selbstverständlich. Wann?«

»Kann ich nicht bei dir bleiben, Onkel Walter?«, flehte Tolga, der seine schmalen Arme noch immer um Walter gelegt hatte.

Nichts wäre Walter lieber gewesen, Tolga war ihm immer willkommen. Aber er hatte sich am vergangenen Abend mit Brandt und Aydin unterhalten. Sie waren beide der Meinung, dass es für Tolga besser wäre, wenn er wieder einem geregelten Alltag nachgehen würde. Erst recht, wenn bei Aydin die Chemo beginnen und seine Verfassung noch schlechter werden würde. Das sollte Tolga nicht dauernd vor Augen haben.

»Deine Freunde in Hamburg vermissen dich, Tolga, und Jörn hat eine Überraschung für dich, wenn du nächste Woche mit deiner Werkstatt an die Ostsee fährst«, munterte Nina ihn auf.

»Was ist mit Emre und dir?«

»Wir sind hier. Wir telefonieren jeden Tag mit dir, versprochen.«

Tolga biss unschlüssig auf seiner Unterlippe herum.

»Ich bringe Emre jetzt seine Reisetasche ins Krankenhaus«, sagte Nina und verabschiedete sich von den beiden.

Sie sah müde und erschöpft aus, sie hatte dunkle Augenringe und ihre Augen waren rot unterlaufen. Walter wollte sich gar nicht ausmalen, wie viel sie geweint hatte.

Der Gedanke, dass Nina und vor allem Leah ihr Leben ohne Aydin meistern müssten, zog Walter den Magen zusammen.

»Nimm doch Platz, Großer«, sagte Walter, nachdem Nina den Imbiss verlassen hatte.

»Darf ich dich was fragen?« Tolga sah ihn mit großen Augen an.

»Alles, was dir auf dem Herzen liegt.«

»Emre wird doch nicht sterben, oder?«

»Nein, wird er nicht. Wie kommst du darauf?«

»Ich weiß nicht, ich dachte, ich hätte da was gehört, als die eine liebe Krankenschwester gesagt hat, dass nur ein Wunder Emre retten kann oder so.« Tolgas Blick wirkte ängstlich, er spielte nervös mit seinen Fingern.

»Da hast du dich verhört, lieber Tolga. Emre wird wieder ganz gesund werden, es dauert nur etwas länger. Deswegen möchte er, dass du zurück nach Hamburg fährst, damit er sich keine Sorgen um dich machen muss«, erwiderte Walter. Tolga sollte nicht von der Angst um seinen Bruder aufgefressen werden, es reichte schon, wenn andere diesen Kummer in ihrem Herzen trugen.

Tolga lächelte schief. »Mein Bruder ist krank und macht sich Sorgen um mich. So ist er eben, er macht sich immer Sorgen um mich.«

»Weil er dich liebt.«

»Und ich liebe ihn.« Tolga nahm Platz und schaute Walter lange an. »Er wird wieder gesund werden.«

»Das wird er.«

»Weil du der stärkste Onkel der Welt bist und Onkel Lasse der schlauste, auch wenn er manchmal glaubt, er wäre stärker als du.« Tolga kicherte. »Aber niemand ist so stark und cool wie du. Außerdem habt ihr Thor, bessere Freunde kann sich Emre nicht wünschen. Du wirst meinen Bruder nicht sterben lassen, oder?«

»Nein, er wird nicht sterben«, antwortete Walter rau. Er räusperte sich. »Magst du jetzt deine Currywurst essen?«

»Sehr gerne. Ich glaube, die da lacht mich schon die ganze Zeit so frech an.«

»Na, das meine ich aber auch«, gab Walter zurück und freute sich, dass Tolga so für einen Moment die Sorgen um seinen Bruder vergaß.

»Ich liebe dich, Onkel Walter, ganz doll«, sagte Tolga.

»Ich dich auch.« Walter atmete tief durch und sah zur Decke, um nicht zu weinen, dann drehte er noch einmal die Wurst auf dem Grill um.

Wie hätte er Tolga sagen können, dass sie machtlos waren gegen den Krebs, dass seine starken Hände Aydin nicht retten konnten, sondern nur ein genetischer Zwilling?

Er nahm die Wurst vom Grill, schnitt sie klein und richtete sie zusammen mit seiner Spezialsoße und einer Scheibe Toast auf einem Teller an, dann reichte er ihn Tolga.

»Das wird dir schmecken«, sagte er.

»Darf ich eine Cola trinken?«

»Klar doch.« Walter gab ihm eine Flasche aus dem Kühlschrank, dabei erinnerte er sich an Aydins Worte, dass Tolga nicht zu viel Zucker zu sich nehmen sollte, aber heute erlaubte er seinem kleinen, besonderen Freund alles.

Unwillkürlich musste er erneut an Rémy denken. Vielleicht weil er so gutmütig war wie Tolga und einen Beschützer brauchte, doch diesmal war etwas anders. Seine Gedanken gingen weiter und ein mulmiges Gefühl beschlich ihn.

Vergiss es, das glaubt dir keiner, schob Walter die verrückte Vorstellung schnell beiseite.

18

Der Ausflug nach Mannheim hatte Brandt gutgetan, ebenso wie der Besuch der Johannsens und Arndts. Menschen, die ihm viel bedeuteten und die zeigten, welchen Stellenwert echte Freundschaft hatte.

Auch Aydin hatte sich riesig über den Besuch gefreut.

Es klopfte an Brandts Bürotür und Bender trat ein.

»Warst du gestern in Mannheim?«, fragte sie.

»Das war ich und ich wäre deshalb auch in den nächsten Minuten zu dir ins Büro gekommen.«

Bender atmete hörbar aus. »Da habe ich dir wohl erfreulicherweise die Arbeit abgenommen.«

Der sarkastische Spruch war typisch für sie, dennoch fand er, dass er den Vorwurf nicht verdient hatte.

»Du hast selbst gesagt, dass ich wieder ermitteln soll«, gab er daher zurück.

»Ja, aber in einem anderen Fall als dem, an dem Kollege Mertens und Krüger gerade dran sind.«

»Mertens ist seit Wochen krankgeschrieben und Krüger ermittelt im Fall Ayla. Er hat selbst gesagt, dass es bei Ayla keinerlei Verbindungen nach Frankreich gibt, und das auch so dokumentiert. Es ist doch vielmehr so, dass es zwischen dem Kioskbesitzer und Luka Juranovic eine Verbindung gibt, und Juranovic war Teil der Ermittlungen von Aydin und mir.«

»Juranovic hat dank dir das Zeitliche gesegnet«, konterte Bender.

»Ich habe ihm nicht gesagt, dass er vors Auto laufen soll«, verteidigte sich Brandt mit einem trockenen Spruch.

Bei ihren letzten Ermittlungen im Fall der ermordeten Ukrainerin Darja Lunin waren Brandt und Aydin auf den kriminellen Luka Juranovic gestoßen, der in Köln Logistiker gesucht hatte, um illegal entnommene Organe in die Türkei zu liefern, damit sie dort ebenso illegal transplantiert wurden – das zumindest hatte Brandt vermutet. Bei einer wilden Verfolgungsjagd war Juranovic dann vor ein fahrendes Auto gelaufen und noch am Unfallort gestorben.

»Gut, du kannst ermitteln, aber halboffiziell. Du weißt, dass das BKA und Interpol an der Sache dran sind. Zudem wurde die Leiche des Kioskbesitzers in Mannheim gefunden, demnach sind die Kollegen der Mannheimer Kripo zuständig. Ich möchte kein Kompetenzgerangel.« Die Chefin warf ihm einen strengen Blick zu.

»Ist angekommen. Ich höre mich nur um, das lenkt mich ein wenig ab. Ich arbeite dem BKA zu und mit dem leitenden Ermittler Tom Hardt aus Mannheim verbindet mich eine lange Freundschaft. Ich bin der transparenteste Mitarbeiter, den du dir vorstellen kannst.«

»Du und transparent? Selbst ein Gustav Johannsen, der dich kaum kennt, hat deinen wilden, eigenwilligen Charakter sofort durchschaut.«

Brandt dämmerte etwas. »Hast du mit ihm telefoniert?«

»Er hat mich angerufen.«

»Also habe ich das ihm zu verdanken?«

»Das bleibt mein Geheimnis, aber in einer Sache hat er recht: Du bist auf der Straße nützlicher als hier im Büro.« Ein Schmunzeln stahl sich auf Benders Lippen, was bei ihr selten der Fall war, dann verließ sie Brandts Büro.

Nach diesem Gespräch war Brandt klar, dass er es Gustav zu verdanken hatte, dass er in dem Fall des toten Kioskbesitzers ermitteln durfte. Sicherlich hatte er seinen Einfluss bei Bender geltend gemacht. Schon bei ihren letzten gemeinsamen Ermittlungen mit den Johannsens war ihm aufgefallen, dass sich Gustav und Bender hervorragend verstanden. Das zahlte sich jetzt für ihn aus, und dass er wegen der Ermittlungen mit Hardt aneinandergeraten könnte, schloss er aus. Hardt und er waren auf einer Wellenlänge. Der Kollege schien sich sogar zu freuen, dass Brandt ihn unterstützte und ihm gestern jede Menge wichtiger Informationen geliefert hatte, denn in einer Sache hatte sich Brandts Meinung noch immer nicht geändert: Der Mord an dem Kioskbesitzer stand in Verbindung zu Juranovic und der Organmafia. Und in Verbindung zu Ayla, doch das würde er vor Bender nicht aussprechen.

Jetzt musste er erst einmal mit Fischer reden.

Brandt stand auf, verließ sein Büro und machte auf dem Weg einen kurzen Stopp in der Küche. Als er drei Becher aus dem Hängeschrank holte und sie Aydin anreichen wollte, erschrak er. Sein Partner war nicht da, es war ein Automatismus, dass er auf dem Weg zu Fischer immer drei Kaffeebecher im Sinn hatte und sie Aydin reichte, damit er sie mit Kaffee füllte.

»Das wirst du irgendwann auch wieder tun, mein lieber Freund. Das wirst du, und bis dahin wird niemand deinen Platz an meiner Seite einnehmen.« Brandt atmete hörbar aus und stellte einen Becher in den Schrank zurück. »Niemand!«, wiederholte er und füllte die verbliebenen zwei Becher mit Kaffee.

»Genau das, was ich brauche«, sagte Fischer, als Brandt sein Büro betrat. Er stand auf und nahm Brandt einen Becher ab. »Danke.«

Brandt zog sich einen Stuhl heran und setzte sich. »Ich muss mit dir reden.«

»Habe ich mir schon gedacht. Sonst würdest du nicht in mein Büro kommen.«

»Warum nicht? Ich könnte dir doch auch so einen Kaffee vorbeibringen.«

»Du?« Fischer sah ihn ungläubig an. »Emre ja, aber nicht du.« Er machte eine entschuldigende Handbewegung. »Ich hoffe, du siehst das nicht als Kritik, sondern als Feststellung ohne emotionale Wertung.«

»Natürlich, ich habe das auch nicht als Kritik aufgefasst«, antwortete Brandt, da er wusste, wie er Fischer zu nehmen hatte.

Manchmal hatte er das Gefühl, dass der blasse Kollege mit dem Hirn eines Einsteins am liebsten bei seinen Rechnern blieb und nicht viel mit der realen Welt anfangen konnte. Was der Polizei Köln nur zugutekam, gab es doch fast nichts, was Fischer im Bereich der IT nicht lösen konnte.

So oder so hatte Fischer recht. Brandt war nicht die Person, die Kollegen einfach so einen Kaffee vorbeibrachte, das war schon immer eher Aydins Stärke gewesen, das Empathische und Soziale.

»Wie kann ich dir denn helfen?«, fragte Fischer. »Geht es um Hassan Mater?«

»Um wen sonst«, erwiderte Brandt.

»Dachte ich mir. Ich hatte eben ein Telefonat mit den Mannheimer Kollegen. Wir sind gerade dabei, unsere Informationen zu synchronisieren.«

»Sehr gut. Was hast du Neues herausgefunden?«

»Hassan Mater ist als Person unspektakulär, zumindest was seine Akte anbelangt.«

»Hast du die Unterlagen der Franzosen?«

»Logisch, ich mache meine Hausaufgaben. In Deutschland gibt es weder eine Akte noch andere Aufzeichnungen über ihn.«

»War nicht anders zu erwarten. Dann schieß mal los, was die Franzosen haben.« Brandt nippte an seinem Becher.

»Mater wurde 1965 in Paris geboren. Seine Eltern sind 1961 nach Frankreich ausgewandert. Der Vater hatte einen kleinen Imbiss. Mater hat sich 2004 mit dem Kiosk selbständig gemacht.«

»Gehörte ihm der Laden?«

»Nein, der war gepachtet.«

»Gab es Auffälligkeiten? Wurden vielleicht Drogen in dem Kiosk verkauft?«

»Es gab immer wieder Spekulationen seitens der Polizei, dass das der Fall sein könnte. Die Ecke weist eine hohe Ausländerquote auf und bis 2015 war das Viertel auch dafür bekannt, dass dort gedealt wurde.«

Brandt nickte langsam. »Deswegen hat man den Kiosk und Hassan also unter Generalverdacht gehabt.«

»Danach schaut es aus. Aber man konnte ihm eben nichts nachweisen«, sagte Fischer achselzuckend.

»Was war nach 2015?«

»Es gab umfangreiche Maßnahmen der Stadt Paris, dem Ganzen Herr zu werden, man hat die Gegend aufgewertet und modernisiert. Neue Mieter zogen ein, Kinder hatten plötzlich Zukunftsperspektiven und die Drogen verschwanden«, erklärte Fischer. »Zumindest offiziell.«

»Und inoffiziell?«

»Wie in jeder Großstadt. Drogen werden weiter unter der Hand verkauft.«

»Oder unter der Theke im Kiosk«, ergänzte Brandt.

»Möglich, aber dafür habe ich leider keinen Beweis.« Fischer trank einen Schluck aus dem Kaffeebecher. »Ebenso wenig habe ich eine Verbindung zwischen Juranovic und Mater gefunden, abgesehen davon, dass Juranovic einmal mit seiner Kreditkarte in dem Kiosk bezahlt hat, wie ich es dir damals schon sagte.«

»Für mich ist das ein starkes Indiz. Jemand wie Juranovic zahlt nicht zufällig ausgerechnet in dem Kiosk, dessen Besitzer kurze Zeit später eiskalt von der Mafia ermordet wird.«

»Auch dafür fehlt der Beweis, das sind lediglich Annahmen von dir.«

Brandt winkte ab. »Die Beweise finde ich schon, ich brauche nur deine Augen und Ohren in der großen digitalen Welt, die für mich wie ein schwarzes Loch ist. Was ist mit dem Darknet?«

»Da habe ich noch nichts gefunden, was dir nützlich sein kann«, erwiderte Fischer.

»Die Mannheimer vielleicht?«

»Die auch nicht, das wüsste ich. Ich stehe in engem Kontakt mit deren IT.«

»Gut. Was ist mit Thamir?«

Fischer sah ihn skeptisch an. »Das ist nicht dein Ernst, oder?«

»Wieso? Ali hat gehört, dass Hassan sich mit einem Thamir treffen wollte.«

»Das ist ein typisch arabischer Vorname. Wir haben keinen Nachnamen und sonst auch keine weiteren Hinweise. Wie soll ich so nach einem Thamir suchen?«

»Hätte ja sein können, dass du in dem großen schwarzen Loch was gefunden hast. Thamir könnte jemand sein, der einem eine neue Identität oder einen Pass besorgt.«

»Daran habe ich auch schon gedacht, aber ich bin auf keinen Thamir gestoßen. Entweder hat Ali sich verhört oder Thamir ist nur sein Deckname.« Fischer kratzte sich am Kopf. »Sag mal, du bist doch dicke mit diesem Zafer Kaya.«

»Ganz sicher nicht. Wir kennen uns bloß aus Ermittlungen. Warum?«

»Jemand wie er müsste wissen, wer Thamir ist, und vor allem, ob er Pässe fälscht.«

Brandt verzog das Gesicht. Damit hatte Fischer zwar recht, aber er wollte Kaya nichts schuldig sein, weil er in dieser Angelegenheit seine Hilfe brauchte.

»Können wir nicht jemand anderen fragen?«, wandte er ein.

»Du kannst warten, bis ich was herausfinde oder die Mannheimer Kollegen, du kannst auch in die Glaskugel schauen. Seit wann ist Lasse Brandt so wählerisch, was seine Informanten anbelangt? Dir geht es doch sonst immer nur um den Erfolg deiner Ermittlungen.«

»Tut es auch. Aber Kaya ist ein Schwergewicht, so jemandem will man nichts schuldig sein. Ich möchte nicht, dass er das Gefühl bekommt, dass die Polizei ihn braucht, wir waren bei unserem letzten Fall schon viel zu oft bei ihm.« Es passte Brandt nicht, dass er sich erneut an den einflussreichen Anführer eines Kölner Clans wenden sollte, aber offenbar gab es keinen anderen Ausweg.

Brandt rieb sich das Kinn. Er würde es vor sich einfach damit rechtfertigen, dass es noch mit der Sache zusammenhing, wegen der sie sich zuvor unterhalten hatten.

»Weißt du was, gerade ist mir nach einem türkischen Cay«, sagte er daher und stand auf.

19

Brandt hatte Kaya nicht antreffen können, weder in seinem Stammrestaurant in der Keupstraße noch in den einschlägigen Cafés, von denen Brandt wusste, dass Kaya dort regelmäßig verkehrte. So war er unverrichteter Dinge zur Uniklinik gefahren, um Aydin zu besuchen.

Als er den Stationsflur erreichte, sah er auch schon Tolga und Walter im Wartebereich sitzen. Kaum hatte Tolga ihn bemerkt, kam er auf ihn zugelaufen, allerdings war die Begrüßung nicht so enthusiastisch wie sonst.

»Hallo, Onkel Lasse«, sagte Tolga und umarmte Brandt.

Brandt legte den Arm um ihn und gab ihm einen Kuss auf die Wangen.

»Hat der Dicke dich geärgert?«, fragte er dann.

»Onkel Walter würde mich nie ärgern«, antwortete Tolga, der den Scherz nicht verstand.

»Erzähl meinem liebsten Tolga keinen Unsinn«, brummte Walter, der die Bemerkung gehört hatte. »Nina ist mit Leah bei Emre. Ich dachte, die zwei sollten etwas Zeit mit ihm allein verbringen.«

»Gut gemacht«, erwiderte Brandt und nahm neben Tolga Platz. »Gab es denn eine leckere Currywurst?«, fragte er Tolga.

»Ja, sehr lecker sogar. Ich habe fast ein schlechtes Gewissen.«

»Warum?«

»Na ja, ich habe vier Stück gegessen, weil die so gut waren. Emre kriegt hier nicht so tolle Sachen zu essen, das ist schon unfair.«

»Dafür haben wir Emre doch eine leckere Rindswurst mitgebracht«, sagte Walter und zeigte auf seinen Stoffbeutel.

»Stimmt. Darüber wird er sich freuen. Vielleicht hätte ich dann sogar noch eine fünfte essen sollen.«

Walter strahlte und wuschelte Tolga durch die Haare, der nun leise kicherte und Walter umarmte.

Es erfüllte Brandts Herz mit Dankbarkeit, zu sehen, wie gut Tolga und Walter miteinander auskamen, ihre Freundschaft war beispiellos. *Wären doch nur mehr Menschen wie die beiden,* dachte er, denn sein Job als Polizist zeigte ihm viel öfter die dunkle Seite der Menschheit.

In dem Moment öffnete sich die Tür zu Aydins Krankenzimmer und Nina und Leah traten heraus. Nina wirkte mitgenommen, sie schien mit den Tränen zu kämpfen.

»Schatz, warte hier kurz«, sagte sie zu Leah. »Ich muss mal zur Toilette.«

Brandt ahnte, dass sie das nur tat, um dort ungestört weinen zu können.

»Ich hole Leah zu uns, wartet hier«, sagte Brandt zu Walter und Tolga und ging zu ihr. Nina bemerkte sein Kommen nicht, da sie sich sofort umgedreht hatte und in die andere Richtung den Flur hinunterging.

»Hallo, Onkel Lasse«, sagte Leah und umarmte ihren Patenonkel, der sie gleich auf den Arm nahm.

»Hallo, mein Schatz.«

Leah drückte ihren Kopf an Brandts Brust und fing an zu weinen.

»Leah, Schatz, was ist los?«

»Papa geht es heute nicht gut, und ich glaube, Mama ist ganz traurig. Nur deshalb ist sie zur Toilette gegangen, weil sie nicht möchte, dass ich sie weinen sehe.«

Brandt schluckte. »Keine Angst, Papa wird wieder gesund. Er ist nur schlapp, deswegen sieht er so blass aus.«

»Du hast recht.« Leah schniefte und sah ihm in die Augen. »Wenn du bei mir bist, habe ich keine Angst.«

»Ich passe auf dich auf und beschütze dich immer, du musst niemals Angst haben.«

»Weil die Älteren die Jüngeren beschützen«, stellte Leah fest.

»Genau.«

»Du beschützt auch Papa, weil du älter bist und ihn lieb hast, oder?«

»Das tue ich.«

»Papa wird nicht sterben, weil du ihn beschützt.« Leah zog noch einmal die Nase hoch, umarmte Brandt und gab ihm einen Kuss auf die Wange, dann wiederholte sie ihre Worte: »Papa wird nicht sterben, weil du ihn beschützt.«

Brandt schwieg, da er darauf nichts zu erwidern wusste. Leahs Worte berührten ihn sehr, doch er durfte sich jetzt keine Blöße geben. Dass er gegen die schwere Krankheit ihres geliebten Papas nichts ausrichten konnte, konnte sie nicht begreifen. Das sollte sie auch nicht.

Nina kam zurück und sie wechselten kurz ein paar Worte.

»Wir gehen jetzt zu Emre«, sagte Brandt schließlich.

»Macht das. Denkt bitte daran, dass Tolga zum Bahnhof muss, der Bus, den die Hamburger Lebenshilfe für die Gruppe organisiert hat, wartet auf ihn. Seine Reisetasche ist bei Emre im Zimmer.«

»Ich fahr ihn, er wird sich nicht verspäten«, versicherte Brandt.

»Danke.«

Brandt gab erst Nina einen Kuss auf die Wange, dann Leah, anschließend verabschiedeten sich die beiden von Walter und Tolga und verließen die Station.

»Nina sieht traurig aus«, sagte Tolga.

»Weil Emre krank ist und sie ihn vermisst.«

»Aber irgendwann ist Emre wieder gesund«, ging Walter schnell dazwischen, »dann lächelt sie wieder, ganz bestimmt.«

»Ja, ganz bestimmt«, wiederholte Tolga und schaute unsicher auf den Boden.

Dann betraten die drei Aydins Zimmer.

Er lag in seinem Bett und schien zu schlafen, doch als er sie bemerkte, öffnete er die Augen. Vermutlich hatte er nur gedöst. Wie Leah angedeutet hatte, sah Aydin mitgenommen aus, er war furchtbar blass und seine Augen sahen traurig und erschöpft aus. Ihn so zu sehen, schmerzte Brandt. Walter schien es nicht anders zu gehen.

»Hallo, liebster Bruder«, sagte Tolga und umarmte ihn. »Wir haben dir ganz leckere Rindswürste gebracht. Die hat Onkel Walter extra für dich gegrillt.«

»Das ist sehr lieb. Könnt ihr die bitte zur Seite stellen? Ich habe gerade keinen Hunger.«

»Wie fühlst du dich heute?«, fragte Brandt.

»Müde, sehr müde. Die haben einige Untersuchungen gemacht und ich habe Schmerzmittel bekommen.«

»Dann solltest du schlafen«, sagte Brandt. »Wir wollen dich nicht länger stören.«

»Bringt ihr Tolga zum Bahnhof?«

»Das machen wir«, antwortete Walter.

»Danke.«

»Brauchst du noch was?«, wollte Walter wissen.

»Ich habe alles, danke. Ich möchte nur ein wenig schlafen«, erwiderte Aydin leise.

»Soll ich nicht lieber bei dir bleiben?«, fragte Tolga, er wirkte plötzlich sehr besorgt.

»Nein, liebster Bruder. Die bei der Lebenshilfe warten auf dich. Du hast doch viele Aufgaben da und lernst fleißig. Außerdem möchten dich deine Freunde wiedersehen und Jörn und Mads haben auch eine Überraschung für dich.«

»Ich möchte keine Überraschung, ich möchte nur, dass du gesund wirst.« In Tolgas Augen schimmerten Tränen.

»Das werde ich, keine Angst, Großer. Ich bin doch stark.« Aydin lächelte.

»Ich wünschte, du wärst so stark wie Onkel Walter. Er passt auf dich auf, das hat er mir versprochen.«

»Mach dir um mich keine Gedanken. Ich bin schneller wieder auf den Beinen, als du glaubst. Gib mir jetzt einen Kuss und lass mich dann ein wenig schlafen, okay?«

Tolga umarmte und küsste ihn, danach verabschiedeten sich alle bei Aydin, mit dem Versprechen, ihn morgen wieder zu besuchen.

Eine knappe Stunde später saßen Brandt und Walter zu zweit in seinem Dienstwagen. Tolga war im Bus auf dem Weg zurück nach Hamburg, wo seine Eltern ihn in Empfang nehmen würden. Sie waren am vergangenen Tag schon zurückgefahren, hatten Tolga aber erlaubt, einen Tag länger zu bleiben.

»Möchtest du noch auf eine Currywurst zu mir in den Imbiss?«, fragte Walter.

»Nein danke, ich muss zu Kaya.«

»Wieso das?«

Brandt bereute augenblicklich, dass ihm dieser Satz herausgerutscht war, aber nun war es zu spät, daher fragte er freiwillig: »Möchtest du mit?«

»Was für eine Frage, natürlich!«, ereiferte sich Walter. »Zafer und ich sind Freunde, das weißt du doch. Schön, dass du fragst, ich dachte schon, du kommst mir wieder mit irgendwelchem Polizeikram.«

»Es lag mir auf der Zunge, aber ich kenne dich und deinen Dickschädel inzwischen zu gut, deshalb weiß ich, dass eine Diskussion nichts genützt hätte.«

»Du hast richtig entschieden, weil ich dir nützlich sein kann. Warum willst du mit Zafer Abi sprechen?«

Brandt klärte Walter kurz auf.

»Du glaubst also, dass dieser Thamir ein Urkundenfälscher ist?«, schlussfolgerte Walter.

»Ich halte es für möglich.«

»Dann war es eine gute Entscheidung, Zafer aufzusuchen. Ich höre mich auch mal um.«

Walter hatte aufgrund seiner Vergangenheit als Kleinkrimineller noch gute Kontakte in die Unterwelt, die er hin und wieder für Brandt anzapfte. Dem kriminellen Milieu hatte er jedoch schon lange abgeschworen. Seit er seinen Imbiss hatte, war Walter sauber und die ehrlichste und aufrichtigste Person auf der Erde.

»Wollen wir hoffen, dass er in einem seiner Restaurants ist«, sagte Brandt und startete den Motor.

Kaum zwanzig Minuten später parkte er auf der Keupstraße gegenüber einem der Restaurants von Zafer Kaya.

Die Keupstraße war für ihre unzähligen türkischen Restaurants, Cafés und Einzelhändler bekannt, sie hatte in ganz Köln die höchste türkische Gastrodichte.

Gemeinsam betraten sie das Restaurant, und kaum waren sie drinnen, kam auch schon Faruk Kaya, der jüngere und deutlich aggressivere Bruder von Zafer, zu ihnen gelaufen. Seine Augen funkelten wütend.

»Entspann dich, Faruk«, sagte Walter und stellte sich vor Brandt, was dieser überflüssig fand.

»Dieser Wichser hat hier Hausverbot«, bellte Faruk.

»Seit wann sind die Kayas so schlechte Gastgeber?«, sagte Walter und baute sich vor Faruk auf. Brandt ging einen Schritt nach rechts, um hinter Walter hervorzutreten.

»Du kannst bleiben, aber dieser Drecksbulle soll sich ins Knie ficken«, schimpfte Faruk.

»Interessant zu sehen, dass Sie noch immer derselbe einfältige Mann sind. Für neue Sprüche reicht der Intellekt vermutlich nicht«, provozierte Brandt.

»Gleich gibt's was auf die Fresse, das ist längst überfällig«, blaffte Faruk.

Plötzlich standen zwei weitere Männer neben Faruk, breit wie ein Schrank und deutlich größer als Brandt. Dass sie tätowiert waren, bediente nur das Klischee, das man bestimmten Personenkreisen nachsagte.

»Mensch, Faruk, entspann dich endlich. Wir sind nicht hier, um Ärger zu machen, wir möchten nur mit Zafer Abi reden. Du kennst mich doch.«

»Ich sagte, der Drecksbulle verlässt mein Restaurant«, beharrte Faruk.

»Eher wohl das Restaurant Ihres Bruders«, stichelte Brandt weiter.

Kaum hatte er das gesagt, holte Faruk aus, um seine Faust in Brandts Gesicht zu schlagen, doch Walter schubste ihn zur Seite, sodass Faruks Hieb ins Leere ging, er verlor dabei das Gleichgewicht und stürzte. Umgehend warfen sich die anderen beiden Männer auf Walter.

»Mensch, Jungs, lasst doch den Scheiß«, wurde Walter laut. »Ich habe Zafers Kindern die Windeln gewechselt, so dicke bin ich mit Zafer Abi.«

Die beiden schien das wenig zu beeindrucken, sie griffen Walter an, der aber wieder schneller war und dem einen Hünen einen Wirkungstreffer in die Seite verpasste. Der Angreifer ging zu Boden.

Brandt stand neben Walter, als der andere Bewacher Faruks ausholte, um Brandt einen Faustschlag zu versetzen, doch er drehte sich zur Seite, holte mit dem ausgestreckten Fuß aus und traf den Angreifer im Gesicht. Der Hüne fiel um.

Jetzt war Faruk wieder im Spiel. Er wollte einen Faustschlag landen, aber Walter stoppte ihn und hielt Faruks Faust fest.

»Lass den Scheiß. Verdammt, Faruk, du musst lernen, deine Nerven im Griff zu haben«, brüllte Walter. Brandt sah seinem Freund an, dass er Faruk nicht viel länger auf Abstand halten konnte.

»Faruk, Salak. Hände weg von Walter«, hörte er da jemanden rufen.

Das konnte nur Zafer sein, da Faruk die Faust augenblicklich zurückzog und die Lippen zusammenpresste.

»Was soll der Scheiß?«, fragte Zafer Kaya, der jetzt neben Walter stand.

»Der Drecksbulle …«

»Halt den Mund. Wann kapierst du endlich, dass Herr Brandt unser Gast ist? Wann immer er uns besucht, ist er willkommen.«

»Bruder, er ist der Teufel. Wann schnallst du endlich, dass er Auge macht.«

»Sei froh, dass ich rechtzeitig gekommen bin, sonst hätte Walter dir ein blaues Auge verpasst«, lachte Zafer.

»Ich hätte ihm …«

»Das habe ich gesehen. Geh mit deinen Jungs raus, dreht eine Runde um den Block, kühl dich ab.«

Zafer nickte Walter anerkennend zu. »Du hast es noch immer drauf. Wie du Faruks Faust in deiner Hand gehalten hast, das hatte was von früheren Zeiten. Hast du die anderen beiden Idioten auf die Bretter geschickt?«

»Einen, der andere geht auf Lasses Konto. Wir wollten keinen Ärger, Zafer Abi«, sagte Walter entschuldigend.

»Entspann dich, ich kenne dich und deinen Freund. Aber Faruk – ich weiß nicht, wie oft ich es dem Holzkopf noch sagen soll. Sobald er Herrn Brandt erblickt, sieht er rot, wie ein wilder Stier, dieser Trottel.«

»Vielleicht steht er auf mich«, sagte Brandt achselzuckend.

Zafer lachte. »Humor haben Sie, das muss man Ihnen lassen, und Sie haben keine Angst. Das beeindruckt mich.«

»Ich mache nur meinen Job.«

»Das habe ich mir schon gedacht. Nehmen Sie doch Platz.« Zafer klopfte Walter auf die Schulter. »Das waren gute Zeiten, als du noch für mich gearbeitet hast.«

»Das ist sehr lange her, Zafer Abi. Ich bin mit meinem Leben absolut zufrieden. Der Imbiss ist alles, was ich mir je erträumt habe.«

»Wo ist Ihr naiver türkischer Kollege? Ich dachte immer, Sie wären unzertrennlich«, fragte Zafer.

»Emre Aydin ist alles, aber sicher nicht naiv«, entgegnete Brandt.

»Nichts für ungut. Manchmal habe ich bei ihm nur das Gefühl, dass er bei der Heilsarmee besser aufgehoben wäre, aber entspannen Sie sich, ich mag Ihren Kollegen. Wieso ist er nicht bei Ihnen?«

»Er ist im Krankenhaus«, antwortete Walter.

»Arbeitsunfall? Ich hoffe, nichts Schlimmes.«

»Er hat Blutkrebs.« Walters Stimme stockte.

Selbst Zafers Lächeln erstarb, er schien kurz verunsichert.

»Das tut mir leid für ihn«, sagte er dann. »Er scheint ein gutes Herz zu haben. Es gibt bei uns einen Spruch: Allah holt die Guten immer zuerst zu sich.«

»Er wird den Krebs besiegen«, hielt Walter dagegen, seine Stimme bekam einen zornigen Beiklang.

»Das wird er. Inschallah.«

Der Kellner kam zu ihnen und Zafer gab eine Bestellung auf, danach wandte er sich wieder an die Besucher. »Was führt Sie zu mir?«

»Es geht um den Mord an einem Kioskbesitzer aus Frankreich«, antwortete Brandt.

»Was habe ich mit einem Kioskbesitzer aus Frankreich zu schaffen? Warum ermitteln Sie in so einem Fall? Wäre das nicht die Aufgabe des BKA?«

»Weil ich glaube, dass es eine Verbindung zu meinen Ermittlungen im Fall Darja Lunin gibt.«

»Wie das? Ich dachte, dass Emir Yilmaz der Mörder ist und allein gehandelt hat.«

»Das stimmt, dennoch gibt es da einen Zusammenhang. Genauer gesagt geht es um Luka Juranovic, der mit Emir Kontakt hatte und ihn als Logistiker gewinnen wollte. Dieser Juranovic wiederum hatte Kontakt mit dem Kioskbesitzer in Frankreich.«

»Sie glauben, dass Juranovic mit der Organmafia unter einer Decke steckt? Dass er versucht hat, Fahrten für die illegal entnommenen Organe zu organisieren?«

»Genau. Der Fall Lunin ist abgeschlossen, aber diese Querverbindung ist noch aktiv. Ich glaube, der Kioskbesitzer war mehr als nur ein Kioskbesitzer.«

In dem Moment kam der Kellner und servierte ihnen Cay in den typischen türkischen Gläschen, dazu ein wenig Baklava.

Zafer nickte ihm zu und rührte zwei Würfelzucker in seinen heißen Tee, dann gönnte er sich einen Schluck. Brandt und Walter taten es ihm gleich, während der Kellner sich entfernte.

»Essen Sie ein Stück Pistazien-Baklava. Ich habe einen neuen Bäcker aus Ankara eingestellt. Es wird Ihnen sicherlich schmecken«, sagte Zafer, ohne zunächst auf Brandts Frage einzugehen.

Brandt nahm sich ein Stück von dem süßen Gebäck und stellte erstaunt fest, dass es nicht so zuckrig war wie die anderen Baklava-Sorten, die er aus türkischen Lokalen kannte.

»Weniger Zucker, richtig?«, sagte Zafer, als könnte er Brandts Gedanken lesen.

»Ja, der Geschmack ist perfekt. Ich mag Baklava, aber manchmal finde ich ihn zu süß.«

»Nicht nur Sie. Dieser hier ist einmalig, wie Walters Currywürste«, erwiderte Zafer schmunzelnd.

»Das höre ich gern, Zafer Abi«, sagte Walter, der sich bereits das zweite Stück Baklava genehmigte.

Nun wandte sich Zafer wieder Brandt zu. »Sie haben einen guten Riecher, aber was interessiert Sie ein Kioskbesitzer, der in Frankreich ermordet wurde?«

»Wurde er nicht.«

»Nicht? Sagen Sie nicht, dass er in Köln ermordet wurde.« Zafer machte ein erstauntes Gesicht.

»Nein, in Mannheim.«

»Soso, wäre dann nicht die Kripo in Mannheim zuständig? Da ist doch mehr, Sie verschweigen mir was«, sagte Zafer skeptisch.

»Im Grunde geht es um Ayla Mahdi, eine Kölnerin, die seit einigen Wochen vermisst wird.«

»Und Sie glauben, dass sie noch lebt und es da einen Zusammenhang mit dem toten Kioskbesitzer gibt.«

»Genau, deswegen ermittle ich weiter. Ich kann dieses Mädchen nicht seinem Schicksal überlassen.«

»Wenn es die Organmafia war, wird sie längst tot sein«, stellte Zafer sachlich fest.

»Solange wir ihre Leiche nicht gefunden haben, lebt sie«, entgegnete Brandt.

»Sie sind ein Träumer wie Walter.«

»Ich bin kein Träumer, dafür ein verdammt guter Polizist.«

Zafer sah Brandt schweigend an, als suchte er in seinen Augen nach einer Antwort. »Wie kann ich Ihnen denn nun helfen? Ich wüsste nicht, was ich mit einem Pariser Kioskbesitzer am Hut haben sollte.«

»Es handelt sich um Hassan Mater, einen Libanesen, der einen Neffen in Mannheim hat. In der Nacht, in der er ermordet wurde, wollte er sich mit einem Thamir treffen. Wir glauben, dass Hassan und die Organmafia Streit hatten oder dass Hassan das Ganze zu heiß wurde und er untertauchen wollte.«

»Sie meinen also, dieser Thamir sollte ihm demnach eine neue Identität verschaffen«, schlussfolgerte Zafer.

»So ist es, Zafer Abi. Deswegen sind wir zu dir gekommen. Du kennst doch diese Jungs«, schaltete sich Walter wieder ein.

Zafer nickte langsam. »Ich kenne einen Thamir.«

20

Irgendwo in Frankreich

Ayla hatte sich in ihr Bett verkrochen. Die Decke fest über den Kopf gezogen, weinte sie unaufhörlich.

Rémy stand von seinem Bett auf, setzte sich auf Aylas Bettkante, nahm seine Flöte und begann *Rivers flows in you* von Yiruma auf seiner alten Flöte zu spielen. Dabei schloss er die Augen und fühlte die Musik, spürte jeder einzelnen Note nach und sein Geist wanderte an einen schöneren Ort.

Er war auf einer Wiese. Ayla und Tatjana waren auch dort, sie versuchten einen Hasen zu fangen, der aber viel zu flink war.

Plötzlich entdeckte Rémy ein Piano. Es war ein großes, schwarzes Instrument und er selbst saß auf einem Hocker davor und spielte genau dieselbe Melodie darauf. Er trug einen schwarzen Smoking. Ayla und Tatjana nahmen sich bei der Hand, liefen zu ihm und lauschten seiner Musik.

Die Welt war in Ordnung.

Die Welt war schön, immer dort, wo Musik war.

Als Rémy die Flöte absetzte und die Augen öffnete, war er zurück in ihrem Gefängnis, aus dem es kein Entrinnen zu geben schien. Immerhin hatte Ayla aufgehört zu weinen. Sie hatte die Decke ein wenig heruntergezogen und schaute Rémy mit großen Augen an.

»Das war wunderschön. Ich wusste nicht, dass du das Lied kennst. Ich liebe es, seit ich Twilight gesehen habe.«

»Ich auch«, pflichtete Tatjana ihr bei, sie schien nicht weniger gefesselt von Rémys Flötenspiel. »Du kennst viele Lieder.«

»Wenn man wie ich auf der Straße lebt, braucht man ein großes Repertoire, um seine Zuhörer zu unterhalten«, erklärte Rémy.

Ayla richtete sich auf und gab ihm einen Kuss auf die Wange. »Ohne dich würde ich hier durchdrehen.«

»Wir müssen zusammenhalten«, antwortete Rémy, der sich über Aylas spontane Geste freute. »Gerade jetzt noch mehr. Die Geiselnehmer sind sicherlich alles andere als erfreut über unseren Angriff.«

»Bei dem wir kläglich versagt haben«, ergänzte Tatjana. »Es war meine Schuld. Ich habe den Bulligen deutlich unter- und meine Judofähigkeiten überschätzt.«

»Es war nicht deine Schuld. Wir mussten es versuchen«, gab Rémy zurück, um ihr die Last von den Schultern zu nehmen. Selbstvorwürfe konnten sie sich nicht leisten, sie mussten weiterhin zusammenhalten und durften niemals die Hoffnung verlieren, doch noch einen Weg aus dieser Hölle zu finden.

Obwohl der riesenhafte Mann ihren Plan, ihn zu überwältigen, schnell durchschaut und sie in die Schranken gewiesen hatte, hatte das Ganze auch etwas Gutes gehabt: Es hatte gestern niemand sterben müssen.

»Doch, es war meine Schuld«, beharrte Tatjana. »Ich war so dumm, zu glauben, dass ich schmächtige Frau mit meinem bisschen Judo gegen den Anabolhünen auch nur irgendwas hätte ausrichten können. Schwarzer Gürtel hin oder her, schau uns an, wie sollen wir gegen solche Schränke kämpfen?«

»Wir finden einen Weg, hab Vertrauen in dich«, versuchte Rémy ihr Mut zuzusprechen.

»Rémy hat recht. Wir finden einen Weg«, bekräftigte Ayla.

»Ich wünschte, ich könnte daran glauben, aber meine Hoffnung ist seit dem fehlgeschlagenen Angriff auf null gesunken.« Tatjana machte einen verzweifelten Eindruck.

»Ich finde einen Weg, das verspreche ich euch«, versicherte Rémy.

»Du?« Tatjana schien alles andere als überzeugt.

»Lass dich von meiner Statur nicht täuschen. Ich habe andere Fähigkeiten. Ich mag klein und schmächtig sein, aber ich bin zäh und habe auf der Straße jede Menge Tricks gelernt, wie man gegen solche fiesen Typen ankommen kann. Habt Vertrauen.«

»Ich vertraue dir«, sagte Ayla sofort, doch Tatjana schaute stumm zur Seite.

Rémy kam bei ihr nicht durch mit seinen Worten, weil Tatjana zu den Menschen gehörte, dir nur das glaubten, was ihnen ihre Augen zeigten, und die sahen einen jungen, schmächtigen Kerl vor sich, der sogar kleiner war als sie. Jemanden, der keinem Angst einjagte.

Rémy nahm ihr das jedoch nicht übel und er war ihr gegenüber nicht voreingenommen, denn er hoffte, dass sie am Ende auf ihn hören würde, wenn er einen Plan hätte, wie sie hier herauskommen könnten.

Schritte!

Ayla zuckte zusammen und zog sich die Decke übers Gesicht.

Selbst Tatjana erschrak, dabei hatte sie im Gegensatz zu Ayla bisher sehr taff gewirkt. Der Kampf mit dem Bulligen, der ihr ein blaues Auge verpasst hatte, hatte sie merklich eingeschüchtert.

»Ihr bleibt in euren Betten. Ich kümmere mich darum«, sagte Rémy und trat an die Tür.

»Komm lieber zurück«, bat Tatjana, aber Rémy blieb stehen. Er wollte, dass die beiden spürten, dass er bereit war, bis zum Äußersten zu gehen, um sie zu beschützen. Sie sollten keine Angst haben.

Die Tür wurde geöffnet und der Bullige trat ein, in der Hand eine Waffe.

»Mitkommen«, sagte er zu Rémy. »Wenn du wieder den Helden spielen willst, knall ich dich ab.«

»Ich mache keinen Ärger«, versprach Rémy und verließ mit ihm den Raum.

»Er hat nichts getan«, hörte er Ayla noch rufen.

Während sie jetzt den Gang entlang liefen, hielt der Mann die Waffe auf Rémys Kopf gerichtet. Schließlich betraten sie wieder den Raum, in dem man Rémy zuletzt Blut abgenommen hatte.

»Setzen«, sagte der Bullige.

»Was wollt ihr von uns?«, fragte Rémy. Er hatte es zwar gehört, aber es war immer noch möglich, dass er sich geirrt oder dass die anderen sich einen Scherz erlaubt hatten.

»Du quatschst zu viel«, blaffte der Bullige. »Für einen Toten viel zu viel.«

»Ich fühle mich aber quicklebendig.«

»Eine große Klappe hast du halbe Portion also auch noch. Wenn es nach mir ginge …« Der Mann brach ab, weil die Tür geöffnet wurde.

Drei andere traten ein, alle Südländer. Nachdem Rémy am vergangenen Tag zwei von ihnen auf Arabisch reden gehört hatte, ging er davon aus, dass sie Araber waren, vermutlich war es eine Bande von arabischen Gangstern.

Aber was wollten sie von ihnen?

Organe, was sonst. Wir sind nichts anderes als ein Ersatzteillager, gab er sich selbst die Antwort.

»Er ist kein Russe«, sagte ein Mann auf Arabisch, Rémy schätzte ihn auf Ende fünfzig.

»Nein, er ist Franzose. Ist das am Ende nicht egal?«, antwortete der Bullige in derselben Sprache.

»Vielleicht ist das sogar besser. Trotzdem müssen wir sichergehen, dass er gesund ist. Er sieht blass und kränklich aus.«

»Er ist Straßenmusiker.«

»Straßenmusiker?« Der Mann legte die Stirn in Falten. »Wieso habt ihr mir einen Straßenmusiker gebracht?«

»Angeblich soll er besonders zäh sein«, erklärte der Bullige, mit dem sich Rémy den ungleichen Kampf geliefert hatte.

»Das stimmt«, sagte ein anderer der drei.

Der Ältere schien nicht überzeugt. Er schaute Rémy an, als würde er seinen Gesundheitszustand, nein, vielmehr seinen Marktwert prüfen. Rémy fühlte sich wie auf einem Viehmarkt.

»Spielst du gerne den Helden?«, fragte der Mann ihn jetzt auf Französisch.

»Ich?«

»Ja, oder siehst du hier noch jemanden, mit dem ich rede?«

»Ehrlich gesagt, verstehe ich Ihre Frage nicht.«

»Taub ist er also auch.« Der Ältere gab ein Schnauben von sich.

Rémy sah den Mann an. Er musste der Boss sein, alles andere ergab keinen Sinn.

»Wolltest du vor den Mädels vielleicht nur den Helden spielen? So als Hahn im Korb.« Der Mann lachte und die anderen stimmten in das Lachen mit ein.

»Ganz sicher, Raba Habibi. Schau ihn dir an, diese halbe Portion. Das Einzige, was der kann, ist, auf seiner Flöte rumzududeln.«

»Ein Held und ein Musiker.« Der Mann, der offensichtlich Raba hieß, machte einen Schritt auf Rémy zu. »Dankst du mir so meine Gastfreundschaft? Ich habe euch ein Bett gegeben, etwas zu essen und zu trinken, euch fehlt es an nichts, aber du dachtest, du könntest dich aufspielen und einen meiner Männer angreifen, um zu fliehen. Was glaubst du, wer du bist?« Seine Stimme wurde immer lauter und sein Tonfall bedrohlicher.

»Ich bin kein Held«, wehrte Rémy ab. »Wen soll ich mit diesen Händen schlagen können? Ich bin nur ein Straßenmusiker und die beiden jungen Frauen sind fast noch Kinder.«

»Kinder?« Raba machte ein abwertendes Geräusch.

»Ja, ihre Eltern suchen sie. Sie haben nichts getan und sie haben nichts gesehen. Lassen Sie die beiden bitte gehen, behalten Sie nur mich hier.«

»Ich sagte ja, du bist ein Held«, erwiderte Raba spöttisch.

»Nur ein Straßenmusiker. Machen Sie mit mir, was immer Sie wollen, aber lassen Sie die jungen Frauen nach Hause gehen. Ihre Eltern machen sich große Sorgen um sie.«

Raba lachte erneut. »Du bist nicht in der Position, zu verhandeln.«

»Warum wollten Sie mich dann sehen?«

»Um dir klarzumachen, was dem passiert, der den Helden spielt, und damit deine Freundinnen sehen, was ihnen blüht, wenn sie noch mal Dummheiten machen.«

Raba nickte zweien seiner Begleiter zu, sie stürzten sich auf Rémy und schlugen auf ihn ein.

Rémy versuchte seinen Kopf mit den Händen zu schützen, doch

die Schläge waren zu schnell und zu präzise. Er fiel zu Boden und die Männer schlugen weiter auf ihn ein, Blut spritzte in alle Richtungen.

»Warum schreit er nicht vor Schmerz?«, brüllte Raba. »Schlagt ihn, bis er schreit oder stirbt.«

21

17. Februar 2023, Köln

»Gibt es Neuigkeiten über Hassan?«, fragte Mads Johannsen.

»Ich hatte gestern ein Gespräch mit Zafer Kaya«, antwortete Brandt. Er freute sich, dass der Kollege aus Timmendorf sich telefonisch nach dem Fortgang der Ermittlungen erkundigte.

»Dem Clanchef aus Köln?«

»Genau. Er kennt jemanden, der Thamir heißt und einem eine neue Identität besorgen kann. Allerdings weiß er noch nicht, wo er steckt.«

»Mein Angebot steht, wenn ich helfen kann, bin ich morgen bei dir.«

»Das weiß ich wirklich zu schätzen, aber wir beide wissen, dass das nur Ärger geben würde. Weder Bender noch dein Onkel würden das gutheißen.«

»Um meinen Onkel mach dir mal keine Sorgen, mit dem werde ich schon fertig.«

»Das glaube ich dir, nur kann ich leider gerade keinen Ärger gebrauchen. Bender hat eh ein strenges Auge auf mich, dazu sitzt mir noch das BKA im Nacken. Dass die Leiche in Mannheim gefunden wurde, macht es nicht leichter.«

»Diese dämlichen Regeln«, murrte Mads.

»Wem sagst du das. Bender erlaubt schon mehr, als ich eigentlich erwarten kann. Was ist denn mit den zwei vermissten Ukrainerinnen?«

»Noch keine Spuren oder Hinweise. Sie scheinen wie vom Erdboden verschluckt zu sein.«

»Halte mich bitte auf dem Laufenden«, erwiderte Brandt. »Du könntest mir übrigens vielleicht doch einen Gefallen tun.«

»Welchen?«

»Ich weiß, dass Juranovic versucht hat, in Norddeutschland einen Logistiker zu finden, aber laut meinen Unterlagen ist er nicht fündig geworden. Kannst du dich da mal umhören?«

»Klar.«

»Sehr gut.«

»Wenn du noch mehr Unterstützung brauchst, lass es mich wissen«, fügte Mads hinzu.

»Mach ich.«

»Okay, ich muss jetzt auflegen, habe gleich ein Meeting mit meinem Onkel. Grüß mir Walter und Emre.«

»Und du die Familie«, gab Brandt zurück und beendete das Gespräch.

Mads hatte Feuer und Ehrgeiz, das schätzte Brandt an dem Norddeutschen mit den dänischen Wurzeln. Vor allem, dass er bereit war, zu helfen, ohne sich um die Konsequenzen zu scheren. Diese Haltung erinnerte ihn an sich selbst in seinen jungen Jahren bei der Polizei.

Er hatte schon auf dem Heimweg von Mannheim nach Köln bemerkt, dass Mads am liebsten hiergeblieben wäre, um ihm bei den Ermittlungen zur Seite zu stehen. Das Angebot hätte er auch liebend gern in Anspruch genommen, aber er durfte nicht riskieren, dass Bender ihm am Ende die Ermittlungen untersagte.

Würdest du Mads als deinen neuen Partner akzeptieren, wenn Aydin …

»Emre wird nicht sterben!«, ermahnte sich Brandt und presste die Kiefer zusammen.

Sein Bürotelefon klingelte, es war Tom Hardt. Brandt hatte ihn gestern bereits auf den aktuellen Stand gebracht und von seinem Gespräch mit Zafer erzählt.

»Gibt es schon Hinweise zu Thamir?«, fragte Hardt nach der kurzen Begrüßung.

»Kaya hat sich bislang nicht gemeldet«, antwortete Brandt. »Hast du was herausgefunden?«

»Auch nichts. Eray hatte noch einen Tipp, an wen ich mich wenden könnte, aber die Person konnte mit dem Namen nichts anfangen.«

»Oder der Informant wollte dich das glauben lassen.«

»Das Gefühl hatte ich zwar nicht, aber ausgeschlossen ist das natürlich nicht.«

»Wenn dein Gefühl dir sagt, dass er ehrlich war, dann vertraue ich deinem Gefühl. Du bist ein Bauchmensch wie ich, unser Instinkt hat uns bisher selten getäuscht.« Brandt griff nach einem Kugelschreiber und begann, Quadrate auf seine Schreibtischunterlage zu zeichnen.

»Mich hat heute ein Franzose angerufen«, fuhr Hardt fort.

»Polizei?«

»Jemand von der Kripo Paris. Es geht um die Leiche von Hassan.«

»Ermittelt er in dem Fall?«

»Genau, in Frankreich.«

»Der soll mal ein paar Infos rausrücken, wenn er was hat. Gib dem ja nichts umsonst«, warnte Brandt und tippte mit dem Kugelschreiber auf das mittlere Quadrat.

»Das hatte ich auch nicht vor. Er kommt morgen nach Mannheim, um sich die Leiche anzuschauen.«

»Brauchst du mich?«

»Lieber nicht. Wenn er hört, dass die Kölner Kollegen auch dran sind, könnte er stutzig werden. Ich kenne den Vogel nicht.«

»Du hast recht. Wäre nur gut, zu wissen, ob er etwas von Organmafia oder Menschenhandel sagt. Irgendetwas, was uns in diese Richtung bringt. Die Kollegen Mertens und Krüger hatten zwar auch mit der französischen Polizei Kontakt, aber laut denen und dem zuständigen Polizisten in Paris gibt es keinerlei Verbindung nach Deutschland oder Köln.«

»Meinst du wegen Ayla?«

»So ist es. Frag ihn bitte, ob der Name ihm was sagt und ob er den Franzosen kennt, mit dem Ayla über Instagram Kontakt hatte. Weißt du was, ich schicke dir einfach die digitale Fallakte.« Brandt griff nach seiner Computermouse.

»Solltest du das nicht mit den Kollegen absprechen?«

»Möchtest du das unbedingt?«

»Wenn du so fragst, eher nicht«, lenkte Hardt ein. Offenbar spürte er, dass Brandt überhaupt keine Lust hatte, mit Krüger und Mertens, der eh krankgeschrieben war, zusammenzuarbeiten.

»Mein Rat an dich: Halt die beiden Idioten aus deinen Ermittlungen raus. Die sind dir nur ein Klotz am Bein«, ergänzte Brandt.

»Ich werde mich an deinen Rat halten.«

»Gut. Ich schicke dir in fünf Minuten die digitale Fallakte. Wenn du Fragen dazu hast, du kennst ja meine Nummer.«

Hardt willigte ein und sie beendeten das Telefonat.

Wenn die einen Franzosen nach Mannheim schicken, könnte das bedeuten, dass sie doch mehr wissen, als wir bisher annehmen. Gut, dass Tom der leitende Ermittler ist, er wird wissen, was zu tun ist, dachte Brandt.

Er trat an die Wand mit den Hinweisen und Querverbindungen zu seinen aktuellen Ermittlungen, nahm sich einen Zettel und schrieb

Kripo Paris

darauf, dann hängte er den Zettel an die Wand und zog von dort ausgehend eine Linie zu Hassan und eine zu Thamir.

»Was denkst du?«, sagte er in die Stille.

Als er seine eigene Stimme hörte, erschrak er. Aydin war nicht da, um zu antworten, die Frage war wie ein natürlicher Reflex gewesen.

Brandt presste die Lippen zusammen. *Du schaffst das,* sagte er sich, doch das Bild seines Freundes, der so schwach und mitgenommen ausgesehen hatte, ließ ihn fast verzweifeln. Am Morgen hatte er mit ihm telefoniert, aber da hatte seine Stimme noch leiser geklungen als am Tag zuvor.

»Verdammter Krebs«, murmelte Brandt. »Statt Milliarden in Kriege zu investieren, sollten die Anführer dieser Welt lieber mehr Geld in die Forschung stecken.«

Er musste raus aus seinem Büro, er musste sich ablenken. Ein Kaffee würde vielleicht helfen, also verließ er sein Büro und ging in die Küche.

Kollege Krüger war gerade dort und schenkte sich einen Kaffee ein.

»Möchtest du auch einen?«, fragte er an Brandt gerichtet.

»Gern, schwarz mit Zucker«, antwortete Brandt, dann fragte er: »Was machen die Ermittlungen im Fall Ayla?«

»Nichts Neues, sie bleibt verschwunden. Es gibt auch eine neue Anweisung vom Präsidium.«

»Was für eine Anweisung?«

»Dass der Fall Ayla ab 1. März wie einer der vielen anderen Vermisstenfälle behandelt wird.«

»Es wird also erst weiterermittelt, wenn es neue Hinweise gibt?«, schlussfolgerte Brandt.

»Genau. Wir haben viele andere Fälle, um die wir uns kümmern müssen.«

»Was sagt Bender dazu?«

»Was soll sie sagen? Sie hat es zur Kenntnis genommen, das ist eine Anweisung der Direktion. Die Kleine ist eben nicht auffindbar.« Krüger reichte Brandt seinen Kaffee. »Bevor du einen dummen Spruch raushaust: Es gibt einfach keine Hinweise, dass sie Opfer eines Verbrechens wurde. Selbst die Kollegen in Paris hatten nichts. Wir haben alles versucht und du weißt so gut wie ich, dass es immer wieder vorkommt, dass Mädels spurlos verschwinden, weil sie keinen Bock mehr auf ihre Eltern, Freunde oder was auch immer haben. Mädels, von denen die Eltern niemals glauben würden, dass sie abhauen könnten. So, jetzt darfst du gerne deine Giftpfeile verschießen.«

Brandt schluckte einen bissigen Kommentar herunter, stattdessen fragte er: »Also hat dich niemand von der Pariser Polizei mehr kontaktiert?«

»Nein, warum?«

»Weil sie dann wohl auch davon ausgehen, dass es keine Hinweise auf ein Verbrechen gibt.«

»Das versuche ich dir doch die ganze Zeit klarzumachen«, sagte Krüger und zuckte die Schultern.

»Hab's kapiert«, erwiderte Brandt und verließ die Küche.

Am liebsten hätte er Krüger gepackt und an die Wand gedrückt, damit er sich endlich mehr Mühe geben würde, aber letztlich spielte ihm dieser Verlauf nur in die Hände. Wenn Krüger die Ermittlungen sowieso bald loswerden würde, bedeutete das, dass er ungestört nach Ayla suchen könnte, auch wenn er offiziell nach dem Mörder von Hassan fahndete.

Hoffentlich lebt sie noch, schoss es ihm sofort durch den Kopf, denn die Statistik besagte, dass vermisste Personen häufig in den ersten 72 Stunden nach ihrem Verschwinden ermordet wurden, wenn ein Verbrechen dahintersteckte.

Sie lebt. Der Entführer ist kein Psycho oder Vergewaltiger, machte sich Brandt Mut.

Ob er nicht doch selbst nach Paris fahren sollte, um sich mit diesem Instagramkontakt von Ayla zu unterhalten? Nein, er durfte sich nicht verrückt machen, er musste Hardts Gespräch mit dem Franzosen abwarten.

Auf dem Weg zurück in sein Büro wurde ihm wieder einmal schmerzlich bewusst, wie sehr Aydin ihm an seiner Seite fehlte. Mit ihm konnte er seine Zweifel und Fragen ausdiskutieren und am Ende trafen sie gemeinsam meistens die richtige Entscheidung. Ein Kollege wie Aydin war unersetzbar. Wenigstens hatte Bender ihm nicht irgendeinen Idioten zur Seite gestellt, sondern ließ ihn allein ermitteln.

Als Brandt sein Büro betrat, klingelte sein Handy, das auf dem Tisch lag.

»Moin, Walter. Was gibt es?«, fragte er. Sofort musste er an Aydin denken.

Hatte Walter mit dem Krankenhaus telefoniert und es gab schlechte Nachrichten? Brandt spürte, wie sich ihm der Magen umdrehte.

Doch Walters Stimme klang gut gelaunt. »Was wärst du nur ohne mich.«

»Worauf willst du hinaus?«

»Ich weiß, wo Thamir steckt.«

Brandt setzte sich. »Du? Hat Kaya dich angerufen?«

»Nein, hat er nicht. Unterschätz' niemals die Kontakte von Onkel Walter.«

»Bist du sicher, dass es unser Thamir ist und nicht einer der Mitarbeiter aus der Dönerbude, in der du ein Dauerabo hast?«, neckte Brandt ihn.

»Das mit den Witzen kannst du einfach nicht«, erwiderte Walter. »Wofür brauche ich Döner, wenn es bei mir die leckerste Currywurst in ganz Köln gibt, deren Zutaten ich höchstpersönlich zusammengestellt habe. Wenn du wüsstest, was für ein Schrott in Dönerfleisch drin ist, würdest du sicherlich …«

»Sagt der, der sich vor ein paar Wochen mit Aydin einen Döner in Paris reingezogen hat«, zog Brandt seinen Kumpel auf.

»Das war, weil Emre es wollte.«

»Ganz sicher. Deswegen hast du ihn auch schneller verputzt.«

Während Brandt das sagte, stieg die Erinnerung an ihren Wochenendtrip nach Paris in ihm auf. Da war die Welt noch in Ordnung gewesen, bis zu dem Moment, als Walter und er am Pool die dunklen Flecken an Aydins Beinen bemerkt und ihn gedrängt hatten, damit zum Arzt zu gehen. Dass diese Flecken nur die Vorboten der Hölle gewesen waren, hätte Brandt nie vermutet.

Doch, es gab Anzeichen. Aydin hat sich häufig schlapp gefühlt, schon einige Wochen davor.

»Möchtest du weiter Müll von dir geben oder holst du mich im Imbiss ab?«, riss Walter ihn aus seinen Grübeleien.

»Dich abholen?«

»Glaubst du, dass ich dich allein zu so jemandem fahren lasse?«

»Ich glaube es nicht, ich weiß es«, gab Brandt zurück.

»Kannst du sofort vergessen und komm mir ja nicht mit der Polizistennummer. Du ermittelst alleine, halboffiziell und du hast keinen vernünftigen Partner wie Emre an deiner Seite. Ich kann mit Leuten wie Thamir.«

Brandt blies die Backen auf. »Na gut, ich hol dich ab«, sagte er dann.

»Nichts anderes hätte ich akzeptiert.« Walter klang zufrieden.

»Willst du mir schon mal die Anschrift fürs Navi verraten?«, startete Brandt einen letzten Versuch.

»Hältst du mich wirklich für so dämlich?«

»Nein, ich wollte bloß nichts unversucht lassen«, sagte Brandt lachend und beendete das Gespräch.

Eine halbe Stunde später waren Walter und Brandt in seinem Dienstwagen auf dem Weg nach Bonn.

»Warum wollte sich Thamir mit Hassan in Mannheim treffen und nicht in Bonn?«, fragte Walter nachdenklich. Genau diese Frage stellte sich Brandt auch.

»Wenn er unser Mann ist, finden wir das heraus.«

»Du siehst skeptisch aus. Vertraust du meiner Quelle nicht?«

»Doch, aber wie ich mich habe überreden lassen können, dich mitzunehmen, ist mir schleierhaft.«

»Hör mal, Jung, komm mir nicht mit diesem Käse. Wer hat dich in Kayas Restaurant vor einer Tracht Prügel bewahrt?«, ermahnte ihn Walter.

»Mit denen wäre ich schon fertiggeworden.«

»So ein Unsinn. Hätte ich dich nicht zur Seite gestoßen, hätte Faruks Faust sich schön zwischen deine gepflegten weißen Zähne geschoben.«

So unrecht hatte Walter damit nicht, aber Brandt würde einen Teufel tun, das zuzugeben und seinem übermotivierten Freund dadurch eine Steilvorlage für weitere Heldentaten zu liefern.

Brandts Handy klingelte, er nahm das Gespräch über die Freisprecheinrichtung an. Es war Zafer Kaya, die Runde grüßte sich.

»Sie haben Glück. Ich habe Ihren Mann«, sagte Zafer.

»Sag nicht, er heißt Thamir Boufal und unterhält in Bonn ein Büro für Übersetzungen«, warf Walter ein.

»Wie ich sehe, hast du ihn vor mir gefunden.«

»Dir ist doch wohl klar, dass ich noch immer bestens vernetzt bin«, gab Walter zurück.

»Stimmt. Wie könnte ich das vergessen«, sagte Zafer und lachte kurz auf. »Du weißt, wenn dich dein Imbiss langweilen sollte, jemanden wie dich kann ich immer gebrauchen.«

»Das ehrt mich, Zafer Abi, aber meinen Imbiss tausche ich gegen nichts auf der Welt ein.«

»Haben Sie noch Informationen zu Thamir, die wir wissen sollten?«, erkundigte sich Brandt.

»Nichts, was nicht in Ihrer Datenbank verzeichnet ist. Er ist ein kleiner Gauner, der sich hier und da mit gefälschten Dokumenten ein paar Euro dazuverdient. Ein kleiner Fisch. Warum Hassan ausgerechnet ihn aufgesucht hat, kann ich nicht einschätzen. Tun Sie mir nur einen Gefallen und erwähnen Sie meinen Namen nicht. Ich darf auf keinen Fall mit Hassan in Verbindung gebracht werden.«

»Das hatte ich nicht vor«, bestätigte Brandt und sie beendeten das Gespräch.

»Auf Zafer Abi ist Verlass«, bemerkte Walter zufrieden.

»Wieso nennst du ihn noch immer Abi? Du bist ihm nichts schuldig.«

»Das nennt man Respekt.«

»Vor jemandem wie ihm darf man keinen Respekt haben. Er ist ein Krimineller, ein Clanführer, der hinter Gitter gehört«, kritisierte Brandt ihn.

»Als er dir geholfen hat, Emir zu überführen, klang das noch anders. Versuchst du gerade, Emres moralischen Posten einzunehmen?«

»Passt es dir nicht, dass Emre so denkt?«

»Dreh mir nicht die Worte im Mund um«, entrüstete sich Walter. »Emre soll so denken, weil er Emre ist. Aber du? Du bist ein Straßenbulle, ich möchte dich launisch und dickköpfig sehen, du bist einer, der auch mal fünfe gerade sein lässt, wenn es den Ermittlungen hilft. Bleib einfach du, verdammt noch mal.«

Brandt schwieg und auch Walter schaute stumm aus dem Fenster. Natürlich hatte Walter recht, aber Brandt konnte im Moment beim besten Willen nichts dazu sagen.

Nachdem sie eine Weile schweigend gefahren waren, sagte Brandt: »Wir sollten uns abstimmen.«

»Was schwebt dir vor?«

Brandt erklärte Walter seinen Plan.

»Emre spielt bei deinen Einfällen immer ernsthaft mit?«, fragte Walter erstaunt.

»Klar, hast du was gegen meine Idee einzuwenden?«

»Jede Menge. Du hast gerade nichts anderes gesagt, als dass ich mich brav hinter dich stellen, dich alles machen lassen und mich am besten in Luft auflösen soll«, schimpfte Walter.

»Ist doch ein genialer Plan«, entgegnete Brandt, darum bemüht, nicht zu schmunzeln.

»Du hast echt keine Ahnung, wie gern Emre dich in Wirklichkeit hat.«

»Warum?«

»Weil er ständig diesen Egomist von dir aushalten muss.«

»Das ist kein Egomist, sondern ein gut durchdachter Plan. Du bist mein Backup, wenn Thamir Dummheiten macht. Das ist wie in einer Herde. Einer muss der Anführer sein. Kann ich mich auf dich verlassen?«

Walter schüttelte missbilligend den Kopf, doch dann willigte er ein. »Wenn es dich glücklich macht. Trotzdem wäre es sinnvoller, wenn du mir das Reden überlässt.«

»Warum? Du bist kein Polizist.«

»Weil ich weiß, wie Jungs wie Thamir ticken. Du kannst da nicht so ohne Weiteres reinschneien und die Polizeikeule schwingen.«

Brandt hob mahnend den Zeigefinger. »Vertrau mir, das ist die einzige Sprache, die jemand wie er versteht. Du hast deinen Zafer Abi gehört. Thamir ist ein kleiner Fisch, der sicherlich ein gutes Geschäft mit Hassan gemacht hat. Wenn er jetzt hört, dass Hassan ermordet wurde und wir Kenntnis von seinem Deal haben, wird er sofort kooperieren.«

»Du musst es ja wissen.« Walter schien nicht überzeugt.

»Aydin hätte nicht so lange mit mir diskutiert.«

»Ich sagte ja, der Junge muss dich ernsthaft gernhaben und bewundern«, wiederholte Walter.

Wenig später erreichten sie ihr Ziel und Brandt parkte ein paar Meter vor der Anschrift.

»Kann ich mich auf dich verlassen? Das hier ist kein Spaß.« Brandt sah seinem Freund intensiv in die Augen.

»Ja, kannst du. Ich habe dir mein Wort gegeben.«

»Danke«, antwortete Brandt.

Sie stiegen aus und gingen zum Übersetzungsbüro.

»Wie kann ich Ihnen helfen?«, fragte ein Mann südländischen Aussehens.

»Guten Tag, wir sind von der Kriminalpolizei. Sind Sie Thamir Boufal?«

»Nein, das ist mein Chef, er ist hinten im Büro. Soll ich ihn herholen?« Der Mann schob seinen Stuhl ein wenig zurück.

»Das wäre freundlich«, antwortete Brandt.

Der Mann nickte, stand auf und ging nach hinten.

»Sollten wir nicht mal nachschauen?«, fragte Walter.

»Warum? Er holt Thamir doch gerade.«

»Ich mein ja nur. Nicht, dass er selbst Thamir ist«, gab Walter zu bedenken.

»Quatsch«, sagte Brandt, allerdings hatten sie kein Foto von Thamir.

In dem Moment hörte Brandt, wie ein Motor startete.

»Er haut ab! So viel zu deinem Plan«, schimpfte Walter und rannte nach draußen.

22

Irgendwo in Frankreich

»Das sind keine Menschen, das sind Tiere!« Ayla war außer sich beim Anblick Rémys. Der Bullige hatte ihn eben wieder zurück in den Raum zu den beiden Frauen gebracht und war anschließend gegangen.

Auch Tatjana war fassungslos. »Selbst Tiere haben mehr Würde«, sagte sie entsetzt.

»Das wird schon wieder«, keuchte Rémy. »Es sieht schlimmer aus, als es ist. Ich brauche nur ein bisschen Ruhe.«

»Du brauchst einen Arzt«, sagte Ayla aufgebracht und schaute sich in dem Raum um. »Hier muss es doch was geben, um die Blutungen zu stillen.«

»Mach dir keinen Kopf, ich werde wieder. Ist nicht das erste Mal, dass ich was einstecken musste«, versuchte Rémy sie zu beruhigen.

Die Männer hatten so lange auf ihn eingeschlagen, bis er vor Schmerz geschrien hatte.

»Nein, wir müssen die Wunden versorgen«, widersprach Ayla.

»Womit?«, fragte Tatjana. »Hier ist nichts. Das Einzige, was wir tun können, ist, sie zu waschen, damit der Dreck keine Entzündung hervorruft.« Sie griff nach der Flasche Wasser, dann nahm sie einige Blätter von der Küchenrolle und stellte sich neben Rémy.

»Es wird schon, vertraut mir. Sorgt euch nicht um mich«, wehrte Rémy ab.

»Du musst nicht den Helden spielen«, entgegnete Tatjana. Sie versuchte, gefasst zu wirken, aber Rémy sah ihr an, wie erschrocken sie war. Konzentriert faltete sie ein paar Blätter zusammen und befeuchtete sie mit Wasser. »Das könnte wehtun.«

Rémy lächelte nur, also begann Tatjana, zuerst sein Gesicht von dem Blut zu befreien, dann die Arme.

»Du bist tapferer, als es den Anschein hat«, bemerkte sie, da er keinen Laut von sich gab. »Ich kenne das von meinen Wettkämpfen im Judo. Wenn man eine Wunde sauber reibt, das tut weh.«

»Die Wunden sind nur oberflächlich«, versuchte Rémy die Sache herunterzuspielen.

»Das sind sie nicht. Ich sehe Fleisch.«

»Du sagtest, es wäre nicht das erste Mal, dass man dir so übel mitgespielt hat«, meldete sich nun Ayla zu Wort.

»Leider nicht. Wenn man wie ich auf der Straße lebt, begegnet man allerhand dunklen Gestalten, die einem die paar Euro, die man verdient hat, klauen wollen.«

»Von denen zu nehmen, die eh nichts haben, ist richtig primitiv und asozial«, sagte Ayla wütend.

»Was erwartest du von den Menschen?«, brauste Tatjana auf. »Wie nennst du das, was uns hier angetan wird? Oder den Krieg in der Ukraine? Was haben meine Eltern, ich und all die anderen Menschen in der Ukraine Putin angetan, dass er uns alle töten möchte?« Sie zitterte vor Wut und Trauer. »Wenn sie Rémy aus purer Bosheit das hier antun, was glaubst du wohl, was sie uns antun werden? Das sind keine Menschen, das sind Monster.«

Jetzt schienen all der Kummer und die Angst über sie hereinzubrechen. Sie ließ sich auf ihr Bett fallen und weinte hemmungslos. »Warum habe ich nur meine Eltern verlassen? In der Ukraine war ich sicherer als hier und mein Vater braucht doch die Medikamente. Warum war ich nur so naiv und habe Hamza vertraut? Warum?«

»Du bist nicht schuldig, denk das bitte nicht. Hamza allein trägt Blut an seinen Händen«, versuchte Rémy sie zu trösten.

»Sollte ich ihn je wiedersehen, werde ich ihn töten«, zischte Tatjana, ihre Augen flackerten vor Hass.

»Wir finden einen Weg, hier rauszukommen. Wir dürfen nur niemals an uns zweifeln. Egal, wie schwer uns das gerade fällt.«

»Rémy hat recht. Schau, was sie ihm angetan haben. Wenn sie uns tot sehen wollen, dann hätten sie ihn nicht am Leben gelassen«, sagte Ayla.

Tatjana schluchzte ein letztes Mal auf und beruhigte sich langsam, schließlich nickte sie. »Wir halten zusammen.«

Rémy war erleichtert, dass Tatjana ruhiger geworden war und Ayla nicht die Hoffnung verlor, dass sie am Leben gelassen würden. Sie sollten weiter motiviert bleiben, während er versuchen würde, einen Weg aus dieser Hölle zu finden, denn das, was diese Bande vorhatte, war schlimmer als der Tod.

Als er in ihren Raum zurückgetragen worden war, hatte er nämlich in einen anderen Raum sehen können, und was er dort erblickt hatte, ließ ihn nicht mehr los.

23

»Etwas ist seltsam an diesem Jungen«, sagte Raba Jebali auf Arabisch.

»Er ist ein Straßenköter, was soll seltsam an ihm sein, Habibi?«, erwiderte Dahoud, sein jüngerer Bruder, der den Älteren mit seiner Körpergröße von fast zwei Metern deutlich überragte.

»Ein Straßenköter, der so viel einsteckt?«

»Deswegen ist er eben ein Straßenköter«, machte sich Dahoud über seinen Bruder lustig.

»Du bist ein Trottel. Er hat erst ganz zum Schluss einmal geschrien und Aariz hat ihn hart rangenommen.«

»Mensch, Bruder, was regst du dich so über ihn auf? Er ist eh bald tot.«

»Wer hat ihn zu uns gebracht?«, fragte Dahoud und griff nach seiner Kaffeetasse.

»Weiß ich nicht.«

»Wieso weißt du das nicht?«

»Weil ich …«

»Keine Ausreden«, unterbrach Raba seinen Bruder scharf. »Ich möchte wissen, wer ihn zu uns gebracht hat. Ich möchte mit ihm sprechen.«

»Jetzt?«

»Nein, morgen«, reagierte Raba gereizt. »Was glaubst du wohl? Ich wünschte, du hättest weniger Muskeln und dafür mehr Verstand.«

Warum sein durchtrainierter Bruder täglich ins Gym ging und Anabolika nahm, hatte Raba noch nie nachvollziehen können, er hielt davon nichts.

»Ich kümmere mich darum«, sagte Dahoud und stand auf, um ein paar Schritte entfernt ein Gespräch übers Handy zu führen.

»Immer muss ich an alles denken«, schimpfte Raba vor sich hin.

Dahoud schien sich der Tragweite seines Handelns überhaupt nicht bewusst zu sein, Raba musste ihn ständig an alles erinnern und für ihn mitdenken.

Einen Clan zu führen, war keine leichte Aufgabe, und die Macht in einem Moloch wie Paris zu halten, noch viel schwerer. Jeder wollte ein Stück des Kuchens, aber Raba teilte nicht gern und verteidigte das, was er besaß, mit aller Macht und der nötigen Härte. Die Menschen sollten Angst vor ihm und dem Jebali-Clan haben, denn Angst machte die Menschen unterwürfig. Es war sein wirkungsvollstes Instrument, um seinen Einfluss zu bewahren.

Dahoud kam zurück, er steckte sein Handy in die Tasche und setzte sich wieder. »Hadi hat ihn angeschleppt. Er ist auf dem Weg.«

»Hadi?« Raba verdrehte die Augen.

Hadi Jebali war sein Cousin und zugleich Dahouds bester Freund. Leider hatten beide mehr das Partyleben und Frauen im Sinn, als ihn dabei zu unterstützen, den Clan zu führen.

»Wieso wundere ich mich nicht darüber. Es war ein Fehler, den Straßenmusiker hergebracht zu haben.«

»Warum? Er lebt eh nicht mehr lange und du glaubst ja wohl nicht an Geister, Habibi«, lachte Dahoud.

Raba verzog keine Miene. »Red nicht so einen Unsinn. Was meinst du, warum wir denen vorher immer Blut abnehmen und alles genau dokumentieren?«

»Woher soll ich das wissen?«

»Als mein Bruder sollte das deine Pflicht sein, statt immer nur mit dem Schwanz zu denken«, wurde Raba nun laut.

»Wieso redest du so mit mir, Habibi? Willst du mir auch noch diesen Spaß nehmen? Keiner hat dich gezwungen, zu heiraten und treu zu sein.«

»Lass meine Frau da raus.«

»Du hast doch damit angefangen«, gab Dahoud achselzuckend zurück. Er schien das alles auf die leichte Schulter zu nehmen.

»Dahoud, wir haben es hier nicht mit Menschenhandel oder Prostitution zu tun, das hier ist viel größer.«

»Größer? Scheiß drauf. Was ist daran verkehrt, die Mädels an ein illegales Bordell in Dubai oder in den Iran zu verkaufen? Wir würden bestimmt fünfzigtausend für jede bekommen. Wer vermisst schon Flüchtlinge? Den Straßenköter knall ich einfach ab, wird mir ein Vergnügen sein.«

»Du Trottel. Was sind fünfzigtausend, wenn du eine halbe Million pro Körper bekommst?«, reagierte Raba scharf. »Deswegen doch die ganzen Tests. Die Käufer wollen nur erstklassige Organe, ohne Schwächen. Der Markt ist riesig, wann kriegst du das endlich in deinen Schädel?«

»Dabei sind wir aber abhängig von Schwachköpfen wie diesen Ärzten. Was, wenn einer von denen singt? Dieser Dr. Frankenstein ist doch voll der Freak, der macht sogar mir Angst.«

»Der einzige Schwachkopf bist du mit deinem alten, primitiven Denken, dass nur Drogen und Nutten das große Geld bringen.« Raba gab ein abwertendes Geräusch von sich.

Der Arzt, den sie Dr. Frankenstein nannten, weil er etwas Verrücktes an sich hatte, würde sie niemals verpfeifen. Für wie naiv hielt sein Bruder ihn? Er hatte alle Eventualitäten berücksichtigt und dafür Sorge getragen, dass der Arzt die notwendigen Tests machte, damit sie keinen Reinfall erlebten.

»Hat uns bisher aber nicht geschadet«, widersprach Dahoud.

»Wer nicht mit der Zeit geht, geht unter, Habibi. Die Familie Jebali tritt in ein neues Zeitalter ein, da will ich von meinem Bruder keine Kritik hören. Ist das klar?«

Dahoud hob die Handflächen. »Habe ich dich je im Stich gelassen?«

»Hast du nicht.« Raba beugte sich zur Seite und gab seinem Bruder einen Kuss auf die Wange. »Du weißt, dass ich dich liebe.«

»Ich dich auch, Bruder.«

»Wir Jebalis müssen an einem Strang ziehen. Du, dein Trottel von Cousin und die anderen.«

»Der Trottel ist auch dein Cousin«, erinnerte ihn Dahoud und Raba lachte.

Er liebte seinen Bruder und Hadi ebenso, er war für ihn mehr als nur ein Cousin.

Vor zehn Jahren waren seine und Hadis Eltern in Syrien bei einem Bombenanschlag ums Leben gekommen, als sie die Familie besucht hatten. Seitdem war Raba der uneingeschränkte Herrscher der Familie, auch wenn er auf diese Verantwortung gern verzichtet hätte, hatte er doch seine Eltern nicht weniger geliebt als seinen Bruder und seinen Cousin.

»Wir dürfen keine Fehler machen«, sagte Raba jetzt in ernstem Tonfall. »Das hier ist eine andere Liga.«

»Wir machen keine Fehler, wir sind die Jebalis. Wir müssen vor niemandem Angst haben«, antwortete Dahoud und reckte stolz das Kinn.

»Weißt du, warum die Mafia seit Jahrzehnten so erfolgreich ist?«

»Weil alle Angst vor ihr haben?«

»Trottel. Weil sie keine Fehler machen und im Hintergrund agieren. Fehler und zu viel Aufmerksamkeit sind wie ein Gift, das einen irgendwann tötet.«

Raba hatte die Mafia schon als Kind bewundert, als seine Eltern noch zur untersten Unterschicht gehört und die Franzosen sie nicht mal wie Menschen zweiter Klasse, sondern wie Tiere behandelt hatten. Damals hatte er sich geschworen, dass er einmal mächtig werden würde und dass seine Eltern sich vor keinem Franzosen mehr beugen müssten.

Es klopfte an der Tür und Aariz trat ein.

»Was weißt du über diesen Straßenmusiker?«, fragte Raba sofort anstelle einer Begrüßung. »Du hast doch täglich mit ihm zu tun.«

»Er heißt Rémy. Irgendwas ist komisch an dem.«

»Was?« Raba wurde hellhörig. Dass selbst ein einfältiger Mann wie Aariz das bemerkte, sein arroganter Bruder jedoch nicht, sollte etwas heißen.

»Ich war vorhin bei denen und habe ihnen Wasser und Essen gebracht, aber bevor ich rein bin, hab ich gehört, wie der Typ Flöte gespielt hat.«

»Flöte?«

»Ja, als wäre er nie zusammengeschlagen worden. Er spielt oft Flöte, manchmal singt er auch«, berichtete Aariz.

Dahoud lachte und applaudierte scherzhaft. »Typisch Straßenmusiker, zu nichts anderem zu gebrauchen. Vielleicht sollte er uns mal was vorspielen.«

Raba hingegen war überhaupt nicht zum Lachen zumute, er misstraute diesem Rémy. Als er ihm bei dem Verhör in die Augen geschaut hatte, hatte er weder Angst noch Furcht oder Hass darin gesehen, sondern vielmehr Mitleid. Selbst als Aariz ihn blutverschmiert rausgetragen hatte.

Je eher er stirbt, desto besser, dachte Raba. Der Kerl war ihm unheimlich.

24

Bonn

»Kannst du die Vorwürfe runterschlucken, bis wir den Mistkerl haben?«, sagte Brandt, als er in seinem Dienstwagen die Verfolgung aufnahm. er hatte Walters vorwurfsvollen Blick wohl bemerkt.

»Ich hätte lieber fahren sollen.«

»Du?«

»Ja, ich. Du fährst wie eine Pussy. Drück mal aufs Gas. Wenn du wüsstest, was ich mir schon für wilde Verfolgungsjagden mit der Polizei geliefert habe … Die eine auf der Reeperbahn war legendär, die hat es sogar in die Bildzeitung geschafft.«

»Wir sind aber nicht auf der Reeperbahn. Festhalten«, gab Brandt zurück und drückte das Gaspedal durch.

Im Gegensatz zu Aydin, der sich in solchen Momenten immer am Griff der Beifahrertür festhielt, wirkte Walter absolut entspannt.

»Da ist er«, sagte Walter und zeigte nach vorn.

Brandt sah ihn ebenfalls und versuchte, noch ein paar km/h mehr herauszuholen. Drei Fahrzeuge fuhren zwischen ihnen und dem Flüchtigen. Kurzentschlossen scherte Brandt nach links aus, und als er sah, dass ihnen ein anderes Fahrzeug entgegenkam, drückte er das Gaspedal bis zum Anschlag durch, schaltete einen Gang runter, um mehr Schub zu holen, und scherte in letzter Sekunde wieder ein. Immerhin einen Wagen hatte er überholt.

»Na, immer noch alles cool?«, fragte Brandt.

»Das ist doch nichts. Ich sag ja, ich hätte fahren sollen. Du fährst wie meine Oma«, brummte Walter.

»Dafür siehst du aber ganz schön blass aus.«

»Das ist meine Winterfarbe. Quatsch weniger und bieg lieber ab.«

Mit quietschenden Reifen nahm Brandt die Kurve, um Thamir

zu folgen, der plötzlich von der Straße abgebogen war. So leicht wollte er es dem Flüchtigen nicht machen.

Die Straße, auf der sie jetzt fuhren, war dichter befahren und führte in die Innenstadt.

»Ich muss was riskieren, sonst verlieren wir ihn«, sagte Brandt.

»Was guckst du mich an? Ich sage die ganze Zeit, dass du wie eine Pussy fährst«, scherzte Walter.

Brandt riss das Lenkrad nach links, gleichzeitig schaltete er einen Gang runter und drückte erneut das Gaspedal durch, um zu überholen. Das Auto auf der Gegenfahrbahn kam ihnen immer näher, aber Brandt konnte noch nicht wieder einscheren, da er keine Lücke hatte.

»Gleich knallt's«, sagte Walter und diesmal schwang Beunruhigung in seiner Stimme mit.

»Noch eine Sekunde«, gab Brandt mit zusammengebissenen Zähnen von sich und riss das Lenkrad nach rechts.

Nur einen Wimpernschlag später wäre er in den Gegenverkehr geknallt.

»Siehst ein bisschen blass aus«, stellte er nach einem kurzen Seitenblick fest. »Wahre Champions sitzen auf meinem Platz, der Beifahrersitz ist für Pussys reserviert. Jetzt machst du Kollege Aydin doch alle Ehre.«

Walter grummelte etwas Unverständliches vor sich hin.

Nur noch ein Wagen trennte sie von Thamirs Auto und die Innenstadt kam immer näher, somit wurde auch der Verkehr zäher.

»Ich muss was wagen«, sagte Brandt.

»Was erzählst du mir das, du hast doch eh eine Abmachung mit dem Teufel«, schimpfte Walter. »Hauptsache, wir schnappen diesen Idioten.«

Brandt riss das Lenkrad nach rechts und fuhr auf einen ungesicherten Gehweg, da er dort keine Passanten sah.

»Was soll der Scheiß?«, brüllte Walter, der sich nun doch am Griff der Beifahrertür festkrallte.

»Ich weiß, was ich tue«, entgegnete Brandt, er überholte das vor ihm fahrende Fahrzeug und war kurz darauf auf gleicher Höhe mit Thamir. Mit einem beherzten Schwung riss er das Lenkrad nach links und rammte dessen Auto.

Das hintere Fahrzeug bremste ab und Thamir verlor für eine Sekunde die Kontrolle über seinen Wagen, doch Brandt hatte den Winkel beim Rammen so gewählt, dass das Fahrzeug nicht kippen konnte. Er nutzte den Moment und setzte sich vor Thamir, anschließend verringerte er den Abstand.

»Was, wenn er uns reinfährt?«

»Dann sind wir am Arsch. Bete zur heiligen Currywurst, dass er es nicht tut«, antwortete Brandt.

»Der arme Emre. Wie hält er es bloß mit deiner Arroganz aus.« Walter schüttelte den Kopf.

Brandt wusste, dass er mit dieser Aktion ein Risiko einging, aber sein Gefühl sagte ihm, dass jemand wie Thamir keine Kollision riskieren würde.

Er ist ein Feigling, dafür hat er nicht die Eier!

So war es auch. Thamir reduzierte die Geschwindigkeit und vor einer Ampel, die gerade auf Rot schaltete, kamen sie zum Stehen.

»Den schnappe ich mir«, sagte Walter und stieg mit Brandt gleichzeitig aus dem Wagen.

Damit, dass auch Thamir aus seinem Fahrzeug sprang und davonlief, hatte er jedoch nicht gerechnet.

»Verdammt noch mal, bleiben Sie stehen«, brüllte Brandt und rannte ihm hinterher.

»Was soll der Scheiß? Fahr deinen Wagen weg«, hörte Brandt jemanden hinter sich rufen, doch dafür hatte er keine Zeit, er durfte Thamir nicht aus den Augen verlieren. Er überquerte die Straße, schaute kurz nach rechts, konnte Walter jedoch nicht sehen.

Schlappgemacht, der Held, dachte er und beobachtete, wie Thamir auf die Fußgängerzone zuhielt.

Du haust mir nicht ab, pushte sich Brandt und erhöhte das Tempo.

Thamir bog nach rechts ab und rannte dabei jemanden um, der jedoch allein wieder auf die Beine kam, als Brandt an ihm vorbeilief.

»Spinnst du?«, schimpfte der Mann.

Thamir lief wie ein Besessener, Brandt machte keinen Meter gut, aber ihm blieb nichts anderes übrig, als weiterzurennen und zu hoffen, dass Thamir irgendwann die Puste ausging.

Am besten rechtzeitig, bevor sie mir ausgeht, dachte er, während Thamir nun nach links abbog.

Brandt ignorierte das einsetzende Seitenstechen und folgte dem Flüchtigen.

Eine Sekunde später wäre er fast mit Walter kollidiert.

»Was …?«, keuchte Brandt.

Walter hatte Thamir im Schwitzkasten.

»Keiner macht mir bei Verfolgungsjagden was vor«, erwiderte Walter nebulös.

»Sie tun mir weh«, krächzte Thamir.

»Dann hätten Sie nicht weglaufen sollen«, gab Brandt zurück.

»Ich kann das erklären.«

»Auf die Erklärung bin ich gespannt.«

Thamir zappelte. »Er soll mich loslassen, ich kriege keine Luft«, röchelte er.

Routiniert legte Brandt ihm Handschellen an, anschließend sagte er zu Walter: »Du kannst ihn loslassen.« An Thamir gewandt fügte er hinzu: »Wir fahren jetzt zurück in Ihr Büro, dort reden wir. Walter, kannst du den Wagen von dem Idioten steuern? Dann müssen wir wenigstens nicht die Straße absperren und die Kollegen benachrichtigen.«

»Sollte ich hinkriegen. Kommst du mit ihm allein im Wagen klar?«

»Das meinst du ja wohl nicht ernst.« Brandt hob die Augenbrauen.

Als sie zur Ampel zurückkamen, herrschte bereits das reinste Chaos. Kollegen von der Streife waren gerade dabei, den Tumult zu ordnen.

»Jungs, Kripo Köln. Wir haben nur einen Verdächtigen verfolgt«, sagte Brandt und zückte seinen Dienstausweis.

»Was ist mit den Fahrzeugen? Sollen wir die Straße sperren?«, fragte der Streifenpolizist.

»Braucht ihr nicht. Mein Kollege und ich fahren zum Präsidium, dann ist die Straße wieder frei.«

Der Polizist tippte sich an die Mütze und ließ Brandt und Walter gewähren. Auf dem Weg hatte Thamir seine Autoschlüssel bereits an Walter abgegeben, der jetzt in dessen Auto stieg.

Brandt drückte Thamir auf dem Beifahrersitz seines Dienstwagens und befestigte dessen Hände mit den Handschellen am Haltegriff.

»Keine Dummheiten, sonst haben wir mächtig Ärger«, warnte er den Mann.

»Das alles ist ein großes Missverständnis«, äußerte Thamir jetzt kleinlaut.

»Mein Gefühl sagt mir etwas ganz anderes«, erwiderte Brandt und setzte sich hinters Steuer.

Keine zwanzig Minuten später erreichte er das Büro von Thamir. Walter parkte direkt hinter ihm.

Brandt stieg mit Thamir aus, dieser öffnete die Tür und alle drei traten in das Übersetzungsbüro.

»Hören Sie, das eben tut mir echt leid. Ich wusste ja nicht, dass Sie Polizisten sind.«

»Sie machen wohl Witze? Ich habe Ihnen gesagt, dass ich Polizist bin.«

Thamir sah unsicher zu Walter. »Nichts für ungut, aber der hier sieht eher aus wie ein Schläger und nicht wie ein Bulle.«

»Ich habe einen Imbiss, wo es die leckerste Currywurst Kölns gibt«, korrigierte Walter ihn sofort.

»Einen Imbiss? Sagen Sie nicht, das ist Walters Imbiss, wo es diese phänomenale Currywurst gibt?«

»Doch, genau der.« Walters Laune besserte sich bei diesen Worten merklich.

»Ich habe schon viel Gutes davon gehört. Das sind die Momente, in denen ich mich ärgere, dass ich Moslem bin«, erklärte Thamir und lächelte vorsichtig.

»Ich habe auch ganz ausgezeichnete Rindswurst«, erwiderte Walter im Plauderton.

»Es reicht!«, wurde Brandt ungemütlich. Ihm war, als wäre er im falschen Film. Jetzt war wirklich nicht der richtige Moment, um Werbung für Grillwürste zu machen.

»Ist der immer so launisch?«, fragte Thamir.

»Wenn man ihn auf dem falschen Fuß erwischt, schon«, antwortete Walter.

Brandt wurde das Gefühl nicht los, dass Walter diesen Urkundenfälscher mochte.

Thamir wandte sich wieder an Brandt. »Noch mal, das Ganze tut mir echt leid, ich kann mich nur dafür entschuldigen. Ich habe ernsthaft gedacht, dass Sie geschickt wurden, um mich kaltzumachen.«

»Von wem?«, fragte Brandt, er glaubte Thamir nicht.

»Kann ich Ihnen trauen?«

»Ich bin Polizist. Lassen Sie die Spielchen«, antwortete er kühl.

»Gut, gut.« Thamir hob beschwichtigend die Handflächen. »Das alles war eh eine Nummer zu groß für mich. Diese verdammte Kohle war einfach zu verlockend.«

»Wollen Sie nicht endlich zum Punkt kommen?«, drängte Brandt.

»Da war dieser Franzose, für den ich einen Pass fälschen sollte.«

»Hassan Mater?«, fragte Brandt.

»Sie kennen ihn?«

»Deswegen sind wir hier. Er ist tot.«

Thamir schaute sich nervös um. »Ich weiß, deswegen habe ich ja Angst.«

25

Irgendwo in Frankreich

»Woran denkst du?«, fragte Rémy.

»An meine Familie, an meinen Bruder«, antwortete Ayla.

»Du liebst sie sehr, oder?«

»Ja, sie fehlen mir unendlich, und es tut mir in der Seele weh, dass ich mich mit meinem älteren Bruder gestritten habe, bevor ich nach Paris gekommen bin.«

»Gräme dich deswegen nicht. Wenn du wieder bei ihm bist, kannst du ihn in die Arme nehmen und ich bin mir sicher, dass er den Streit längst vergessen hat, weil er dich liebt und sich freut, wenn du wieder zu Hause bist.«

»Das wäre schön.« Aylas Augen leuchteten. »Hätte ich doch nur auf ihn gehört. Er hat mich vor Instagram gewarnt, er hat mich ermahnt, Jura zu studieren wie er.«

»Mach dir keine Vorwürfe, du kannst die Vergangenheit nicht ändern, aber wir beide und Tatjana können auf die Gegenwart und unsere Zukunft Einfluss nehmen. Beschäftige dich nicht zu sehr mit Vergangenem.«

Ayla seufzte. »Ich war so schrecklich naiv. Ich dachte wirklich, ich könnte groß rauskommen. Wie konnte ich nur so dumm sein und mich auf eine Person einlassen, die ich nicht mal kannte?«

Rémy kannte sich mit den sozialen Medien nicht aus, er hatte nur viel davon gehört und wusste, dass sich dunkle Gestalten dort herumtrieben, um arglose junge Frauen wie Ayla zu entführen oder zu missbrauchen. Sie hatte einfach unglaubliches Pech gehabt, als sie ausgerechnet so jemanden auf Instagram kennengelernt hatte. Er kannte die genauen Hintergründe zwar nicht, aber er wollte sie auch nicht unter Druck setzen, es ihm zu erzählen. Wenn sie irgendwann so weit wäre, dass sie darüber sprechen wollte, würde er ein offenes Ohr für sie haben.

»Wer wartet denn auf dich zu Hause?«, fragte Ayla.

»Niemand, ich habe kein Zuhause«, antwortete Rémy ehrlich.

»Hast du wirklich gar keinen, zu dem du gehen kannst?« Ihre Stimme klang besorgt.

»Nein …«, erwiderte Rémy, unterbrach sich jedoch gleich wieder. »Doch, da gibt es jemanden. Walter. Ihm gehört ein Imbiss in Köln.«

»Wenn das mal kein schöner Zufall ist. Ich wohne auch in Köln, dann können wir zusammen heim.« Ayla strahlte.

»Das ist ein wunderbarer Gedanke. Ich glaube, Walter würde sich freuen, mich zu sehen, und ich noch mehr, wenn ich ihn wiedersehen darf. Er hat ein unglaublich gutes Herz, auch wenn er rein äußerlich nicht ganz so vertrauenerweckend erscheinen mag. Meine Mutter hat mir immer gesagt, dass man nur auf sein Herz hören soll, denn nur mit dem Herzen sieht man gut und erkennt die Wahrheit. So war es bei Walter auch, ich habe sofort erkannt, was für ein reines Herz er hat, und keine Sekunde lang habe ich mich an seinem Aussehen gestört. Er hat mir das Leben gerettet, dafür werde ich ihm ewig dankbar sein.«

»Ich habe Onkel Walter jetzt schon gern«, sagte Ayla.

»Wie kommst du auf Onkel? Er könnte doch auch jung sein.«

»Wegen des Namens und wie du ihn beschreibst. Ich stelle ihn mir groß und kräftig vor, mit Tattoos und vielleicht ein paar Narben. Jemand, der einiges an Dreck gefressen, aber nie sein gutes Herz verloren hat. All diese schlechten Erfahrungen haben ihn zu einem besseren Menschen gemacht, weil er liebe Freunde wie dich hat. Ich würde ihn gerne kennenlernen.«

»Die Beschreibung trifft genau auf Walter zu. Du wirst ihn mögen. Er macht die leckerste Currywurst der Welt«, erwiderte Rémy. Aylas liebe Worte über seinen Freund erwärmten sein Herz und für einen Moment vergaß er, dass sie hier in der Hölle gefangen und zum Sterben verdammt waren.

Ob er noch immer nach mir sucht?, überlegte Rémy.

Zuzutrauen war es ihm und dieses Mal wünschte er sich nichts sehnlicher als das – nicht nur für sich, sondern vor allem für Ayla und Tatjana. Der Bullige hatte sie vor einiger Zeit mitgenommen, sie wussten nicht, warum.

Plötzlich waren Schritte zu hören, die Tür wurde geöffnet und Tatjana in den Raum geschubst, dann wurde die Tür wieder verschlossen.

»O mein Gott!« Mehr brachte Ayla vor Schreck nicht heraus.

Tatjana war grün und blau geschlagen worden und Rémy war in der brutalen Realität zurück. Die Erinnerung an das, was er in dem einen Raum gesehen hatte, als der Bullige ihn hierher zurückgebracht hatte, kehrte mit voller Brutalität zurück: eine junge Frau, festgebunden am Operationstisch.

Es muss noch mehr Gefangene geben, dachte Rémy erneut voller Sorge.

26

18. Februar 2023, Köln

Brandt betrat Aydins Krankenzimmer.

»Moin«, grüßte er seinen Freund und Kollegen.

»Moin«, antwortete Aydin und hustete kurz.

»Wie fühlst du dich?«

»Nicht gut. Das Sprechen fällt mir immer schwerer.«

»Brauchst du was?« Brandt zog sich einen Stuhl an Aydins Bett und versuchte, sich die Sorge um seinen besten Freund nicht anmerken zu lassen.

»Nein, ich habe alles, was ich brauche. Nina kümmert sich mehr um mich, als mir recht ist. Sie tut mir so leid, weil ich ihr das hier antue.«

»Was tust du ihr an?«

»Das!« Aydin hob schwach die Hand und beschrieb damit einen Halbkreis. »Meine Krankheit bereitet ihr große Sorgen und macht ihr furchtbare Angst. Es zerreißt mich, sie so leiden zu sehen.«

Brandt war erschüttert über Aydins Worte. »Auch wenn du das nicht hören magst, aber du bist die kranke Person, nicht Nina«, widersprach er.

»Trotzdem, sie leidet unendlich, gleichzeitig versteht sie es, Leah diesen Schmerz zu ersparen. Es fühlt sich für mich an, als würde ich sie im Stich lassen mit all der Verantwortung.« Er hustete erneut.

»Kein Wunder, dass dich Nina so liebt.«

»Wie meinst du das?«

»Selbst wenn du krank bist, hast du mehr Mitleid mit den anderen als mit dir. Sei ein bisschen egoistischer und denk mal nur an dich.«

»Ist es ein Fehler an die zu denken, die man liebt?«, fragte Aydin und versuchte, sich im Bett ein Stück zu drehen.

»Gut, dass Walter nicht hier ist, der würde vor Rührung anfangen zu weinen«, gab Brandt zurück.

Aydin schmunzelte und Brandt atmete innerlich auf. Er wollte, dass Aydin positiv dachte, dass er lachte und nicht den ganzen Kummer der Welt auf seine Schultern nahm. Das würde er auf keinen Fall zulassen und erst recht nicht auf Aydins Mitleid mit den anderen eingehen. Das half ihm in seinem Zustand bestimmt nicht. Er selbst erlaubte es sich auch nur, wenn er allein war, seinem Kummer freien Lauf zu lassen. Als die Last vor einigen Tagen zu groß geworden war, hatte er sich in den Alkohol flüchten wollen, doch zum Glück hatte Walter ihn aus der versifften Kneipe herausgeholt. Seitdem hatte er sich zusammengerissen und die Kneipe nicht mehr betreten, denn Aydin war krank, nicht er, und sein Selbstmitleid würde ihm nicht helfen, gesund zu werden.

»Wo ist Walter?«, fragte Aydin.

»Die Heizung in seinem Grill ist ausgefallen. Die Handwerker sind da. Er wollte trotzdem mitkommen, aber ich habe ihm gesagt, dass er sich erst mal um das Geschäft kümmern muss.«

»Gut so. Ihr sollt euren Alltag weiterleben. Es bringt nichts, wenn ihr alle meinetwegen eure Routinen aufgebt. Du siehst übrigens viel besser aus, seit du wieder ermittelst.« Ein Husten schüttelte Aydin.

»Du solltest einen Schluck Wasser trinken«, sagte Brandt, öffnete die Flasche und schenkte ihm ein Glas ein. Aydin nahm es entgegen und nippte daran.

Er hat verdammt viel abgenommen und sieht extrem blass aus, dachte Brandt.

Noch immer warteten die Ärzte auf den perfekten Spender, währenddessen spielte die Zeit gegen sie und bisher war Walter weiterhin die beste unter den schlechtesten Optionen.

»Was machen die Ermittlungen?«, erkundigte sich Aydin.

»Möchtest du wirklich darüber reden?«

»Klar, oder glaubst du, du kannst mich ersetzen?« Ein Lächeln umspielte seine Lippen.

»Das könnte höchstens Walter«, ging Brandt auf den Scherz ein.

»Hat er dich unterstützt?«

»Du kennst ihn doch. Hassan, der Kioskbesitzer aus Paris, wurde in Mannheim tot aufgefunden. Er kam nach Deutschland und wollte sich von jemandem aus Bonn einen gefälschten Pass besorgen, Thamir heißt der Kerl.«

»Walter hat Thamir ausfindig gemacht, korrekt?«

»Exakt, und wie wir unseren Walter kennen, musste er mich natürlich nach Bonn begleiten.«

»Gib's zu, am Ende war es die richtige Entscheidung.«

Brandt verdrehte theatralisch die Augen. »Ja, vielleicht. Jedenfalls ist dieser Thamir abgehauen und dank Walter haben wir ihn nach einer wilden Verfolgungsjagd im Auto geschnappt.«

»Hoffentlich hat sich sein Magen nicht zu sehr gedreht«, bemerkte Aydin.

»Weniger als bei dir. Trotzdem ist er eine kleine Pussy, das wollte er aber nicht zeigen. Nur einmal, als ich ein etwas gewagteres Manöver riskieren musste, wurde er ziemlich blass und hat sich festgehalten.«

»Ach, das freut dich.« Aydins Lächeln wurde größer.

»Logisch, er tut eben immer nur so, als wäre er so abgebrüht.«

»Verstehe. Keiner ist abgebrühter als unser Superheld Lasse.«

Brandt hob abwehrend die Hände. »Ich bin kein Superheld, nur ein verdammt guter Polizist und nervenstark.«

»Walsh würde bei so was sicherlich keine Miene verziehen, und wenn er am Steuer sitzen würde, würdest du kreidebleich werden«, stichelte Aydin.

»Du und dein Walsh-Fanboy-Gelaber.« Brandt schüttelte scherzhaft den Kopf.

»Er ist eben einfach cool. Wie er sich damals an die Kufen des Hubschraubers gehängt hat, um dir das Leben zu retten, das war schon echt heftig, und danach hat er Walter aus dem brennenden Haus gerettet, indem er einen schweren Holzbalken von seinem Körper weggestoßen hat.«

»Ist angekommen. Wenn ich ihn sehe, bitte ich um ein Autogramm für dich.«

Auch Brandt mochte Walsh, den Halbamerikaner, der lange Zeit für den amerikanischen Militärgeheimdienst gearbeitet hatte, und er war ihm dankbar, dass er sich damals seinetwegen so in Gefahr gebracht hatte. Aydins Schwärmerei jedoch konnte er nicht teilen.

»Würde mich freuen«, gab Aydin die Stichelei zurück. »Hat das Gespräch mit diesem Thamir denn was gebracht?«

»Leider nicht. Er wollte sich an dem Abend, an dem Hassan ermordet wurde, mit ihm treffen, da er eh in Mannheim war. Ein Bekannter hat dort die Hochzeit seines Sohnes gefeiert.«

»Hast du das überprüft?«

»Echt jetzt? Natürlich, ich mache meine Hausaufgaben. Die Hochzeit gab es. Thamir wusste, dass Hassan Probleme in Frankreich hatte, glaubte aber, dass es dabei um Schwierigkeiten mit der Polizei ging und er Papiere brauchte, um zurück in den Libanon zu reisen und unterzutauchen.«

»Glaubst du ihm?«

»Ich halte die Geschichte für denkbar.«

»Warum ist er dann vor euch weggelaufen?«

»Weil er geglaubt hat, dass wir zu den Leuten gehören, die Hassan ermordet haben und nun ihn schnappen würden. Hassan könnte ihm ja den wahren Grund für sein Untertauchen anvertraut haben.«

Aydin verzog zweifelnd das Gesicht. »Na ja, du siehst nicht gerade wie ein Gangster aus, dem man das zutrauen würde.«

»Walter war dabei.«

»Quatsch. Ich glaube, Thamir hat euch verarscht.«

»Wie kommst du darauf?«

Aydin setzte sich ein wenig im Bett auf, das Gespräch über die Polizeiarbeit schien ihm für einen Moment Kraft zu geben. »Walter ist Deutscher und die Leute, mit denen Hassan Stress hatte, waren sicherlich Araber. Jetzt denk mal nach, warum sollte ein Araber einen Deutschen anheuern, um jemanden zu ermorden? Dazu noch in Deutschland, wo Hassan doch aus Frankreich kommt.«

»Woher willst du wissen, dass der Mörder ein Araber ist?«, fragte Brandt erstaunt.

»Ist doch offensichtlich. Hassan ist Araber, der macht keine illegalen Geschäfte mit Franzosen, erst recht nicht mit Deutschen. In diesen Kreisen bleiben solche Leute unter sich, das ist eine Mentalitäts- und Kultursache, und sie lösen ihre Probleme selbst, sie heuern niemanden aus Deutschland für einen Mord an. Ich sag's ja, er hat dich und Walter verarscht.«

*

»Jungs, wie lange dauert das hier noch?«

»Warum? Hast du Angst, dass dir Umsatz flöten geht?«, erwiderte einer der Handwerker.

»Nein, aber mein Kumpel im Krankenhaus wartet auf mich«, antwortete Walter.

»Den einen Tag wird dein Schatz auch ohne dich auskommen«, gab der Handwerker grinsend zurück.

»Noch so ein dummer Spruch, Kieferbruch«, wurde Walter giftig.

»Entspann dich, mein Kollege meint es nicht so«, versuchte der andere Monteur, die Situation zu entschärfen.

»Es gibt Sprüche und es gibt Sprüche«, hielt Walter dagegen. »Macht lieber hinne, damit ihr fertig werdet. So langsam werde ich unruhig.«

»Wir tun unser Bestes, aber Heizungsprobleme können nun mal komplex sein.«

»Könnt ihr nicht morgen weitermachen?«

»Nein, da haben wir schon andere Termine.« Der Monteur stand auf und ging zu seinem Werkzeugkoffer. »Du solltest wissen, wie schwer es ist, Handwerker zu bekommen. Unser Chef hat dich nur dazwischengeschoben, weil er dich kennt.«

Walter winkte ab. »Ist ja gut. Macht trotzdem schneller. Ich hasse es, wenn ich auf heißen Kohlen sitze.«

»Wenn du weniger dazwischenquatschen würdest, könnten wir uns auch auf die Arbeit konzentrieren«, schimpfte der Kollege.

Walter brummte etwas vor sich hin und setzte sich an einen Tisch in seinem Imbiss.

Im selben Moment klingelte sein Handy.

»Moin, mein lieber Tolga«, nahm Walter den Anruf an.

»Moin, Onkel Walter, verzeih, dass ich anrufe.«

»So ein Quatsch. Da gibt es nichts zu verzeihen. Schön, deine Stimme zu hören.«

»Ich wollte auch deine Stimme hören.«

»Das ist aber lieb von dir. Ist was passiert?« Walter hörte an Tolgas Tonfall, dass ihn etwas zu beschäftigen schien, er sich jedoch nicht traute, es anzusprechen.

»Ich war vorhin sehr traurig, deshalb wollte ich deine Stimme hören, das beruhigt mich immer.«

»Warum warst du traurig?«

»Ich habe einen Mittagsschlaf gehalten und geträumt, dass Emre stirbt. Es war ein ganz schlimmer Traum.«

Walter schluckte. »Das war nur ein Traum, mein Großer. Emre wird wieder gesund. Du brauchst keine Angst haben«, versuchte er ihn zu trösten.

»Solange du bei ihm bist, habe ich keine Angst. Nur im Traum ist das so, ich kann das nicht steuern«, sagte Tolga kleinlaut.

»Wenn du wieder so einen bösen Traum hast, erinnere dich daran, dass es nur ein Traum war und dass Onkel Walter und Lasse immer an der Seite deines Bruders sind.«

»Ich weiß. Das macht mich sehr glücklich.«

»Na siehst du, jetzt bitte keine schlechten Gedanken mehr. Emre wird wieder gesund«, fügte er aufmunternd hinzu.

»Danke, Onkel Walter, dass du immer Zeit für mich hast und mich aufbaust.«

»Dafür ist ein Onkel doch da.«

»Ich habe dich lieb.«

»Ich dich auch.«

Walter beendete das Gespräch, dann legte er das Handy gedankenverloren zur Seite. Er hatte mittlerweile viel über Trisomie 21 gelesen und sich gründlich informiert, daher wusste er, dass es dabei die unterschiedlichsten Ausprägungen gab. Tolga war unglaublich feinfühlig und herzlich, zugleich sehr verletzlich und ängstlich, vor allem, wenn es um seine Liebsten ging. Ihn so leiden zu sehen, machte Walter traurig, denn er fühlte sich wie der echte Onkel von Aydins jüngerem Bruder.

»Emre wird nicht sterben, und ich gehe ihn jetzt im Krankenhaus besuchen, egal was Lasse sagt und egal ob die Handwerker fertig sind«, sagte er zu sich und stand auf.

»Wir sind so weit«, hörte er da den Monteur sagen.

»Wirklich?«, fragte Walter erstaunt.

»Klar, du kannst gerne gleich den Grill anschmeißen, eine leckere Currywurst wäre jetzt perfekt.«

»Dazu ein kühles Blondes«, fügte der Kollege grinsend hinzu.

»Daraus wird leider nichts, Jungs, ich muss ins Krankenhaus. Aber ihr habt was gut bei mir.«

Die beiden Handwerker machten ein enttäuschtes Gesicht, doch Walter dachte gar nicht daran, seine Meinung zu ändern.

Keine halbe Stunde später betrat er die Uniklinik und eilte zum Fahrstuhl, wo er Dr. Glück in die Arme lief.

»Hallo, Herr Dr. Glück!«

»Seien Sie gegrüßt. Wollen Sie zu Herrn Aydin?«, fragte der Arzt.

Wieder einmal konnte Walter nicht anders, als die Gelassenheit und Höflichkeit von Glück zu bewundern. Egal wann und wo er ihn traf, der große blonde Arzt mit den markanten Gesichtszügen strahlte eine Ruhe aus, die ansteckend war.

Plötzlich hatte Walter eine Idee. Möglicherweise war es ein glücklicher Zufall, dass er dem Arzt ohne Brandt begegnet war.

»Ja, ich bin auf dem Weg zu Emre. Sie sind ja mit seinem Gesundheitszustand vertraut, denke ich?«

»Ich versuche, zu helfen, wo ich kann.«

»Wofür ich Ihnen mehr als nur dankbar bin. Wie steht es wirklich um ihn?«

»Noch gibt es Hoffnung«, erwiderte Glück ausweichend und sah Walter dabei aus seinen strahlend blauen Augen an, doch etwas lag in seinem Blick, was Walter nervös machte.

»Was meinen Sie mit Hoffnung? Geht es ihm so schlecht?«

»Er hat Blutkrebs in akzelerierter Phase. Der einzig mögliche Spender sind Sie.«

»Akzeleriert? Was bedeutet das?«, unterbrach Walter den Arzt.

»Verzeihen Sie den Fachausdruck, das war unhöflich von mir. Ihr Freund hat Blutkrebs im fortgeschrittenen Stadium.«

»Sie müssen sich für meine Dummheit nicht entschuldigen. Ich bin nun wirklich kein schlauer Mensch, aber gibt es nicht irgendetwas, was wir tun können? Können Sie nicht helfen?«

»Ich wünschte, ich könnte es.«

»Damals haben Sie Lasse doch auch das Leben gerettet«, wagte Walter einen Vorstoß.

»Es war die Medizin, die Ihren Freund vor dem Tod bewahrt hat«, widersprach Glück.

»Er war tot, wir alle haben gesehen, dass er tot war. Dann waren Sie in seinem Zimmer und er wurde wieder lebendig«, sprudelte es aus Walter hervor. Bis heute glaubte er fest daran, dass Glück im Krankenzimmer von Brandt ein Wunder vollbracht hatte.

»Ich wünschte, es wäre so, aber es war der Lebenswille Ihres Freundes, der ihn von den Toten zurückgeholt hat. Ich bewundere Sie.«

»Mich? Wofür?«, fragte Walter überrascht. Für ihn war es eindeutig Glück, den man bewundern sollte, da er seine medizinischen Fähigkeiten so oft in die Dienste von Ärzte ohne Grenzen stellte, um Menschen überall auf der Welt zu helfen.

»Für Ihre unendliche Liebe. Sie haben ein unglaublich gutes Herz, und ich fühle, dass Sie für Ihre Freunde alles tun würden«, erklärte Glück.

»Das macht man so als echter Freund.«

»Nein, Sie würden sogar darüber hinausgehen. Sie würden Ihr eigenes Leben für Herrn Aydin opfern.«

»Wenn er dadurch gesund werden würde, ja, ohne zu zögern. Er hat Frau und Kind, Leah soll nicht ohne ihren Papa aufwachsen. Außerdem gibt es noch Tolga.«

»Zu dem Sie eine besondere Bindung haben.«

»Er bedeutet mir mehr als jeder andere Mensch«, erwiderte Walter. »So wie Rémy, auch wenn ich nicht weiß, wo der Arme gerade ist. Emre muss leben.«

»Sehen Sie, deswegen bewundere ich Sie«, antwortete Glück sanft und berührte Walters Unterarm. Seine Augen strahlten tiefempfundene Güte aus und leuchteten in einem so intensiven Blau, dass Walter ihn kaum anschauen konnte. »Sie handeln uneigennützig und stellen das Leben Ihrer Freunde über das Ihre. Selbst das von Rémy, einem jungen Straßenmusiker, den Sie vor einigen Jahren kennengelernt haben.«

»Weil er etwas ganz Besonderes ist«, bestätigte Walter, doch dann stutzte er. »Woher wissen Sie das eigentlich?« Er hatte weiche Knie und fühlte sich durch Glücks warme Stimme und seinen einfühlsamen Blick auf angenehme Weise wie hypnotisiert.

»Sie haben vor einiger Zeit über ihn gesprochen«, erklärte Glück, »als wir uns im Café getroffen haben.«

Walter sammelte sich. »Stimmt, verzeihen Sie, aber die Sorge um Emre lässt mich keinen klaren Gedanken fassen.«

»Sie müssen sich nicht entschuldigen«, sagte Glück und lächelte ihm aufmunternd zu. »Gehen Sie zu ihrem Freund, er wird sich freuen, und hören Sie niemals auf, an Wunder zu glauben. Sie sind manchmal näher, als man denkt.«

27

Irgendwo in Frankreich

Dieser Rémy ließ Raba Jebali nicht los.

Es ist dieser Blick, dachte er. Der Straßenmusiker hatte ihn angeschaut, als wüsste er, was ihn erwartete, und nicht nur das, es war, als würde er Mitleid mit ihm haben. Mit ihm, Raba Jebali, Anführer eines gefürchteten Clans.

»Mach dich nicht verrückt. Du hast vor niemandem Angst. Du hast eine Armee von tausend Mann.« Raba schnaubte.

Der Jebali-Clan war in Frankreich ebenso bekannt wie gefürchtet. Er setzte sich aus siebzehn Einzelfamilien zusammen, die in der Großfamilie Jebali vereint waren. Sie hatten sich vor langer Zeit zusammengetan, um sich gegen die Armut und die Ungerechtigkeit der französischen Polizei und der Regierung zu stellen. Raba war ihr uneingeschränkter Herrscher, sein Wort war Gesetz.

Dennoch war Raba ein abergläubischer und tief gläubiger Mensch, das hatte in seiner Familie Tradition. Streng genommen nicht nur dort, sondern in der gesamten arabischen und islamischen Welt. Deswegen trugen viele von ihnen Talismane wie das blaue Auge. Raba führte diesen Talisman als Halskette mit sich, seine Mutter hatte sie ihm geschenkt und sie bedeutete ihm mehr als die teuerste Uhr und das teuerste Auto, das er besaß.

»Verdammt, warum hat man mir diesen Straßenmusiker gebracht? Ich sagte doch, dass ich nur ukrainische Flüchtlinge will. Ist das so schwer zu kapieren?«, wurde er jetzt laut. Er konnte seinen Ärger kaum zurückhalten.

In dem Moment betrat sein Bruder das arabische Café, in dem sich Raba gerade aufhielt.

»Wieso regst du dich so auf?«, fragte Dahoud.

»Weil du und Hadi zu nachlässig werdet.«

»Wieso wir?«

»Ihr habt diesen Straßenmusiker angeschleppt.«

»Er war ein Schnäppchen und er ist noch jung. Für seine Organe kriegen wir gutes Geld«, verteidigte sich Dahoud.

»Ich sagte: nur ukrainische Flüchtlinge. Was ist daran so schwer zu verstehen?«

»Den vermisst doch keine Sau. Wen juckt ein toter Straßenköter, Habibi?«

»Und was ist mit dieser Ayla?«

»Das war ein Versehen, die ist noch aus der Testphase, ob es auch über Instagram funktioniert, da hat sie sofort angebissen. Habibi, was regst du dich künstlich auf? Das sind alles Allahs Geschenke, das war ein leichtes Spiel. Ich sehe echt kein Problem darin.«

Doch Raba kochte innerlich. Dass sein Bruder das auch noch mit dieser Leichtigkeit aussprach, als würde nichts auf dem Spiel stehen, brachte ihn gänzlich zur Weißglut und er schlug mit der Faust auf den Tisch. Dahoud zuckte zusammen, ebenso wie das Personal, das anwesend war. Sonst war das Café leer.

»So ein Versehen kann alles ruinieren. Wann geht es endlich in deinen Koksschädel rein, dass gerade eine neue Ära beginnt? Wir eröffnen uns neue Geschäftsfelder, und während du dich mit Nutten vergnügst, bringe ich uns das Geld ein, du Trottel.«

»Ich kokse nicht«, tat Dahoud genervt.

»Halt den Mund. Ich weiß, dass du und Hadi schnupfen, und wenn ich euch dabei erwische, schlage ich euch die Schädel ein. Wir verkaufen den Mist, aber wir ziehen ihn nicht. Ist das so schwer zu kapieren?«

»Ich kokse nicht, du tust mir unrecht. Erzähl mir lieber von den neuen Geschäften.«

Raba ballte die Faust. Es war offensichtlich, dass Dahoud log, und jedem anderen hätte er an Ort und Stelle die Visage eingeschlagen. Trotzdem musste sein Bruder lernen, dass er nicht lügen durfte.

»Er ist dein Bruder, mein Schatz, vergiss das nicht. Du musst ihn immer beschützen und lieben, egal wie viele Fehler er macht. Versprich mir das«, hatte

seine Mutter zu ihm gesagt, als er volljährig wurde und Dahoud noch fast ein Baby war. Raba war siebzehn Jahre älter als Dahoud, in arabischen Familien nichts Ungewöhnliches.

Natürlich hatte Raba seiner Mutter das Versprechen gegeben und bis heute hatte er es nicht gebrochen. Dennoch war es schwer, Dahoud auf Spur zu halten.

»Der Markt ist riesig, Bruder«, erklärte er daher bestimmt zum hundertsten Mal. »Es gibt in der EU mehr als acht Millionen Flüchtlinge aus der Ukraine, wenn davon mal tausend fehlen, juckt das niemanden, keine Sau interessiert sich dafür. Allein in England werden zweihundert Flüchtlingskinder vermisst, seit Monaten, und glaubst du, das schert irgendjemanden? Hier herrscht Goldgräberstimmung. Rechne doch mal nach, wenn wir allein zweihundert Flüchtlinge in unsere Hände bekommen und pro Flüchtling gibt es eine halbe Million, was ergibt das in der Summe?«

»100 Millionen.«

»Genau. 100 Millionen nur für uns. Die Kosten sind dagegen ein Witz. Wir haben leerstehende und verlassene Gebäude, in denen kein Schwanz sie vermuten wird, die müssen wir uns noch nicht mal neu besorgen. Bei Drogen musst du erst den Stoff beschaffen, Polizei und Politiker bestechen und am Ende für die ganze Logistik sorgen. Der Ertrag wird dadurch immer geringer, deshalb ist das hier ein neues Zeitalter.«

»Warum bestechen wir dann nicht auch dafür Polizei und Politiker, wenn du solche Angst hast?«, fragte Dahoud mit einem Achselzucken.

»Weil du dumm wie ein Stück Brot bist«, reagierte Raba wütend. »Wir töten Menschen, schneiden sie auf und verkaufen ihre Organe. Das ist etwas ganz anderes, als Drogen zu verticken. Glaubst du im Ernst, irgendein Politiker würde da mitmachen? Überhaupt, je weniger darüber Bescheid wissen, desto besser. Wir müssen lernen, wie die Mafia zu denken.«

»Wir sind der Jebali-Clan, scheiß auf die Mafia«, murrte Dahoud.

»Tu einfach, was ich dir sage. Kriegst du das hin?« Raba sah ihn eindringlich an.

»Ja, Habibi. Ich werde dich nicht enttäuschen. Nur noch mal fürs Protokoll: Ich kokse nicht. Keine Ahnung, wer dir solche Lügen erzählt. Hast du einen Namen für mich?«

»Willst du die Person einschüchtern?«, fragte Raba spöttisch.

»Nein, mich würde nur interessieren, wer solche Lügen verbreitet.«

»Halt einfach den Mund, bevor ich mich vergesse.«

Die Tür des Cafés öffnete sich und Hadi Jebali trat ein.

»Willst du mich auch ärgern?«, fragte Raba zur Begrüßung.

»Nein, Cousin, wie kommst du darauf?« Hadi setzte sich zu ihnen.

»Dann gib zu, dass Dahoud kokst.«

»Dahoud? Wieso sollte er koksen?«

Raba schlug mit der Faust auf den Tisch. »Zwei Lügner, die sich gegenseitig decken. Ich sage es auch dir, wenn ich euch beim Koksen erwische, schlage ich euch die Zähne aus.«

»Dass du immer so aggressiv sein musst«, erwiderte Hadi ruhig.

»… und du eine vorlaute Klappe. Ich bin dein Habibi. Etwas mehr Respekt.« Er sah ihn finster an. Im Grunde mochte er Hadi, er hielt ihn für intelligenter als Dahoud und Hadis freche Art gefiel ihm.

»Ich bin nicht hier, um dich zu ärgern, liebster Cousin. Ich habe den Trottel, der uns diesen Straßenmusiker gebracht hat. Diesen François.«

»Sehr gut. Wo ist er?«

»Ich habe ihn wie üblich in den Keller gebracht.«

»Ausgezeichnet.« Raba nickte ihm anerkennend zu. »Fahrt schon mal vor. Ich komme gleich nach, aber keiner rührt ihn an! Ich rede mit ihm.«

»Hatten wir eh nicht vor«, antwortete Hadi, umarmte seinen Cousin und gab ihm einen Kuss. »Du weißt, dass wir dich lieben.«

»Raus mit euch, bevor mir noch ein dummer Spruch rausrutscht«, erwiderte Raba grinsend.

Hadi lachte, klopfte Dahoud auf die Schulter und beide verließen das Café.

»Bring mir noch einen Tee«, sagte Raba zu dem Kellner, der auch zu seiner Clanfamilie gehörte.

»100 Millionen«, murmelte er, und das war nur der Anfang.

Gestern hatte er ein vielversprechendes Gespräch mit einer Person aus Istanbul geführt, die Interesse an Organen hatte, im großen Stil. Das kam Raba sehr gelegen, denn so musste er die Kunden nicht selbst suchen, auch wenn die so schon Schlange standen. Hadi meinte, im Darknet könnte man ebenfalls große Geschäfte anschieben, aber da war Raba nicht so bewandert. Hadi würde sich darum kümmern.

In jedem Fall war die Sache ein aussichtsreiches Geschäft. Es gab viel zu viele Personen, die auf Organe warteten, allein in Europa sollten es mehr als dreißigtausend Menschen sein. In den arabischen Ländern, der Türkei und Israel, wo er ins Geschäft einsteigen wollte, konnte die Zahl kaum geringer sein. Ein unerschöpflicher Markt mit unerschöpflichen Einnahmen. Ein Markt, an den Drogen oder Menschenhandel nicht heranreichten, erst recht nicht, wenn man das Ganze professionell aufzog. Genau das hatte Raba vor und niemand konnte ihn von diesem Vorhaben abhalten, erst recht kein einfältiger Straßenmusiker, egal wie dumm er ihn anschaute.

Der Kellner brachte ihm seinen Tee. Raba nahm einen Schluck, dann stand er auf, um diesem François einen Besuch abzustatten.

Als er den Keller betrat, waren einige seiner Leute bereits in dem Raum. Es war der Ort, an den sie diejenigen brachten, von denen sie die Wahrheit erfahren wollten.

»Sie sind also François«, sagte Raba.

»Das hier muss ein Missverständnis sein«, erwiderte François, der gefesselt auf einem Stuhl saß. »Ich weiß nicht, warum man mich festhält.«

»Ich wünschte, es wäre ein Missverständnis«, sagte Raba bedauernd. »Es geht um Ihren Freund Rémy.«

»Er ist nicht mein Freund, hätte ich ihn sonst zu Ihnen gebracht?«

»Wieso haben Sie ihn uns gegeben?«

»Wieso?« François sah ihn verständnislos an.

»Ja, wieso?«

»Na ja, es war ein Geschäft.«

»Was für ein Geschäft?«

François zögerte.

Raba nicht. Er holte mit der Faust, in der er einen Schlagring hielt, aus und schlug mehrmals auf François ein. Blut spritzte durch die Luft.

»Wenn ich Ihnen eine Frage stelle, dann antworten Sie«, brüllte Raba.

»Mein Dealer meinte, dass ich mir etwas dazuverdienen könnte, wenn ich ihm junge Bettler vorbeibringe«, antwortete François geschockt.

»Wieso haben Sie Ihren Freund verraten?«

»Er ist nicht mein Freund. Wir kennen uns aus der Anstalt und ich brauchte Geld. Heroin ist teuer.«

»Aus der Psychiatrie?«

»Ja, aber das war ein Folterknast, ganz übler Leiter da. Rémy kennt niemanden, er hat keine Familie. Sie müssen keine Angst haben, dass jemand nach ihm sucht. Er ist perfekt für Ihre kleinen perversen Spiele.«

Raba beugte sich zu ihm herunter und sah ihm in die Augen. »Weiß jemand, dass Sie ihn verraten haben?«

»Bin ich blöd? Ich bringe mich doch nicht selbst in Gefahr«, sagte François und lachte. Ein Zahn fehlte in seiner Zahnreihe, Raba sah ihn auf dem Boden liegen.

»Gut«, antwortete Raba, dann stellte er sich hinter François, packte ihn am Hals und drehte seinen Kopf mit Gewalt nach rechts.

François schrie, aber Raba drehte weiter, bis es ein knackendes Geräusch gab, erst jetzt ließ Raba los. François' Körper erschlaffte und Raba wischte sich die Hände ab. Dann sah er in die Runde.

»Genau deswegen möchte ich nicht, dass jemand aus meiner Familie Drogen nimmt. Oder will einer von euch wie dieser dreckige Junkie enden?«, brüllte Raba. »Und jetzt schafft seine Leiche weg.«

28

20. Februar 2023, Köln

Brandt bereute diesen dummen Anfängerfehler, er ärgerte sich maßlos darüber.

»Deswegen brauche ich Aydin an meiner Seite. Walter konnte das nicht wissen, ihm kann ich keinen Vorwurf machen«, sagte er zu sich.

Er hätte selbst darauf kommen müssen, dass Thamir sie belogen hatte. Der Libanese hatte genau gewusst, dass Brandt von der Polizei kam und nicht zu einem Mördertrupp gehörte, und der Kerl war geflohen, weil er mehr wusste, und nicht, weil er Angst um sein Leben hatte.

Natürlich war Thamir jetzt nicht mehr aufzufinden. Am Samstagabend hatte er mit Walter, der doch noch unerwartet im Krankenzimmer von Aydin erschienen war, zwar versucht, Thamir aufzuspüren, der Urkundenfälscher war jedoch spurlos verschwunden.

»Untergetaucht«, murmelte Brandt bitter.

Inzwischen lief eine offizielle Fahndung nach ihm, aber Brandt rechnete sich keine großen Chancen dabei aus. Leute wie Thamir wussten, wie sie sich unsichtbar machten.

Du brauchst Emre, alter Freund, dachte er ebenso selbstkritisch wie besorgt.

Emres Werte wurden von Tag zu Tag schlechter, aber noch immer gab es keinen geeigneten Spender. Walters Spende barg ein großes Risiko, dennoch wollte der behandelnde Chefarzt diese Möglichkeit in Erwägung ziehen.

Im Krankenhaus war Dr. Glück noch zufällig in Aydins Krankenzimmer gekommen, als dieser zu einer Untersuchung abgeholt worden war, nur Walter war bei ihm gewesen, daher hatte Brandt die Chance genutzt und ihn nach seiner Meinung zu Aydins Erkrankung gefragt.

»Wollen Sie eine ehrliche Antwort?«

»Ja«, hatte Brandt erwidert.

»Wir sollten weitersuchen. Das Risiko, dass Herrn Aydins Körper auf die Chemo nicht reagiert, ist zu hoch. Er ist sehr geschwächt, die Chemotherapie allein wird ihm nicht helfen.«

Als er sich jetzt die Situation wieder vor Augen führte, fiel ihm auf, dass Glück Walter und nicht ihn angeschaut hatte, obwohl Brandt ihm die Frage gestellt hatte.

Seltsam, dachte er, und er spürte, wie ihm eine Gänsehaut über den Rücken lief. *Vermutlich, weil er weiß, dass Walter jede Zelle seines Knochenmarks spenden würde, um Emre zu retten.*

Unwillkürlich musste er wieder an den Moment denken, als er nach einem Polizeieinsatz schwer verletzt in der Klinik gelegen hatte. Dr. Glück hatte ihn operiert und eigentlich war er schon klinisch tot gewesen, doch wie durch ein Wunder hatte er überlebt. Er erinnerte sich genau an den Moment. Es war, als hätte Glück, während er seinen leblosen Körper berührt hatte, eine Art Energie an ihn weitergeleitet und ihn so von den Toten zurückgeholt.

Brandt wusste, dass das ein geradezu irrsinniger Gedanke war, denn am Ende waren es die Operation und sein Lebenswille gewesen, die ihn am Leben gehalten hatten. Dennoch wollte dieses Gefühl, dass Glück mehr als nur ein verdammt guter und empathischer Arzt war, nicht verschwinden. Diese Überlegungen behielt er jedoch für sich. Er hatte weder mit Walter noch mit Aydin je darüber gesprochen, da sie beide zu leichtgläubig waren und alles für bare Münze nehmen würden, was er sich da zusammenfantasierte. Nur bei Glück hatte er es einmal angesprochen und dieser hatte ihm freundlich und verständnisvoll versichert, dass er nicht über solche Fähigkeiten verfüge. Seitdem hatte Brandt dieses Thema nie wieder angerührt.

»Mach dich nicht verrückt. Kein Wunder kann Emre retten, nur ein genetischer Zwilling«, sagte Brandt zu sich und spürte, wie sich sein Nacken verspannte.

Er musste sich wieder auf die Arbeit konzentrieren und mit Fischer reden.

Mit einem kurzen Umweg über die Küche, wo er für Fischer und sich einen Kaffee besorgte, ging er zu dessen Büro, klopfte an und trat ein. Sie begrüßten sich und Fischer bedankte sich für den Kaffee.

»Hast du was?«, fragte Brandt und zog sich einen Stuhl heran.

»Nicht viel. Ich versuche gerade, die Handynummer zu lokalisieren. Über den Provider habe ich bereits angefragt und ich habe einen Fakeanruf getätigt, aber das Handy ist ausgeschaltet. Möglicherweise erfahre ich über den Provider, in welchen Funkmast sich das Handy zuletzt eingeloggt hat.«

»Das wird dauern«, stellte Brandt enttäuscht fest.

»Leider. Diese Provider sind nicht die schnellsten.«

»Was ist mit Kreditkarten?«

»Da bin ich dran. Sobald er irgendwo auf der Welt damit bezahlt, finde ich das raus. Du solltest mit Rech reden. Vielleicht hat ja die Spurensicherung was gefunden.«

»Mach ich. Bleib dran und informier' mich.«

»Auch Krüger?« Fischer sah ihn kritisch an.

»Das ist mein Fall. Krüger sucht Ayla und sieht keine Verbindung nach Paris«, erwiderte Brandt.

Fischer nickte und genehmigte sich einen Schluck aus seinem Becher.

»Wie schaut es mit dem Umfeld von Thamir aus? Er könnte dort irgendwo untergetaucht sein«, sagte Brandt.

»Er ist Single. Verwandte von ihm leben in München. Ich habe die Kollegen vor Ort benachrichtigt.«

Brandt blies die Backen auf und ließ anschließend die Luft mit einem leisen Plopp entweichen. »Gibt es noch irgendetwas zu Hassan und seinem Kiosk?«

»Nichts. Aber ich stehe in Kontakt mit der französischen Polizei und dem leitenden Ermittler. Tom hat mir seine Daten weitergereicht.«

»Stimmst du dich auch mit den Mannheimer Kollegen ab?«

»Das sowieso.«

»Danke dir«, sagte Brandt und verabschiedete sich von Fischer, um zu Rech zu gehen.

»Dach«, grüßte ihn Rech, als Brandt dessen Büro betrat.

»Moin«, antwortete Brandt ganz norddeutsch. »Hast du was für mich?«

»Ja, leckere Kekse von meiner Frau«, gab Rech mit gewohnt trockenem Humor zurück. »Nimm dir einen, du siehst aus, als könntest du etwas Zucker gebrauchen.«

Brandt griff gerne zu. Alexander Rech, dessen rundliches Aussehen seinem gemütlichen Wesen entsprach, war der Leiter der KTU und hatte in seinem Leben schon extrem übel zugerichtete Leichen und schwer verletzte Personen gesehen. Nach Brandts Auffassung half ihm sein derber Humor dabei, an diesen Bildern nicht kaputtzugehen.

»Warum hast du mir eigentlich keinen Kaffee mitgebracht?« Rech schaute auf den Becher in Brandts Hand.

»Manchmal überforderst du mich mit deinem rheinischen Humor«, antwortete Brandt und nickte zu dem gut gefüllten Kaffeebecher, der auf Rechs Schreibtisch stand.

»Einem guten Polizisten entgeht nichts. Wie geht es Kollege Aydin?«

»Nicht so gut. Seine Werte werden von Tag zu Tag schlechter.«

»Das tut mir leid.« Rechs Miene wurde ernst. »Aber er wird gesund, Aydin ist keiner, der schlappmacht, allein unseretwegen.«

»Wegen euch?«

»Klar, du wärst ohne Aydin schon mal unerträglich.«

Brandt schüttelte den Kopf. »Möchtest du jetzt auf mir rumhacken oder wollen wir uns endlich über meinen Fall unterhalten?«

»Was möchtest du wissen?«, fragte Rech und lehnte sich in seinem Bürostuhl zurück.

»Ob du, ob ihr was gefunden habt, was mich weiterbringt?«

»Du meinst, um herauszufinden, wo dieser Thamir untergetaucht sein könnte?«

»So ungefähr.«

»Da muss ich dich leider enttäuschen. Zum Glück hatte er es sehr eilig und hat eine seiner Kreditkarten im Schlafzimmer liegen gelassen. Ansonsten haben wir keine Hinweise gefunden«, erwiderte Rech bedauernd.

»Was ist mit Verbindungen zu Hassan?«

»Bisher nichts, wir haben aber noch nicht alle Spuren ausgewertet.«

»Was ist mit seinem Rechner?«

»Das fragst du mich? Das ist doch Fischers Spielwiese.«

Brandt presste die Lippen zusammen. Natürlich, das hätte er Fischer fragen müssen, aber momentan nervte ihn alles und genau das führte dazu, dass er unkonzentriert war.

»Wird Zeit, dass Aydin gesund wird. Ohne ihn …« Rech brach ab und sah ihn nachdenklich an. »Leider habe ich zurzeit nicht mehr«, fügte er hinzu.

»Danke. Melde dich bitte …«, begann Brandt.

»… wenn ich was habe. Logisch. Bevor du fragst: Ja, ich stimme mich mit den Mannheimer Kollegen ab. Sollen die Bonner auch informiert werden? Immerhin ist der Wohnsitz von diesem Thamir in Bonn.«

»Nein, das wird zu unübersichtlich. Thamir ist ein Informant, von mir aus auch ein Urkundenfälscher, aber ich brauche ihn. Er weiß etwas, deshalb will ich ihn nicht gleich ins Gefängnis stecken.«

»Wie du meinst.«

Brandt verabschiedete sich, ging zurück in sein Büro und rief von dort Fischer an, doch der hatte nichts auf Thamirs Bürorechner gefunden, was auf Hassan verwies, und einen privaten Computer besaß Thamir zu Fischers Erstaunen nicht, sodass er davon ausging, dass die gesamte Kommunikation mit Hassan über das Handy gelaufen war.

Brandt fragte sich, wie Hassan an den Kontakt zu Thamir gekommen war. Ob dieser Ali mehr wusste?

Schnell verwarf er den Gedanken. Leute wie Hassan waren gut vernetzt, sicherlich hatte er von jemandem gehört, der jemanden kannte, der gefälschte Papiere besorgen konnte.

Trotzdem kann es nicht schaden, wenn Tom diesem Ali mal auf die Finger klopft. Würde mich nicht wundern, wenn er den Kontakt hergestellt hat, dachte Brandt, also rief er bei Tom Hardt an.

»Nele Blum, Kripo Mannheim«, hörte er eine weibliche Stimme.

»Hallo, Nele. Lasse hier«, sagte Brandt.

Nele Blum war Tom Hardts Dienstpartnerin, eine eigenwillige Polizistin mit unorthodoxen Ermittlungsmethoden, aber Brandt kam gut mit ihr klar.

»Möchtest du mit Tom sprechen?«

»Genau. Es geht um den toten Kioskbesitzer.«

»Ich weiß, Tom und ich ermitteln gemeinsam in dem Fall.«

»Das heißt, du bist auf dem aktuellen Stand?«

»Das sollte ich wohl sein, sonst würde ich meinen Job schlecht machen«, antwortete sie und lieferte Brandt damit gleich den Grund dafür, warum man ihr vorwarf, oft zu direkt und zu ruppig zu sein.

»Dann mach ich es kurz«, erwiderte Brandt. »Thamir Boufal, der Hassan einen gefälschten Pass besorgen sollte, ist untergetaucht. Mich würde interessieren, ob Ali seinem Onkel empfohlen hat, sich an Thamir zu wenden.«

»Ich kümmere mich darum. Wenn du schon mal am Apparat bist, können wir uns doch rasch synchronisieren.«

So viel dazu, dass Blum sehr direkt war, aber Brandt gefiel das, so kam man wenigstens schnell zum Punkt. »Klar. Wirklich viel habe ich leider nicht. Die Durchsuchung von Thamirs Büro und seiner Mietwohnung hat kaum was gebracht, die finalen Ergebnisse stehen allerdings noch aus. Kollege Rech informiert euch eh parallel. Wie war euer Gespräch mit dem französischen Kollegen?«

Blum schnaubte leise. »Schwierig. Er hat nichts rausgerückt, weil er angeblich nichts hat. Macht nicht den Eindruck, als wäre er ein Teamplayer.«

»Glaubst du, er weiß mehr?«

»Vermutlich, sonst würde er sich nicht die Mühe machen und nach Mannheim kommen.«

»Da ist was dran. Wäre gut, wenn wir wüssten, was die Franzosen wirklich in Erfahrung gebracht haben.«

»Tom ist da weiter am Ball. Er kommt mit dem französischen Kollegen besser klar.«

Diese Antwort wunderte Brandt nicht, Nele Blum eckte eben deutlich öfter an als jemand wie Hardt.

»Gut, halte mich auf dem Laufenden.«

»Mache ich, du mich bitte auch.«

Brandt beendete das Gespräch und fuhr sich mit der Hand über die Stirn, dann trat er vor die Wand, an der er die bisherigen Ermittlungsergebnisse angepinnt hatte.

»Warum hat Hassan sich nach Deutschland abgesetzt?«, murmelte er.

Vermutlich weil es ihm in Frankreich zu heiß wurde und sein Neffe Ali in Mannheim wohnt, gab er sich selbst die Antwort.

Aber warum hatte er nicht in Frankreich jemanden aufgesucht, der ihm falsche Papiere besorgte, und war in den nächsten Flieger gestiegen?

Aydin hatte wohl recht. Jemand wie Hassan kannte nur kriminelle Araber und er vertraute nur ihnen. Wenn aber die, die ihn töten wollten, einflussreiche Araber waren, vielleicht sogar ein Clan, dann kannten sie auch jeden der Landsleute, die Pässe fälschten. Das Risiko hatte Hassan nicht eingehen können und deswegen war er nach Mannheim gefahren, weil er Ali kannte und Ali wiederum Thamir.

Brandt zog eine Verbindung zwischen Ali und Thamir an der Wand.

»Es kann nur so sein«, sagte Brandt zu sich. »Oder Hassan kannte noch jemand anderen, der Thamir kennt.«

Wieso hatte er Thamir nicht gefragt, woher er Hassan kannte? Brandt ärgerte sich über sich selbst, so schludrig kannte er sich gar nicht. Diese Fehltritte damit zu entschuldigen, dass er gerade nervlich am Anschlag war, weil er sich so große Sorgen um Aydin machte, war dennoch nicht korrekt, so leicht wollte er es sich nicht machen.

Zafer Kaya, huschte es ihm durch den Kopf. Er hatte da eine Idee, die ihm jedoch nicht so recht zusagte.

29

Irgendwo in Frankreich

Sie hatten ihm am vergangenen Abend erneut Blut abgenommen und Rémy fragte sich, warum. Darüber hinaus hatte es noch einige andere Untersuchungen gegeben, wie CT- und Ultraschallaufnahmen. Letzteres konnte sich Rémy damit erklären, dass sie sehen wollten, ob seine Organe gesund waren.

Aber warum so viel Blut?, überlegte er wieder und wieder. *Wollen sie ganz sichergehen oder verkaufen sie unser Blut?*

Nein, das war wohl eher abwegig. Diese Verbrecher waren nur an ihren Organen interessiert. Dennoch blieb die Frage, warum man sie noch nicht getötet hatte.

Weil es weitere Geiseln gibt, gab er sich selbst die Antwort, da er unwillkürlich wieder an die offene Tür denken musste, hinter der er die Frau auf dem OP-Tisch gesehen hatte. Dass ihn seine Erinnerung trog, hielt er für ausgeschlossen.

Zu gern hätte er jetzt auf seiner Flöte gespielt, aber Tatjana und Ayla schliefen und er wollte sie nicht wecken. Sie wirkten friedlich und irgendwie glücklich, fast geborgen, als würde der Schlaf ihnen Sicherheit geben.

Welch ein Trugschluss, dachte Rémy traurig.

Ihm waren leider keine angenehmen Träume vergönnt. Ständig kreisten seine Gedanken um François und den feigen Verrat. Dass François mit diesen Kriminellen unter einer Decke steckte, fiel ihm schwer zu glauben. Viel eher nahm er an, dass es mit seiner Drogenabhängigkeit zusammenhing, davon hatten ihm nämlich andere Straßenkünstler erzählt.

Sicherlich hat er von diesen Arabern Drogen gekauft, konnte sie nicht bezahlen und hat mich ihnen gegen Erlass oder Stundung der Schulden ausgeliefert, überlegte Rémy. Beweisen konnte er das jedoch nicht, und obwohl er allen Grund hatte, wütend auf François zu sein, war er es nicht. Im Gegenteil, er tat ihm leid, weil die Drogen von seinem Verstand Besitz ergriffen hatten. Schon in der Nervenheilanstalt hatte es François nicht leicht gehabt, und wie es schien, war ihm in Freiheit ein noch schrecklicheres Schicksal widerfahren.

Dieser Dummkopf, wie kann er nur Geschäfte mit diesen Teufeln machen, die werden ihn doch niemals am Leben lassen, dachte Rémy. Gleichzeitig hoffte er, dass er sich irrte.

Schritte.

»Bitte nicht«, hörte er Ayla verzweifelt sagen, sie war offenbar durch die Geräusche aus dem Schlaf gerissen worden.

»Schlaf weiter, ich kümmere mich darum«, sagte Rémy. »Vielleicht lassen sie dich in Ruhe, wenn die sehen, dass du schläfst.«

»Und du?«

»Mach dir um mich keine Gedanken.«

Tatjana regte sich nicht, sie schlief noch oder sie wollte nicht zeigen, dass sie wach war.

Die Tür wurde geöffnet und der Bullige betrat den Raum.

»Mitkommen«, sagte er an Rémy gerichtet.

Rémy stand von seinem Bett auf und folgte dem Mann nach draußen.

»Wollt ihr mir wieder Blut abnehmen?«

»Nein, wir haben alles, was wir brauchen.«

»Was wollt ihr dann?«

»Du solltest weniger Fragen stellen. Du bist ein seltsamer Vogel.« Der Bullige schüttelte den Kopf.

»Ich bin nur ein Straßenmusiker, der versucht, zu überleben.«

»Deine Blutwerte sagen etwas anderes.«

»Wie meinen Sie das?« Rémy wollte die Chance nutzen und den Bulligen weiter in ein Gespräch verwickeln, um mehr Informationen aus ihm herauszubekommen.

»Du hast Blutgruppe 0. Du kannst jedem Blut spenden.«

»Wollt ihr denn, dass ich das mache?«

Der Bullige blieb unvermittelt stehen. »Du bist echt schräg, das habe ich zum ersten Mal gespürt, als ich dich auf deiner Flöte spielen gehört habe.«

»Hat es dir gefallen?«

»Ja, du hast Talent«, erwiderte der Bullige anerkennend, doch dann schüttelte er sich und setzte wieder seine finstere Miene auf. »Ich soll nicht mit dir reden.«

»Warum nicht? Ich werde eh bald sterben, für mich ist es egal, aber die beiden jungen Frauen haben ihr ganzes Leben noch vor sich.«

»Du hörst dich an, als wärst du uralt.« Der Mann lachte.

»Nein, aber was für ein Leben habe ich denn im Vergleich zu den beiden anderen? Ich lebe auf der Straße. Meine Zukunft ist von Armut gezeichnet, ich habe keine Angst, zu sterben.«

»Du redest zu viel.«

»Und du zu wenig«, gab Rémy mutig zurück.

»Sei nicht frech, sonst gibt's was auf die Fresse.«

Rémy lächelte ihn an. »Sei nicht so aggressiv, du bist doch im Grunde ein herzlicher Mensch, der gerne lacht und sich für seine Familie aufopfert.«

»Du weißt gar nichts über mich«, wurde der Bullige nun laut und beugte sich vor, dabei fixierte er Rémy mit seinem Blick.

»Ich sehe ein gutes Herz«, blieb Rémy gelassen.

Jetzt holte der Bullige aus, um Rémy einen Faustschlag zu verpassen, doch kurz vor dessen Kopf hielt er inne. Er atmete schwer und ließ die Hand sinken.

»Warum zuckst du nicht? Jeder andere wäre ausgewichen«, sagte er misstrauisch.

»Weil ich keine Angst vor dem Tod habe.«

»Bist du ein Junkie?«

»Ich bin nur ein armer Straßenmusiker, der des Lebens überdrüssig ist.«

Der Bullige machte eine wegwerfende Handbewegung. »Halt endlich die Klappe und rein mit dir.« Er drängte Rémy in einen Raum.

30

Köln

ürte, wenn man starb?

Aydin in seinem Beruf immer wieder sehr gefährlichen ausgesetzt gewesen war und dem Tod viel zu oft in die aut hatte, hatte er nie damit gerechnet, in so jungen Jah- lich zu sterben.

ar alles anders und es war seltsam, alles verlief plötzlich ; selbst die Zeit schien nicht zu vergehen, obwohl das Un- Die Zeit war vermutlich die einzige Konstante im Leben en Menschen, sie lief unaufhörlich und nahm auf nieman- ksicht. Sie interessierte sich nicht dafür, ob man hübsch, folgreich oder krank war. Sie verging für den König von Eng- enso langsam oder schnell wie für den Straßenjungen aus ai. Vermutlich war die Zeit das Gerechteste, was die Mensch- atte. Doch Aydin spürte, dass ihm nicht mehr viel Zeit blieb.

as Gespräch mit dem Chefarzt an diesem Morgen war wie ein ag in die Magengrube gewesen. Seine Werte waren extrem cht und ohne eine schnelle, hochdosierte Chemo würde er mit ßer Wahrscheinlichkeit sterben, daraus machte der Chefarzt kei- Hehl. Er empfahl ihm daher, nicht länger auf den Spender zu rten, sondern unverzüglich mit der Chemotherapie zu beginnen.

»Ich will nicht sterben«, wisperte Aydin.

Er war mit seinen dreiunddreißig Jahren doch viel zu jung, und er Gedanke, dass er seine wundervolle Tochter nicht mehr aufwach- en sehen würde, schmerzte ihn unendlich.

Erst vor einigen Wochen hatte Leah ihn in einem Streichelzoo gefragt, ob sie ein eigenes Pferd haben könnte, weil sie so hin und weg gewesen war von einem der süßen Ponys. Natürlich würde er ihr keines schenken, aber er wollte ihr Reitstunden ermöglichen,

Einige Personen warteten dort auf ihn, einer von ihnen war Raba, ihr Anführer.

»Wie lange lebst du schon auf der Straße?«, fragte Raba ohne einleitende Worte.

»Seit einigen Jahren. Als ich von zu Hause weggelaufen bin, ich war noch jung.«

»Warum hast du das getan?«

»Weil mein Vater mich ständig geschlagen hat.«

»Was ist mit deiner Mutter?«

»Sie ist bei meiner Geburt gestorben. Mein Vater hat mir das nie verziehen«, erklärte Rémy. Es war eine Lüge, aber die Wahrheit durfte niemand erfahren, weil sie allen als eine noch viel größere Lüge erschienen wäre.

Walter ist da die einzige Ausnahme, dachte er.

»Nimmst du Drogen?«, fragte Raba und verengte die Augen.

»Nein, nur manchmal Alkohol. Im Winter kann es sehr kalt sein, da wärmt der Alkohol einen und hilft, die Einsamkeit zu verbannen.«

»Sicher? Dein Freund, dieser François, ist doch auch ein Drogenjunkie.«

»Er ist nicht mein Freund. Wir kennen uns nur.«

»Aus der Klapse?«, fragte Raba spöttisch.

»Es war eine Einrichtung, in der psychische Krankheiten geheilt werden«, berichtigte Rémy ihn.

»Bist du also geisteskrank?«

»Wenn man die Ärzte fragt, würden sie das bejahen«, antwortete Rémy, zugleich fragte er sich, woher dieser Raba das alles wusste.

François!, schoss es ihm durch den Kopf.

»Das Leben als Kind auf der Straße kann hart sein«, sagte Raba jetzt. »Meine Eltern waren sehr arm. Sie hatten gerade so viel Geld, dass wir ein Dach über dem Kopf und etwas zu essen hatten. Meine Mutter hat nebenbei als Toilettenfrau gearbeitet, um ihren Kindern neue Kleidung kaufen zu können. Sich selbst hat sie nie etwas gegönnt, sie hat immer nur an ihre Kinder und deren Wohl gedacht.

Sicherlich kannst du verstehen, was echte Armut bedeutet, wenn du schon so lange auf der Straße lebst.«

Rémy nickte. »Das kann ich. Ihre Mutter muss eine wunderbare, ehrbare Frau gewesen sein. Ich hätte sie gern kennengelernt.«

»Woher weißt du, dass sie tot ist?«, platzte Raba heraus. Er wirkte erschrocken.

»Es liegt in Ihren Augen. Sie sehen schmerzerfüllt und traurig aus. Sie haben Ihre Eltern und vor allem Ihre Mutter sehr geliebt. Ihr Tod hat Sie verändert.«

Raba machte einen Schritt auf Rémy zu, als wollte er ihm einen Schlag verpassen, tat es aber nicht.

»Es gab keine selbstloseren Menschen in meinem Leben als sie«, sagte er stattdessen. »Meine Kinder dagegen sind verwöhnt, weil ich als Vater ihnen alles ermöglichen will. Ich hatte als Kind nichts, daher möchte ich nicht, dass sie das Gefühl kennen, was es bedeutet, so arm zu sein. Ich weiß, das ist ein Fehler, aber was soll ich machen?«

Raba bekam schmale Augen, er schien zu überlegen. »Du weißt, dass dich dein Freund François verraten hat?«

»Er ist nicht mein Freund«, wiederholte Rémy. »Freunde verraten einen nicht. Sicherlich hat er es nur getan, weil er Geld für Drogen brauchte. Armer Kerl, die Drogen haben ihm das letzte Stück Menschlichkeit genommen. Sehr traurig.«

»Möchtest du ihm für diesen Verrat nicht wehtun?«, fragte Raba.

»Nein, er tut mir leid und es macht mich traurig, ihn so zu sehen.«

Raba nickte und verschränkte die Arme vor der Brust. »Ich habe ihn getötet. Zufrieden?«

»Warum sollte ich das sein? Ich sagte doch, er tut mir leid. Drogen sind etwas Furchtbares.«

Raba zog erstaunt die Augenbrauen hoch. »Du wirkst deswegen gar nicht besorgt, eher wie jemand, der mit dem Tod schon Bekanntschaft gemacht hat.«

»Habibi, was quatschst du mit diesem Idioten? Warum ist er

überhaupt hier?«, hört

schimpfen.

Er tat weiter so, als wü

er: »Wenn man wie ich au

Männern zu tun, die einem

»Nur Männer? Was ist m

»Eine Frau hat noch nie ve

neues Leben in die Welt, ihre

sen.«

»Man sagt, du spielst auf der

Rémy nickte.

»Kannst du ein arabisches Lied

»Nein, nur englische und französ

er witterte eine Falle. Sie sollten nich

beherrschte.

»Spiel mir was«, forderte Raba.

Rémy nahm seine Flöte und spielte d

von Charles Trenet. Wie jedes Mal schloss

verschmolz ganz mit der Musik.

Er hatte keine Angst vor Raba und sei

nicht, wenn er auf seiner Flöte spielen durfte,

sich frei, weit weg von Wut, vom Hass und all d

Welt.

Als die Melodie endete, öffnete er die Augen u

Raba ihn regelrecht anstarrte. Er glaubte sogar, da

eine Träne aus dem Augenwinkel wischte, nur die

nes, der Raba mit Habibi angesprochen hatte, waren

»Lass mich ihn töten«, sagte der Mann auf Arabi

Anführer.

damit sie sehen konnte, ob ihr das Reiten wirklich so viel Spaß machte, und verstehen, dass ein Pony kein Spielzeug war, sondern eine Menge Verantwortung bedeutete.

Aydin krampfte die Hände zusammen. Diese Gedankenspiele hatten sich jetzt wohl erledigt.

Lasse und Walter werden mit Leah reiten gehen, dachte er. Wenigstens das.

Er wusste, dass seine Kollegen, Bekannten, Freunde und Familie, wirklich jeder, der ihn kannte, alles unternahmen, um ihm zu helfen, doch wie es schien, reichte das nicht aus. Der genetische Zwilling war nicht unter denen, die sich bis jetzt hatten registrieren lassen. Die besten Werte hatte bisher nur Walter, aber der Chefarzt machte ihm auch in dieser Hinsicht nicht viel Hoffnung. Trotzdem empfahl er, Walters Stammzellen für eine Transplantation zu nehmen, da man nicht wisse, wann man einen geeigneteren Spender finden würde, und Aydins Zustand sich zusehends verschlechterte. Die Stammzellentransplantation wäre allerdings erst nach der Chemo sinnvoll. Danach hatte er ihm einiges über die mögliche Therapie erzählt, was Aydin nicht so recht verstanden hatte, er hatte sich jedoch auch nicht in der Lage gefühlt, den Arzt zu fragen. Er würde das morgen noch einmal ansprechen. Klar war nur, dass es verschiedene Therapien gab und dass man alsbald damit würde beginnen müssen.

Aydin war hin- und hergerissen. Wenn nicht mal die Ärzte eine eindeutige Empfehlung aussprechen konnten und immer wieder vor potenziell tödlichen Risiken warnten, wie sollten dann Menschen wie er wissen, was richtig war?

Medizin war zu kompliziert.

Ein Husten schüttelte ihn, er fühlte sich schlapp und fror. Wie sollte ein Mensch in seinem Alter wissen, was er tun sollte, wenn jede seiner Entscheidungen über seinen eigenen Tod bestimmte?

Auf den Tod wurde man nicht vorbereitet, das wurde ihm wieder einmal schmerzlich bewusst. Aber vielleicht war das auch gut so, vielleicht hätten die Menschen sonst noch mehr Angst davor.

Oder sie würden lernen, damit umzugehen.

»Ich liebe mein Leben«, sagte er leise und seine Augen füllten sich mit Tränen, weil ihm mit einem Schlag bewusst wurde, was für ein schönes Leben er hatte, dass er vom Glück verwöhnt wurde.

Lasse und Walter werden sich um die Familie kümmern, dachte er. Es war zumindest ein kleiner Trost, dass er sich blind auf sie verlassen konnte.

Es klopfte an der Tür und Dr. Glück trat ein.

»Ich hoffe, ich störe Sie nicht«, sagte er und kam zu ihm ans Bett.

»Nein, das tun Sie nicht. Ich bin Ihnen sehr dankbar, dass Sie sich die Zeit nehmen und nach mir schauen, obwohl sie an jeder Ecke gebraucht werden.« Aydin versuchte ein Lächeln zustande zu bringen.

»Wie fühlen Sie sich?«

»Nicht gut, müde und kraftlos. Ich habe starke Schmerzen.«

»Das sind leider die Nebenwirkungen.« Glück sah ihn aus seinen strahlend blauen Augen besorgt an. »Wie haben Sie sich entschieden?«

»Sie wissen, dass ich mich bald entscheiden muss?«

»Ich hatte ein Gespräch mit Ihrem behandelnden Arzt.«

»Ehrlich gesagt, ich weiß es nicht. Was, wenn Walters Stammzellen nach der Transplantation nicht ansprechen? Der Arzt empfiehlt, dass ich alsbald mit der Chemo anfangen sollte, aber mein Körper springt nicht so recht auf die Zytostatika an, die ich vorbereitend nehme.«

»Die Chemotherapie ist ein Weg«, erwiderte Glück. »Sie müssen jedoch wissen, dass Ihr Zustand sehr ernst und der Krebs weit fortgeschritten ist. Die Blasten in Ihrem Körper steuern auf die dreißig Prozent zu. Allein die Chemotherapie wird, fürchte ich, nicht reichen.«

»Ich weiß, das hat der Chefarzt auch gesagt.« Aydin atmete tief ein und aus. »Was soll ich denn machen? Ich werde wohl so oder so sterben. Den genetischen Zwilling zu finden, ist doch Wunschdenken, und mit der Chemo kann ich mir Zeit kaufen, oder?«

»Diese Entscheidung kann ich Ihnen nicht abnehmen. Auf jeden Fall kann die Chemo Ihnen Zeit geben und sie ist in Ihrem Fall dringend nötig für die Stammzellentransplantation. Was sagen denn Ihre Familie und Ihre Freunde?«

»Mit meiner Frau habe ich noch nicht darüber gesprochen.«

»Das sollten Sie aber dringend tun. Sie lieben doch Ihre Frau.«

»Mehr als alles andere. Ich möchte nicht …« Aydin stockte der Atem.

Dr. Glück legte ihm sanft die Hand auf die Schulter. »Sprechen Sie mit ihr. Sie weiß, dass es Ihnen schlecht geht. Erzählen Sie ihr alles, was der Arzt Ihnen auch erzählt. Haben Sie keine Geheimnisse vor ihr.«

»Sie haben recht. Ich rede mit ihr. Es fällt mir nur so schwer.«

»Das ist normal. Sie sind ein Mensch, Sie haben Gefühle. Schämen Sie sich dieser nicht. Erzählen Sie Ihrer Frau, dass Sie Angst haben. Das wird Sie stark machen. Schwäche zu zeigen, ist nicht falsch.«

Aydin nickte. Glücks Worte taten ihm gut, sie gaben ihm Mut und ermunterten ihn, Nina gegenüber offen zu sein. Sie wusste, wie schlecht es um ihn stand, aber vermutlich nicht, dass der Tod bereits an seine Tür klopfte, in der Hand zwei Münzen für die Überfahrt.

»Was ist mit Ihren besten Freunden Walter und Brandt, was raten die Ihnen?«, fragte Glück.

»Walter und Lasse überlassen mir die Entscheidung, sie sind mit allem einverstanden, was ich möchte, aber …« Aydin stockte.

»Aber?«

»Ich glaube, sie wollen, dass ich weiter an mich glaube und warte, bis wir einen geeigneteren Spender haben, ehe wir Walters Stammzellen nehmen.«

»Manchmal ist es nicht verkehrt, auf dieses Bauchgefühl zu hören«, antwortete Glück mit weicher Stimme, und fast kam es Aydin vor, als wäre dieser Satz vielmehr eine Empfehlung, noch zu warten.

31

21. Februar 2023, Köln

Von Thamir Boufal fehlte weiterhin jede Spur.

Fischer hatte bislang keine Zahlung mit der Kreditkarte feststellen können, und der Provider würde sicherlich noch Tage brauchen, bis er ihnen die angeforderten Unterlagen schicken würde. Das kostete viel Zeit – Zeit, die sie nicht hatten. Vor allem Ayla hatte sie nicht.

Wenn sie denn noch lebte.

Zudem bewegte sich Brandt mit seinen Ermittlungen insgesamt auf dünnem Eis. Es gab keinen Beweis, dass Aylas Verschwinden in Zusammenhang mit dem Mord an dem Kioskbesitzer stand. Nur sein Bauchgefühl sagte ihm das und ihm vertraute er mehr als so manch anderem.

»Ein Mensch kann sich doch nicht in Luft aufgelöst haben«, sagte sich Brandt zum hundertsten Mal.

Dass Thamir sich mit dem Flieger in sein Herkunftsland nach Tunesien abgesetzt hatte, konnte er sich nicht vorstellen, schließlich gab es eine offizielle Fahndung nach ihm. Spätestens bei der Passkontrolle wäre er aufgeflogen.

Mit dem Auto?, überlegte Brandt weiter. Das Fahrzeug, in dem er vor ihnen geflohen war, war ebenfalls zur Fahndung ausgeschrieben, was allerdings nicht hieß, dass er sich nicht mit einem geliehenen Auto abgesetzt haben könnte. Die Sache drehte sich im Kreis und Brandt hatte das Gefühl, wieder einmal auf der Stelle zu treten.

Seine Gedanken wanderten zu Aydin, den er kurz besucht hatte, bevor er ins Präsidium gefahren war. Er hatte nicht gut ausgesehen, und Brandt hatte Sorge, dass er die Chemo nicht überstehen könnte. Aydin hatte ein Gespräch mit Dr. Glück gehabt und der hatte ihm durch die Blume den Rat gegeben, weiter nach dem genetischen Zwilling zu suchen und sich nicht auf die Stammzellen von Walter zu verlassen. Der Bericht hatte Brandt mit gemischten Gefühlen zurückgelassen.

Warum sagt Glück so etwas?

Vermutlich weil er Emre Mut machen wollte, gab er sich selbst die Antwort. Doch tief in seinem Inneren regte sich die Ahnung, dass er damit ein Ziel verfolgte, das er nicht offen ansprach.

»Quatsch. Er ist Arzt, wenn er eine Möglichkeit sieht, wird er uns das sagen«, ermahnte sich Brandt, diesen völlig unrealistischen Gedanken abzuhaken.

Und wenn Glück an ein Wunder …

Brandt schüttelte den Kopf. »Jetzt denkst du schon wie Walter. Es gibt keine Wunder und keine Menschen, die durch Handauflegen Tote zum Leben erwecken können. Aydin braucht alles, aber sicher keinen zweiten Walter an seiner Seite.«

Dabei war er bereit, nach jedem Wunder zu suchen, er würde nichts unversucht lassen, um Aydin das Leben zu retten.

Nichts!

Konzentrier dich auf deine Ermittlungen, ermahnte er sich zum wiederholten Male an diesem Morgen. *Emre ist bei den Ärzten in besten Händen.*

Da klingelte sein Bürotelefon, auf dem Display sah er, dass es sich um eine Mannheimer Nummer handelte. Es war Tom Hardt. Sie wechselten ein paar Worte, dann sagte Hardt: »Ich habe mit Ali gesprochen. Er bleibt dabei, dass er Thamir nicht kennt und den Namen das erste Mal in dem Telefongespräch seines Onkels mitgehört hat.«

»Glaubst du ihm?«, fragte Brandt.

»Ich neige dazu. Für mich ergibt es keinen Sinn, dass er uns etwas verheimlicht, jetzt, wo sein Onkel tot ist.«

»Vielleicht hat er Angst, dass er in die Ermittlungen hineingezogen wird.«

»Glaube ich nicht. Der Verlust seines Onkels zerrt an seinen Nerven, das ist nicht gespielt.«

»Dann wissen wir noch immer nicht, woher Hassan den Kontakt hatte.«

»Ich fürchte nicht. Wer immer das war, könnte eventuell wissen, wo Thamir untergetaucht ist.« Hardt hielt kurz inne. »Ich gehe davon aus, du hast auch keine Neuigkeiten, oder?«

»Nein. Was ist mit der französischen Polizei?«

»Die haben genauso wenig. Offiziell jedenfalls.«

»Aber sie werden ja wohl eine Vermutung haben, wer ihn umgebracht haben könnte.«

»Haben sie nicht.« Hardt räusperte sich.

»Ich traue mich gar nicht, zu fragen«, begann Brandt, doch Hardt unterbrach ihn.

»Ich vertraue dem französischen Ermittler nicht, wenn du wissen willst, was mein Bauch sagt.«

Brandt tippte mit seinem Kugelschreiber auf die Schreibtischunterlage. »Vielleicht sollte ich nach Paris fahren.«

»Bekommst du denn die Erlaubnis dafür?«, fragte Hardt erstaunt.

»Das lass mal meine Sorge sein«, gab Brandt zurück. Natürlich würde er sich etwas Gescheites einfallen lassen müssen, um Bender davon zu überzeugen, dass er nach Paris musste. Allein die Tatsache, dass sie der französischen Polizei nicht vertrauten, würde nicht ausreichen.

»Soll ich mitkommen?«

»Lieber nicht. Es würde sich nicht gut machen, wenn Kollegen aus zwei verschiedenen Dienststellen in Paris auftauchen. Ehrlich gesagt, weiß ich auch gar nicht, ob diese Spur im Moment zielführend ist. Wir müssen Thamir finden, danach beschäftige ich mich mit Paris.«

»Klingt vernünftig. Ich muss jetzt in die Besprechung«, antwortete Hardt und beendete das Telefonat.

Brandt schloss kurz die Augen, um nachzudenken. Wie gern hätte er sich jetzt mit Aydin ausgetauscht.

Das Vibrieren seines Handys auf dem Schreibtisch schreckte ihn auf. Er hatte eine Nachricht von Zafer Kaya bekommen:

In einer Stunde in meinem Restaurant in der Keupstraße.

Brandt antwortete ihm:

Ich werde da sein.

Sofort kam die nächste Nachricht:

Bringen Sie Walter mit.

»Was?«, entfuhr es Brandt. »Das kann doch nicht sein Ernst sein?«
Er tippte eine Antwort ein:

Walter ist kein Polizeibeamter, es handelt sich hier um offizielle Ermittlungen.

Doch er zögerte, die Nachricht abzuschicken. Er durfte Zafer nicht verärgern. Entweder erlaubte der Clanchef sich einen Scherz auf seine Kosten, weil er ahnte, dass er Walter bei den Ermittlungen nicht dabeihaben wollte, oder aber er schätzte Walters Gesellschaft einfach.

Wir werden da sein,

antwortete Brandt daher mit etwas Bauchgrimmen. Am Ende zählte nur, dass Zafer ihm helfen konnte, Thamir zu finden.

»Zafer Abi hat meine Fähigkeiten schon immer zu schätzen gewusst«, schwärmte Walter, als sie gemeinsam im Auto auf dem Weg in die Keupstraße waren.

»Nur unter uns: Du solltest deinen Grill nicht ständig schließen, denk mal an die Umsatzverluste«, erwiderte Brandt. »Ich kann das auch allein erledigen. Kaya hat bestimmt Verständnis dafür, wenn ich sage, dass du nicht …«

»So einen Unsinn will ich gar nicht erst hören. Das hast du schon versucht, als du mich abgeholt hast. Glaubst du, ich lasse dich oder Emre im Stich, wenn es brenzlig wird?«

»Mich darfst du gerne im Stich lassen, das nehme ich dir nicht mal übel.«

Walter warf ihm einen wütenden Blick zu. »Nimm dir lieber ein Beispiel an Zafer Abi. Wenn sogar ein Clanboss aus Köln auf meine Fähigkeiten setzt, dann sollte ich das von meinem mitbesten Freund Lasse wohl auch erwarten dürfen.«

»Mitbester Freund? Was ist das denn für eine Wortschöpfung? Arbeitest du jetzt für den Duden?«

»Na ja, bester Freund bezeichnet nur einen, aber beste Freunde sind für mich Tolga, Rémy, Aydin und du.«

»Du hast ja viele mitbeste Freunde«, zog Brandt den Imbissbudenbesitzer auf.

»Das mit dir muss ich mir scheinbar noch überlegen«, brummte Walter, doch dann grinste er. »Du weißt, dass deine Scherze an mir abprallen. Ich bin durch und durch Stoiker.«

Brandt konnte nicht anders, er prustete los. »Du und ein Stoiker?«

»Lieber ein Stoiker als ein Idiot wie du.«

»Wenn es dir hilft. Du bist auch mein mitbester Freund.«

Walter strahlte. »Steht dir gut, mal was Nettes zu sagen. Schade, dass Emre nicht da ist.«

»Wenn Junior wieder hier neben mir sitzt, werde ich ihm und dir eine Woche lang nur nette Dinge sagen.«

»Eine Woche lang? Du? Ohne einen einzigen dummen Spruch?«

»Klar.«

»Niemals. Das schafft ein Lasse Brandt auf keinen Fall, darauf wette ich einen Monat kostenlose Currywurst.«

»Deal.«

Brandt bog in die Keupstraße ein und war nun doch froh, dass Walter dabei war. Seine Gesellschaft lenkte ihn ab, sodass er mit seinen Gedanken nicht ständig bei Aydin und seiner schlimmen Krankheit war.

Kaum standen sie vor der Tür zum Restaurant, kam ihnen auch schon Faruk, Zafers jüngerer Bruder, entgegen.

»Heute nicht, Scheißbulle«, sagte Faruk und lachte, dann ging er mit seinen beiden muskelbepackten Freunden weiter.

»Als ob ich vor diesem Idioten Angst hätte«, schnaubte Brandt.

Als sie gerade das Restaurant betreten wollten, klingelte sein Handy.

»Fischer, was gibt's?«, fragte er.

»Am Flughafen in Wien wurde vor einer Stunde eine Person festgenommen.«

»Etwa Thamir?«

»Die Person heißt Mostafa Ahmed.«

»Also hat er falsche Papiere?«, fragte Brandt.

»Genau. Der Beschreibung nach ähnelt die Person Thamir Boufal. Es wird gerade überprüft, ob es sich tatsächlich um Thamir handelt.«

»Das wären sehr gute Neuigkeiten. Bleib bitte dran. Falls nötig, kann ich den nächsten Flieger nach Wien nehmen«, sagte Brandt.

Fischer versprach, sich zu melden, und Brandt schöpfte endlich wieder Hoffnung, dass es voranging in seinen Ermittlungen.

»Haben sie Thamir gefunden?«, fragte Walter sogleich.

»Wissen wir noch nicht. Sie haben am Wiener Flughafen jemanden festgesetzt, der ihm ähnlichsieht, und bevor du fragst: Nein, du darfst nicht mit.«

Walter brummte etwas vor sich hin.

»Lass uns lieber sehen, was Kaya zu erzählen hat«, munterte Brandt ihn auf und schob die Eingangstür zum Lokal auf.

Als Zafer sie eintreten sah, stand er auf, um sie zu begrüßen.

»Nehmen Sie doch Platz.«

Beide setzten sich und schon kam der Kellner und nahm Zafers Bestellung auf. Vermutlich würden sie wie immer Baklava mit Cay serviert bekommen.

»Ich hoffe, mein Bruder hat Ihnen nicht wieder einen dummen Spruch reingedrückt«, begann Zafer.

»Nein, er war sehr freundlich«, erwiderte Brandt.

»Haben Sie schon Hinweise zu Thamir?«

»Angeblich wurde er in Wien gesehen«, antwortete Walter vorschnell, was Brandt ärgerte.

»In Wien?«

Wohl oder übel klärte Brandt ihn auf. Da Walter sich verplappert hatte, brachte es sowieso nichts mehr, um den heißen Brei herumzureden.

»Er ist es nicht«, sagte Zafer, nachdem Brandt geendet hatte.

»Woher weißt du das, Zafer Abi?«, fragte Walter.

»Weil ich weiß, wo er sich versteckt hält.«

32

»Es scheint mir so, als würde Zafer Abi Angst haben.«

»Zafer Kaya soll Angst haben?«, wiederholte Brandt und schaute Walter verwundert an. »Ich dachte, dein Zafer Abi ist furchtlos.«

»Ist ja gut, ich meinte nicht ängstlich, sondern besorgt. Ich frage mich ernsthaft, wie Emre das all die Jahre mit dir ausgehalten hat, ohne dich erwürgt und mit Beton an den Füßen im Rhein versenkt zu haben. Er hätte mein größtes Verständnis.«

»Weil Emre erstens meinen Humor bestens zu nehmen weiß und wir zweitens ein Meister-Schüler-Verhältnis haben. Außerdem habe ich dich nur zitiert, oder hast du eben etwa nicht gesagt, dass er Angst hat?«

»Warst du in der Schule auch so ein Klugscheißer? Wie dieser Kramer?«

»Vergleich mit bloß nicht mit diesem Idioten. Ich war ein sehr beliebter Schüler.«

»Bestimmt hat jeder, der dich nicht mochte, ein paar auf die Fünf bekommen«, konterte Walter. »Ehrlich, ich glaube, wenn wir in derselben Klasse gewesen wären, wären wir dauernd aneinandergeraten.«

»Warum?«

»Weil ich immer die beschützt habe, die gemobbt wurden und nicht so beliebt waren. Die Außenseiter, die von beliebten Jungs wie dir in die Mülltonne gestopft wurden oder denen man das Pausenbrot geklaut hat.«

»So schlecht kennst du mich?« Brandt schüttelte tadelnd den Kopf.

»Du hast so was also nie getan?«

Brandt zögerte. »Wie gesagt, ich war beliebt, aber ich wusste auch, wann ein Streich zu weit ging.«

»Du hast also nie einen Jungen in die Mülltonne gesteckt?«, bohrte Walter weiter.

Brandt antwortete nicht sofort.

»Wusste ich's doch. Du magst es nicht hören, trotzdem sage ich es dir: Emre hat einen besseren Menschen aus dir gemacht. Oder sagen wir es mal so, er hat den Teil in dir geweckt, der schon immer in dir war. So wie der Imbiss aus mir den Menschen gemacht hat, der ich schon immer war, was ich nur nie zeigen durfte. Du und ich, wir können uns sehr glücklich schätzen.«

»Warum?«

»Weil uns das Leben einen schöneren Weg eröffnet hat, eine empathischere Sichtweise auf die Welt. Ohne Emre wärst du inzwischen vermutlich ein unerträglicher, eingebildeter Schönling, der gar nicht genug davon kriegen kann, sein Spiegelbild anzuschauen, und nur damit beschäftigt ist, zu überlegen, welche Gesichtscreme jung hält.«

Brandt sah kurz zu Walter und verstand. Es war die Angst um Aydin, die ihn so reden ließ, denn eigentlich hätte der hier im Wagen sitzen und mit Brandt ermitteln sollen. Ein Zustand, der einen feinfühligen und sensiblen Menschen wie Walter sehr belasten musste.

»Vermutlich hast du recht«, lenkte er daher ein, was Walter erstaunt die Brauen heben ließ.

»Mist«, sagte er.

»Was ist denn jetzt schon wieder?«

»Wenn du so nett bist, fühle ich mich nicht gut. Mit Emre an deiner Seite gibst du nicht gleich nach. Du machst es mir zu leicht.«

»Weil ich weiß, dass du das nur sagst, weil du Emre vermisst. Ich vermisse ihn ja nicht weniger.«

Walter zuckte die Schultern. »Ich fühle mich so hilflos. Vorhin erst hatte ich wieder ein Telefonat mit Tolga, und er hat mich angefleht, auf Emre aufzupassen. Der Kleine ist komplett durch den Wind.«

»Solange er dich anrufen darf und du ihm sagst, dass Emre wieder gesund wird, musst du dir um Tolga keine Sorgen machen. Es gibt auf der ganzen Welt niemanden, dem Tolga mehr vertraut als dir, da reicht nicht mal Emre ran.«

»Aber was, wenn ich ihn enttäusche? Wie kann ich Tolga je wieder in die Augen schauen, wenn es mir nicht gelingt, dass Emre …« Walter bekreuzigte sich. »Gott bewahre, dass ich diesen fürchterlichen Gedanken überhaupt an mich heranlasse.«

Brandt wusste, dass Walter alles andere als ein gläubiger Mensch war, aber diese Geste zeigte, wie groß seine Angst um Aydin war.

»Emre schafft das.«

Walter atmete deutlich hörbar aus. »Ich möchte wirklich daran glauben, aber wenn selbst Dr. Glück sagt, dass wir ein Wunder brauchen – was soll ich einfacher Imbissbudenbesitzer da wohl denken? Wie kann ich Emre helfen? Ich habe zwei starke Fäuste, aber ich bin kein gebildeter Mann, kein Arzt, und wenn ein Arzt sagt, wir brauchen ein Wunder, dann soll das was heißen. In meiner Sorge um Emre bin ich sogar schon so weit, dass ich daran gedacht habe, ob Rémy dieses Wunder sein könnte.«

Walter sah ihn ratlos an und Brandt schwante nichts Gutes. Sein Gespräch mit Dr. Glück hatte in eine ähnliche Richtung gedeutet, aber ganz bestimmt hatte der Arzt dabei nicht Rémy im Sinn gehabt.

»Setz dich nicht unter Druck. Ich bin übrigens überzeugt davon, dass Glück mit dem Wunder nicht Rémy meinte, weil er ihn gar nicht kennt und er sicherlich nicht als Spender infrage kommt.«

»Warum?«

»Je jünger der Spender, desto geeigneter sind seine Stammzellen, und du hast selbst gesagt, dass Rémy sehr alt ist. Wie sollen seine Zellen da infrage kommen?«

»Da ist was dran.« Walter nickte. »Trotzdem sieht er richtig jung aus.«

»Vor einigen Wochen waren wir noch in Paris und haben nach ihm gesucht. Rémy könnte überall auf der Welt sein, es ist vermutlich schwieriger, ihn zu finden als die berühmte Nadel im Heuhaufen. Wir haben für solche Hirngespinste keine Zeit. Emre braucht uns an seiner Seite.«

»Ich weiß.« Walter presste die Lippen zusammen, dann sagte er: »Es war nur ein schöner Gedanke, der mir etwas Hoffnung gegeben hat.«

»Wir brauchen diese Hoffnung auch, damit Emre etwas davon in sich aufnehmen kann. Er darf nie das Gefühl haben, dass wir ihn aufgeben.«

»Von mir wird er nicht ein Wort des Zweifels hören, da musst du dir keine Sorgen machen«, sagte Walter entschlossen.

»Mach ich auch nicht. So wie es niemanden gibt, den Tolga mehr liebt als dich, so weiß ich, dass es niemanden gibt, der unsere kleine Familie so liebt wie du und der sie vollkommen selbstlos beschützen würde.«

Walters Augen wurden feucht und er wischte sich mit der Hand übers Gesicht. Stille kehrte ein und jeder hing seinen Gedanken nach.

Manchmal wünschte sich Brandt etwas von Walters Gutmütigkeit und seinem Glauben an das Übersinnliche. Im Gegensatz zu ihm war Brandt überzeugt, dass Rémy niemals ein uralter Mensch im Körper eines jungen Mannes war. Er kannte Rémys Hintergrund, schließlich hatten sie vor Jahren in einem Mordfall gegen ihn ermittelt. Der Straßenmusiker war mehrmals aus der Psychiatrie geflohen und wies laut Gutachten Zeichen einer gespaltenen Persönlichkeit auf ebenso wie die Neigung, Geschichten über seine Herkunft zu erfinden. Ein junger Baron Münchhausen. Vermutlich war dieser Umstand seinem Leben auf der Straße geschuldet, so Brandts Einschätzung, denn das war für einen sensiblen jungen Musiker wie ihn sicher kein Zuckerschlecken.

Das Klingeln des Autotelefons durchbrach die Stille.

Es war Fischer.

»Ich habe Informationen vom Flughafen.«

»Lass mich raten, es ist nicht Thamir?«, fragte Brandt.

»Genau. Tut mir leid.«

»Muss es nicht. Wir wissen, wo er sein soll, wir sind gerade auf dem Weg zu ihm.«

»Wir?«, fragte Fischer verständnislos.

»Walter und ich«, antwortete Brandt und ärgerte sich über den Versprecher. Er hatte das ohne nachzudenken gesagt, denn normalerweise war er zu zweit unterwegs – mit Aydin.

»Hallo, Walter«, sagte Fischer.

»Hallo«, meldete sich nun auch Walter zu Wort. »Nur zur Erklärung, Zafer Kaya hat darauf bestanden, dass ich Ihren Kollegen Brandt begleite. Zafer und ich haben eine gemeinsame Vergangenheit. An sich fahre ich sonst nicht im Streifenwagen eines Polizisten mit …« Walters Stimme klang aufgeregt.

»Das ist kein Streifenwagen, sondern ein Dienstfahrzeug«, korrigierte Brandt ihn, »und Kollege Fischer ist der Letzte, der Bender oder sonst wem stecken würde, dass du bei mir im Wagen sitzt.«

»Bist du denn nicht allein?«, fragte Fischer schlagfertig.

»Die nächste Currywurst geht auf mich«, sagte Walter nun deutlich entspannter.

»Da sage ich nicht Nein. Ich gehe also davon aus, dass Kaya euch einen Tipp gegeben hat.«

»Das hat er. Wollen wir hoffen, dass er sich nicht irrt«, erwiderte Brandt.

»Meldet euch, wenn ihr, sorry, du meine Unterstützung braucht«, gab Fischer zurück und beendete das Gespräch.

»Dieser Fischer ist echt korrekt«, bemerkte Walter.

»Das stimmt, ich kenne niemanden, der so zuverlässig ist wie er. Es gibt ganz wenige Kollegen, denen ich blind vertraue. Einer von ihnen ist Fischer.«

»Verständlich.« Walter warf Brandt einen kurzen Blick zu. »Zurück zu unserer vorherigen Diskussion. Glaubst du nicht, dass Zafer Abi besorgt ist?«

»Doch, seine Beunruhigung ist mir nicht entgangen. Er möchte nicht in die Ermittlungen hineingezogen werden.«

»Aber warum? Er ist der Boss eines mächtigen Clans. So in Sorge habe ich ihn selten erlebt«, stellte Walter fest.

»Entweder, weil er mehr weiß als wir, oder weil er davon ausgeht, wovon ich auch ausgehe.«

»Und das wäre?«

»Dass der Mord an Hassan von einem Clan ausgeführt wurde.«

Walter nickte langsam. »Das würde einiges erklären. Zafer bemüht sich seit Jahren, sauber zu sein. Das Letzte, was er möchte, ist, wegen eines Urkundenfälschers oder eines toten Kioskbesitzers in einen Clankrieg reingezogen zu werden. Erst recht nicht wegen eines Polizisten.«

»Das hört sich ja glatt so an, als wäre ich weniger wert als die beiden anderen.«

»Für einen Clan ganz sicher. Du bist, verzeih den Ausdruck: ein Bulle und damit der Intimfeind eines jeden Clans.«

Brandt wurde nachdenklich. Wenn sogar Zafer Kaya Sorge hatte, dass ein Clan hinter der Sache steckte, und auch Aydin im Krankenhaus sinnvoll in diese Richtung argumentiert hatte, mussten sie wohl davon ausgehen, dass sie es wirklich mit einem Clan zu tun hatten. Was wiederum bedeutete, dass die Ermittlungen nicht nur komplizierter wurden, weil der Clan vermutlich aus Frankreich agierte, sondern auch noch viel gefährlicher.

»Ich muss mit dem Franzosen reden«, sagte Brandt daher.

»Was für ein Franzose?«, fragte Walter.

»Vergiss es.«

»Warum? Hast du Geheimnisse?«

»Das nicht, aber du bist nur hier, weil Zafer es wollte, und nicht, weil du ein Polizeibeamter bist.«

»Falsch, ich bin hier, weil ich es möchte«, widersprach Walter, »und weil ich mir Sorgen um Emre und dich mache. Komm mir jetzt bloß nicht mit diesem Polizeimist. Du vergisst, dass ich jahrelang für einen Clanboss gearbeitet habe, und in meinem Imbiss verkehren nicht nur Ehrenmänner, das weißt du ganz genau. Ich kenne mich in diesen Strukturen bestens aus. Willst du tatsächlich auf jemanden wie mich verzichten, bloß weil er kein Polizist ist?«

»Nein, weil er mein Freund und zu leichtsinnig ist«, entgegnete Brandt.

»Ist er nicht. Er lebt noch«, erwiderte Walter etwas ruppiger.

»Ich fange mit dir jetzt sicherlich keine Diskussion an. Wir suchen Thamir auf, danach besuchen wir Emre und anschließend fahre ich dich heim. Damit endet diese kurze Zusammenarbeit.«

»Ein großer Fehler, ein großer Fehler«, sagte Walter tadelnd.

So im Gespräch erreichten sie Aachen, wo sich nach Aussage von Kaya der flüchtige Thamir versteckt halten sollte, um über Holland nach Tunesien zu entkommen.

Brandt bog in die Schervierstraße ab und parkte ein paar Meter vor der Zielanschrift.

»Kriege ich auch eine, obwohl ich die Dinger hasse?«, fragte Walter, als er sah, dass Brandt seine Waffe nahm.

»Ganz sicher nicht. Mir wäre es sowieso lieber, wenn du im Wagen wartest.«

»Mir wäre auch so einiges lieber«, konterte Walter und stieg aus.

»Zieh dir wenigstens eine schusssichere Weste an. Wir wissen nicht, was uns erwartet.«

Brandt öffnete den Kofferraum und holte zwei Westen heraus, eine davon reichte er Walter. »Die wird übrigens unter der Jacke angezogen, damit man sie nicht sieht«, erklärte er.

»Danke, ich hätte sie mir doch glatt über den Arsch gezogen«, reagierte Walter trocken, was Brandt ein Schmunzeln entlockte. »Und ja, bevor du weiter dämliches Zeug von dir gibst, ich bleibe dicht hinter dir und sage nichts.«

»Schön, wenn wir uns verstehen.« Brandt klopfte Walter auf die Schulter. Er hoffte nur, dass der große Brummbär sich an sein Wort halten würde. Darüber musste er sich bei Aydin nie Gedanken machen, er wusste als pflichtbewusster Polizist, wie er sich zu verhalten hatte. Walter dagegen wurde zu oft von seinen Emotionen gelenkt.

Kurz darauf standen sie vor dem Mehrfamilienhaus.

»Wir sollten uns erst mal umschauen«, schlug Brandt vor.

»Hab ich auch gedacht. Mal sehen, ob es Fluchtmöglichkeiten gibt.«

Gemeinsam umrundeten sie das Gebäude, wo sie auf einen Innenhof stießen, der von einer Mauer umschlossen war.

»Wenn er fliehen will, muss er durch den Hof«, sagte Brandt.

»Das spielt uns in die Karten.«

Brandt nickte.

»Ich warte im Innenhof, falls er dir entwischt«, schlug Walter vor.

Brandt war über Walters Idee überrascht, er hatte fest damit gerechnet, dass sein Freund nicht von seiner Seite weichen würde.

»Okay, klingt gut.« Brandt trat an die Klingelanlage.

»Sei vorsichtig«, warnte Walter.

»Bin ich immer.«

Nach kurzem Suchen fand er den Namen: Saeid. Laut Kaya sollte Thamir bei Beji Saeid Unterschlupf gefunden haben.

Er drückte auf die Klingel und wenig später ertönte der Türsummer. Brandt schob die Tür auf und trat ein. Laut Klingelschild befand sich die Wohnung im Erdgeschoss, wo auch sogleich eine Tür aufging. Brandt ging hin.

Ein Mann um die vierzig schaute ihm erstaunt entgegen. Es war offensichtlich, dass er mit einer anderen Person gerechnet hatte.

»Ja, bitte?«, sagte der Mann.

»Guten Tag. Mein Name ist Lasse Brandt, ich bin von der Kriminalpolizei und muss mit Ihnen sprechen.« Er nahm an, dass es am besten wäre, wenn er sich direkt als Polizist zu erkennen gab, um so seine Autorität ausnutzen und Druck ausüben zu können.

»Von der Kripo? Was ist passiert?«, fragte der Mann erschrocken.

»Das möchte ich in Ihrer Wohnung besprechen«, antwortete Brandt.

Beji zögerte. »Kann ich Ihren Dienstausweis sehen?«

Brandt holte ihn heraus und reichte ihn Beji. Der schaute sich den Ausweis kurz an, gab ihn zurück und bat Brandt in die Wohnung.

»Aus Köln?«, fragte er drinnen. »Was machen Sie in Aachen?«

»Es geht um Thamir Boufal.«

»Wer soll das sein?«

»Sie kennen ihn. Wir haben Hinweise, dass er sich bei Ihnen versteckt hält.«

»Nein, der Name sagt mir nichts. Was ist mit ihm?«

»Hören Sie, ich will nichts Böses von ihm, ich will nur mit ihm reden. Er hat Informationen zu einem Mordfall, er ist ein wichtiger Zeuge.«

»Ich kenne ihn nicht«, blieb Beji bei seiner Meinung, doch seine Nervosität war nicht zu übersehen.

»Dann macht es Ihnen sicherlich nichts aus, wenn ich mich rasch in Ihrer Wohnung umschaue.«

»Ohne Durchsuchungsbeschluss dürfen Sie gar nichts. Ich möchte Sie bitten, meine Wohnung zu verlassen«, forderte Beji.

»Ganz sicher nicht. Bei Gefahr im Verzug darf ich jede Wohnung selbst durchsuchen«, korrigierte Brandt ihn. »Wenn Ihnen das nicht passt, rufen Sie gerne die Polizei, und falls Sie es nicht wissen: Sollten Sie Thamir Unterschlupf gewähren und die Polizei belügen, machen Sie sich damit strafbar.«

»Ich kenne keinen Thamir, und wenn Sie meine Wohnung nicht verlassen, rufe ich tatsächlich die Polizei«, beharrte Beji.

»Erspar dir die Arbeit«, hörte Brandt in dem Moment eine vertraute Stimme.

Als er sich umdrehte, sah er Walter in der Tür stehen, Beji hatte sie offenbar nicht geschlossen. In Walters eisernem Griff war Thamir.

Beji sah blass aus und nun ahnte Brandt auch, warum dieser die Tür geöffnet hatte, ohne zu fragen, wer draußen stand.

Weil er dachte, ich wäre Thamir.

33

Irgendwo in Frankreich

Raba Jebali war gerade dabei, Geld zu zählen, als sein jüngerer Bruder Dahoud sein Büro betrat.

»Zufrieden?«, fragte Dahoud.

»Hier liegen 48.500 Euro.«

»Ist doch geil.«

»Weißt du, seit wie vielen Jahren ich das Geld, das die Jungs auf der Straße durch das Verticken von Drogen einnehmen, auf diese Weise zähle?« Raba sah seinen Bruder prüfend an.

»Ist das eine Fangfrage?«

»Zu lange, Habibi. Ich habe Drogen vertickt, da hast du noch in die Windeln gemacht.«

»Was soll das werden?«

»Hör mir zu«, wurde Raba ernster. »All den Luxus, der für dich und unsere Familien normal ist, habe ich hart für uns erarbeitet. In dem Viertel, in dem ich die ersten Drogen vertickt habe, waren zuerst die Schwarzen, so eine Gang aus Kenia. Die wollten mich kaltmachen, weil ich in ihrem Revier gewildert habe. Noch heute sieht man die Narbe, wo mir diese Wichser ein Messer tief in den Bauch gerammt haben. Aber ich habe mich nicht einschüchtern lassen, und weißt du auch, warum?«

»Weil du dicke Eier hast«, scherzte Dahoud.

»Trottel! Weil ich meine Männer hinter mir hatte und furchtlos war, noch nicht mal den Tod habe ich gefürchtet. Ich wollte nur raus aus dem Loch, in dem wir gelebt haben. Unseren Eltern ein anderes Leben bieten. Also habe ich meine Cousins zusammengetrommelt und dann haben wir diese Bastarde aufgesucht und ihnen zu verstehen gegeben, wer in diesem Viertel jetzt das Sagen hat: wir, die Jebalis.«

Raba holte tief Atem und hielt kurz die Luft an, dann atmete er wieder aus.

»Wieso erzählst du mir das? Das ist lange her. Ich würde niemals deine Autorität infrage stellen«, erwiderte Dahoud.

»Darum geht es auch gar nicht. Es geht darum, dass wir nicht vergessen dürfen, woher wir kommen und wie wir in den letzten Jahrzehnten unser Geld verdient haben. Es ist ein dreckiges, gefährliches Geschäft.«

»Wir verkaufen aber nicht nur Drogen. Wir haben Nachtclubs, die gut laufen, Shishabars …«

»Kleinmist«, fiel Raba seinem Bruder ins Wort. »Das, was ich hier gerade aufziehe, ist eine ganz andere Dimension. Ich gründe eine Spedition.«

»Wofür brauchen wir die denn?«

»Trottel. Damit wir die Organe transportieren können, die wir hier entnehmen. Noch sind wir dabei auf Dritte angewiesen, aber ich möchte das selbst übernehmen, und wenn wir genug Kohle verdient haben, baue ich ein Krankenhaus.«

»Ein Krankenhaus? Bist du jetzt komplett durchgedreht? Du bist doch kein Arzt.« Wieder lachte Dahoud, aber Raba war das sehr ernst.

»Natürlich nicht, dafür bin ich ein Geschäftsmann und ein Visionär. Ich werde Ärzte für uns beschäftigen und ich kenne auch schon die perfekte Location.«

»In Istanbul gibt es doch genug Krankenhäuser und Ärzte«, wandte Dahoud ein.

»Ja, aber die Türkei gehört offiziell zu den fünfzehn Unterzeichnern, die illegalen Organhandel bekämpfen und solche Transplantationen verbieten.«

»Erdogan fickt den Westen. Den juckt doch so ein Mist nicht.«

»Und wenn eine neue Regierung an die Macht kommt, die anders tickt?«

»Bruder, so ein Quatsch. Du denkst zu viel, das war schon immer eine Schwäche von dir. Lass uns zusammen in einen FKK-Club in

Deutschland fahren, oder ich besorg' dir eine schöne russische Nutte, dann wirst du vielleicht endlich mal wieder klar im Kopf«, schimpfte Dahoud.

»Das ist das Problem bei dir, du denkst nur an Nutten, Partys und Koks. Du glaubst, der Geldhahn geht nie zu.«

»Wie sollte er? Wir sind die Jebalis. Menschen werden immer Drogen nehmen oder Nutten ficken oder feiern gehen. Uns kann keiner was. Wenn du bloß einen Kick brauchst, lass uns ein Museum ausrauben.«

Raba schnaubte verächtlich. »Man hat ja gesehen, wie erfolgreich die Remmo-Familie damit war, einige von denen wurden gefasst. Ich dagegen bereite hier etwas Langfristiges vor, etwas, was uns zu Milliardären und zur mächtigsten Familie der Welt machen wird.«

»Wo willst du dieses Krankenhaus denn bauen, um deinen Größenwahn zu befriedigen?«

»Ich bin nicht größenwahnsinnig, sondern realistisch. Ist ein Plan von mir je schiefgegangen?«

»Nein, aber das ist doch was ganz anderes. Mit Drogen, Glücksspiel und Menschenhandel kennen wir uns aus, aber ein eigenes Krankenhaus? Eine Spedition?«

»Was diskutiere ich überhaupt mit dir«, erwiderte Raba und winkte ab. »Ich werde es wie immer allein durchziehen und du wirst mir folgen wie ein Soldat.«

»Willst du damit sagen, ich bin dumm?«, fragte Dahoud drohend.

»Jedenfalls bist du kein Visionär.«

»Warum musst du mich immer beleidigen?«

»Es ist meine Schuld, dass du so geworden bist. Ich habe dich als Kind zu sehr verwöhnt, stattdessen hätte ich öfter Nein sagen sollen und dich härter rannehmen müssen.«

»Als ob du mir nie eine gescheuert hättest«, spottete Dahoud und fasste sich an die Wange, als würde sie noch immer schmerzen, dabei war Dahoud viel größer und durchtrainierter als sein älterer Bruder.

»Es hat dir zumindest nicht geschadet.«

»Willst du mir nicht endlich verraten, wo du dein Krankenhaus bauen willst?«, fragte Dahoud ungehalten.

»Kannst du dir das nicht denken? Welcher Ort wäre denn perfekt dafür? Er darf wegen der ukrainischen Flüchtlinge nicht zu weit weg von Europa und gleichzeitig aus dem Nahen Osten leicht erreichbar sein, um die Transplantationen zügig durchführen zu können.«

»Türkei«, antwortete Dahoud.

»Trottel. Nordzypern.«

»Ist das nicht Türkei?«

»Nein, das ist ein eigenständiges Land, das außer von der Türkei von niemandem anerkannt wird, weil es offiziell als besetzt gilt. Somit gibt es dort keine Regularien, keine EU, keinen Stress. Niemand kümmert sich um das, was da geschieht, weil eben keiner das Land anerkennt, abgesehen von der Türkei. Mit Geld kannst du da alles machen. Das ist perfekt für uns.«

»Aber der Süden von Zypern ist doch EU«, wandte Dahoud ein.

»Wen juckt das? Im Norden gelten die EU-Gesetze nicht. Wir können da tun und lassen, was wir wollen. Es ist übrigens auch der perfekte Ort, um Geld zu waschen.«

»Stimmt, da soll es eine Menge Casinos geben.«

»Endlich fängst du an zu verstehen.« Raba nickte anerkennend, dann sah er Dahoud prüfend an. »Weswegen bist du eigentlich hier?«

»Ich möchte diesen Straßenköter töten.«

»Nein!«

»Warum? Er wird eh bald sterben, wenn wir ihm die Organe aus dem Körper schnippeln.«

»Genau, aber erst dann, nicht vorher.«

»Du machst einen Fehler, Habibi. Dieser Straßenköter hat was Unheimliches an sich. Er ist der Teufel, glaub mir. Er macht Auge auf uns und lacht uns dabei noch frech ins Gesicht.« Dahouds Blick wirkte besorgt.

»Hör mit diesem Auge-Mist auf. Wir sind die Jebalis und er ist nur ein kleiner, schmächtiger Flötenspieler, den wir gefangen halten. Lass diesen Schwachsinn.«

»Habibi, sag mir nicht, dass du Angst vor diesem Wichser hast?«

»Was soll der Scheiß? Redet so jemand, der Angst vor irgendwem hat?«, wurde Raba laut.

»Dann lass mich zum Versteck fahren und ihn kaltmachen. Zwei Schüsse in den Kopf, das reicht. Ich habe deinen Blick gesehen, als er auf seiner Flöte gespielt hat. Du hast echt komisch ausgesehen. Dieser Junge ist der Teufel. Er macht Auge, glaub mir.«

Raba winkte ab. »Für heute hast du genug Scheiße gelabert, lass mich lieber arbeiten. Wehe, du rührst ihn ohne meine Erlaubnis an, dann kriegen wir beide mächtig Ärger. Nur ich darf ihn töten, ist das klar?«

Dahoud atmete schwer, seine Augen wurden zu Schlitzen. Es war offensichtlich, dass er mit der Antwort seines Bruders nicht einverstanden war.

»Hast du verstanden?«, wiederholte Raba.

»Ja, habe ich«, antwortete Dahoud und stampfte davon.

Nur ich werde diesen Rémy töten, ich allein, aber dafür muss ich erst noch einiges verstehen, dachte Raba, denn bei ihrem Gespräch am vergangenen Tag war ihm etwas aufgefallen, was er seltsam fand.

Die Wunden, die ihm seine Leute im Gesicht und an den Armen zugefügt hatten, waren deutlich schneller verheilt, als er es je bei einer anderen Person gesehen hatte, zudem waren seine Blutwerte ausgezeichnet. Für jemanden, der sich mit Alkohol am Leben hielt und auf der Straße lebte, war das außergewöhnlich.

Dr. Frankenstein wollte deshalb auch nicht glauben, dass Rémy wirklich obdachlos war, vielmehr musste er jemand sein, der intensiv auf sein körperliches Wohlbefinden achtete, hatte er gesagt. Jedenfalls hatte der Arzt noch nie einen Patienten mit solch exzellenten Werten gehabt.

»Welches Geheimnis versteckst du vor mir?«, fragte sich Raba, dabei musste er wieder an die Melodie denken, die Rémy gespielt hatte.

Er bekam eine Gänsehaut, wenn er nur daran dachte, weil die

Musik ihn so berührt hatte, wie es noch nie zuvor eine Melodie getan hatte.

Noch immer hörte er die Töne in sich, sie waren weich, voller Hoffnung und Liebe.

Als er sie gehört hatte, hatte er an seine Eltern denken müssen. Sie hatten nie viel besessen, außer ihrer unendlichen Liebe und ihrem Familiensinn, den sie ihm mit auf den Weg gegeben hatten. Etwas von unschätzbarem Wert, wie Raba heute wusste.

Es war ihm ein Rätsel, wie ein gewöhnlicher Straßenmusiker mit einer einfachen Flöte derartige Gefühle bei ihm hatte auslösen können, und diese Gefühle machten ihm Angst. Eine Angst, die er niemals zeigen würde, aber Dahouds Einschätzung, dass Rémy Auge auf sie machte, wurde dadurch nur bestärkt.

Dabei hatte der Kerl ihn nie vorwurfsvoll angeschaut oder den Anschein erweckt, als würde er den bösen Blick beherrschen. Er kam unglaublich gutmütig rüber, und genau das hatte Raba eine schlaflose Nacht beschert, denn er wollte, dass die Menschen Angst vor ihm hatten, dass sie ihn hassten, nur so konnte er Macht über sie ausüben und sie in die Knie zwingen.

»Er wird sterben. Bald«, sagte Raba zu sich, um jeden anderen Gedanken erst gar nicht an sich heranzulassen. Er hatte schon viel zu viel Zeit damit verschwendet, über diesen Straßenköter nachzudenken.

34

Köln

»Das hier ist ein riesengroßes Missverständnis«, verteidigte sich Thamir Boufal sofort, als Brandt das Verhör begann.

»Warum tauchen Sie dann unter?«

»Ich bin in Panik geraten. Ehrlich, ich möchte keinen Ärger, ich will nur meine Ruhe, ich habe doch nur ein kleines Übersetzungsbüro. Ich führe ein wirklich langweiliges Leben, aber ich mag es langweilig, weil ich selbst langweilig bin.« Thamir versuchte freundlich zu lächeln, aber es wirkte unbeholfen. Es war schwer zu übersehen, wie angespannt er war.

»Herr Boufal, bitte erzählen Sie mir in Ihrem eigenen Interesse die Wahrheit, dann werde ich beim Staatsanwalt ein gutes Wort für Sie einlegen«, entgegnete Brandt.

»Seit wann ist weglaufen denn ein Verbrechen?«

»Wenn man untertaucht, die Polizei belügt und sich auf seinem Rechner jede Menge versteckter Daten befinden, die belegen, dass man neben seiner normalen Tätigkeit als Übersetzer mit gefälschten Urkunden handelt, dann macht man sich strafbar. Auf Urkundenfälschung stehen nach StGB § 267 bis zu fünf Jahre Haft.«

Thamir schluckte, er rutschte unruhig auf seinem Stuhl herum. »Auf meinem Rechner war so was nicht abgespeichert. Woher wollen Sie das wissen?«

»Wir hatten einen Durchsuchungsbeschluss und haben den Rechner beschlagnahmt. Sicher haben Sie geglaubt, dass Sie sehr clever wären, weil Sie ein Programm zum Verstecken und Verschlüsseln von Daten benutzt haben, aber hier bei der Polizei in Köln sitzen auch sehr clevere Jungs, die diese Daten gefunden und decodiert haben.«

Als Brandt auf dem Weg zurück ins Präsidium gewesen war, hatte

Fischer ihn angerufen und ihm mitgeteilt, dass er auf eine versteckte Partition auf der Festplatte von Thamirs Rechner gestoßen sei.

»Mein Mund ist ganz trocken. Kann ich einen Kaffee haben?« Thamir strich sich über den Hals, als wollte er seinen Worten damit mehr Glaubwürdigkeit verleihen.

»Nein, können Sie nicht. Wir sind hier nicht bei einem Kaffeekränzchen.«

»Bitte, ich rede dann auch. Ich kann nur gerade keinen klaren Gedanken fassen. Ich bin kein Krimineller.«

Brandt sah ihn kritisch an, schließlich sagte er: »Ich nehme Sie beim Wort.«

»Das ist wohl alles, was ich noch besitze«, erwiderte Thamir kleinlaut.

»Machen Sie keine Dummheiten, sonst lege ich Ihnen Handschellen an.«

»Glauben Sie mir, ich bin keiner, der Dummheiten macht«, beeilte sich Thamir zu versichern. »Eigentlich«, fügte er hinzu.

Brandt stand auf, verließ den Verhörraum und schloss die Tür von außen ab, da keiner der Kollegen draußen stand, um auf Thamir aufzupassen.

Dass ich das hier tatsächlich mache, dachte Brandt und hoffte, dass Thamir sich damit nicht bloß Zeit kaufen wollte, um sich eine neue Lüge auszudenken.

Es war wieder eine der Situationen, in denen Aydin fehlte. Sein Teampartner hätte noch vor dem Verhör an Kaffee gedacht.

Brandt betrat die Küche, holte zwei Becher aus dem Schrank und füllte sie mit Kaffee.

Als er auf den Flur trat, kam ihm Krüger entgegen, sie grüßten sich.

»Ich war eben bei Fischer. Er meinte, du hättest jemanden festgenommen«, begann Krüger.

»Wenn Fischer das sagt, wird es so sein.«

»Das hat aber nichts mit meinem Fall zu tun, oder?« Krüger sah ihn skeptisch an.

»Nein, warum sollte es? Du bist doch der festen Überzeugung, dass Ayla nur weggelaufen ist.«

»Höre ich da einen Vorwurf heraus?«

»Das war kein Vorwurf, ich habe dich nur zitiert«, entgegnete Brandt. Das Wort »Trottel« ersparte er sich, stattdessen ließ er Krüger stehen und ging zurück zum Verhörraum, schloss die Tür auf und trat ein.

Thamir hatte eine nachdenkliche Miene aufgesetzt.

»Ihr Kaffee«, sagte Brandt, reichte ihm einen Becher und setzte sich.

»Danke«, antwortete Thamir und gönnte sich einen Schluck. »Schön schwarz, wie ich ihn mag. Schmeckt gut.«

»Wollen Sie mir nicht lieber erzählen, warum Sie weggelaufen sind?«

Thamir sah ihn an. »Nur, wenn ich einen Deal mit Ihnen eingehen kann.«

»Was für einen Deal?«

»Ich packe aus und sage alles, was ich weiß, aber ich will nicht in den Knast. Da gibt es nämlich etwas, was Sie wissen müssen.«

»Und das wäre?«

»Ich bin schwul.«

»Schwul?«, wiederholte Brandt. »Sie verarschen mich doch.«

»Nein, warum sollte ich? Darf ein Araber etwa nicht schwul sein?«

»Was Sie sind, ist mir herzlich egal. Ich verstehe auch gar nicht, warum Sie wegen Ihrer Sexualität so ein Drama machen«, erwiderte Brandt.

»Sie scherzen?«, sagte Thamir erstaunt. »Jeder weiß doch, dass in den Gefängnissen nur Schwulenhasser sitzen, diese ganz harten Jungs. Was glauben Sie wohl, was die mit mir anstellen?«

»Packen Sie aus und ich lege beim Staatsanwalt ein gutes Wort für Sie ein, damit Sie nur eine Bewährungsstrafe bekommen«, antwortete Brandt, dabei ging er nicht mal davon aus, dass Thamir ins Gefängnis wandern würde, da er Ersttäter war und die Daten, die sich auf seinem Rechner befanden, nicht für eine Gefängnisstrafe reichten. Nur in U-Haft würde er gehen müssen, bis das Urteil gesprochen war. Sein größtes Verbrechen war der gefälschte Pass für Hassan gewesen. Wenn Thamir ihm nun half, die Hintermänner zu fassen, war Brandt damit mehr geholfen, als wenn der Kerl im Knast schmoren würde.

»Ich vertraue Ihnen«, sagte Thamir.

»Genug gequatscht. Warum sind Sie untergetaucht?«

»Weil ich dumm war, außerdem bin ich nun wirklich kein mutiger Mensch. Als Sie in meinem Büro standen, dachte ich, dass Sie etwas haben, was mich belasten könnte, deswegen bin ich vor Ihnen weggelaufen.«

»Aber als wir Sie festgenommen haben, haben Sie uns belogen. Sie wollten uns weismachen, dass wir von Hassans Mördern geschickt wurden«, hielt Brandt dagegen.

»Weil ich nicht ins Gefängnis wollte. Ich weiß, dass ich Scheiße gebaut habe, aber ich bin wirklich kein schlechter Mensch. Es war das erste Mal, dass ich einen Ausweis gefälscht habe.«

»Warum haben Sie das getan?«

»Das Geld hat gestimmt und ich war knapp bei Kasse.«

»Wie ist Hassan auf Sie aufmerksam geworden? Er lebte doch in Frankreich.«

»Über einen gemeinsamen Bekannten, für den ich mal ein paar Dokumente verschönert habe. Er hat mit all dem nichts zu tun.«

»Das zu beurteilen, überlassen Sie mir. Wie heißt dieser Mann?«

»Er hat wirklich nichts damit zu tun«, sagte Thamir beinahe verzweifelt.

»Ich will seinen Namen«, drängte Brandt. An sich ging er nicht davon aus, dass diese Person etwas mit Hassans Tod zu tun hatte, er wollte vielmehr im Nachhinein überprüfen, ob die Person existierte und Thamir kannte, um festzustellen, ob er diesmal die Wahrheit sagte.

»Er heißt Ali Saad, er ist Libanese«, rückte Thamir jetzt heraus.

»Ich will für Sie hoffen, dass Sie mich nicht belügen.«

»Ich sage die Wahrheit.«

»Wo wohnt dieser Ali?«

»In Trier. Er hat dort einen Friseurladen.«

Bald sind wohl alle Libanesen Friseure und heißen Ali, schoss Brandt ein sarkastischer Gedanke durch den Kopf.

»Haben Sie seine Handynummer?«

»Warum?«

»Seine Handynummer!« Thamirs Reaktion sagte Brandt, dass er sie kannte.

»Die ist in meinem Handy, das Sie beschlagnahmt haben. Sie können ihn aber googeln. Alis Barbershop. Es gibt nur den einen in Trier.«

Brandt machte sich Notizen, dann schaute er wieder auf. »Wir brauchen noch die PIN für Ihr Handy.«

»Warum?«

»Weil wir Ihre Kommunikation mit Hassan überprüfen müssen.«

»Langsam gehen Sie echt zu weit«, jammerte Thamir. »Ich sage Ihnen doch alles, was ich weiß. Wofür wollen Sie in meinem gesamten Privatleben schnüffeln?«

»Wir werden früher oder später ohnehin Zugriff auf Ihr Handy erlangen. Nach dem richterlichen Beschluss wird es gehackt werden. Wenn Sie aber jetzt mit uns kooperieren, werden das der Staatsanwalt und der Richter zu würdigen wissen.«

Thamir sah Brandt zweifelnd an, leerte seinen Kaffeebecher und gab sich schließlich einen Ruck.

»Wehe, die Bilder gelangen an die Öffentlichkeit.«

»Bilder von Ihnen und Ihren schwulen Freunden?«, hakte Brandt nach.

»Was sonst? Wenn Männer Bilder und Videos von Frauen auf ihren Handys haben, ist das cool. Aber wenn ein schwuler Araber sexy Bilder von Männern hat, wirkt er gleich pervers.«

»So ein Quatsch. Sie sollten sich einen neuen Bekanntenkreis suchen. In meinem Umfeld ist es völlig egal, welche Sexualität jemand hat, außerdem interessieren uns Ihre sexuellen Vorlieben überhaupt nicht, es geht ausschließlich um die Kommunikation zwischen Ihnen und Hassan.«

»Gut«, sagte Thamir und nannte Brandt die Zahlenkombination, die Brandt ebenfalls notierte.

Er nahm an, dass sich kaum neue Informationen auf dem Handy befinden würden. Thamir war zu schnell einverstanden gewesen, ihm den Code zu nennen.

Oder er hat die heiklen Daten und Nachrichten bereits gelöscht, überlegte Brandt und hoffte, dass Fischer diese wiederherstellen könnte, falls es so war.

»Zum Schluss verraten Sie mir bitte, warum Hassan gefälschte Ausweisdokumente brauchte«, fuhr Brandt fort.

»Weil er sich so schnell wie möglich nach Beirut absetzen wollte«, erwiderte Thamir.

»Warum das?«

Thamir zögerte. »Hören Sie, ich kenne nicht alle Einzelheiten. Der Habibi hat mir nur gesagt, dass er schnell nach Beirut müsse, weil die französische Polizei gegen ihn ermitteln würde. Mehr nicht.«

»Herr Boufal, wollen Sie das Spiel allen Ernstes noch mal spielen?« Brandt war sauer. Bis eben hatte er gehofft, dass Thamir endlich mit der Wahrheit herausrückte, aber jetzt schien er wieder zu mauern.

»Vielleicht ist es gar nicht so schlecht, wenn ich in den Knast gehe, da bin ich wenigstens sicher«, sagte Thamir, seine Stimme wackelte und es war nicht zu übersehen, dass er Angst hatte. Was immer Hassan ihm erzählt hatte, es musste mächtig Eindruck auf ihn gemacht haben.

»Das ist das Problem mit Gaunern wie Ihnen«, ging Brandt nun in die Offensive. »Sie wussten, dass Sie es mit gefährlichen Leuten zu tun haben, aber Ihre Gier hat Sie das ausblenden lassen. Packen Sie endlich aus. Im Knast wird es Ihnen nicht besser ergehen. Wir beschützen Sie, aber wenn Sie mich verschaukeln, dann versichere ich Ihnen, dass es nicht lange dauern wird, bis die harten Jungs in der JVA Bescheid wissen, dass Sie auf Männerärsche stehen.«

Thamir schluckte. »Immer noch besser, als sich mit einem arabischen Clan anzulegen«, rutschte es ihm heraus.

35

Irgendwo in Frankreich

Rémy zweifelte keine Sekunde daran, dass Rabas jüngerer Bruder ihn abgrundtief hasste und dass er es nur Raba zu verdanken hatte, dass er nicht an Ort und Stelle ermordet worden war. Dahouds Augen spiegelten den puren Hass und sein Blick war voll Mordlust.

Raba war anders, auch wenn er sicherlich ebenso rücksichtslos und skrupellos war. Allein dass er ihn und die beiden jungen Frauen hier gefangen hielt, bewies, wie brutal Raba war. Rémy wollte sich gar nicht vorstellen, wie viele unschuldige Menschen er schon auf dem Gewissen hatte, denn dass er ein Mörder war, daran bestand kein Zweifel. Dennoch hatte Rémy bei ihm auch etwas anderes gesehen.

Die Musik, die er für die Gruppe gespielt hatte, hatte etwas bei Raba ausgelöst. Seine Augen hatten mit einem Mal glücklich gewirkt. Nein, nicht glücklich, vielmehr geborgen, wobei auch das Wort noch nicht ganz treffend war. Es war, als hätte Raba kurz den Druck, der auf seinen Schultern lasten musste, abgelegt und sich nur der Musik hingegeben, und genau das war es, was Rémy bei seinen Zuhörern erreichen wollte. Er wollte, dass sie für einen Moment ihren harten Alltag vergaßen und in seine Welt eintauchten. In eine Welt, die keinen Hass oder Vorurteile kannte, keine Gräben, keine Grenzen.

Musik war universell, ihre Sprache verstanden alle Menschen auf der Welt, egal welcher Religion sie angehörten oder welcher Nation. Musik erreichte sie alle, und wenn sie der Musik lauschten, waren sie alle gleich. Das war einer der Gründe, warum Musik für ihn mit das Schönste war, was es auf der Welt gab, weil sie die Menschen verband.

Rémy stand von seinem Bett auf und nahm die Wasserflasche, um einen Schluck zu trinken.

Gerade war er allein. Der Bullige hatte die beiden jungen Frauen vor einer halben Stunde mitgenommen, ein Mann, den Rémy zuvor noch nie gesehen hatte, hatte ihn begleitet.

Was in diesem Moment mit seinen beiden Freundinnen geschah, konnte er nicht einschätzen, er hoffte nur, dass sie nicht geschlagen oder gequält wurden. Dass diese Bande von Mördern keine Scham hatte, Frauen zu schlagen, hatten sie ja bereits demonstriert, als sie Tatjana zusammengeschlagen hatten.

Da hörte Rémy Schritte.

Sein Herz schlug schneller, da er nicht wusste, was den beiden widerfahren war und in welchem Zustand sie in den Raum zurückkehren würden.

Entspann dich, es geht ihnen gut. Es gibt keinen Grund für sie, den Mädels Gewalt anzutun. Sie wollen ihre Organe.

Rémy hielt den Atem an. Was, wenn es jetzt so weit war?

Schnell wischte er diese Sorge beiseite, er wollte diesem Horrorszenario keinen Platz in seinen Gedanken einräumen.

Jetzt wurde die Tür geöffnet und der Bullige trat ein.

»Wo sind meine Freundinnen?«, fragte Rémy besorgt.

»Es geht ihnen gut. Sie machen nur ein paar Tests mit ihnen«, erwiderte der Mann. Er hatte Essen mitgebracht. »Das ist von Raba Habibi«, sagte er und stellte das Tablett auf dem Boden ab.

Es roch lecker und schien warm zu sein. Bisher hatten sie nur kalte Mahlzeiten bekommen.

»Womit haben wir das verdient?«

»Als Dankeschön für deine Musik.«

»Danke«, erwiderte Rémy, doch gleichzeitig beschlich ihn die Sorge, dass es die Henkersmahlzeit sein könnte, die man zum Tode verurteilten Häftlingen als letztes Mahl servierte.

»Du hast echt Talent, Kleiner. Ich höre dir gerne zu«, sagte der Bullige. »Schade, dass du hier bist. Schade um dein Talent.«

»Du bist auch Musiker, oder?«

»Woher weißt du das?«

»Es liegt in deinen Augen. Sie sagen mir, dass du Musik liebst.«

Der Bullige nickte nur, er wirkte überhaupt nicht mehr aggressiv. Und noch etwas anderes bemerkte Rémy in seinem Blick. Er mochte sich irren, aber er sah Empathie.

Würde er den Bewacher mithilfe seiner Musik beeinflussen können?

Das klang verrückt, dennoch glaubte Rémy an die Macht der Musik.

»Möchtest du etwas auf der Flöte spielen?«, fragte er und hoffte, dass der Mann darauf anspringen würde.

36

Köln

Brandts Bauchgefühl hatte sich also bestätigt, es ging um einen arabischen Clan.

Thamir saß in U-Haft. Wann er entlassen werden würde, würden andere entscheiden, Brandt brauchte ihn nicht mehr. Den Friseur in Trier aufzusuchen, ergab in seinen Augen keinen Sinn, da Thamir ihm alles erzählt hatte, was er wissen musste.

Jetzt war er zu Walters Imbiss gefahren, um ihn für einen Besuch bei Aydin abzuholen. Natürlich hatte er ihm von dem Verhör mit Thamir erzählt.

»Wir sollten mit Zafer Abi sprechen«, sagte Walter.

»Nein, das tun wir nicht.«

»Warum?« Walter nahm eine Currywurst, schnitt sie in Stücke und richtete sie auf einem Teller an.

»Weil ich nicht bei jedem Furz zu deinem Zafer Abi renne. Ich habe Fischer gebeten, alles über diesen Jebali-Clan herauszufinden.«

»Das ist gut. Fischer wird dir eine schöne Liste anfertigen. Am besten auf einer DIN-A4-Normseite mit jeweils 1800 Zeichen«, gab Walter zurück, die Ironie in seinen Worten war nicht zu überhören. Er gab etwas von seiner Spezialsoße auf die Currywurst und reichte sie Brandt mit einem Stück Toastbrot über den Tresen. »Lass es dir schmecken.«

»Na komm, lass es raus«, sagte Brandt schmunzelnd. »Warum ist es keine gute Idee? Fischer findet alles, ich kenne niemanden, der ein besserer Hacker ist als er.«

»Ich habe nie behauptet, dass das keine gute Idee ist. Fischer soll dir die Infos besorgen, aber sie werden dir nicht verraten, wie dieser Clan funktioniert, wie sein Herz schlägt und wo die Schwachpunkte sind. Das wirst du nur erfahren, wenn du Teil dieses oder eines anderen Clans bist. Zufälligerweise ist Zafer Abi der Kopf eines solchen einflussreichen Clans. Auch wenn er jetzt saubere Geschäfte …«

»Wenn«, fiel Brandt ihm ins Wort. Dass Kaya wirklich sauber war, konnte und wollte Brandt nicht glauben.

»Ist doch egal. Wichtig ist, Zafer Abi trägt Clan-DNA in sich, er weiß, wie diese Jungs ticken. Vielleicht hat er sogar Infos über den Jebali-Clan, die ein Fischer nicht herausfinden kann. Die kennen sich doch alle.«

»Du erinnerst dich aber schon noch daran, dass Kaya uns vermittelt hat, dass er da rausgehalten werden möchte?«

»Fragen kostet nichts. Wenn er uns nichts erzählen will, haben wir wenigstens leckeren Baklava gegessen und Cay getrunken und das für lau.«

»Darum geht es dir also, du willst dich bei Kaya durchschnorren.«

»Witzig.« Walter rümpfte die Nase.

»Statt weiter zu quatschen, solltest du lieber die Rindswurst vom Grill nehmen, die ist doch sicherlich für Emre. Die anderen Würste sind für dich? Du hast echt Hunger.« Brandts Mundwinkel hoben sich.

»Genau das wollte ich tun, würdest du mir nicht ständig auf die Nerven gehen, und nein, die sind nicht alle für mich, du Oberschlaumeier. Die sind für die Station, schließlich kümmern die sich echt rührend um Emre.«

»Aber diese eine Currywurst ist höchstwahrscheinlich nicht für die Station, oder?«

»Wenn du mich weiter nervst, bekommst du sie ganz sicher nicht«, murrte Walter, grinste jedoch dabei. Brandt reichte ihm den leeren Teller wortlos über den Tresen und Walter nahm die Currywurst vom Grill.

»Ich muss noch mit Tom und Bender sprechen«, sagte Brandt dann.

»Glaubst du, sie lässt dich nach Paris fahren?«

»Sie hat mir freie Hand gegeben, und zwar so lange, bis das BKA mir den Fall wegnimmt, und bisher hat sich keiner vom BKA bei mir gemeldet.«

»Vermutlich, weil sie keine Verbindung zwischen dem toten Kioskbesitzer, dem Jebali-Clan und dem Organhandel sehen, was dir nur entgegenkommen dürfte«, ergänzte Walter. »Clans sind ja eigentlich im Drogen- oder Menschenhandel tätig, oder sie organisieren Glücksspiel und Überfälle von Geldtransportern. Organhandel passt da nicht so recht ins Bild.«

»Es ist aber am Ende viel lukrativer«, warf Brandt ein, »und weil Clans damit bisher nicht in Zusammenhang gebracht wurden, konnten die Jebalis diesem dreckigen Geschäft ungehindert nachgehen.«

Walter reichte Brandt seinen Teller zurück, der sich sofort seiner frischen Currywurst widmete.

»Deswegen solltest du mit Zafer sprechen«, sagte Walter.

»Wo bleibt das Abi?«

Walter schüttelte den Kopf. »Du wirst mir noch dankbar sein.«

»Wofür?«

»Dass ich dich zu deinem Glück mit Zafer …«, antwortete Walter, machte eine kurze Pause und fügte dann hinzu: »… mit Zafer Abi gezwungen habe.«

Währenddessen packte er die Rindswurst und die Currywürste in separate Warmhaltedosen.

»Wir sollten los. Nicht, dass wir außerhalb der Besuchszeiten aufschlagen«, sagte Brandt und zückte seine Geldbörse.

»Was soll das?«

»Was?«

»Das!« Walters Blick wanderte zu Brandts Portemonnaie.

»Ich möchte meine Currywürste und das Bier bezahlen. Das macht man so, wenn man in einem Imbiss sehr leckeres Essen bekommen hat, und wenn die Bedienung freundlich war, gibt es sogar ein Trinkgeld.«

»Steck das Geld weg!«

»Walter, lass mich bitte zahlen.«

Walter winkte ab. »Heute nicht. Morgen wieder, da erwarte ich dann aber ein besonders großzügiges Trinkgeld, du knauseriger Norddeutscher.« Er grinste breit.

»Kein Wunder, dass du zu Zafer Abi gehen möchtest. Mit den kostenlosen Baklava, die du bei ihm bekommst, refinanzierst du deine Verluste hier.«

»Jetzt hast du selbst Abi gesagt.«

»Das war ein Witz, du Keks.«

»Wer's glaubt«, zog Walter ihn auf und legte seine Schürze ab.

»Doch, war es. Komm jetzt, Emre wartet.« Er sah Walter an und bemerkte plötzlich Sorge in dessen Blick. Der stämmige Imbissbudenbesitzer war ein ganz schlechter Schauspieler, was seine Emotionen anbelangte.

»Emre wird sich bestimmt über die Rindswurst freuen«, sagte er, um Walter etwas aufzuheitern.

»Wenn er nicht zu erschöpft ist, um sie zu essen«, erwiderte Walter und presste die Lippen zusammen.

Da der Verkehr flüssig voranging, betraten sie keine halbe Stunde später die Uniklinik. Auf dem Weg dorthin hatte Brandt noch mit Nina telefoniert, die wieder bei Leah zu Hause war. Er hatte sie gefragt, ob sie etwas brauche, aber Nina hatte dankend abgelehnt.

Als sie die Station erreichten, kam eine Krankenschwester auf sie zu und grüßte die beiden.

»Tut mir leid, Sie haben nur noch fünf Minuten«, sagte sie und es klang, als wäre es ihr wirklich unangenehm, das sagen zu müssen. Brandt wusste, dass Walter und sie sehr gut miteinander auskamen, vielleicht ergänzte sie deshalb rasch: »Wenn Sie länger bleiben, ohne dass ich es weiß, dann ist das halt so.«

»Das muss Ihnen nicht leidtun, Schwester Manuela. Ich habe hier was für Sie und Ihre Kolleginnen und Kollegen gegrillt, leckere Currywürste. Man kann Ihre Arbeit nicht genug schätzen. Wir beide sind Ihnen sehr dankbar, dass Sie alle sich so herzlich um unseren Freund kümmern.« Walter reichte der Krankenschwester den Stoffbeutel mit der Warmhaltedose.

»Das ist mein Job.« Schwester Manuela lächelte. »Vielen lieben Dank für die freundlichen Worte und die Würstchen.«

»Ich meine das ganz ehrlich und aus vollem Herzen. Lassen Sie sich die Würstchen schmecken«, erwiderte Walter. Die Schwester lächelte ihm noch einmal zu und ging in das Stationszimmer.

Brandt hatte das Schauspiel mit wachsender Belustigung verfolgt. »Hast du gerade mit ihr geflirtet?«, fragte er.

»Ich?«

»Ja, du.«

»So ein Quatsch. Ich war nur freundlich. Davon könntest du dir eine Scheibe abschneiden.«

»Da wird aber einer rot«, witzelte Brandt und Walter grummelte etwas vor sich hin, was Brandt nicht verstand, dann klopfte er an die Tür von Aydins Krankenzimmer und beide traten ein.

Der Fernseher lief.

»Moin, Jungs«, grüßte Aydin die Freunde.

Zu Brandts Überraschung wirkte er heute nicht so kraft- und mutlos wie am vergangenen Tag, wo er gar nicht gut ausgesehen hatte.

Sie erwiderten sie Begrüßung und zogen sich zwei Stühle heran.

»Ich habe dir eine leckere Rindswurst mitgebracht«, sagte Walter und holte den Behälter aus dem Stoffbeutel.

»Für zwei war Walter zu knauserig«, stichelte Brandt.

»Wenn einer großzügig und selbstlos ist, dann ja wohl Walter«, verteidigte Aydin ihn.

»Nie spielst du das Spiel mit«, tat Brandt beleidigt.

»Du hast es noch immer nicht geschnallt, Schönling. Emre und ich gegen dich, das war schon immer so und wird auch so bleiben«, erwiderte Walter und zwinkerte Brandt zu.

Für einen Moment war die Stimmung wie früher, wenn sie mit Walter herumgealbert hatten. Diese Erinnerung machte Brandt glücklich, doch der Anblick des Krankenzimmers holte ihn viel zu schnell zurück in die brutale Realität.

Walter bereitete die Rindswurst vor und reichte sie Aydin auf einem Teller.

»Sehr lecker«, sagte der, nachdem er ein Stück abgebissen hatte. »Ich wünschte, ich hätte mehr Appetit.«

»Wie geht es dir?«, fragte Brandt. »Du siehst heute besser aus.«

»Das wirkt nur so. Sie haben die Medikation geändert, ich habe sehr starke Schmerzmittel bekommen. Auf diese Medikamente spreche ich besser an. Bald wollen sie mit der Chemo anfangen, aber lasst uns nicht über meine Krankheit reden. Ich hatte heute so viel Besuch und so viele mitleidige Blicke, dass ich mit meinen zwei besten Freunden über etwas anderes reden möchte. Was gibt es Neues bei deinen Ermittlungen?«

Brandt fasste die aktuellen Entwicklungen zusammen und berichtete von dem Verhör mit Thamir.

»Du hast von Anfang an das Gefühl gehabt, dass da mehr dahintersteckt«, sagte Aydin, als Brandt geendet hatte. »Glaubst du, Ayla ist in die Fänge dieses arabischen Clans geraten?«

»Ich weiß es nicht, aber ich halte es für möglich. Ayla verschwindet kurz nach der Ermordung von Darja Lunin und sie hat Kontakt zu einem Franzosen und einer weiteren Person gehabt, zu der es bis heute keine Hinweise gibt. Das sind mir ein paar seltsame Zufälle zu viel. Ich weiß nicht, wann mein Bauchgefühl das letzte Mal so angeschlagen hat.«

»Gut, dass Fischer dran ist. Er wird jede Menge Informationen über den Clan herausfinden, aber du solltest auch mit Zafer Kaya sprechen.«

Brandt sah Aydin erstaunt an. »Warum?«

»Weil er ein Clanführer ist und weiß, wie diese Typen ticken, er kennt ihre Mentalität. Das ist etwas, was Fischer nicht wissen kann. Möglicherweise hat Kaya auch einen Tipp für dich, einen Mittelsmann in Paris.«

»Das sage ich ihm schon die ganze Zeit«, ereiferte sich Walter.

»Du solltest öfter auf Walter hören, er hat schließlich einige Zeit für Kaya gearbeitet«, pflichtete Aydin ihm bei.

»Ich sehe schon, die Medikamente tun dir und deiner Objektivität nicht gut«, erlaubte sich Brandt spontan einen Scherz, der ihm aber augenblicklich leidtat und für den er von Walter einen bösen Blick kassierte.

»Sprich mit Kaya. Danach solltest du nach Paris fahren«, sagte Aydin.

»Ich kann nicht nach Paris.«

Aydin zog die Brauen hoch. »Wegen Bender? Ich dachte, sie hat dir einen Persilschein gegeben, bis das BKA dir den Fall wegnimmt.«

»Nein, nicht wegen Bender. Du kriegst bald deine Chemo, wie du eben sagtest, da kann ich nicht einfach nach Paris abhauen. Was für ein bester Freund bin ich denn? Was sollen Nina und die anderen von mir denken?«

»Doch, kannst du, weil es als Polizist deine Pflicht ist, deinem Instinkt zu folgen. Oder willst du hier Händchen halten und mir zuschauen, wie ich die ganze Zeit von der Chemo kotze?«

»Emre hat recht«, stimmte Walter ihm zu. »Geh nach Paris, ich kümmere mich um ihn und die Familie, mach dir darüber keine Sorgen. Wenn dieser Clan tatsächlich ukrainische Frauen entführt und ihnen die Organe entnimmt, dann muss das gestoppt werden.«

Brandt zögerte, obwohl er wusste, dass Aydin recht hatte. Er konnte sich den Luxus nicht leisten, nichts zu tun, er musste in Paris weiterecherchieren.

»Okay, ihr habt recht. Ich rufe dich aber jeden Tag an, darauf kannst du dich verlassen«, lenkte Brandt ein.

»Ich habe noch einen Wunsch, und ich hoffe, du kannst ihn mir erfüllen«, sagte Aydin und hustete kurz, dann sah er Walter an. »Du auch.«

»Betrachte ihn als erfüllt«, gab Walter zurück, dabei schien er nicht weniger überrascht als Brandt, doch zugleich war sein Blick sorgenvoll, als ahnte er, dass Aydins Wunsch etwas mit der bevorstehenden Chemo zu tun hatte.

Hatten die Ärzte ihm vielleicht etwas gesagt, was er ihnen bisher verschwiegen hatte? Etwas, was mit seinem Gesundheitszustand zu tun hatte?

Brandt versuchte, ruhig zu bleiben und nicht gleich an das Schlimmste zu denken.

»Natürlich, was für eine Frage. Was möchtest du?«, fragte er daher.

»Walter soll dich begleiten.«

37

22. Februar 2023, Köln

Noch immer hatte Brandt Bauchschmerzen dabei, dass er Aydins Wunsch nachgegeben hatte, und er war sicher, dass Aydin gewusst hatte, dass er Walter eigentlich nicht in Paris dabeihaben wollte.

Deswegen dieser Wunsch, er hat mich überlistet, dachte Brandt verärgert, aber er stand zu seinem Wort. Außerdem schien es Aydin sehr wichtig zu sein, dabei hatte Walter überhaupt nicht vorgehabt, mitzukommen, auch wenn er das natürlich gern tat, allein um ihm bei dem gefährlichen Clan zur Seite zu stehen. Aber Aydins Gesundheitszustand hatte ihn sicher mehr gesorgt als die Befürchtung, dass ein Vollblutpolizist wie Brandt in Paris Dummheiten machen könnte.

Damit hat Walter auch recht. Aydin braucht ihn hier vor Ort viel mehr als mich.

Gedankenverloren blickte er in seinen schwarzen Kaffee. Vielleicht hatte aber auch Emre recht. Walter kannte das Clanleben, er kannte die Strukturen und wusste, wie die Leute tickten. Seine deutsche Polizeimarke dagegen würde ihm in Paris kaum helfen. Dennoch wäre es ihm lieber gewesen, wenn Walter in Köln geblieben wäre.

Es klopfte an der Tür und Bender trat ein.

»Wie geht es Emre?«, fragte sie nach der kurzen Begrüßung.

»Die neuen Medikamente schlagen besser an. Die Ärzte wollen bald mit der Chemo anfangen.«

»Wird es also allein mit einer Knochenmarkspende nicht gehen?«

»Leider nicht.«

Bender wirkte nachdenklich, für einen Moment trat Stille ein.

»Wie kommst du in deinem Fall voran? Wolltest du mir nicht was schicken?«, fragte sie dann.

»Wenn du damit auf den Bericht anspielst, ich wollte mich gerade daransetzen und ihn schreiben«, antwortete Brandt.

»Sicher. Ich sehe schon, wie du fleißig in die Tasten haust.« Bender sah ihn skeptisch an. »Jeder weiß, dass Aydin immer die Berichte geschrieben hat.«

»Ich …« Brandt brach ab. »In einer Stunde hast du den Bericht, versprochen.«

»Erzähl mir lieber gleich, was du hast. Das mit der Stunde nehme ich dir nicht ab.«

Brandt kam der Aufforderung nach und berichtete über alle neuen Erkenntnisse, nur den Part mit Walter und seinem Versprechen, ihn mit nach Paris zu nehmen, ließ er aus. Er hatte gerade keinen Kopf für eine solche Diskussion mit Bender.

»Fischer ist also dran?«

»Ja, ist er. Was denkst du über Aydins Idee, dass ich mich mit Zafer Kaya unterhalten soll?«

»Ich finde sie gut. Wenn Kaya dir als Informant nützlich sein kann, solltest du das nutzen. Seit wann bist du so zimperlich, was die Quelle deiner Informationen anbelangt?«

»Ich bin nicht zimperlich, aber …«

»Aber?«

»Was, wenn Kaya sich einen Vorteil dadurch erhofft.«

Bender wischte seine Bedenken mit einer Handbewegung weg. »Du machst den Job doch mittlerweile einige Jahre. Seit wann lässt du dich kaufen?«

»Gar nicht.«

»Dann ist doch alles gesagt.«

»Also kann ich nach Paris?«

»Könnte ich dich denn davon abhalten?« Seine Chefin sah ihn eindringlich an. »Ich habe außerdem das Gefühl, dass es gut für dich wäre, wenn du einige Tage hier raus wärst.«

»Das klang vor Kurzem ganz anders.«

»Da hatten wir auch noch nicht diese Hinweise. Ich möchte, dass du dich in Paris mit dem zuständigen Ermittler austauschst.«

»Weiß Paris darüber Bescheid?«

»Ich kümmere mich darum. Kann allerdings sein, dass die Pariser Kollegen sich querstellen, ich kann also nichts versprechen.«

»Dann habe ich eine bessere Idee. Ich weiß, wie ich mir die Erlaubnis hole, unternimm bitte nichts.«

»Sicher?« Bender hob eine Augenbraue.

»Ganz sicher.«

»Stimme dich bitte trotzdem mit dem Pariser Kollegen ab, und falls ich doch etwas unternehmen soll, lass es mich wissen.«

»Mach ich«, antwortete Brandt.

»Gibt es sonst noch etwas, was wir besprechen müssen?«

»Nein, es wundert mich nur, dass das BKA nicht längst auf den Clan gestoßen ist.«

»Ich habe den aktuellen Stand des BKA nicht, die Kollegen sind allerdings auch nicht wirklich kooperativ.« Damit verabschiedete sich Bender von ihm und Brandt sah zu, wie sie die Tür hinter sich schloss.

Er wurde das Gefühl nicht los, dass Bender momentan so nachsichtig mit ihm war, weil Aydin im Krankenhaus lag, und hoffte, dass ihm etwas Abstand guttun würde.

Unwillkürlich musste er wieder an das Gespräch mit Aydin am vergangenen Abend denken, als dieser den Wunsch geäußert hatte, dass Walter ihn nach Paris begleitete.

»Warum?«, murmelte Brandt. Er wurde einfach das Gefühl nicht los, dass Aydin das nicht nur gesagt hatte, weil er sich Sorgen um Brandt machte.

Verschweigt er uns etwas? Etwas, was mit seinem Gesundheitszustand zu tun hat?

Dass es schlechter um ihn stehen könnte, als er es ohnehin befürchtete, wollte er sich lieber nicht ausmalen. Die Vorstellung schnürte ihm die Luft ab.

»Vergiss das ganz schnell. Emre möchte nur nicht, dass du dich in Gefahr begibst, weil er weiß, wie gefährlich diese Clans sind«, versuchte er, seine Nerven zu beruhigen.

Er trat an die Wand, wo er den Fall visualisiert hatte, und brachte ein paar Hinweise an, dann schaute er sich die neuen Querverbindungen an.

»Ist der Jebali-Clan wirklich die Lösung für alles?«, fragte er sich.

Die Antwort blieb er sich schuldig, denn der einzige Beweis, der das vermuten ließ, war die Aussage von Thamir, der wiederum nur Hassans Worte wiedergegeben hatte, und dieser war tot.

Hassan hat allerdings nichts von Organhandel erzählt, sondern nur davon, dass er Angst habe, der Clan wolle ihn töten. Es könnte deshalb auch einfach um unterschlagene Kohle aus Drogengeschäften gehen, überlegte Brandt, doch wie automatisch schüttelte er den Kopf.

»Nein, du weißt es, es geht um Organhandel. Warum sonst hätte Juranovic in Hassans Kiosk sein sollen? Er wollte ein Stück vom Kuchen abhaben und der Kioskbesitzer sollte den Kontakt zu den Jebalis herstellen.«

Aber woher wusste Juranovic, dass die Araber mit Organen handelten?

»Aus dem Knast, solche Jungs reden untereinander. Vielleicht wollten die Araber in den Balkanstaaten Geschäfte machen.«

Ganz in sein Selbstgespräch vertieft, schaute Brandt sich suchend um, als erwartete er eine Einschätzung von Aydin, der seine Gedankengänge immer kommentiert hatte, aber sein Dienstpartner war nicht da.

Dieser Schmerz würde ihn noch lange begleiten, bis Aydin wieder gesund und im besten Falle zurück im Dienst wäre. Brandt sah an die Decke und versuchte, sich zu sammeln, dann blickte er wieder auf die Wand.

Juranovic ist tot, vergiss ihn. Es geht jetzt nur noch um die Araber und darum, wie du beweisen kannst, dass sie mit Organen handeln.

Er ging zu seinem Schreibtisch und rief Gustav Johannsen an, der das Gespräch gleich annahm.

»Moin, Herr Brandt. Was kann ich für Sie tun?«

»Moin«, erwiderte Brandt. »Ich habe leider eine kleine Bitte an Sie.«

»Schießen Sie los.«

»Als Sie und Herr Lange in Köln waren, hatten wir doch über die Möglichkeit gesprochen, dass ich nach Paris reisen könnte, und in dem Zusammenhang hatte Herr Lange erwähnt, dass er die Bürgermeisterin von Paris kenne.«

»Das stimmt, Herr Brandt«, hörte er nun die Stimme des Bürgermeisters. »Verzeihen Sie, dass ich mich einfach so in das Gespräch einschalte, ich sitze gerade im Büro von Gustav, deshalb auch von mir ein Moin zur Begrüßung zurück.«

»Danke, ich grüße Sie«, antwortete Brandt, dabei fragte er sich, ob der Bürgermeister überhaupt Zeit für sein Amt hatte, wenn er die ganze Zeit im Büro des Polizeichefs saß.

Oder es ist einfach die Bestätigung für das, was alle denken: Politiker haben nichts zu tun, dachte Brandt.

»Wie können wir helfen?«, erkundigte sich Gustav.

»Ich werde die Tage nun tatsächlich in Paris recherchieren müssen, da wäre es gut, wenn mir die Pariser Kollegen keine Steine in den Weg legen.«

»Soll Albert mit der Bürgermeisterin reden?«

»Das wäre sehr freundlich.«

»Wird er machen«, versicherte Gustav sofort.

»Schön, dass ich auch gefragt werde«, hörte Brandt Alberts Stimme aus dem Hintergrund.

»Wirst du dem Kollegen etwa nicht helfen? Ich dachte, du bist so dicke mit der Bürgermeisterin«, fragte Gustav.

»Bin ich auch. Ist ja gut, ich kümmere mich darum.«

»Wusste ich's doch, aber Hauptsache, erst mal rumzicken«, bemerkte Gustav trocken.

»Besten Dank, meine Herren«, unterbrach Brandt schmunzelnd das Geplänkel der beiden.

»Wollen Sie uns ein kurzes Update Ihrer Ermittlungen geben? Was hat es denn mit Paris auf sich?«

Brandt fasste die neuen Erkenntnisse in groben Zügen zusammen.

»Wollen Sie sich wirklich mit einem arabischen Clan anlegen?«, fragte Albert, als er geendet hatte.

»Der Bürgermeister hat recht«, sprang Gustav ihm bei. »Ein Clan ist eine ganz andere Hausnummer als irgendwelche Psychopathen.«

Dann schicken Sie mir Mads zur Unterstützung, wäre es Brandt fast herausgerutscht, aber er wollte den jungen Kollegen lieber nicht in seine Ermittlungen hineinziehen.

»Ich will mich auf keinen Fall mit irgendwem anlegen, ich sammle nur Beweise, die belegen, dass der Clan im Organhandel tätig ist, und wenn wir Glück haben, finde ich darüber hinaus Beweise, dass die verschwundene Ayla Mahdi noch am Leben ist.«

»Seien Sie trotzdem vorsichtig, mit diesen Clanbrüdern ist nicht zu scherzen«, mahnte Gustav.

»Werde ich sein. Danke, dass Sie mich wegen der Bürgermeisterin unterstützen.«

»Wir stehen Ihnen zur Seite, wo immer wir können«, erwiderte Gustav, dann beendeten sie das Gespräch.

Sehr gut, schon mal keine Störfeuer aus Paris, dachte Brandt. Nun würde er noch Tom Hardt updaten müssen, bevor er sich mit Fischer austauschte.

Hardt nahm den Anruf sofort entgegen.

»Ich hatte ein interessantes Gespräch mit Thamir Boufal«, begann Brandt und erzählte von den neuen Erkenntnissen.

»Bist du sicher, dass es der Clan ist?«, fragte Hardt, nachdem er geendet hatte. »Was, wenn Hassan wegen einer anderen Sache sterben musste? Es ist nicht unüblich, dass über Kioske Drogen vertickt oder Gelder gewaschen werden.«

»Genau deswegen werde ich allein nach Paris reisen. Ich möchte so wenig Aufsehen wie möglich erregen«, gab Brandt zurück.

»Trotzdem solltest du dich mit dem Pariser Kollegen kurzschließen.«

»Das werde ich tun. Kannst du mir seine Kontaktdaten schicken?«

»Hast du in fünf Minuten. Sicher, dass ich dich nicht begleiten soll?«

»Ganz sicher. Das würde zu viel bürokratischen Mist nach sich ziehen«, erwiderte Brandt, der insgeheim froh gewesen wäre, wenn Hardt ihn an Walters Stelle begleitet hätte. Dass er nicht allein dorthin fahren würde, behielt er jedoch für sich. Je weniger davon wussten, desto besser. »Tut mir nur einen Gefallen und erzählt den Pariser Kollegen nichts von dem Ergebnis des Verhörs mit Thamir. Ich möchte das selbst übernehmen«, fügte er noch hinzu.

»Ich hoffe, du weißt, was du tust«, bemerkte Hardt und sie beendeten das Gespräch.

Brandt rieb sich über die Stirn und seine Gedanken wanderten zu Ayla.

Das letzte Mal hatte er sie im Café Rico gesehen, einen Tag, bevor sie als vermisst gemeldet worden war. Er kannte sie vom Sehen her und Raúl Salvatore, der Kellner im Café, hatte ihm an diesem Tag erzählt, dass Ayla sich wohl ein wenig in ihn verguckt hätte. Brandt hatte das ehrlicherweise geschmeichelt, doch er war mit Ylva sehr glücklich und Ayla mit ihren achtzehn Jahren viel zu jung.

Gerade jetzt in der schwierigen Zeit mit Aydins Krankheit spürte er, wie wichtig Ylva für ihn war. Sie half auch Nina enorm, mit der psychischen Belastung fertigzuwerden.

Dass er dennoch so um Aylas Wohlergehen besorgt war, lag vielleicht daran, dass er sie kannte und dass sie ihn mochte, sodass er eine moralische Verpflichtung darin sah, das Mädchen nicht seinem Schicksal zu überlassen, wie es die Kollegen Mertens und Krüger seiner Auffassung nach taten.

Dabei wusste der Polizist in ihm, dass die Kollegen bisher keinen ermittlungstechnischen Fehler begangen hatten, weil nichts dafürsprach, dass Ayla entführt und nach Paris verschleppt worden war. Nichts – außer seinem Bauchgefühl.

»Doch, sie haben einen Fehler gemacht«, berichtigte Brandt seinen Gedanken. Sie hatten sich nicht richtig reingekniet und nur irgendeinen französischen Kollegen gebeten, sich in Paris umzuschauen, statt selbst dorthin zu fahren.

Brandt biss sich auf die Unterlippe, er wollte sich nicht schon wieder über seine inkompetenten Kollegen aufregen.

Sein Blick wanderte zu seiner Uhr.

»Zeit, Fischer aufzusuchen«, sagte er zu sich und stand auf.

Wie immer machte er einen kurzen Umweg über die Küche, um für Fischer und sich einen Kaffee mitzunehmen.

»Was hast du über den Jebali-Clan herausgefunden?« Brandt hatte Fischer bereits einen Kaffeebecher gereicht und sich gesetzt.

»Einiges, was mir große Bauchschmerzen bereitet«, begann Fischer.

»Schieß los. Für Bauchschmerzen ist gerade keine Zeit.«

»Der Clanführer heißt Raba Jebali, ihm unterstehen um die eintausend Familienmitglieder aus siebzehn Einzelfamilien. Der Clan ist in allerlei illegale Geschäfte verwickelt, dabei geht es überwiegend um Drogen, Glücksspiel und Menschenhandel wie Zwangsprostitution.«

»Saß einer der Jebalis auch wegen Menschenhandels mit illegalen Flüchtlingen ein?«, erkundigte sich Brandt.

»So ist es, und zwar in einem deutschen Gefängnis. Es war ein Neffe aus Dortmund. Der Clan hat dort nämlich einen kleinen, aber relativ unbedeutenden Ableger.«

Brandt ballte die Faust. »Das ist die Verbindung zu Juranovic. Er saß auch im Bau, weil er illegal Flüchtlinge nach Europa gebracht hat. Jede Wette, dass dieser Neffe und Juranovic sich im Knast angefreundet haben. Juranovic hat das große Geschäft mit Organhandel gewittert, deswegen ist er nach Paris und hat sich dort mit Hassan, dem Kioskbesitzer, getroffen.«

»Wäre möglich, aber es gibt keinen Beweis dafür. Wir wissen nur, dass Juranovic und der Neffe tatsächlich im selben Gefängnis waren.«

Brandt machte eine wegwerfende Handbewegung. »Mehr Beweise brauche ich nicht.«

Endlich ergab alles Sinn, endlich hatte er das fehlende Puzzleteil, das Juranovic und Paris verband. Das gab ihm neuen Mut, dass er die fehlenden Puzzleteile im Fall Ayla ebenfalls finden würde, auch wenn er offiziell wegen des Mordes an Hassan in Paris ermitteln würde.

»Ohne Beweise keine Anklage«, wandte Fischer ein.

»Ist mir schon klar.«

»Diese Clans schaffen es immer wieder, dass sich Beweise gegen sie in Luft auflösen, dass Zeugen ihre Aussagen zurückziehen«, fuhr Fischer fort.

»Natürlich, weil sie eingeschüchtert werden. Was muss ich noch über den Clan wissen? Wer sind die Köpfe?«

»Raba Jebali steht unangefochten an der Spitze. Es gibt keinen zweiten starken Mann neben ihm. Er hat den Clan gegründet und ihn mit äußerster Brutalität zu einer bekannten Größe in Paris gemacht. Der Clan ist weit über die französischen Grenzen hinaus berühmt-berüchtigt, weil sie stets extrem brutal vorgehen. Selbst Joe kennt den Clan.«

Brandt hatte nichts anderes erwartet, dennoch merkte er bei Fischers letztem Satz auf. »Joe? Du meinst den Kumpel von Peter Walsh?«

»Genau.«

»Sag nicht, dass Walsh auch wegen der vermissten ukrainischen Flüchtlinge aktiv ist?«

»Ich denke nicht. Gestern gab es eine Remote-Party, an der einige echt gute Hacker teilgenommen haben, wie eben Joe. Tim und ich waren auch dabei. Wir haben uns später zu dritt in einem Chatroom ein bisschen unterhalten.«

»Was sagt Joe über den Clan?« Brandt beugte sich interessiert vor.

»Nicht viel, nur dass sie äußerst brutal seien, niemals Gefangene machen würden und selbst in den eigenen Reihen mit Verrätern nicht zimperlich umgehen.«

»Bist du sicher, dass Walsh nicht doch seine Hände im Spiel hat?

Organhandel ist international, das müsste exakt die Sorte von Verbrechen sein, bei dem sich ein Walsh berufen fühlt, zu helfen, das ist genau sein Ding.«

»Laut Joe sind sie weiter in Russland aktiv. Der Ukrainekrieg fordert ihre ganze Aufmerksamkeit. Joe hat ein Programm geschrieben, um das GPS der russischen Drohnen zu stören.«

Brandt runzelte die Stirn. »Auch wenn ich es ungern zugebe, jemanden wie Walsh könnte ich jetzt gut gebrauchen.«

»Soll ich Joe fragen? Es ist zwar schwer, ihn zu kontaktieren, aber ich finde einen Weg. Du müsstest mir nur etwas Zeit geben«, schlug Fischer vor.

»Nein, musst du nicht. Ich will keine Aufmerksamkeit erregen. Je weniger Leute in meine Ermittlungen involviert sind, desto besser«, antwortete Brandt. Hinzu kam, dass Walsh niemand war, der sich von ihm kontrollieren lassen würde. Er würde sein Ding eiskalt durchziehen und das konnte Brandt auf keinen Fall riskieren.

»Falls du deine Meinung ändern solltest, kann ich immer noch versuchen, es anzustoßen«, bot Fischer an.

»Danke. Hast du Joe erzählt, dass Aydin im Krankenhaus ist?«

»Ja, habe ich. Er hat gefragt, wie es euch geht. Du sollst Emre grüßen und er wünscht ihm gute Genesung.«

»Mach ich.« Aydin würde sich riesig über diese Grüße freuen, er bewunderte Peter Walsh seit jeher. Brandt griff nach seinem Kaffeebecher. »Schick mir bitte alles, was du über den Clan hast. Ich habe jetzt ein Gespräch mit Zafer Kaya.«

»Das wollte ich gerade tun. Übrigens finde ich das gut.«

»Was?«

»Dass du Kaya aufsuchst. Er leitet selbst einen großen Clan, deshalb weiß er bestimmt mehr über die Strukturen, als ich je herausfinden kann, auch wo die Schwachstellen des Clans liegen könnten. Am Ende funktionieren diese Organisationen ja recht ähnlich, an ihrer Spitze steht immer ein Patriarch, der alles lenkt, aber wie sie denken, wie sie vorgehen oder was sich in ihren Köpfen abspielt, kriegen wir nicht so genau heraus, wie es ein Clanchef aus eigener Erfahrung weiß. Kaya könnte sich als sehr nützlich für dich, für uns, erweisen.«

Brandt wiegte zweifelnd den Kopf. »Wenn er denn so offen zu mir ist.«

»Nimm doch Walter mit.«

»Walter?«

»Du hast selbst gesagt, dass er mit Kaya befreundet ist und gut mit ihm kann.«

»Ja und?« Brandt sah den Kollegen aus der IT verständnislos an.

»Wenn einer Informationen aus Kaya herausbekommen kann, dann ja wohl er. Kaya scheint ihn zu mögen. Irgendwie kommt Walter von seiner Art her echt authentisch und verlässlich rüber. Werte, die einer wie Kaya schätzt.«

Brandt konnte nicht glauben, dass selbst ein rational denkender Mensch wie Fischer vorschlug, dass er Walter mitnehmen sollte.

Traue ich Walter mal wieder zu wenig zu?, überlegte Brandt.

38

»Hau es raus.«

»Was?«

»Ich sehe doch, dass dir was auf der Zunge liegt. Nur nicht so schüchtern«, sagte Walter. Brandt hatte ihn abgeholt und nun waren sie in seinem Dienstfahrzeug auf dem Weg zur Keupstraße in Köln Mülheim.

»Ich und schüchtern?«

»Ich warte.« Walter trommelte leise mit den Fingern auf seinen Oberschenkel.

»Na gut. Es gibt da ein paar Dinge, die wir beide besprechen müssen. Vor allem eins, eine sehr wichtige Regel, wenn du mich nach Paris begleitest.«

»Ich weiß, wovon du sprichst.«

»Und zwar?«

»Du bist der Boss und ich folge deinen Anweisungen.«

Brandt warf ihm einen erstaunten Blick zu. »Du hast keine Probleme damit?«

»Überhaupt nicht. Ich weiß, wann es besser ist, einen Schritt zurückzutreten. Du bist ein erfahrener Kommissar, viel erfahrener, als ich es je sein werde. Außerdem bin ich kein Polizist.«

»Also keine Dummheiten?«

»Was meinst du mit Dummheiten?«

»Dass du versuchst, dich vor mich zu werfen, wenn jemand auf mich schießen sollte zum Beispiel.«

Walter holte tief Luft und sah Brandt an. »Du erwartest von mir allen Ernstes, dass ich zuschauen soll, wie so ein Wichser dir eine Kugel in den Kopf jagt?«

»Ich erwarte, dass du meinem Plan und meinen Anweisungen folgst«, korrigierte Brandt.

»Okay, das werde ich, aber ich werde niemals zusehen oder feige wegrennen, wenn jemand dir eine Waffe an den Kopf hält. Wie könnte ich mir danach selbst noch in die Augen schauen? Und was sage ich Emre, wenn ich wie ein Angsthase davongelaufen bin, um meine Haut zu retten? Du weißt, warum Emre will, dass ich dich begleite. Du bist ihm außerordentlich wichtig und er hat Angst um dich. Ich soll dich beschützen, du Dickschädel, das war nämlich sein Wunsch, dem wir beide zugestimmt haben«, redete sich Walter in Rage.

Es rührte Brandt, den Brummbär so reden zu hören. Ein Schmunzeln stahl sich auf seine Lippen.

»Entspann dich, aber versuch trotzdem, dich nicht töten zu lassen. Können wir uns darauf einigen?«

»Das können wir.« Walters Gesichtszüge glätteten sich.

»Rate mal, wer Emre Genesungswünsche schickt?«, lenkte Brandt auf ein neues Thema.

»Woher soll ich das wissen? Kramer, dein verhasster Kollege?«

»Mach mir keine schlechte Laune. Nein, Joe und Walsh.«

»Hast du mit ihnen gesprochen?«

»Nein. Fischer hatte eine Remote-Party oder so mit Joe und ein paar anderen Meisterhackern und da sind sie auf Emre zu sprechen gekommen.«

»Wenn das mal nicht ein feiner Zug ist.« Walter strahlte, er war ebenso angetan von Walsh wie Aydin. »Ich sage dir, die beiden sind echt in Ordnung. Einen wie Walsh könnten wir gut gebrauchen. Wie der in der Ukraine in dem brennenden Waisenhaus den Holzbalken von mir weggestoßen hat, das war echt beeindruckend.«

»Du und Aydin mit eurer Fanboy-Mentalität«, stichelte Brandt.

»Von wegen Fanboy, das sind Fakten, mein Lieber. Wenn du irgendwann mal einen schweren brennenden Holzbalken von meinem Körper wegschubst, werde ich auch von dir so schwärmen«, gab Walter zurück und betrachtete Brandts Oberarme. »Tja, aber wenn ich mir deine Ärmchen so ansehe, kriegst du nicht mal einen Besen damit hoch.«

Unwillkürlich spannte Brandt seine Muskeln an, denn er war alles andere als untrainiert, und da seine Winterjacke auf der Rückbank lag, konnte man seinen Bizeps unter dem figurbetonten Hemd sehr gut erkennen.

»Angeber«, sagte Walter lachend. »Muskeln bedeuten keine Stärke. Dich schlage ich jederzeit im Armdrücken.«

»Das glaubt auch nur Tolga«, winkte Brandt ab.

»Das glaubt Tolga nicht nur, das ist so. Er weiß halt, wer der stärkste Onkel ist, den er hat«, hielt Walter dagegen.

Brandt schmunzelte. Es war schön, dass Walter bei ihm war, seine herzliche Art war ansteckend, so konnte Brandt für einen Moment vergessen, dass Aydin im Krankenhaus lag und sein Tod diese wunderbare Freundschaft, ja ihre ganze kleine Familie auseinanderreißen könnte. Weder Tolga noch Walter würden das verkraften, fürchtete Brandt, so taff Walter sich auch immer gab.

Und du? Wirst du es wegstecken oder wirst du dich wieder in den Alkohol flüchten?

Er hatte keine ehrliche Antwort darauf.

Emre wird nicht sterben, alles andere akzeptiere ich nicht!, dachte Brandt und spürte, wie sich seine Hände um das Lenkrad krampften.

»Alles gut?«, fragte Walter, dem das offenbar nicht entgangen war.

»Nicht wirklich, ich bin angespannt, weil ich Kayas Reaktion nicht einschätzen kann, ebenso wenig wie das, was uns in Paris erwartet«, antwortete Brandt ausweichend.

»Überlass das mir. Zafer Abi wird uns die Infos geben, die du brauchst, auch wenn er in diesen Konflikt sicherlich nicht mit hineingezogen werden möchte.«

»Das ist kein Konflikt. Das ist eine Jagd und ich bin der Jäger«, erwiderte Brandt mit entschlossener Miene.

»Wie auch immer. Wir dürfen den Jebali-Clan jedenfalls nicht unterschätzen. Ich wollte dir da eh noch was erzählen.«

»Was?«

»Dass ich mich auch ein wenig umgehört habe. Diese Jungs sind übel, richtig übel, gegen die ist Zafer Abi ein Lamm. Die töten sogar ihre eigenen Familienmitglieder, wenn einer von Ihnen Verrat begeht. Die eigene Familie! Mehr muss man dazu wohl nicht sagen.«

Brandt nickte. »Was hast du noch herausgefunden?«

»Dass Raba der alleinige Herrscher ist und offiziell der ganzen Familie sein Vertrauen schenkt, es aber nur bei zwei Personen aufrichtig tut: bei seinem jüngeren Bruder Dahoud und seinem Cousin Hadi. Vor allem vor Dahoud sollen wir uns in Acht nehmen, weil er eine kurze Zündschnur hat.«

»An wen erinnert mich das nur«, sagte Brandt sarkastisch.

»An Faruk?«

»Natürlich. Es scheint in jeder Familie einen Idioten zu geben. Weißt du, wo wir diesen Raba finden?«

»Klar, die verstecken sich nicht. Sicherlich hat Fischer die Info auch.«

»Er hat mir einiges geschickt, aber ich habe mir die Unterlagen noch nicht angeschaut«, erwiderte Brandt.

»Verstehe.«

»Was soll das heißen?« Walters Einwurf hatte nach Kritik geklungen.

»Für die Papierarbeit ist sich der Herr wohl zu fein, das hat bestimmt immer Emre gemacht. Ein richtiger Bulle wie du ist ja auf der Straße, der schnappt die bösen Jungs und beschäftigt sich nicht mit lästigem Papierkram.«

»So ein Quatsch. Ich habe dich abgeholt, damit wir zu Kaya können, da hatte ich keine Zeit. Die Infos hätte ich später …«

»Jetzt lügst du, ohne rot zu werden«, trumpfte Walter auf. »Wie oft habe ich mitbekommen, dass Emre noch spät abends die Berichte geschrieben hat und du ihn sogar darauf aufmerksam gemacht hast, dass er das ja nicht vergessen solle.«

»Immerhin habe ich ihn daran erinnert, weil er ein Gedächtnis wie ein Sieb hat, wie du«, versuchte Brandt scherzhaft zu kontern, was Walter augenscheinlich nicht so lustig fand. »Zu meiner Verteidigung: Emre hat sich nie beklagt. In Wirklichkeit ist es sogar so gewesen, dass er diese Aufgaben freiwillig übernommen hat, weil er gesehen hat, dass das nicht gerade meine Stärke ist.«

»Du hast dich aber sicherlich nie darüber beschwert.«

»Warum sollte ich? Das macht doch ein Team aus, dass man sich auf die Stärken des jeweils anderen verlässt.«

Walter schnaubte. »Denk nicht mal dran, dass ich ab jetzt für dich den Assistenten spiele und Berichte schreibe.«

Brandt konnte ein Grinsen nur schwer unterdrücken. »So verzweifelt bin ich nicht, da sei mal unbesorgt.«

»So nett wie ich bin, würde ich es am Ende sogar tun«, murmelte Walter.

»Du weißt, dass ich dich überaus schätze und dass du mir sehr ans Herz gewachsen bist«, sagte Brandt.

Walter sah ihn erstaunt an. Mit so einer Bemerkung hatte er augenscheinlich nicht gerechnet, erst recht nicht von jemandem wie Brandt, der mit seinen Gefühlen deutlich sparsamer umging als Aydin oder Walter.

»Du mir genauso.« Walter strahlte. »Diese Seite an dir gefällt mir, die darfst du gerne öfter zeigen. Soll ich dich umarmen?«

»Ich fahre, das wäre jetzt ungünstig«, gab Brandt trocken zurück und beide lachten.

Kurz darauf erreichten sie die Keupstraße, Brandt parkte vor dem Restaurant von Zafer Kaya und beide stiegen aus.

»Wollen wir hoffen, dass er hier ist.«

»Um diese Zeit ist Zafer Abi immer hier. Es sei denn, er hat einen wichtigen Termin, deshalb hatte ich dir ja vorgeschlagen, ihn vorher anzurufen«, sagte Walter.

»Genau das wollte ich eben nicht. Ich mag es, Leute zu überraschen.«

»Du bist der Boss«, gab Walter zurück und betrat das Restaurant.

Wie erhofft, saß Zafer Kaya an einem Tisch und unterhielt sich mit zwei Männern, die beide Anzüge trugen und Brandts Einschätzung nach nicht zu seinen Leuten gehörten.

»Lass uns Platz nehmen und warten, bis Zafer Abi Zeit hat«, sagte Walter und setzte sich an einen freien Tisch.

Brandt nahm ihm gegenüber Platz, obwohl er viel lieber direkt zu Zafer gegangen wäre, aber vermutlich hatte Walter recht. Sie wollten etwas von Kaya, daher durften sie ihn nicht unter Druck setzen. Der Clanchef schien sie auch nicht zu bemerken, da er mit dem Rücken zu ihnen saß.

»Hallo, du bist doch Walter«, begrüßte sie ein Kellner, den Brandt auf Anfang zwanzig schätzte. Er sah ihn zum ersten Mal in diesem Restaurant.

»Klar, und du bist Tayfun, du warst letztens mit deiner Freundin bei mir im Grill.«

»Du erinnerst dich an mich?«, fragte Tayfun erstaunt.

»Logisch, ich glaube, meine Currywürste haben euch geschmeckt.«

»Bruder, das war das Leckerste, was ich bisher in meinem Leben gegessen habe. Ich hätte nie geglaubt, dass Fastfood so gut sein kann.«

»Hör mal, mein Junge, Walters Currywürste sind kein Fastfood. Ich benutzte nur die besten Zutaten, da kann kein Sternerestaurant mithalten.«

»Du hast recht Bruder, ich wollte nicht …«

»Ist schon gut, der liebe Walter wird immer etwas nervös, wenn es um seine Currywürste geht«, mischte sich Brandt ein.

»Nein, er hat ja recht. Wie gesagt, es war das Leckerste, was ich je gegessen habe. Ich habe nicht das Recht, so darüber zu reden.«

»Es sei dir verziehen.«

»Ich habe sogar bei meinem Großcousin Werbung für dich gemacht.«

»Bei Zafer Abi?«

»Ja, genau. Wäre doch geil, wenn wir deine Würstchen auch bei uns im Restaurant verkaufen könnten.«

»Was sagt er dazu?«, fragte Walter. Brandt sah, wie seine Brust vor Stolz anschwoll.

»Er hat mich zur Seite genommen und mir leider verständlich gemacht, dass ein türkisches Restaurant kein Schweinefleisch verkaufen kann, aber er hat mir auch gesagt, dass er deine Currywürste genauso liebt wie ich.«

»Man muss Zafer Abis Entscheidung respektieren«, sagte Walter.

»Natürlich, das tue ich, trotzdem denke ich, wir sollten aufhören, uns an diesen alten, verkrusteten Bräuchen zu orientieren. Ich kenne viele angeblich brave Moslems, die Schweinefleisch essen, aber dann auf halal tun und so. Wir leben schließlich im 21. Jahrhundert.« Er zuckte die Schultern. »Egal, was kann ich für euch tun?«

»Kannst du uns bitte Tee und Baklava bringen? Und sag mal, wer sind die beiden Männer da?«

»Irgendwelche Politiker, Zafer Abi will doch Bürgermeister werden. Wollt ihr noch was anderes?«

»Nein, vorerst nicht«, antwortete Brandt und der junge Kellner verschwand.

»Ich mag den Kleinen, er trägt das Herz auf der Zunge. Schön, wenn die Jugend meine Currywürste zu schätzen weiß«, schwärmte Walter.

»Solange jemand deine Currywurst liebt, ist dir alles egal.«

»Weil Vernunft durch den Magen geht. Nichts ist ehrlicher als Essen. Na ja, vielleicht noch die Musik von Rémy.«

Brandt sah nachdenklich zu Zafers Tisch. »Es scheint Kaya ernst zu sein mit seiner Karriere in der Politik.« Er wollte jetzt auf keinen Fall auf Rémy zu sprechen kommen, denn er fürchtete längst, dass Walter vor allem mit nach Paris wollte, um nach Rémy zu suchen. Doch das passte ihm überhaupt nicht in den Kram, er hatte keine Zeit, dort das Kindermädchen für Walter zu spielen.

»Klar, wenn Zafer Abi sich was in den Kopf gesetzt hat, dann tut er es auch«, antwortete Walter.

Vor einigen Wochen hatte Kaya ihnen anvertraut, dass er bei den nächsten Bürgermeisterwahlen antreten wolle. Etwas, was Brandt arge Bauchschmerzen bereitete, denn obwohl Kaya äußerst bemüht war, als Saubermann aufzutreten, war vollkommen klar, wie der Clanchef an seine Macht und das große Vermögen gekommen war.

Der Kellner kam mit ihrer Bestellung zurück.

»Arbeitest du erst neuerdings hier?«, erkundigte sich Walter.

»Ja, habe gestern angefangen.«

»Du machst einen sehr aufgeweckten Eindruck. Reicht dir der Job denn?«

Der Kellner lachte. »Nein, ich studiere eigentlich Medizin. Ich möchte den Menschen helfen. Hier verdiene ich nur etwas Kohle nebenbei.«

»Das finde ich sehr gut. Wir brauchen mehr Ärzte und Menschen, die für andere da sind«, pflichtete Walter ihm bei. »Mein Freund und ich kennen einen verdammt guten Arzt in der Uniklinik, wenn du ein Praktikum dort machen möchtest, gib mir Bescheid.«

»Das würden Sie wirklich für mich tun?« Tayfun schien sich aufrichtig zu freuen.

»Was für eine Frage, selbstverständlich! Ich bin ein sehr alter Freund von Zafer Abi. Du weißt ja, wo du mich findest. Zögere nicht, auf mich zuzukommen.«

»Cool, danke, Bruder. Ich möchte der beste Arzt der Welt werden und für Ärzte ohne Grenzen arbeiten.«

»Der Arzt, von dem ich spreche, tut genau das. Du wirst ihn mögen.«

»Davon bin ich überzeugt. Braucht ihr noch was?«

»Gerade nicht, danke.« Walter lächelte ihm zu und Tayfun entfernte sich.

»Wenn ich solche Kids sehe, mache ich mir keine Gedanken um Deutschlands Zukunft. So verloren, wie immer gejammert wird, sind wir nicht«, stellte Walter fest und gönnte sich einen Schluck Tee.

Brandt nahm ebenfalls einen Schluck Cay, dabei beobachtete er, dass die beiden Männer endlich aufstanden, Kaya ebenso. Sie unterhielten sich noch einen Moment, dann verabschiedete Kaya die beiden.

Das wurde aber Zeit!, dachte Brandt, seine Fragen an Zafer brannten ihm auf den Nägeln.

»Guten Tag, Herr Brandt, lieber Walter«, sagte Zafer, der sie natürlich sofort erblickt hatte und zu ihnen kam.

Beide standen auf und erwiderten die Begrüßung, dann setzten sie sich.

Kaum hatte Zafer Platz genommen, kam auch schon Tayfun mit einem Tee und einem Teller Baklava und stellte beides auf den Tisch.

»Sehr aufmerksam von dir, mein Sohn«, sagte Kaya und Tayfun entfernte sich.

Brandt wusste, dass die Bezeichnung Sohn in türkischen Kreisen eine Floskel war, die Ältere gern zu Jüngeren sagten, um damit auszudrücken, wie innig ihr Verhältnis war.

»Tayfun gefällt mir«, bemerkte Walter.

Zafer nickte. »Der Junge ist der Wahnsinn. Unglaublich intelligent. Er will Arzt werden und für Ärzte ohne Grenzen arbeiten.«

»Das hat er uns erzählt. Ich bin sicher, dass er das schaffen wird.«

»Ich auch, und ich unterstütze ihn, wo ich kann. Aber ihr seid bestimmt nicht hier, um über meinen Tayfun zu sprechen.«

»Nein, wir haben eine Bitte an dich«, bestätigte Walter.

»Thamir hat gesungen«, sagte Zafer. Es war mehr eine Feststellung als eine Frage.

»Das hat er und wir sind etwas besorgt.«

»Warum?«

»Weil er glaubt, dass der Jebali-Clan hinter dem Anschlag auf den Kioskbesitzer steckt.«

»Kennen Sie den Clan?«, schaltete sich nun Brandt ein.

Zafer antwortete nicht gleich. Er ließ zwei Stück Würfelzucker in seinen Tee fallen, rührte ihn bedächtig um und nahm dann einen genüsslichen Schluck. Anschließend machte er die Augen schmal und schaute erst Walter und schließlich Brandt an.

»Mein gutgemeinter Rat an euch, überlasst das den französischen Kollegen.«

»Warum?«, fragte Walter.

»Weil das eine Nummer zu groß für euch ist.«

»Glaubst du, die Franzosen sind bessere Polizisten? Ich kenne niemanden, der fähiger ist als Lasse«, empörte sich Walter.

»Ich fürchte, ich auch nicht«, ließ sich Zafer zu einem Scherz hinreißen. »Aber mal im Ernst, was wollt ihr zwei gegen diesen Clan ausrichten? Wollt ihr in sein arabisches Café einmarschieren und ihn verhaften? Ihr beiden? Ihr habt doch überhaupt keine Autorität in Frankreich. Ein Bulle aus Deutschland hat keine Macht da drüben. Diese Jungs sind ein anderes Kaliber.«

»So gut solltest du mich kennen, dass ich vor niemandem Angst habe«, murrte Walter, doch Zafer winkte ab.

»Hier geht es nicht um Angst, es geht um Realitäten. Dem Clan unterstehen mehr als eintausend Mann, das ist eine kleine Privatarmee. Habt ihr denn einen Beweis, dass der Kioskbesitzer wirklich von dem Clan ermordet wurde?«

»Nein, wir haben nur die Aussage von Thamir, dass er wegen des Clans untertauchen wollte«, antwortete Brandt.

»Das kann auch ganz andere Gründe haben. Vielleicht hat der Kioskbesitzer Geld unterschlagen.«

»Möglich, aber ich halte das für unwahrscheinlich. Vielmehr glaube ich, dass der Clan ukrainische Frauen entführt und ihnen ihre Organe entnimmt, und ich glaube, dass der Clan hinter der Entführung der achtzehnjährigen Ayla steckt«, erklärte Brandt.

»Das ist es also.« Zafer nickte.

»Was?«

»Sie wollen dieses junge Mädchen retten, von dem Sie mir damals bei Ihren Ermittlungen über die Ukrainerin erzählt haben. Es ist persönlich.« Zafer fixierte Brandt mit seinem Blick. »Sollten Sie als Bulle so etwas nicht immer außen vor lassen?«

»Du möchtest doch Bürgermeister werden«, mischte sich Walter wieder ein.

»Was hat das damit zu tun?«

»Als Bürgermeister sollte es deine Pflicht sein, Unrecht zu bekämpfen.«

»Ja, in meiner Stadt, aber doch nicht in Paris. Das ist die Aufgabe der Pariser Bürgermeisterin. Dieser Clan ist brandgefährlich.«

»Aber wenn sie tatsächlich Ayla gefangen halten, eine Kölnerin? Fällt das dann nicht doch in unsere Verantwortung?«

Zafer schüttelte den Kopf. »Ihr wollt in ein Wespennest stechen, das ist euch hoffentlich klar.«

»Wir haben keine Angst. Aber wir brauchen deine Hilfe.«

Zafer zögerte, er biss sich auf die Unterlippe und fuhr sich mit der Hand über den Bart. Schließlich fragte er: »Was genau wollt ihr wissen?«

39

Irgendwo in Frankreich

»Wofür brauchen die diese ganzen Untersuchungen?«, fragte Tatjana.

Ayla hob nur die Schultern.

»Wir werden es sicherlich bald erfahren«, beruhigte Rémy die jungen Frauen, dabei kannte er den Grund. Es war nur die Frage, wann es so weit sein würde.

Dieses Herumsitzen und darauf Warten, dass es jederzeit losgehen könnte, beunruhigte Rémy, die beiden jungen Frauen jedoch brachte es an ihre Grenzen.

»Was für Untersuchungen haben Sie vorhin mit euch gemacht?«, fragte Rémy.

»Sie haben mir wieder Blut abgenommen und dann einen Ultraschall gemacht«, antwortete Tatjana. »Auf dem Rückweg habe ich mich kurz umschauen können.«

»Wie? Der Bullige ist doch immer an eurer Seite«, fragte Rémy erstaunt.

»Ja, aber Ayla hat so getan, als wäre sie umgeknickt.«

»Das war sehr gefährlich!«

»Der Trottel hat es nicht mal bemerkt, er macht seinen Muskeln alle Ehre«, erwiderte Tatjana lachend.

»Hast du denn was Interessantes gesehen?«

»Leider nicht viel, ich durfte kein Risiko eingehen. Ich habe mich nur umgeschaut, ohne mich wirklich zu bewegen. Das Einzige, was ich erkannt habe, war, dass noch ein Weg nach links führt, da ist eine Tür, und wenn ich mich nicht geirrt habe, war sie offen.«

»Wie kommst du darauf?«

»Ich habe einen leichten Luftzug gespürt, als ich etwas rechts von dem Trottel stand.«

»Das muss nichts heißen, der Keller ist verwinkelt«, wandte Rémy ein.

»Es könnte aber auch ein Ausgang sein.«

»Was meinst du?«, fragte Rémy an Ayla gerichtet.

»Ich weiß gar nichts mehr, nur dass ich mit den Nerven ziemlich am Ende bin. Ich fürchte mich, dazu diese ganzen Untersuchungen, die bringen mich an mein Limit. Ich weiß nicht, wie lange ich diese Enge und die Ungewissheit noch ertrage«, antwortete Ayla verzweifelt.

Tatjana verzog nachdenklich den Mund. »Da war auch noch was anderes«, sagte sie dann. »Vielleicht bilde ich mir das ja nur ein.«

»Was?«, fragte Rémy. Er hatte so eine Ahnung, hoffte jedoch, dass Tatjana nicht das gesehen hatte, was er entdeckt hatte.

»Ich habe Geräusche gehört.«

»Könnten die Gangster gewesen sein«, erwiderte Rémy.

»Nein, es hat sich angehört, als wären es Frauen und als würden sie Ukrainisch sprechen.«

»Du musst dich geirrt haben.«

»Was? Du meinst, sie halten hier noch mehr Frauen gefangen?«, fragte Ayla mit weit aufgerissenen Augen. »Vielleicht sind wir nur am Leben, weil wir noch nicht an der Reihe sind?«

Rémy hob beschwichtigend die Handflächen. »Macht euch nicht verrückt. Da ist nichts, Tatjana hat sich bestimmt verhört. Es war sicher nur der Stress, die Anspannung.«

»Aber was, wenn nicht? Was machen die mit all den Frauen hier?«

Die Antwort darauf konnte Rémy ihnen unmöglich anvertrauen, weil er wusste, dass die beiden dann in Panik ausbrechen würden. Deshalb musste er sie schnellstmöglich beruhigen.

»Es ist ganz wichtig, dass wir einen kühlen Kopf bewahren. Nur so können wir hier rauskommen«, sagte er daher.

»Wie denn? Wir haben es ein Mal versucht und wurden dafür ziemlich vermöbelt. Wie sollen wir gegen dieses Anabolmonster mit dem Spatzenhirn und die anderen Gangster ankommen?«, fragte Tatjana aufgebracht.

Ayla schwieg.

»Wir müssen den Bulligen überwinden und es dann zu der Tür schaffen, von der du gesprochen hast. Das ist unsere einzige Chance«, antwortete Rémy.

»Was machen wir, wenn ich mich irre?«

»Das wollen wir für uns alle nicht hoffen.«

»Wie sollen wir denn den Bulligen bezwingen?«

»Ich lasse mir was einfallen«, antwortete Rémy. Da fiel ihm wieder sein Gespräch mit dem Mann ein. Er bewunderte Rémys Musik, Rémy hatte ihn sogar dazu überreden können, selbst etwas auf der Flöte zu spielen. Der Bullige hatte Talent und liebte Musik – genau da würde er ansetzen, sich sein Vertrauen erschleichen und dann auf die richtige Gelegenheit warten, damit die beiden Frauen sich retten konnten. Was aus ihm wurde, war gerade unwichtig. Entscheidend war allein, dass Ayla und Tatjana gerettet wurden.

Rémy wusste, dass der Plan viele Risiken barg. Aber er hatte keine andere Idee, die besser war.

40

24. Februar 2023, Köln

Eigentlich hatte Brandt noch am vergangenen Tag nach Paris fahren wollen, aber Bender hatte darauf bestanden, dass sie Thamir verhörten und das Team erneut zusammenkam, um sich über Fischers und Rechs Informationen sowie Brandts Ermittlungsstand auszutauschen.

Einen Tag verloren, dachte Brandt verärgert, zugleich war ihm klar, dass Bender richtig gehandelt hatte. Es machte keinen Sinn, dass er jetzt kopflos nach Paris fuhr. Sie waren ein Team und er kein Einzelkämpfer.

Brandts Bürotelefon klingelte.

»Moin«, nahm er das Gespräch an.

»Moin, Mads hier«, hörte Brandt die Stimme seines Kollegen von der Ostsee am anderen Ende der Leitung. Eigentlich hätte er damit gerechnet, dass es Gustav wäre.

»Womit habe ich den Anruf verdient?«, fragte Brandt.

»Ich habe gestern zufällig ein Gespräch zwischen meinem Onkel und Albert mitbekommen. Du fährst nach Paris?«

»Genau. Herr Lange wollte die Pariser Bürgermeisterin um einen Gefallen bitten, da er sie persönlich kennt.«

»Das hat er getan, mach dir darüber keine Gedanken. Fährst du allein?«

»Nein, Walter ist bei mir. Behalte das bitte für dich«, antwortete Brandt, da bisher nur Aydin und Zafer Kaya davon wussten.

»Keine Sorge, ich weiß, wann man schweigt. Trotzdem sollte besser ich dich begleiten.«

»Du bist Polizist bei der Ostseekriminalpolizei, nicht bei der Kölner Kripo. Dieser Fall hat leider nichts mit deinem Einsatzgebiet zu tun, so sehr ich dein Angebot zu schätzen weiß.«

»Du hörst dich schon wie mein Onkel an.«

»Weil er recht hat, das weißt du ebenso gut wie ich. Allein dass ich Walter mitnehme, ist riskant, wie sollte ich da erklären, dass noch ein Kollege aus Norddeutschland mitkommt?«

»Es ist nicht ungewöhnlich, dass sich Kollegen über die Landesgrenzen hinweg unterstützen«, wandte Mads ein.

»Ja, bei Spezialeinheiten. Mads, nichts wäre mir lieber, als dich dabei zu haben, weil ich von deinen Fähigkeiten mehr als nur überzeugt bin und dich überaus schätze, aber das würde die Ermittlungen nur politisieren. Ich kann kein Aufsehen gebrauchen.«

»Es könnte doch eine Verbindung nach Norddeutschland geben.«

»Wisst ihr denn mittlerweile, was mit den zwei vermissten Flüchtlingen ist?«

»Leider nicht, aber es könnte sich ein Hinweis zu ihnen ergeben.«

»Wenn es einen echten Hinweis gibt, keinen erfundenen, dann ruf mich an.«

Für eine Sekunde herrschte Stille in der Leitung, schließlich sagte Mads: »Dir ist es ernst.«

»Sehr ernst, und das hat absolut nichts mit deinen Fähigkeiten zu tun. Ich bin der Meinung, dass du der zweitbeste Polizist bist, den ich kenne.«

»Wer ist denn der beste?«

»Mit dem telefonierst du gerade«, antwortete Brandt schmunzelnd.

Mads lachte auf. »Damit kann ich leben, aber lass das nicht Emre hören. Der hat sich schon an der Hochschule aufgeregt, dass ich immer besser war als er. Vor allem, dass ich ihm dazu noch die Mädels weggeschnappt habe.«

»Es bleibt unser kleines Geheimnis«, versicherte Brandt, denn er wusste, wie er den Humor von Mads zu nehmen hatte.

»Wie geht es Emre?«, erkundigte sich Mads.

»Er bekommt neue Medikamente, noch stärkere Schmerzmittel. Der Chefarzt möchte bald mit der Chemo anfangen, obwohl sein körperlicher Zustand alles andere als gut ist«, presste Brandt hervor, begleitet von dem schlechten Gewissen, das ihn ermahnte, seinen besten Freund in dieser schweren Stunde zu begleiten, statt nach Paris zu reisen.

»Er wird gesund. Emre war immer zäh und er hat einen eisernen Willen. Auch wenn man manchmal den Eindruck bekommt, dass er eher der weiche Typ ist, ist er ein Kämpfer.«

Diese Worte von Mads zu hören, tat ihm gut. »Ich weiß«, sagte er.

»Dir ist schon klar, dass ich in den nächsten Flieger steige, wenn du mich brauchst? Was mein Onkel sagt, ist unwichtig, es bereitet mir echt Bauchschmerzen, dass du mit Walter allein in Paris bist.«

»Unterschätze Walter nicht«, beschwichtigte Brandt ihn. »Er hat Kinder aus einem Waisenheim im Kriegsgebiet gerettet und sich mit der Hamburger Mafia angelegt.«

»Ich weiß, aber er ist kein Polizist. Ich dagegen war vor meiner Zeit bei der Timmendorfer Polizei in einer Spezialeinheit der Bundeswehr, ich bin geübt in verdeckten Operationen.«

»Ist angekommen. Ich muss leider gleich los.« Brandt wollte diese Diskussion nicht vertiefen.

»Pass auf dich und Walter auf«, sagte Mads und verabschiedete sich von Brandt.

Guter Junge, dachte Brandt, während er auflegte. Fast hätte er sich überreden lassen und wäre auf Mads' Angebot eingegangen.

Es klopfte an der Tür und Bender trat ein.

»Fährst du heute?«, fragte sie.

»Ich wollte mich gleich auf den Weg machen, aber vorher noch Emre besuchen.«

»Sprich dich mit den Pariser Kollegen ab. Keine gefährlichen Alleingänge.«

»Ich bin nicht seit gestern Polizist«, gab Brandt zurück, doch Bender schien nicht überzeugt.

»Hat sich Herr Lange um deine Bitte gekümmert?«, fragte sie.

»Hat er. Ich hatte eben ein Gespräch mit Mads.«

»Ich kann dir einen Kollegen zur Seite stellen.«

»Das macht keinen Sinn, mein Kollege ist Emre. Ich akzeptiere keinen anderen an meiner Seite.«

»Sicher, dass es nur das ist?« Seine Chefin sah ihn forschend an.

»Ja.«

»Ich könnte mich für Tom Hardt starkmachen, immerhin ermittelt er im Mordfall Hassan.«

»Der in Mannheim stattgefunden hat und der ihn komplett beansprucht.«

»Wieso werde ich dieses bestimmte Gefühl nicht los?«

»Was für ein Gefühl?«

»Dass Walter dich begleitet. Ihr drei seid doch unzertrennlich.«

»Walter muss auf Emre …«

»Red nicht weiter«, fiel Bender ihm ins Wort. »Ich kann Walter nicht verbieten, als Privatperson nach Paris zu reisen, aber er muss wissen, dass er keine Unterstützung durch die Kölner Polizei erwarten kann, wenn ihm etwas zustößt, das müssen dann die Pariser Kollegen übernehmen, weil er Zivilist ist.«

Brandt schwieg, er hatte die Botschaft verstanden. Bender war nicht dumm, sie hatte ihn durchschaut und wollte sich offensichtlich auf keine unsinnige Diskussion einlassen.

»Sei vorsichtig«, sagte sie, als Brandt noch immer nichts erwiderte, »und halte mich auf dem Laufenden.«

»Mach ich.«

Sie nickte ihm zu und verließ das Büro. Brandt packte seine Sachen zusammen, dann zog auch er die Tür hinter sich zu, um Walter abzuholen. Seine Reisetasche hatte er schon dabei, von Ylva hatte er sich noch am Morgen verabschiedet.

»Ich habe uns ein paar Würstchen für die Fahrt gegrillt, und eins für Aydin«, sagte Walter, als sie Richtung Uniklinik fuhren.

Brandt warf Walter einen skeptischen Seitenblick zu. »Du wirkst so nachdenklich. Ist was?«

»Ich musste nur an Zafer Abis Worte denken.«

»Wegen des Wespennestes?«

»Genau. Wenn einer wie Zafer das sagt, sollten wir das wirklich ernst nehmen.«

»Keine Sorge, das tue ich«, versicherte Brandt. »Wir werden vorsichtig agieren und uns möglichst lange im Hintergrund halten. Deswegen ist es so wichtig, dass du dich immer an mich hältst.«

»Im Gegensatz zu dir habe ich lange Zeit für solche Leute gearbeitet, ich weiß, wie ich mich zu verhalten habe«, erwiderte Walter, doch genau daran zweifelte Brandt. Er fürchtete, dass sein Freund eher mit dem Kopf durch die Wand gehen würde, anstatt sich zurückzuhalten.

»Kaya hat uns gute Einblicke in den Clan gegeben. Es ist ein Vorteil, dass er die Familie Jebali persönlich kennt.«

»Wobei er betont hat, dass er sie nicht mag, nicht mit ihnen sympathisiert und sie lieber von der Bildfläche verschwinden sehen möchte«, erinnerte Walter ihn.

»Stimmt. Kaya würde es sicherlich in die Hände spielen, wenn wir den Clan hochnehmen.«

»Willst du damit sagen, dass Zafer Abi auch am Organhandel interessiert ist?«

»Nein, er ist zu sehr davon besessen, sein Saubermannimage zu wahren, das wäre unter seiner Würde, aber ein Konkurrent weniger kann jedem Clanchef nützlich sein.«

»Der Clan sitzt in Paris. Kaya hat sein Revier bei uns im Kölner Raum bis hoch nach Dortmund, wenn ich noch richtig informiert bin.«

»Dein lieber Zafer Abi hat uns da aber etwas verschwiegen, nämlich dass der Jebali-Clan einen Ableger in Dortmund hat. Was hindert die Jebalis daran, auch in Deutschland Frauen zu entführen und …« Brandt brach ab.

»Was ist los? Hast du einen Geist gesehen oder nur im Spiegel festgestellt, dass sich eine weitere Falte in dein hübsches Gesicht gezaubert hat?«

»Scherzkeks. Das könnte unser fehlendes Bindeglied sein.«

»Was? Ich verstehe gerade nur Bahnhof.« Walter sah ihn ratlos an.

»Was, wenn der Ableger in Dortmund, der Neffe, in die Entführung von Ayla involviert war?«

»Also fahren wir nach Dortmund?«

»Nein, aber ich habe Fischer nicht gefragt, ob dieser Neffe noch im Knast sitzt«, antwortete Brandt und wählte Fischers Nummer.

Der Kollege aus der IT nahm das Gespräch sogleich an und grüßte Brandt freundlich.

»Grüße zurück«, sagte Walter spontan und Brandt verdrehte die Augen. Er hatte inständig gehofft, dass Walter leise sein würde, weil Fischer bislang nicht eindeutig wusste, dass er Walter mitnehmen würde.

»Hast du also auf meinen Rat gehört«, bemerkte Fischer.

»Welchen Rat?«, fragte Walter.

»Dass es nicht schaden könnte, dich mit nach Paris zu nehmen, immerhin warst du mal im Inner Circle eines Clans.«

»Ha«, entfuhr es Walter freudig. »Das sage ich dem Holzkopf schon die ganze Zeit.«

»Inner Circle? Walter?« Brandt hatte Mühe, nicht zu lachen. »Egal, mir geht es um was anderes.«

»Schieß los.«

»Du hast doch den Neffen von Raba Jebali erwähnt.«

»Der im Gefängnis war.«

»Genau. Weißt du, ob er noch oder wieder einsitzt?«

Fischer pfiff leise durch die Zähne. »Hast du die Unterlagen also gar nicht gelesen, die ich dir geschickt habe?«

»Ehrlich gesagt, wollte ich sie auf dem Weg nach Paris lesen, aber Walter tut sich schwer mit dem Autofahren.«

»Lass dir keinen Bären aufbinden«, mischte sich Walter sofort ein, »der eitle Norweger würde mich niemals mit seinem heiligen Wagen fahren lassen.«

»Streng genommen gehört das Auto der Polizei Köln«, bemerkte Fischer auf seine typisch sachliche Art.

»Ist er nun im Gefängnis oder nicht?«, fragte Brandt, ohne auf Walters Vorwurf einzugehen.

»Nein, er wurde letztes Jahr entlassen.«

»Finde bitte alles über ihn heraus, was geht«, bat Brandt.

»Mach ich. Hast du noch einen anderen Wunsch?«

»Gerade nicht.«

»Dann gute Fahrt. Übrigens solltest du wirklich Walter fahren lassen, damit du die Unterlagen lesen kannst. Man merkt, dass Emre fehlt.«

»Ja, Papa, mach ich«, erwiderte Brandt sarkastisch und beendete das Gespräch.

»Ich mag Fischer. Er trägt nicht nur das Herz auf der Zunge, er denkt auch verdammt analytisch und ist klug.«

»Weil er der Meinung ist, dass ich dich mitnehmen soll?« Brandt hob die Augenbrauen.

»Na ja, du sagst doch immer, dass er in 1 und 0 denkt, dass er rational und überlegt handelt und Emotionen aus allem raushält. Wenn so einer dir diesen Rat gibt, wie kann man ihm da widersprechen?«

»Wir sind angekommen«, erwiderte Brandt nur und fuhr in eine Parklücke auf dem Parkplatz der Uniklinik.

Auf dem Weg zu den Fahrstühlen trafen sie Dr. Glück. Die Runde begrüßte sich.

»Gut, dass ich Sie treffe. Darf ich eine Bitte äußern?«, fragte Brandt.

»Wenn ich helfen kann, sei sie Ihnen gerne gewährt.«

»Walter und ich werden ein paar Tage in Paris sein, wegen der laufenden Ermittlungen zum Organhandel.«

»Haben Sie denn Beweise, die nach Paris führen?«

»Starke Indizien.«

»Dann ist es gut, dass Sie Walter mitnehmen. Er wird da gebraucht«, sagte Glück und schaute Walter an. Dem schien das Ganze etwas unangenehm zu sein, er konnte Glücks einnehmendem Blick nicht standhalten. »Welchen Gefallen darf ich Ihnen denn tun?«, fragte Glück wieder an Brandt gerichtet.

»Haben Sie bitte ein Auge auf Emre. Wenn irgendetwas ist, rufen Sie mich an. Egal um welche Uhrzeit. Das würde mir …« Brandt verbesserte sich: »Walter und mir sehr viel bedeuten.«

»Diesen Wunsch erfülle ich Ihnen gern.«

»Danke. Haben Sie Emre heute gesehen?«

»Leider nicht. Heute ist mein OP-Tag. Gegen 19 Uhr werde ich bei ihm vorbeischauen.«

»Das ist schön, vielen Dank, dass Sie sich so um ihn kümmern. Gibt es denn Neuigkeiten von der Spenderseite?«, fragte Brandt.

»Leider noch nicht. Aber es sind gerade zwei Personen dabei, sich registrieren zu lassen. Sie kennen die beiden sicherlich.«

»Wer?«, fragte Walter erstaunt.

»Peter Walsh und Joe. Sie hatten die beiden Namen ja immer mal wieder erwähnt. Walsh hat Ihnen in der Ukraine das Leben gerettet, wenn ich mich nicht irre.«

»Hol mich der Teufel«, rutschte es Walter freudig heraus. »Und ob wir die zwei kennen. Das wäre ja was, wenn Walshs Knochenmark Emre retten würde. Das könnte nicht mal Hollywood schöner drehen. Wo sind die beiden?«

»Vor fünf Minuten noch im Wartezimmer, den rechten Flur entlang. Ich muss leider zu meiner nächsten Operation.«

»Danke«, sagte Brandt und die Runde verabschiedete sich.

Auch Glück hält es für klug, Walter nach Paris mitzunehmen, dachte Brandt, während sie den Flur entlang gingen. *Übersehe ich vielleicht etwas?*

Der Blick des Arztes zu Walter war jedenfalls seltsam gewesen, als wüsste er von etwas, was mit Walter und Paris zu tun hatte.

Rémy!

Nein! Brandt schüttelte sich innerlich, das war komplett absurd. Die Anspannung beeinträchtigte wohl langsam seinen Verstand.

Auf dem Weg ins Wartezimmer sahen sie Peter Walsh und Joe auf sie zusteuern. Man begrüßte sich herzlich und Brandt hatte den Eindruck, dass Walsh noch trainierter aussah als sonst. Der ehemalige Topagent war ein paar Zentimeter größer als Brandt, hatte ein markantes Gesicht, schwarze kurze Haare und eine braune Hautfarbe. Sein Blick war ruhig, aber in seinen Augen lag eine furchtlose Kühle, die ihm sagte, dass Walsh nicht einmal der Tod ängstigte. Er selbst hielt sich auch für einen harten Hund, doch er fürchtete den Tod und noch mehr fürchtete er den Tod seiner Liebsten.

»Danke, dass Sie sich als Spender haben registrieren lassen«, sagte Walter. »Das bedeutet uns unglaublich viel.«

»Das war Joes Idee. Ich wusste gar nicht, dass Ihr Freund im Krankenhaus ist. Er hat es von Ihrem Kollegen Fischer erfahren«, gab Walsh zurück. »Wenn es helfen kann, Herrn Aydin zu retten, ist damit allen geholfen.« Er lächelte.

»Wollen wir es hoffen. Sie müssen wissen, dass Emre Sie sehr bewundert«, sagte Walter.

»Mich?«

»Ja, klar. Sie sind sein Held. Er schwärmt noch heute davon, wie Sie sich an die Kufen des Hubschraubers geschwungen haben, um Lasse zu retten.«

»Glauben Sie mir, Ihr Freund möchte damit nur zum Ausdruck bringen, wie erleichtert er ist, dass Herr Brandt überlebt hat«, sagte Walsh, dann sah er Brandt an. »Mir ist schon damals nicht entgangen, dass Herr Aydin Sie sehr bewundert. Sie sind ihm mehr als nur ein Vorbild und Freund, aber das wissen Sie sicherlich.«

Diese Worte trafen Brandt unerwartet. So hatte er das noch nie gesehen, und das jetzt im Krankenhaus zu hören, wo Aydin um sein Leben kämpfte, war besonders schwer. Brandt hatte Mühe, die Gefühle im Zaum zu halten, die ihn gerade übermannten.

»Emre bewundert Sie ebenso wie ich. Ich stehe tief in Ihrer Schuld. Sie haben mir das Leben gerettet. Wir alle stehen in Ihrer Schuld«, sagte Walter, doch Walsh winkte ab.

»Niemand steht in meiner Schuld. Denken Sie das bitte nicht. Sie haben Ihr Leben riskiert, um Waisenkinder nach Deutschland in Sicherheit zu bringen.« Jetzt wandte er sich wieder an Brandt. »Joe meinte, Sie würden gegen den Jebali-Clan ermitteln?«

Es war Walsh anzusehen, dass ihm die Lobhudeleien Walters unangenehm waren.

»Kennen Sie den Clan?«, fragte Brandt.

»Ich habe ein wenig recherchiert, um Lutz Fischer zu helfen, ich hatte gerade etwas Luft und die Polizeidatenbank von Paris war doch leichter zugänglich, als ich es für möglich gehalten hätte«, antwortete Joe vielsagend und schmunzelte dabei.

»Was haben Sie herausgefunden?«

»Heute Morgen habe ich die letzten Hinweise zusammengetragen, die ich auch noch Lutz schicken muss. Vor allem eine ist interessant: Seit dem 10. 2. wird Tatjana Zubkov vermisst, einer Ukrainerin. Die Anzeige hat eine syrische Frau mit dem Namen Dalal bei der Polizei aufgegeben. Zubkov ist erst vor wenigen Wochen nach Paris gezogen und hat laut Dalal jemanden im Internet kennengelernt, kurz darauf wurde sie vermisst.«

»Das typische Muster«, sagte Brandt. »Haben Sie die Kontaktdaten von dieser Dalal?«

»Ich bin dran. Sobald ich sie habe, leite ich sie gerne weiter, wenn Sie mir Ihre E-Mail-Adresse nennen. Ansonsten schicke ich sie Lutz.«

Brandt gab Joe die Daten, die dieser gleich in seinem Handy notierte.

»Warum helfen Sie uns nicht einfach? Wir können jede Hand gebrauchen. Gerade jemanden wie Sie«, meldete sich Walter wieder zu Wort.

Joe schaute Walsh an.

»Wir reisen heute noch nach Lettland und von dort über Umwege nach Russland und in die Ukraine, unser aktueller Auftrag erlaubt leider keinen Aufschub«, erwiderte Walsh.

»In Paris werden junge Frauen ermordet, um ihnen die Organe zu entnehmen. Ich möchte nicht glauben, dass das einen Peter Walsh kaltlässt«, platzte Walter heraus. »Wenn sich Lasse nicht irrt, haben wir es hier mit eiskalten Killern und mafiösen Strukturen zu tun. Es geht um unzählige junge Frauen, denen ihre Zukunft und die Aussicht auf ein gutes Leben genommen wird, und das nur wegen der Gier gewissenloser Verbrecher.«

»Es lässt mich nicht kalt, glauben Sie mir«, erwiderte Walsh ruhig. »In der Ukraine sterben jeden Tag unschuldige Menschen, auch Frauen und Kinder. Ich kann nicht überall sein.«

Walter nickte, doch er konnte seine Enttäuschung nur schwer verbergen.

»Haben Sie vielleicht noch weitere Hinweise? Etwas, was uns helfen kann, die vermissten Frauen zu finden?«, fragte Brandt.

»Leider nein, aber unterschätzen Sie bitte diesen Clan nicht. Der Anführer hat eine tausend Mann starke Armee. Wenn er erfährt, dass die deutsche Polizei wegen vermisster Frauen gegen ihn oder seine Leute ermittelt, sind Sie ganz schnell auf der Todesliste«, warnte Walsh. »Geben Sie sich in der Öffentlichkeit nicht als Polizisten zu erkennen und versuchen Sie erst gar nicht, sich in den Clan einzuschleusen. Niemand wird Ihnen abnehmen, dass Sie für die Jebalis arbeiten wollen, Sie sehen einfach zu nordeuropäisch aus und diese Araber bleiben lieber unter sich. Suchen Sie nach den vermissten Frauen und arbeiten Sie sich über diesen Weg an Raba heran, aber gehen Sie nicht direkt gegen ihn vor, das käme einer Kriegserklärung gleich und diesen Kampf können Sie nicht gewinnen. Je länger Sie unbemerkt bleiben, desto sicherer sind Sie.«

»So ungefähr sieht mein Plan aus«, antwortete Brandt. Er ging auch davon aus, dass es keine gute Idee war, sich direkt mit Raba anzulegen.

»Dann halten Sie sich daran.«

»Können Sie mir bitte noch einen anderen Gefallen tun?«, fragte Brandt.

»Welchen?«

»Uns in Emres Krankenzimmer begleiten. Er würde sich sicherlich wie verrückt freuen, Sie zu sehen, und ich bin überzeugt, dass ihn das motivieren wird, weiterzukämpfen, wenn er von Ihnen hört, dass sie beide sich als Stammzellenspender registrieren.«

»Dem steht nichts im Weg«, gab Walsh zurück.

»Ich kann Sie wohl wirklich nicht überreden, uns nach Paris zu begleiten?«, wagte Walter einen zweiten Vorstoß. »Auch nicht für ein unbegrenztes kostenloses Abo auf meine Currywürste?«

»Das Essen bei Walter ist echt verdammt lecker«, bemerkte Joe, der im Gegensatz zu Walsh deutlich kleiner und beleibter war.

»Wenn es nur so einfach wäre«, blieb Walsh vage. Vermutlich wollte er Walter nicht vor den Kopf stoßen. »Die Welt steuert auf eine überaus gefährliche Zeit zu. Wenn wir in der Ukraine verlieren, steht eine größere, noch schwierigere Schlacht bevor.«

»Sie meinen China?«, fragte Brandt.

Walsh nickte stumm.

Inzwischen hatten sie die Krankenstation von Aydin erreicht und sofort sah Brandt, dass etwas nicht stimmte. Krankenschwestern liefen nervös umher und die Tür zu Aydins Krankenzimmer stand weit offen. Die Angst erfasste Brandt mit eisernem Griff und auch Walter war anzusehen, dass er kurz vor einer panischen Reaktion stand, aber er riss sich neben Walsh und Joe zusammen.

»Sie können hier nicht rein«, sagte die Krankenschwester, als Brandt in das Krankenzimmer wollte.

»Warum?«

»Herr Aydin hat einen Herzinfarkt erlitten. Er ist klinisch tot.«

Mit einem Schlag wurde Walter kreidebleich, er taumelte und wäre fast zu Boden gestürzt, hätte Walsh den Sturz nicht in letzter Sekunde abgefangen.

41

Paris

Raba Jebali lauschte der Musik von Kadim Al Sahir, einem irakischen Sänger, den man auch als Elvis des Nahen Ostens bezeichnete. Im Gegensatz zu Dahoud, der nur deutschen Hiphop oder englische Musik hörte, liebte Raba arabische Musik, weil sie authentisch war, an Herz und Seele ging.

Wie Rémy, dachte er unwillkürlich und verdrängte dabei, dass dieser begnadete junge Musiker sein Gefangener war und er ihn würde töten müssen. Er konnte ihn nicht am Leben lassen, egal wie sehr er von seiner Musik gefangen war, denn das würde bedeuten, dass er schwach war. Aber Raba Jebali war nicht schwach, alle hatten Angst vor ihm und daran sollte sich nie etwas ändern.

Trotzdem, seit der junge Straßenmusiker für ihn gespielt hatte, konnte Raba nicht aufhören, an ihn zu denken.

Er hasste dieses Gefühl.

Ist er der Teufel, wie Dahoud sagt?, fragte er sich und erwischte sich bei dem Wunsch, ihm noch einmal bei seinem Flötenspiel zu lauschen.

Dahoud trat ein.

»Warum hörst du immer diese Depri-Musik?«, fragte Dahoud und drehte den Ton am Plattenspieler leiser.

Natürlich hätte Raba die Musik auch über seinen Computer streamen können, aber der Klang über den Plattenspieler bot ein deutlich besseres Hörerlebnis.

»Was weißt du schon über Musik?«, erwiderte Raba abfällig.

»Mehr als du, und ich weiß, dass heutzutage niemand so langweiligen, depressiven Kram hört.«

»Diese Musik ist ehrlich und sehr tiefsinnig. Sie spiegelt die Seele unseres Volkes wider. Du mit deinem dummen Hiphop, bei dem es nur um Ärsche, teure Klamotten, Autos und Uhren geht – nennst du das ernsthaft Musik?«

»Man kann dazu gut tanzen, und es fühlt sich halt geil an, wenn man in seinem Lambo sitzt und beim Rumcruisen diese Mucke hört.«

»Konsumtrottel.« Raba schüttelte den Kopf. »Die Gier nach Luxus macht dumm.«

»Wofür haben wir die ganze Kohle, wenn wir uns nichts gönnen? Du trägst diese hässliche Swatch, seit ich denken kann.«

Raba schaute seinen Bruder streng an. »Diese Uhr hat mir unsere Mutter geschenkt, als ich dreizehn war. Sie ist tagelang putzen gegangen, nur um mir diese Uhr zum Geburtstag zu schenken, und sie funktioniert bis heute tadellos.«

»Verzeih, ich wollte nicht …«

»Es ist besser, den Mund zu halten, statt immer nur zu blenden«, gab Raba zurück.

Den Tag, an dem seine Mutter ihm die Uhr zum Geburtstag geschenkt hatte, würde er nie vergessen. Lange Zeit hatte er die Uhr immer wieder am Schaufenster bewundert und seiner Mutter ein Mal davon vorgeschwärmt. Dass er sie je besitzen würde, hätte er sich in seinen kühnsten Träumen nicht ausmalen wollen.

Gegen nichts auf der Welt würde er diese Uhr eintauschen, nicht gegen die teuerste Rolex.

Wieder musste er an Rémy denken, weil ihm ein Gefühl sagte, dass ihm seine Flöte mindestens ebenso viel bedeutete wie Raba seine simple Swatch-Uhr.

Ich werde die Flöte in dein Grab legen, dachte Raba in diesem emotionalen Moment, denn an seiner Entscheidung, Rémy zu töten, gab es nach wie vor nichts zu rütteln.

»Wann bringen wir endlich diesen Straßenköter um?«, fragte Dahoud, als hätte er seine Gedanken lesen können.

»Wenn ich es entscheide.«

Dahoud zog die Augen schmal. »Du hast dich verändert, seit du dich mit ihm unterhalten hast.«

»Red nicht so einen Mist.«

»Ich bin dein Bruder, mir kannst du nichts vormachen.«

»Bist du deswegen hier?«

»Nein, aber, wenn ich dich so sehe, mache ich mir Sorgen um dich.«

»Um mich? Mein jüngerer, nichtsnutziger, verschwenderischer Bruder macht sich Sorgen um Raba Jebali?« Er lachte höhnisch auf.

»Du musst mich nicht beleidigen. Morgen stehen zwei Operationen an, und der Chirurg meinte, er könnte noch eine dritte dazwischenschieben. Lass uns die Gelegenheit nutzen und diesem Straßenköter gleich morgen die Organe entnehmen.«

»Ich allein entscheide, wann wir wen töten. Du folgst meinen Anweisungen. Hast du verstanden?«, wurde Raba laut.

»Der Typ hat Auge bei dir gemacht, Habibi, sieh das endlich ein.«

»Halt den Mund.«

Es klopfte an der Tür und Hadi trat ein.

»Was gibt es?«, fragte Raba.

»Es gibt Probleme.«

»Was für Probleme?«

»Hassans Leiche wurde gefunden.«

»Wie, gefunden?«

»Die Typen, die wir auf Hassan angesetzt haben, waren schlampig. Man hat die Leiche entdeckt«, erklärte Hadi achselzuckend.

»Wie kann das sein?« Raba spürte, wie sein Blut in Wallung geriet.

»Der Auftragskiller hat Hassan im Mannheimer Türkenviertel erschossen, aber als er ihn gerade mitnehmen wollte, kamen Leute, sodass er weitergehen musste, damit er nicht auffliegt.«

»Wieso hat er das nicht irgendwo gemacht, wo ihn keiner sieht? Wie kann man jemanden mitten in der Stadt erschießen?«, wurde Raba laut, er kannte die Mannheimer Innenstadt und ihre Quadratestruktur.

»Es hat sich wohl keine andere Gelegenheit geboten. Hassan

wollte sich am selben Abend mit Thamir Boufal treffen, wegen des gefälschten Passes. Wenn sie ihn nicht gleich an dem Abend erschossen hätten, wäre der Verräter komplett untergetaucht.«

Raba bemühte sich, ruhig zu atmen, um Druck abzubauen, aber es gelang ihm kaum.

»Was ist mit diesem Thamir? Den solltet ihr doch auch schnappen.«

»Wir sind leider zu spät.«

»Zu spät?«, rief Raba.

»Die Polizei hat ihn verhaftet. Er sitzt in U-Haft.«

»Was? Warum erfahre ich das jetzt erst?«

»Weil ich es selbst erst seit einer Stunde weiß.«

»Dann finde heraus, in welchem Gefängnis dieses Schwein sitzt und ob wir da jemanden haben, der loyal ist«, grollte Raba. »Ich möchte nicht, dass dieser Thamir den Knast lebend verlässt.«

»Ich kümmere mich darum. Es gibt da aber noch etwas.«

»Was denn jetzt noch?«

»Bei der Polizei läuft eine Vermisstenanzeige für Tatjana Zubkov.«

»Wer ist das?« Der Name sagte Raba nichts, doch er nahm an, dass es eine der Frauen war, die sie entführt hatten. Wie die Frauen hießen, hatte ihn nie interessiert, für ihn waren sie nur Ware, die ihn noch reicher und mächtiger machen sollte.

»Sie ist mit diesem Straßenköter im selben Raum.«

»Warum gibt jemand eine Vermisstenanzeige für eine ukrainische Flüchtlingsfotze auf?« Raba konnte kaum glauben, was er da hörte.

»Vermutlich eine Freundin.«

»Was habe ich gesagt?«, brauste Raba auf. »Nur Frauen entführen, die niemanden haben, die keiner kennt, die keine Sau vermissen würde, wenn sie verschwinden, und für die niemand eine Vermisstenanzeige bei der Polizei aufgibt.« Er stand auf und starrte Hadi an. »Ist das so *fucking* schwer zu verstehen?«

Weder Hadi noch Dahoud wagten, etwas zu sagen.

»Findet diese Fotze von Freundin und tötet sie.«

42

Köln

Brandt konnte keinen klaren Gedanken fassen.

Es war, als hätte man ihm das Herz mit brutaler Gewalt aus dem Brustkorb gerissen.

Aydin war tot.

»Trinken Sie etwas«, sagte Peter Walsh und holte Brandt damit aus seinem Gedankenkarussell, das ihn fast ohnmächtig machte.

Abwesend nahm er das Glas und trank einen Schluck, dann schaute er nach rechts zu Walter, der auf einem Stuhl saß, neben ihm stand Joe.

Walter sah noch elender aus, als Brandt sich fühlte, und seine Augen waren rot unterlaufen.

Brandts Blick war leer, am liebsten hätte er Walter in den Arm genommen und ihn getröstet, aber es war unmöglich, da der Schmerz ihn beinahe zerriss.

»Wie kann das passieren?«, fragte er leise mehr an sich selbst gerichtet. »In einem Krankenhaus.«

»Ihr Freund war schwer krank. Sie dürfen den Medizinern keine Schuld geben. Es kam unvorbereitet«, antwortete Walsh ruhig.

»Unvorbereitet? Man muss doch mit so was rechnen, wenn jemand schwer krank ist«, erwiderte Brandt. Er konnte und wollte dieser Einschätzung nicht folgen.

»So etwas ist nie einfach, wenn man einen Menschen liebt«, sagte Walsh und zum ersten Mal glaubte Brandt, etwas wie Schmerz in seiner Stimme zu hören.

»Ist Ihnen das auch schon widerfahren?«, fragte er und sah ihn an.

»Ja, noch heute verfolgen mich meine Dämonen.«

Brandt musste an seinen alten Kollegen und sehr guten Freund denken, der vor Jahren bei einem Einsatz ums Leben gekommen war. Nach seinem Tod war er vollkommen aus dem Tritt geraten, bis Bender ihm Aydin als neuen Kollegen vor die Nase gesetzt hatte, den lieben, unerfahrenen Polizisten von der Hochschule, der für seinen Geschmack viel zu weichgespült daherkam, um ein guter Polizist zu sein. Brandt hatte ihn das anfangs auch spüren lassen, aber Aydin war seinem Charakter treu geblieben. Er hatte Brandt zu seiner Überraschung sogar gemocht und zu ihm aufgeschaut. Nach und nach war die Mauer zwischen ihnen gebröckelt und er und Aydin waren beste Freunde geworden. Nein, nicht nur das, sie waren wie eine Familie.

Jetzt war Aydin tot und Brandt hatte nichts machen können.

Wie sollte er das Leah oder Tolga erklären?

Er, der starke, selbstbewusste Lasse Brandt hatte zusehen müssen, wie sein bester Freund vor seinen Augen starb.

»Wie haben sie gelernt, mit dem Verlust zu leben?«, fragte er rau.

»Es war meine Tochter, die mich gelehrt hat, dass es sich lohnt, weiterzuleben«, sagte Walsh. »Wir müssen für unsere Liebsten weiterkämpfen, der Schmerz darf nicht die Oberhand gewinnen.«

Brandt sah gedankenverloren durch die offene Tür des Wartezimmers in den Krankenhausflur. Vermutlich hatte Walsh recht, aber weiterleben war leichter gesagt als getan. Im Moment konnte er nur die ganze Welt hassen. Und sich selbst.

Walter stand von seinem Sitz auf und trat zu ihm.

»Er schafft es. Er schafft es bestimmt«, sagte er.

Brandt sah ihn verwirrt an. »Aydin ist tot!«

»Er ist nicht tot. Er lebt«, widersprach Walter.

»Wie kommst du darauf? Die Krankenschwester hat doch gesagt, dass er klinisch tot ist, und uns ins Wartezimmer gedrängt.« Brandt verstand gar nichts mehr.

»Das stimmt, das war er, aber sie haben ihn wiederbelebt«, schaltete sich nun Joe ein. »Er liegt auf der Intensivstation. Ich habe eben mit der Krankenschwester gesprochen.«

Walter öffnete seine Arme und Brandt stand auf, sie umarmten sich und weinten zusammen. Es war für Brandt völlig in Ordnung.

Er weinte hemmungslos wie ein Kind und es war ihm egal, ob das jemand sah.

»Er lebt«, brachte er schließlich hervor.

»Er lebt. Emre ist stark«, bestätigte Walter und räusperte sich.

Nie hatte sich Brandt glücklicher gefühlt, nie erleichterter. Nie hatten Schmerz und Glück so nahe beieinander gelegen wie eben.

Brandt atmete durch und löste die Umarmung.

»Was hat die Krankenschwester noch gesagt?«, fragte er an Joe gewandt.

»Nicht viel, nur dass er großes Glück gehabt hat, dass sie rechtzeitig eingeschritten sind.«

»Wer hat ihn wiederbelebt?« Brandt musste an Dr. Glück denken. Hatte der Arzt wieder ein Wunder vollbracht?

Wenn er es gewesen war, war Brandt bereit, an das Wunder zu glauben, von dem Walter schon immer überzeugt gewesen war: dass nicht Brandts Wille und die moderne Medizin ihn damals von den Toten zurückgeholt hatten, sondern Dr. Glück.

»Es war die Krankenschwester, die gerade bei ihm auf dem Zimmer war. Sie hat sofort reagiert«, antwortete Joe und Brandt wusste nicht, ob er erleichtert oder enttäuscht war, dass Glück nichts damit zu tun gehabt hatte.

Vermutlich erleichtert, weil Wunder nichts in der Welt eines rational denkenden Menschen wie Brandt verloren hatten. Das sollte weiter die Welt von Walter und Aydin bleiben.

»Ich muss ihn sehen«, sagte Brandt.

»Warten Sie, ich kläre das mit der Krankenschwester.« Joe wandte sich zum Gehen.

»Ich komme mit«, verkündete Walter und gemeinsam verließen sie den Warteraum.

»Sie besitzen da etwas sehr Kostbares«, bemerkte Walsh.

»Wie meinen Sie das?«

»Ihre Freundschaft zu Aydin und Walter. Ich habe selten so eine starke Bindung gesehen.« Dann sah er ihn prüfend an. »Sie wissen, dass Sie trotzdem nach Paris müssen?«

»Ich kann ihn doch jetzt nicht alleine lassen«, widersprach Brandt.

»Nicht sofort, aber morgen. Sie sind Polizist geworden, um Verbrecher zu jagen. Dieser Clan wird weitere junge Frauen ermorden, weil es für diese Leute um sehr viel Geld geht. Joe hat das mal hochgerechnet. Wir reden hier von mindestens 500.000 Euro pro toter Person. Organe sind wertvoller als Gold. Derzeit werden 64 weibliche ukrainische Flüchtlinge im Alter zwischen 18 und 30 Jahren vermisst, allein in Deutschland. In Europa liegt die Zahl bei über 658.«

»Unsere Zahlen sagen 58.«

Wie es schien, hatten Walsh und Joe bereits aktuellere Zahlen, doch die halfen nicht gerade, dass Brandt ruhiger wurde.

»Ihre Zahlen sind überholt«, bestätigte Walsh.

»Glauben Sie denn, dass sie alle entführt wurden?«

»Nein, ganz sicher nicht, aber einige von ihnen. Diejenigen, die weder Familie noch Freunde hier haben, die niemand vermisst, wenn sie verschwinden.«

»Moment, Ayla hatte Familie hier und diese Tatjana ebenfalls. Wie passen die in dieses Muster?«

»Fahrlässigkeit. Jede große Organisation macht Fehler. Was glauben Sie, warum man die Verantwortlichen der Mafia immer wieder schnappt? Weil sie Fehler begehen, das liegt in der Natur der Sache. Manchmal ist es auch die Sucht nach dem schnellen Euro, der die Täter schlampig werden lässt. Fahren Sie nach Paris und reden Sie mit dieser Dalal.«

»Ich kann Emre nicht im Stich lassen.«

»Ihr Freund lebt, die Ärzte sind hier. Was können Sie tun, was die Ärzte nicht tun können?« Walsh sah ihm intensiv in die Augen.

»Ich kann an seiner Seite sein, als sein Freund«, gab Brandt zurück.

»Er hat seine Frau, seine Tochter, seine Eltern. Außerdem ist er wie Sie, ein Polizist. Er wird Ihnen keinen Vorwurf machen, wenn Sie gehen.«

»Das ist mir bewusst, aber …«

»Kein Aber. Sie sind Polizist. Wenn Sie hier bei Ihrem Freund bleiben, werden weitere Frauen sterben, weil nur Sie allein davon überzeugt sind, dass der Jebali-Clan groß in den Organhandel eingestiegen ist, niemand sonst glaubt daran.«

»Was ist mit den Kollegen aus Paris? Hat Joe da etwas herausgefunden?«

»Hat er. Er wollte diese Informationen auch Ihrem Kollegen Fischer schicken, aber ich erzähle es Ihnen besser gleich. Sie haben den Clan noch nicht auf dem Schirm, aber sie werden bald herausfinden, dass Hassan und der Clan sich nahestanden.«

»Woher wissen Sie das alles?«

»Joe kann sich in jedes Netzwerk einhacken. Er ist wie Ihr Lutz Fischer. 1 und 0 waren schon immer seine Welt, selbst als er noch ein Junge war. Er hat damals für den amerikanischen Militärgeheimdienst Unmögliches erreicht. Seine Informationen haben vielen Kameraden das Leben gerettet.«

»Jetzt hilft er Ihnen.« Brandt sah auf seine Hände. »Was Joe für Sie ist, ist Emre für mich.«

»Ich weiß. Aber Sie sind Polizist.«

Brandt schaute auf. »Würden Sie Joe im Stich lassen, wenn er jetzt im Krankenhaus liegen würde?«

»Ich würde ihn niemals im Stich lassen, aber ich würde meine Pflicht tun, weil ich wüsste, dass ich Joe im Krankenhaus nicht nützlich wäre, und weil ich weiß, dass Joe nichts anderes von mir erwarten würde.«

»Ich frage mich, warum der Clan die Opfer in Deutschland sucht«, überlegte Brandt.

»Um keinen Verdacht auf sich zu lenken. Die Polizei wird die Täter in Deutschland vermuten, internationale Polizeiarbeit ist kompliziert, aufwendig und langsam, das spielt den Jebalis in die Hand. Vermutlich sucht der Clan die Opfer in ganz Europa, vor allem in den Grenzländern zu Frankreich.«

»Es gibt einen Ableger des Jebali-Clans in Deutschland. Was, wenn dieser die Frauen entführt und nach Frankreich schafft?«, stellte Brandt eine neue These auf.

»Möglich. Der Teil des Clans in Deutschland ist noch unbedeutend, er ist im Drogenhandel tätig, aber sicherlich plant Raba, langfristig in Deutschland und ganz Europa eine richtig große Nummer zu sein. Das Geld aus dem Organhandel wird ihm das ermöglichen. Wenn der Clan allein dieses Jahr einhundert Flüchtlinge tötet, generiert er damit 50 Millionen Einnahmen, und das bei minimalen Kosten.«

»Sie glauben wirklich, dass die Jebalis einhundert Personen töten könnten?«

»Ich halte diese Zahl für absolut realistisch. Allein in Deutschland sind mehr als eine Million Flüchtlinge aus der Ukraine registriert, europaweit sprechen wir von mehr als acht Millionen Flüchtlingen. Mehr als siebzig Prozent von ihnen sind Frauen, davon viele unter dreißig. Was glauben sie, wen es stört, wenn im Jahr hundert, zweihundert oder tausend Flüchtlinge vermisst werden? Spinnen Sie das gerne weiter. Wenn der Jebali-Clan erst einmal die Infrastruktur und die Logistik dafür aufgebaut hat, können sie Flüchtlinge anderer Nationalitäten töten und deren Organe verkaufen. Derzeit konzentrieren sie sich nur auf die Ukrainer, weil deren Organe auf dem illegalen Markt die höchsten Preise erzielen.«

»Dafür, dass Sie uns nicht helfen möchten, wissen Sie ganz schön viel«, konnte sich Brandt einen Kommentar nicht verkneifen.

»Dank Joe. Er hat sich da ziemlich reingekniet«, gab Walsh schmunzelnd zu.

»Das alles hat er mal eben so an einem Tag herausgefunden?«

»Nachdem er diese komische Remote-Party mit Ihrem Kollegen Fischer hatte, ja. Viele Informationen sollten Ihnen ebenfalls vorliegen, die restlichen bekommen Sie dann von Joe oder Ihrem Kollegen.«

»Fischer hat mir heute schon was geschickt, aber ich hatte noch nicht die Zeit, mir das alles in Ruhe anzuschauen.« Brandt spürte, dass sich durch das sachliche Gespräch mit Walsh sein Puls wieder normalisiert hatte und er einigermaßen klar denken konnte. Er sah den ehemaligen Topagenten an. »Sie wissen, dass wir jede helfende Hand brauchen können.«

Walsh nickte nur, in dem Moment kamen Joe und Walter zurück.

»Was sagen sie?«, fragte Brandt.

»In dreißig Minuten können wir kurz zu Emre. Sein Zustand stabilisiert sich langsam. Der Arzt meinte, das Ganze war am Ende nicht so dramatisch, wie es den Anschein gehabt hat«, erklärte Joe.

»Ein Herzstillstand ist nicht dramatisch?« Brandt glaubte nicht, was er da hörte.

»Für einen Mediziner, der schon alles gesehen hat, und wusste, dass man Ihren Freund gleich versorgt hat, vermutlich nicht«, gab Walsh zurück. »Was halten Sie davon, wenn ich Ihnen einen Kaffee ausgebe, und danach besuchen wir kurz Ihren Freund. Anschließend müssen wir auch schon weiter.«

»Emre wird sich riesig freuen, aber der Kaffee geht auf mich, keine Diskussion«, erwiderte Walter.

»Mit ihm sollten Sie wirklich nicht diskutieren, der ist ein richtiger Dickschädel«, sagte Brandt und Joe lachte.

»Sein Dickschädel hat vielen Kindern in der Ukraine das Leben gerettet«, erinnerte Walsh sie.

Eine gute halbe Stunde später betraten sie gemeinsam das Krankenzimmer auf der Intensivstation, wo Aydin lag. Ihr Freund war blass, aber er sah nicht so schlimm aus, wie Brandt befürchtet hatte. Mehrere Maschinen und Minicomputer standen neben seinem Bett, von denen aus dünne Schläuche und Leitungen bis zu Aydin reichten.

»Moin«, antwortete Aydin leise und drehte ihnen langsam den Kopf zu. Plötzlich wurden seine Augen kugelrund. »Peter Walsh!« Er schluckte.

Brandt sah ihm an, dass er sich freute, sich aber gleichzeitig etwas unwohl fühlte, denn reflexartig zog er die Bettdecke ein wenig hoch.

»Ich kann leider nicht aufstehen, um Sie zu begrüßen«, sagte er beinahe beschämt.

»Machen Sie sich darüber keine Gedanken. Sie hatten einen Herzinfarkt, Sie brauchen Ruhe.«

»Wie kommen Sie hierher? Woher wussten Sie …?«, begann Aydin.

»Ich hatte eine Remote-Party mit Lutz und da sind wir auf Sie und Ihren Kollegen zu sprechen gekommen. Es stand für uns außer Frage, dass wir uns sofort als Spender registrieren lassen«, erklärte Joe.

»Sie wollen für mich spenden?«

»Stell dir vor, Walshs Stammzellen wären der genetische Zwilling«, sagte Walter, worauf Aydin schmunzelte. Die Vorstellung schien ihm zu gefallen.

»Werden Sie Lasse und Walter helfen?«, fragte Aydin.

»Joe und ich fliegen gleich nach Lettland«, antwortete Walsh.

»Können Sie das nicht verschieben? Sie an der Seite meiner Freunde zu wissen, würde mich sehr beruhigen. Mit Clans ist nicht zu scherzen.«

»Leider nicht.«

Brandt sah die Enttäuschung in Aydins Augen. Dass er selbst jetzt, wo er gerade erst einen Herzinfarkt hinter sich hatte und um sein Leben kämpfte, zuerst an ihr Wohl dachte, berührte Brandt sehr.

»Sie sollten sich jetzt ausruhen. Schlafen Sie«, sagte Walsh.

Aydin nickte. »Fahrt ihr gleich nach Paris?«, fragte er.

»Wir bleiben erst einmal hier«, antwortete Walter.

»Wofür? Ihr könnt hier nichts machen«, widersprach Aydin. »Den Gedanken, dass weitere Frauen sterben müssen, nur weil ihr hierbleibt, könnte ich nicht ertragen. Ich bin hier in sehr guten Händen. Fahrt nach Paris und zeigt diesem Clan, was ein rechter Haken ist und was geschieht, wenn man sich mit Kölnern anlegt.«

Walsh sah Brandt an und nickte kaum merklich.

»Gut, wir fahren, aber du versprichst uns, am Leben zu bleiben, das werde ich dir sonst nie verzeihen, hörst du?«, willigte Walter zu Brandts Verwunderung ein. Er hätte eher damit gerechnet, dass Walter sich mit Händen und Füßen gegen Aydins Wunsch wehren würde.

»Ich verspreche es«, sagte Aydin. »Jetzt würde ich gern ein wenig schlafen.«

»Wir werden dich jeden Tag anrufen«, versicherte Brandt.

»Ich dachte schon, ich hätte mal einen Tag Ruhe vor euch«, ließ Aydin sich zu einem Scherz hinreißen.

Die Runde verabschiedete sich und gemeinsam verließen sie das Krankenzimmer.

»Danke, dass Sie hier waren. Das bedeutet uns sehr viel«, sagte Walter.

»Seien Sie vorsichtig. Holen Sie sich Unterstützung durch die Pariser Polizei, bevor Sie ein zu großes Risiko eingehen. Noch können Sie diesen ganzen Wahnsinn stoppen. Wenn der Jebali-Clan erst die Strukturen für seine Verbrechen angelegt hat, wird es sehr schwer werden«, mahnte Walsh.

»Das werden wir.«

»Wenn Sie irgendwelche Informationen brauchen, sagen Sie Lutz, dass er mich über den gesicherten Kanal, den ich ihm gleich schicke, kontaktieren kann«, sagte Joe.

In dem Moment hatte Brandt eine Idee. »Falls Fischer Sie noch nicht darauf angesprochen haben sollte: Vielleicht finden Sie etwas über eine Ayla Mahdi aus Köln heraus. Sie wird seit ein paar Wochen vermisst.«

43

»Von so einem kann man sich ruhig kritisieren lassen«, stellte Walter fest.

Sie saßen mittlerweile im Auto, bis zu ihrem Hotel in Paris war es noch etwa eine Stunde Fahrtzeit.

»Von wem sprichst du?«

»Von Walsh, von wem sonst? Dem siehst du sofort an, dass er Autorität hat und sich vor nichts fürchtet. Wie der dich links liegen lassen hat …«

»Mich links liegen lassen? Halluzinierst du?«

»Na, als du dir einen Scherz auf meine Kosten erlaubt hast, von wegen ich wäre ein Dickschädel und so. Da hat er eiskalt gekontert, dass mein angeblicher Dickschädel Kindern das Leben gerettet hat und ich wie Walsh ein Mann der Tat bin.«

Brandt lachte. »Übernimmst du jetzt die Fanboy-Rolle von Emre?«

»Wieso? Stimmt doch.«

»Walsh wollte nur höflich sein, weil er uns beide nicht so gut kennt, aber glaub mir, er ist der Typ, der gerne mal austeilt und sich einen netten Spaß auf Kosten anderer erlaubt.«

»Finde ich nicht.« Walter hielt kurz inne. »Mir ist allerdings noch was anderes aufgefallen, es lag in seinen Augen.«

»Was meinst du damit?«

»Sie sahen müde und erschöpft aus, als wüsste er ganz genau, dass es nie aufhören wird.«

»Der Kampf gegen das Böse?«

»Genau. Es ist wie die Schlange der Hydra. Schneidest du ihr den Kopf ab, wachsen ihr gleich zwei neue nach. Solange es Menschen gibt, wird es das Böse geben.«

»Das fürchte ich auch. Aber welche Wahl haben wir?«

»Keine, wir müssen weitermachen, und auch wenn wir das Böse niemals vernichten können, können wir es doch aufhalten und ihm die Stirn bieten, ihm zeigen, dass wir niemals aufhören werden, es zu bekämpfen.«

Brandt nickte zustimmend.

Walter sah nachdenklich auf die Straße und verzog plötzlich das Gesicht, als würde er sich über einen Gedanken ärgern.

»Was ist?«, fragte Brandt.

»Nichts.«

»Komm schon, irgendwas liegt dir im Magen. Du weißt, dass du wie ein offenes Buch für mich bist.«

»Es ist wirklich nichts«, wehrte Walter ab, »außerdem will ich dich damit nicht nerven. Es wäre gerade eh nicht angemessen.«

»Schieß los. Du bist keiner, der diese Dinge gern in sich reinfrisst.«

»Na gut.« Walter gab sich einen Ruck. »Ich hätte Joe fragen sollen, ob er seine Hackerfähigkeiten nutzen kann, um etwas über Rémy herauszufinden.«

Bei diesen Worten bereute Brandt augenblicklich, dass er Walter gefragt hatte.

»Du weißt, dass wir in Paris keine Zeit haben, nach Rémy zu suchen«, warnte er ihn.

»Ist mir glasklar, wäre mir auch nie in den Sinn gekommen. Wir müssen die Frauen finden, am besten Ayla gleich mit, Raba zur Strecke bringen und so schnell wie möglich zurück zu Emre. Ihn allein zu lassen, fühlt sich nicht richtig an.«

»Du hast selbst gesagt, dass wir sofort nach Paris fahren sollen. Wir hätten noch ein paar Tage in Köln bleiben können.«

»In der Zeit könnte Ayla sterben und diese Tatjana auch«, widersprach Walter. »Wer weiß, wer noch in den Fängen dieses Clans ist. Wir erledigen das und fahren dann zurück.«

»Wenn das mal so einfach wäre. In deinen Worten hört sich das wie ein kleiner Stadtbummel über die Champs-Élysée an«, rutschte es Brandt heraus.

»Sobald uns Fischer oder Joe die Anschrift von dieser Dalal schicken, suchen wir sie auf, das wäre unser erster Anhaltspunkt. Wo sich Raba und sein Clan aufhalten, wissen wir dank Fischer und Joe ja schon. Wirklich schade, dass Walsh und Joe uns nicht helfen können, mit ihnen wären wir schneller am Ziel.«

»Das glaube ich auch. Aber du hast es ja gehört, sie haben andere Verpflichtungen.«

»Stimmt. Wenigstens konnten wir Emre einen Gefallen tun. Hast du seine Augen gesehen, als Walsh zu ihm ins Krankenzimmer getreten ist?« Walter strahlte.

»Ist mir nicht entgangen.«

»Glaubst du, er könnte noch einen Herzinfarkt bekommen? War es ein Fehler, dass ich gesagt habe, dass wir nach Paris fahren sollen?« Walters Miene war plötzlich wieder betrübt und Brandt sah ihm an, dass er voller Selbstzweifel war.

»Es war die richtige Entscheidung. Ylva ist noch da. Sie wird sich um Nina und Leah kümmern. Ninas Eltern sind auch da und morgen kommen die Eltern von Emre. Du hast es selbst am Telefon gehört, er ist in guten Händen«, antwortete Brandt. Er hatte auf der Fahrt Ylva angerufen und ihr alles erzählt.

»Zum Glück ist Tolga nicht dabei gewesen, das hätte ihn komplett aus der Bahn geworfen. Sie sollen ihm bloß nichts von dem Herzinfarkt erzählen.«

»Werden sie nicht. Sie sind sich der besonderen Situation bewusst«, antwortete Brandt. Zugleich fragte er sich, wie sie es Tolga jemals erklären sollten, wenn Aydin den Krebs nicht besiegen und sterben würde, doch er unterdrückte diesen Gedanken sofort wieder, weil er ihm viel zu viel Angst bereitete.

»In dreißig Minuten unten in der Lobby?«, fragte Brandt. Sie hatten das Auto bereits in der Tiefgarage des Hotels abgestellt und eingecheckt.

»Sollte ich schaffen, bei dir bin ich mir da nicht so sicher.«

»Ein Norddeutscher ist pünktlicher als jede Schweizer Uhr«, gab Brandt zurück.

Walter lachte und ging den Flur hinunter, während Brandt bereits die Chipkarte vor seine Zimmertür hielt und eintrat.

Drinnen zog er als Erstes Schuhe und Kleider aus, dann schlüpfte er in ein Paar Hotelslipper und betrat die Dusche. Den Temperaturregler stellte er gleich auf kalt und genoss den erfrischenden Strahl. Das kalte Wasser umfloss seinen durchtrainierten Körper und weckte all seine Sinne. Brandt duschte so oft es ging kalt, denn das war gut fürs Immunsystem und half ihm in diesem Moment, wach zu werden und die Sorgen um Aydin für eine Weile zu vergessen.

Nachdem er sich abgetrocknet hatte, ging er zurück ins Schlafzimmer, wo er seinen Koffer auspackte und frische Unterwäsche heraussuchte.

Ob es wirklich richtig war?, überlegte er.

In dieser Sekunde kam ihm die Reise wie ein Verrat an Aydin vor, doch da er keine ehrliche Antwort auf diese Frage hatte, würde er ab jetzt als Polizist funktionieren und nach der entführten Tatjana suchen, in der Hoffnung, dass diese Spur ihn auch zu Ayla führte.

Er nahm sein Handy und rief Ylva an.

»Wie war die Fahrt?«, fragte sie.

»Sehr entspannt, kaum Verkehr. Sobald man die deutsche Autobahn hinter sich gelassen hat, ist das Fahren echt angenehm. Wie geht es Aydin?«

»Sein Zustand hat sich stabilisiert.«

»Gut. Was ist mit Nina und Leah?«

»Nina geht es den Umständen entsprechend ganz gut. Leah weiß nichts von dem Herzinfarkt.«

»Das sollte sie auch besser nicht.«

»Sie hat dir heute ein ganz süßes Bild gemalt, das ich dir schenken soll, wenn du von der Arbeit zurück bist.«

Brandt spürte, wie eine warme Woge der Zuneigung ihn durchströmte. »Das ist sehr lieb von ihr. Was hat sie denn gemalt?«

»Auf dem Bild sind wir alle zu sehen und du umarmst uns, als würdest du uns alle beschützen. Du hast sehr lange Arme«, sagte Ylva und lachte leise.

Brandt schluckte. Er wusste, dass er Leahs Lieblingsonkel war und sie ihn bewunderte. Was Walter für Tolga war, war Brandt für Leah.

»Gib ihr einen Kuss von mir. Das Bild sollten wir einrahmen«, sagte er.

»Wollte ich machen, und es ins Schlafzimmer hängen. Wie geht es Walter?«

»Er ist tapfer, er steckt es erstaunlich gut weg.«

»Oder er zeigt es nicht.«

»Walter?« Brandt zog die Brauen hoch. »Der ist viel zu emotional, der kann doch seine Gefühle nicht zurückhalten.«

»Vielleicht weil er glaubt, stark sein zu müssen.«

»Möglich.« Brandt schob gedankenverloren einen der Hotelslipper über den Boden.

»Ich soll euch beide übrigens von Dr. Glück grüßen«, sagte Ylva, »er findet es gut, dass ihr trotz aller Probleme und Sorgen nach Paris fahrt, um die Organhändler zu schnappen. Danach hat er aber noch etwas gesagt, was ich irgendwie merkwürdig fand.«

»Was?«

»Dass man immer an Wunder glauben soll. Sie erscheinen dann, wenn man es am wenigsten für möglich hält.«

»Das war sicherlich auf Emre bezogen, weil er den Herzinfarkt überlebt hat«, erwiderte Brandt und schob den Gedanken beiseite, der ihm sofort durch den Kopf spukte.

»Wirst wohl recht haben. Es kam nur so seltsam rüber, es hörte sich an, als ob er damit eure Parisreise meinte. Dieser Arzt ist unglaublich faszinierend. Diese Ausstrahlung, diese sanftmütigen Augen, das ist schon sehr einnehmend. Wie kann ein Mensch überhaupt so hübsch und gleichzeitig so überaus herzlich und empathisch sein? Da würde man glatt ein schlechtes Gewissen bekommen, wenn man ihn nicht mögen würde. Ich glaube, das ginge gar nicht.«

»Geh mir nicht fremd«, scherzte Brandt.

»Quatsch, du bist mein Schatz, mein Ein und Alles«, entgegnete Ylva, ohne zu zögern. »Es wird niemals mehr einen anderen Mann an meiner Seite geben, das weißt du. Ich glaube übrigens, du tust Glück mit deinem Spruch unrecht. Er würde das Glück zweier Menschen ganz bestimmt nie zerstören. Er macht auf mich den Eindruck, als würde er sich bedingungslos für andere aufopfern.«

»Natürlich hast du recht. Ich vertraue ihm blind und ich bin froh, dass er auf Emre aufpasst.«

»Sollte jetzt nicht der Part kommen, wo du sagst, dass ich auch die Liebe deines Lebens bin und du mich immer auf Händen tragen wirst?«

Brandt lachte. »Schatz, natürlich ist das so.«

»Ich würde das gerne in deinen Worten hören«, beharrte Ylva.

»Du weißt, dass ich dich sehr liebe und mir ein Leben ohne dich nicht vorstellen kann«, erwiderte Brandt.

»Ich liebe dich auch.«

»Ich muss leider los, sonst drückt mir Walter noch einen Spruch rein, weil ich mich verspätet habe.«

»Auf die Minute kommt es doch nicht an. Ihr seid im Hotel«, wandte Ylva ein.

»O doch, es kommt sogar auf die Sekunde an.« Er grinste. »Ein Lasse Brandt verspätet sich nie. Wie soll ich Walter je wieder damit aufziehen können, wenn ich an meinen eigenen Maßstäben scheitere?«

»Sei nicht immer so gemein zu ihm.«

»Bin ich gar nicht. Um ehrlich zu sein, drückt mir der Brummbär gerade viel öfter einen Spruch rein als ich ihm. Emre ist da nicht so schlagfertig.«

»Weil er zu viel Respekt vor dir hat und dich bewundert«, stellte Ylva fest, was Brandt wieder einmal einen Stich ins Herz versetzte. Dieser Satz verstärkte nur das Gefühl, dass er Aydin allein gelassen hatte.

»Ich muss los, Schatz. Melde dich, wenn was ist«, sagte er daher.

»Mach ich. Ich liebe dich.«

»Ich dich auch.«

Brandt legte auf, zog sich an, nahm seine Waffe, steckte sie in das

Holster, schloss die Tür und eilte in die Lobby, wo Walter bereits zu seinem Erstaunen auf ihn wartete. Natürlich schaute sein Freund jetzt demonstrativ auf die Uhr.

»Ich habe noch eine Minute«, verteidigte sich Brandt, der noch im Fahrstuhl die Uhrzeit gecheckt hatte.

»Nach meiner Uhr hast du dich verspätet«, antwortete Walter und tippte anklagend auf das Zifferblatt.

»Die hast du doch vorgestellt«, wehrte Brandt ab und hielt Walter sein Handydisplay unter die Nase. »Diese Uhr geht immer richtig. Ich habe noch eine Minute.«

Walters Gesichtsausdruck verriet Brandt, dass er mit seiner Vermutung richtiglag.

»Das stimmt nicht. Die Bemessungsgrundlage für unser Treffen ist meine Uhr«, versuchte Walter zu widersprechen, gleichzeitig bemühte er sich, nicht zu lachen.

Brandt klopfte ihm auf die Schulter. »Komm, ich habe Hunger. Lass uns was essen gehen. Der Tag, an dem ich unpünktlich sein werde, ist höchstens der Tag meiner Beerdigung.«

»Meinetwegen«, grummelte Walter und stand auf. »Aber sag bitte so was Trauriges nicht. Du sollst noch lange leben, sehr lange. Wer soll mir sonst auf die Eier gehen?«

Brandt grinste. »Worauf hast du Appetit?«

»Ich habe schon was organisiert«, antwortete Walter und machte ein wissendes Gesicht.

»Was?«

»Wir treffen uns gleich mit einem alten Bekannten von mir.«

»Mit wem?«

»Ich sagte doch, dass ich jemanden in Paris kenne, der uns helfen kann. Den suchen wir jetzt auf.«

44

25. Februar 2023, Paris

»Das nennen die Franzosen Frühstück?«, schimpfte Walter.

»Die Franzosen mögen es halt nicht so deftig wie du.«

»Was heißt hier deftig? Mir würde ja schon ein halbes Salamibrötchen reichen.«

»Es gibt Salami am Buffet. Hast du die nicht gesehen?« Brandt nickte zur Mitte des Speisesaals, wo ein üppiges Frühstücksbuffet aufgebaut war.

»Doch, aber es sah aus, als würde die schon eine Woche daliegen.«

»Seit wann meckerst du übers Essen? Du bist doch sonst nicht so wählerisch. Warum übernimmst du gerade Emres Rolle?«

Walter brummte. »Du hast recht«, sagte er dann. »Ich hatte eine miese Nacht und sollte meine schlechte Laune deshalb nicht am Frühstück auslassen. Wenigstens schmeckt der Kaffee. Ich hoffe, du konntest schlafen.«

»Leider auch nicht.«

»Emre?«

Brandt nickte.

»Ich auch.« Walter trank einen Schluck Kaffee. »Außerdem war mir mein Kumpel gestern zu kryptisch.«

»Immerhin hört er sich um.«

»Wir brauchen dringend jemanden, der Kontakte zum Clan hat, am besten in den inneren Kreis. Das Gespräch mit meinem Kumpel hat mir eher gesagt, dass er hier in der Unterwelt nicht so gut vernetzt ist wie ich in Köln.«

Brandt konnte Walters Enttäuschung verstehen, auch ihm wäre es lieber gewesen, wenn sein Kontakt ihnen hätte weiterhelfen können. Trotzdem war es gut, dass sie sich mit ihm getroffen hatten. Es war eine weitere Möglichkeit, herauszufinden, ob der Clan hinter dem Mord an Hassan steckte und vor allem mit dem Verschwinden von Tatjana und Ayla in Verbindung stand. Zwar hatte Thamir ihnen bereits erzählt, dass Hassan wegen des Clans untergetaucht war, aber sie hatten keinen Beweis dafür, dass der Clan tatsächlich der Auftraggeber war, auch wenn Brandt fest davon ausging.

»Wo sollen wir bloß jemanden aus dem Inner Circle der Jebalis finden?«

»Wenn ich das wüsste.«

Walter biss von seinem Croissant ab, während Brandt sich seinem Müsli widmete.

»Was ist der Plan für heute?«, fragte Walter nach einer Weile.

»Wenn sich Fischer oder Joe wegen der Anschrift von dieser Dalal nicht melden, suchen wir den leitenden Ermittler in Paris auf.«

»Das hört sich so an, als würdest du lieber nicht hin wollen.«

»Bender und Tom sind der Meinung, dass ich es tun soll, aber mein Bauchgefühl sagt mir, dass wir ohne den Pariser Kollegen zunächst besser beraten sind.«

»Wegen mir?«

»Auch wegen dir. Er darf definitiv nicht wissen, dass du dabei bist, das würde nur einen dämlichen Kompetenzstreit nach sich ziehen.«

»Ich halte mich bedeckt. Auf mich musst du keine Rücksicht nehmen«, versicherte Walter.

»Wie gesagt, es ist nicht nur deinetwegen. Ich habe ehrlich gesagt auch keinen Bock, mir von dem Kollegen Vorschriften machen zu lassen.«

»Kann ich gut verstehen. Aber spätestens, wenn wir uns mit dem Clan anlegen, brauchen wir Verstärkung.«

»Bis dahin bleibt uns genug Zeit, die Strategie anzupassen. Ich habe schließlich nicht gesagt, dass mein Plan in Stein gemeißelt ist.«

»Wieso fahren wir dann nicht zu dem abgebrannten Kiosk?«, schlug Walter vor.

»Warum?«

»Willst du hier Däumchen drehen und auf Fischer warten? Wir könnten uns dort ein bisschen umhören. Vielleicht kriegen wir sogar heraus, wer die Kontaktperson zwischen dem Kioskbesitzer und dem Clan war.«

»Gute Idee.«

»Logisch, ist ja auch von mir«, antwortete Walter und ließ das letzte Stück Croissant schmunzelnd in seinem Mund verschwinden.

Eine Stunde später standen sie zum zweiten Mal innerhalb der letzten paar Wochen vor dem Gebäude, in dem der Kiosk gewesen war, bevor er abgefackelt wurde. Das Mal davor waren sie noch mit Aydin im Rahmen ihres Wochenendtrips hier gewesen. Diesmal schauten sie sich etwas intensiver um und gingen um den Block.

»Da ist ein Innenhof«, sagte Walter und betrat ihn als Erster, Brandt folgte ihm.

Zwischen den Häusern spielten ein paar Jungs Fußball.

»Bonjour«, grüßte Walter die Jugendlichen.

»Bonjour«, antwortete einer von ihnen.

»Wohnt ihr hier?«, fragte Walter auf Französisch.

»Ja, warum?«

»Kennt ihr Hassan Mater?«

»Den kennt jeder hier im Block, diesen Stinkstiefel«, antwortete ein anderer Junge aus der Runde und lachte. Dann sah er Walter skeptisch an. »Du bist aber kein Franzose.«

»Nein, ich komme aus Deutschland. Hört man den Akzent so krass?«

»Da hört sich jedes Froschgequake angenehmer an«, erwiderte der Junge grinsend.

»Wieso ist Hassan ein Stinkstiefel?«, fragte Brandt ebenfalls auf Französisch. Er wählte dabei bewusst die Gegenwartsform, weil er nicht einschätzen konnte, ob die Jungs wussten, dass Hassan tot war.

»Er hat uns immer den Ball weggenommen, er hat es gehasst,

wenn wir hier gespielt haben. Als würde ihm der Innenhof gehören.«

»Das hat er aber nur wegen der Jebalis gemacht«, sagte jetzt ein Dritter an seinen Kumpel gewandt.

Brandt wurde hellhörig.

»Wie kommst du darauf, dass er zu den Jebalis gehört?«, fragte er.

»Er ist kein Jebali, sonst hätte sein Kiosk nicht gebrannt«, erwiderte der Junge achselzuckend.

»Uns wurde erzählt, es wäre ein defektes Stromkabel gewesen.«

Der Junge machte eine wegwerfende Handbewegung. »So einen Unsinn glaubt hier im Block keiner. Hassan hat wahrscheinlich einfach den Mund zu voll genommen.«

»Tarek, es reicht«, sagte einer der Jugendlichen, der sich scheinbar über den Redefluss seines Freundes ärgerte. »Warum interessieren Sie sich für Hassan und die Jebalis?«

»Wir sind von der Versicherung und wollen klären, was genau passiert ist«, antwortete Brandt.

»Dann reden Sie doch mit Hassan.«

»Den finden wir leider nicht. Der Eigentümer hat uns den Schaden gemeldet, er möchte jetzt jede Menge Geld sehen.«

»Wenn das so ist, warum haben Sie beide dann einen deutschen Akzent?«, fragte der Jugendliche kritisch und sah Brandt aus schmalen Augen an.

»Weil der Eigentümer Deutscher ist und das gesamte Gebäude bei der Allianz versichert hat.« Brandt trat näher an die Jungs heran, zog seine Geldbörse aus der Jackentasche und nahm einen 100-Euro-Schein heraus. »Leicht verdientes Geld für euch, wenn ihr mir ein paar Fragen beantwortet.«

Zwei der drei Jungs schielten auf den Schein, der dritte schien weniger angetan.

»Wenn Sie von der Versicherung sind, geht es sicherlich um richtig viel Geld«, stellte er fest.

»Das stimmt.«

»Warum sind Sie dann so geizig?«

»Beantwortet erst meine Fragen, anschließend verdoppele ich«, antwortete Brandt.

»Wenn Sie wissen wollen, wo Hassan ist, das wissen wir nicht. Es gibt Gerüchte, dass er in Deutschland untergetaucht ist. Er soll in Mannheim Familie haben.«

»Woher habt ihr diese Gerüchte?«, fragte Brandt. Er war erstaunt, dass die Kids wussten, dass Hassan tatsächlich Familie in Mannheim hatte.

»Wird hier so erzählt. Die Leute kennen sich und Hassan hat das sicherlich mal jemandem erzählt.«

»Was sagen denn die Nachbarn, warum der Kiosk gebrannt hat?«

»Woher soll ich das wissen?«

»Ich dachte, die Leute kennen sich und reden gerne«, entgegnete Brandt und steckte den Schein in sein Portemonnaie zurück.

»Nicht so schnell«, mischte sich ein anderer ein. »Hier glaubt niemand, dass es ein Kabelbrand war, der zu dem Feuer geführt hat. Eher, dass sich Hassan Geld unter den Nagel gerissen hat.«

»Geld, das den Jebalis gehört hat?«, hakte Brandt nach.

»Wem sonst«, lachte der Junge.

»Das haben Sie aber nicht von uns«, fügte der Rädelsführer hastig hinzu.

»Wisst ihr, mit welchem der Jebalis Hassan Kontakt hatte?«

»Keine Ahnung. Die Familie ist riesig. Gib uns lieber die Kohle.«

Nun zog Brandt zweihundert Euro aus der Brieftasche. »Wir wissen doch alle, dass Hassan unter dem Ladentisch Drogen vertickt hat. Von wem hat er die bekommen? Wenn ihr es mir sagt, gibt es hundert Euro Zuschlag. Dreihundert Euro für euch drei. Wann habt ihr mal derart schnell so viel Geld verdient?«

»Wir wissen nicht, wer die Drogen beschafft«, antwortete der Kleinste aus der Gruppe.

»Halt den Mund«, platzte der Älteste heraus. »Kriegen wir jetzt die Kohle?«

»Ich will einen Namen«, beharrte Brandt und sah, wie Walter plötzlich einen 200-Euro-Schein in der Hand hielt.

»Nur einen Namen. So schwer ist das doch nicht, Habibi, oder?«, sagte Walter.

Die Jungs zögerten, sie stierten auf das Geld und die zwei kleineren Jungs schauten zu ihrem jugendlichen Anführer.

»Noch einen Fuffi obendrauf für einen neuen Fußball, weil heute Sonntag ist«, sagte Walter.

»Heute ist aber nicht Sonntag.«

»Dann ist heute eben euer Glückstag. Ich stehe zu meinem Wort.« Walter hielt den Schein auffordernd in der Hand.

»Komm«, sagte der Kleinste. »Die Luft geht doch immer aus dem Ball raus.«

Der Ältere zögerte.

»Na gut, Walter, komm. Ich habe echt keinen Bock mehr auf diesen Kindergarten. In dem Wohnblock gibt es genug Leute, die uns den Namen verraten werden, und wenn nicht, fragen wir einen Junkie, von wem er den Stoff kriegt«, sagte Brandt und gab Walter ein Zeichen, zu gehen.

Sie drehten sich um und setzten sich in Bewegung.

»Attendez, s'il vous plaît!«, hörte Brandt da den Rädelsführer rufen.

45

Irgendwo in Frankreich

»Die Welt interessiert sich nicht für uns«, schluchzte Ayla.

Ihr machten die Gefangenschaft und die Enge mittlerweile extrem zu schaffen. So sehr Rémy auch versuchte, sie zu trösten, sie mit seiner Musik aufzuheitern und ihr Mut zuzusprechen, ihr psychischer Zustand wurde mit jedem Tag schlechter.

»Das darfst du nicht denken. Die Polizei wird uns finden und befreien«, versicherte Rémy ihr zum wiederholten Mal.

»Träumer«, rutschte es Tatjana heraus, sie saß auf dem Boden, den Rücken an die Bettkante gelehnt. »Ayla hat recht. Niemand interessiert sich für uns.«

»Doch, denkt nicht so was. Bitte. Wir müssen optimistisch sein«, flehte Rémy.

»Schau uns an. Was glaubst du, wie sehr sich Polizisten oder Politiker um einen Straßenmusiker und einen Flüchtling scheren? Gar nicht! Weil wir Niemand sind.«

»Du bist es wert, geliebt zu werden dafür, dass du so bist, die du bist. Du bist kein Niemand. Wer das nicht begreift, der begreift nicht, was Menschlichkeit ist.«

»Du bist süß.« Tatjana lächelte. »Aber wo sind die Retter? Wo ist die Polizei? Ayla hat recht, die französische Polizei hat uns vergessen.«

»Aber nicht die Kölner.«

»Die Kölner? Wir sind hier irgendwo in Frankreich, vermutlich eine gute Stunde von Paris entfernt, und nicht in Deutschland. Warum sollte die Kölner Polizei nach uns suchen?«

»Weil Ayla Kölnerin ist und weil mein Freund Walter uns suchen wird.«

»Dein Freund Walter?« Tatjana schaute zu Rémy auf, der auf dem Bett neben Ayla saß.

»Ja, mein Freund Walter. Er hat einen Imbiss und macht die leckersten Currywürste der Welt. Seine zwei besten Freunde sind Polizisten.«

Tatjana unterbrach ihn durch ein lautes Lachen. »Ein Currywurstverkäufer soll uns befreien, indem er sich mit einem arabischen Clan anlegt?«

»Du kennst Walter nicht. Er wird kommen, vertraut mir.«

»Ich wünschte, ich könnte es. Woher soll dieser Walter überhaupt wissen, dass du entführt wurdest?«

»Weil er in Paris nach mir gesucht hat und es wieder tun wird.«

Tatjana schien nicht überzeugt. »Noch mal, wir sind hier in Frankreich. Die Kölner Polizei wird nicht nach uns suchen, egal ob Ayla Kölnerin ist oder nicht, und wie erfolgreich die Franzosen sich bemühen, uns zu finden, sehen wir ja. Uns wird niemand helfen, nur wir selbst können das tun.«

»Wir finden einen Weg nach draußen, das habe ich euch versprochen«, begann Rémy erneut, »trotzdem dürfen wir nicht aufhören, zu hoffen, dass man nach uns sucht. Wir sind der Welt nicht egal. Auch wenn ich nur ein einfacher Straßenmusiker bin, gibt es Menschen, denen ich etwas bedeute. Sie werden uns helfen. Vertraut mir, diese beiden Polizisten sind anders. Ich habe sie ermitteln sehen, sie haben ein gutes Herz. Manchmal mag der ältere der beiden ein bisschen arrogant rüberkommen, aber er würde alles tun, um Ayla zu retten. Er würde sogar nach Frankreich kommen.«

Tatjana seufzte. »Ich wünschte, ich könnte dir glauben, Rémy, ich wünsche es mir wirklich, aber schau mich an. Ich bin vor dem verdammten Krieg geflohen, dabei hat die ganze Welt gesagt, dass Putin niemals in die Ukraine einmarschieren würde. Und was hat er getan?« Sie legte eine rhetorische Pause ein. »Genau. Und warum? Weil er es kann. So einfach ist das. Die Welt hat dabei nur zugeschaut. Was kümmert es da die Leute, wenn drei weitere Menschen sterben? Jeden Tag sterben Menschen, so ist die Welt eben. Wir kommen hier nicht lebend raus.«

Tatjanas Worte machten Rémy traurig. Er wusste, dass auch sie, obwohl sie sich unerschrockener gab als Ayla, mit ihren Nerven am Ende war. Dass die psychische Belastung extrem an ihr nagte.

»Gebt mir noch einen Tag, dann fliehen wir. Wir überlisten unseren Bewacher und rennen nach draußen«, erwiderte Rémy, der mittlerweile ein immer besseres Verhältnis zu dem Bulligen aufgebaut hatte. Er hatte ihm zumindest schon seinen Namen anvertraut, Aariz, und ihnen am vergangenen Abend Schokolade mitgebracht.

Immer, wenn die zwei Frauen bei einer Untersuchung waren, kam Aariz zu ihm und verweilte ein wenig bei ihm, dann spielten sie gemeinsam auf der Flöte.

»Bist du sicher, dass dein Plan funktioniert?«, fragte Ayla skeptisch.

»Es ist der einzige Weg«, antwortete Rémy.

»Aber wie willst du den Hünen aufhalten? Er ist so groß. Allein sein Blick macht mir Angst.« Ayla schluckte, dann fuhr sie fort: »Was, wenn die Tür, die Tatjana gesehen hat, nicht nach draußen führt oder verschlossen ist?«

»Welche Wahl haben wir denn? Hier warten, bis man uns tötet?«, hielt Tatjana dagegen.

»Wir müssen es versuchen«, pflichtete Rémy ihr bei.

»Er wird dich töten«, sagte Ayla ängstlich.

»Sie werden uns eh alle töten«, hielt Tatjana dagegen und für eine Sekunde entglitt ihr die kalte Miene, die sie aufgesetzt hatte. Ihre Augen wurden feucht, deshalb schaute sie rasch zur Seite und wischte sich übers Gesicht.

»Ich habe versprochen, dass ich euch rette. Sorgt euch nicht um mich. Hauptsache, ihr seid sicher«, erklärte Rémy.

»Mir wäre es lieber, dieser Currywurstmann würde uns retten«, sagte Ayla trotzig.

»Ach, ihr würdet Walter lieben. Er ist unheimlich groß und kräftig und hat die liebsten Augen der Welt.«

»Einen großen starken Mann könnten wir schon brauchen«, bemerkte Tatjana. »Nur sollte er nicht so sanftmütig sein, wie du ihn beschreibst.«

»Wenn sich jemand mit seinen Liebsten angelegt, wird er zum Löwen. Ich wünschte, ihr würdet ihn kennen. Er würde gleich den Grill anschmeißen und eine Runde Currywurst spendieren.«

»Danke, jetzt habe ich Hunger auf Currywurst«, scherzte Ayla. Ihre Augen wirkten nicht mehr so traurig wie vorhin. »Da wohne ich schon so lange in Köln und war noch nie in Walters Imbiss, echt peinlich.«

»Das holen wir nach, wenn wir draußen sind«, versicherte Rémy.

»Wenn«, fügte Tatjana hinzu, aber Rémy sah ihr an, dass ihr der Gedanke gefiel, Walter könnte sie retten.

Ich hoffe, ich verspreche nicht zu viel, huschte es ihm durch den Kopf. Er wusste zwar, dass Walter vor einigen Wochen nach ihm gesucht hatte, aber warum sollte er jetzt erneut nach Paris kommen?

Weil seine Freunde nach Ayla suchen, machte er sich Hoffnung.

Schritte!

»Können die uns nicht eine Nacht in Ruhe lassen?«, entfuhr es Tatjana.

Die Tür wurde geöffnet und der Bullige trat ein.

»Ihr beiden, mitkommen«, sagte er zu den Frauen.

Ayla stand auf, nur Tatjana blieb sitzen.

»Yallah«, brüllte Aariz, aber Tatjana rührte sich nicht.

Da packte er sie, riss sie hoch und verpasste ihr einen Schlag mit der Faust ins Gesicht.

»Yallah«, wiederholte er.

Tatjana stand stumm auf und verließ den Raum, nur Ayla war vollkommen geschockt, sie stand wie angewurzelt da und zitterte am ganzen Körper. Aariz schubste sie nach vorn.

»Sie sind noch Kinder«, sagte Rémy verzweifelt.

Die beiden Frauen so leiden zu sehen, lähmte ihn, aber was konnte er machen? Sich auf den Bulligen stürzen? Der würde ihn sofort mit nur einem Faustschlag außer Gefecht setzen und damit hätte er jede Chance vertan, sein Vertrauen zu gewinnen, um die Frauen zu befreien.

Nachdem Ayla auch hinausgegangen war, schloss Aariz die Tür und Rémy war allein.

»Warum muss ich euch schlagen? Warum lasst ihr mich das machen? Reicht es euch nicht, dass ihr eingesperrt seid?«, hörte er Aariz draußen auf Französisch schimpfen.

Rémy schaute auf seine Hände. Sie waren klein und schlank, wie seine gesamte Statur.

»Wie soll ich damit etwas gegen einen wie Aariz ausrichten?«, fragte er sich und fühlte sich schuldig, weil er hilflos zugesehen hatte, wie Aariz auf Tatjana eingeschlagen hatte.

Seine Gedanken wanderten weit in die Vergangenheit zurück, in die Zeit, in der seine Mutter noch gelebt hatte.

»*Vertrau immer deinem Herzen, mein Sohn, sei ein guter Mensch. Es kann nichts Gutes aus Hass und Gewalt entstehen. Höre auf dein Herz, niemals auf deine Wut. Nur mit dem Herzen sieht man richtig. Versprich mir das, liebster Rémy*«, hatte sie gesagt und er hatte es getan, so schwer es ihm manchmal auch fiel, weil die Menschen böse waren und nicht so recht an das Gute glaubten oder glauben wollten. Das Gute, das Liebe, machte ihnen Angst, weil es sie schwach erscheinen ließ. Zu hassen, war einfacher. Wieder dachte er an Walter, weil er anders war. Er war ein Mensch, der aufrichtig an das Gute glaubte und bereit war, es zu verteidigen, koste es, was es wolle. Rémy vertraute ihm bedingungslos, deshalb war er auch einer der ganz wenigen, die sein Geheimnis kannten, weil er wusste, dass es bei Walter sicher war, dass er niemals etwas tun würde, was ihm schaden könnte.

»Wir brauchen dich, lieber Walter«, wisperte Rémy und seine Augen füllten sich mit Tränen.

Plötzlich ertönten erneut Schritte.

Schnell wischte sich Rémy die Tränen vom Gesicht. Tatjana und Ayla sollten nicht sehen, dass er geweint hatte. Er war gespannt, welche gemeinen Untersuchungen sie diesmal über sich hatten ergehen lassen müssen.

Solange sie sie nur untersuchen, leben sie, und das gibt uns Zeit. Wir brauchen diese Zeit, dachte Rémy.

Dann wurde die Tür geöffnet, aber nicht die Frauen traten ein, es war Aariz.

»Für dich, Habibi«, sagte Aariz. Er hielt eine Gitarre in der Hand, und zwar nicht irgendeine, sondern die, die man Rémy bei seiner Entführung abgenommen hatte.

»Wollen wir zusammen spielen?«, fragte Aariz.

Er schien mit einem Mal ein ganz anderer Mensch zu sein als vorhin. Er war nicht mehr der gewaltbereite Bewacher, der keine Scheu hatte, wehrlose Frauen zu schlagen.

»Gerne«, antwortete Rémy mit einem Kloß im Hals.

Du musst sein Vertrauen gewinnen, damit du die Mädels retten kannst, ermahnte er sich.

46

Paris

»Jetzt wissen wir, wer die Person ist, aber was erwartest du dir davon?«

»Einen Einstieg in den Jebali-Clan. Über ihn können wir an weitere Informationen gelangen«, erklärte Brandt und zückte sein Handy. »Fischer soll mehr über ihn herausfinden.«

Er wählte die Nummer des Kollegen, aber dieser nahm das Gespräch nicht an, sodass Brandt über die Zentrale um Rückruf bat.

»Ist er in einer Besprechung?«, fragte Walter.

»Ja, mit Bender. Er ruft mich zurück, sobald er im Büro ist, das haben mir die Kollegen von der Zentrale versprochen.«

»Was machen wir bis dahin?«

Brandt sah unschlüssig die Straße hinunter.

»Was hältst du davon, wenn wir eine kurze Pause in dem kleinen Café da machen?«, schlug Walter vor.

»Warum nicht? Ein Espresso hält wach. Ich fürchte ja, es wird ein langer Tag«, erwiderte Brandt.

Sie traten ein, erst da sahen sie, dass es ein Selbstbedienungscafé war.

»Was möchtest du? Geht auf meine Kappe«, sagte Walter.

»Einen Espresso, dazu können wir uns ja eine Flasche stilles Wasser teilen«, antwortete Brandt.

»Was ist mit den leckeren Teilchen? Die lächeln uns doch geradezu an.« Walter deutete auf das Gebäck in der Auslage.

»Espresso und Wasser reicht. Teilchen sind eher deine und Emres Baustelle. Ich merke schon, du bist bald eine würdige Vertretung«, gab Brandt mit einem Augenzwinkern zurück.

»Ist es etwa verboten, sich was Süßes zu gönnen?«, schimpfte

Walter, dann trat er näher an den Tresen. »Bonjour, Madame«, sagte Walter und fuhr auf Französisch fort: »Wir hätten gerne zwei Espressi, eine große Flasche stilles Wasser, ein Stück von diesem herrlichen Gebäck …« Walter unterbrach sich. »Wissen Sie was, machen Sie bitte zwei Stück, Madame. Auch wenn mein mürrischer Freund das nicht zu schätzen weiß.«

Die Frau lachte. »Sie beide sind ein merkwürdiges Pärchen.«

»Wieso, Madame?«

»Weil Ihr hübscher Freund nicht weiß, was er verpasst, wenn er dieses Gebäck nicht probiert. Unser Café ist über die Pariser Grenzen hinaus dafür bekannt.«

»Er ist manchmal sehr stur.«

Wieder lachte die Frau und bereitete die Bestellung vor.

»17,50 Euro macht das«, sagte sie schließlich und schob ihnen das Tablett über den Tresen.

»Das stimmt so«, sagte Walter.

»Zwanzig Euro? Sicher?«

»Selbstverständlich, Madame. Sie stehen hier den ganzen Tag und schenken jedem ein ehrliches Lächeln, was sind da 2,50 Euro Trinkgeld? Das haben Sie sich absolut verdient.«

»Sehr lieb von Ihnen. Danke«, antwortete die Frau und sagte dann eher für sich: »Seltsam, so etwas Ähnliches hat mir gerade erst ein junger Mann gesagt, der selbst kaum Geld hatte. Er hat mir alles, was er hatte, als Trinkgeld gegeben.«

»Dagegen sind meine 2,50 Euro vermutlich ziemlich wenig«, bemerkte Walter.

»Nein, es war ein Euro, mehr Bargeld hatte er nicht.« Die Frau lächelte. »Lassen Sie es sich schmecken.«

Walter nahm das Tablett und verabschiedete sich von der Frau, dann gingen sie gemeinsam hinaus, um auf der Terrasse Platz zu nehmen.

»Was ist?«, fragte Brandt, da Walter mit seinen Gedanken ganz woanders zu sein schien.

»Ich frage mich, wer dieser junge Mann war, der so viel Eindruck bei der lieben Verkäuferin hinterlassen hat. Er hat ihr all sein restliches Geld gegeben, und das heutzutage.«

»Sie hat gesagt, es war ein Euro.«

»Ja, aber das war alles, was er noch hatte.« Walter setzte sich.

»Woher will sie das denn wissen?«, fragte Brandt und nahm ebenfalls Platz. »Vermutlich hat er sich einen Scherz mit ihr erlaubt.«

»Ich weiß nicht, sie klang nicht so.«

»Ist doch egal. Trink lieber deinen Espresso, bevor er kalt wird«, sagte Brandt, dem bei der Erzählung der Frau und Walters Blick natürlich sofort ein Name durch den Kopf gespukt war: Rémy. Aber das würde er schön für sich behalten. Stattdessen trank er seinen Espresso und biss ein Stück von dem Gebäck ab.

»Also doch gut, dass ich dir eins mitbestellt habe«, sagte Walter und kaute zufrieden. »Du hättest was verpasst. Die Verkäuferin hat nicht übertrieben.«

»Stimmt«, erwiderte Brandt, dabei hatte er heute auf Süßes verzichten wollen, da er im Gegensatz zu Walter oder Aydin streng auf seine Ernährung achtete.

»Was? Keine Ausrede? Kein dummer Spruch?« Walter sah Brandt erstaunt an.

»Nein, es schmeckt, was gibt es da zu leugnen?«

»Hast du Fieber?«

»Ich hoffe, du genießt deine zwei Minuten.«

»Jede Sekunde davon. Möchtest du noch eins?«

»Nein, eins reicht. Sonst mache ich dir noch Konkurrenz.«

»Da ist er wieder«, Walter grinste. »Ich hatte mir schon Sorgen gemacht.« Er wischte sich die Finger an der Serviette ab. »Willst du den Pariser Kollegen wirklich nicht aufsuchen?«

»Nein, vorerst nicht. Wir ermitteln so lange alleine, wie es geht. Ich möchte dem ganzen Kompetenzmist möglichst aus dem Weg gehen.«

Brandts Handy klingelte. Er schaute aufs Display.

»Endlich. Fischer«, nahm er das Gespräch an und stellte auf Lautsprecher.

»Ich wollte dich eh anrufen«, sagte Fischer zur Begrüßung.

»Hast du die Anschrift von Dalal?«, fragte Brandt.

»Ist gerade an dich raus, außerdem ein paar weitere Informationen von Joe und mir. Er hat mir erzählt, dass ihr euch im Krankenhaus begegnet seid.«

»Stimmt. Er und Walsh haben sich als Stammzellenspender registriert und Emre besucht.«

»Da wird er sich gefreut haben.«

»Du kennst den Fanboy doch«, sagte Brandt scherzhaft. Von Aydins Herzinfarkt berichtete er lieber nichts, er wollte das Gespräch nicht in die Länge ziehen.

»Ich kann ihn schon verstehen. Wenn ich Joes Geschichten über Walsh höre, das ist echt heftig. Vor allem seine aktive Zeit beim Militärgeheimdienst, da war Walsh sogar noch eine Spur krasser drauf. Laut Joe ist er mittlerweile deutlich ruhiger geworden. Angeblich soll er sich im Irakkrieg in ein feindliches Lager geschmuggelt haben, wo ein US-Soldat als Geisel gefangen gehalten wurde. Der Stützpunkt hatte über hundert irakische Soldaten. Walsh hat mehr als vierzig von ihnen getötet und seinen Kameraden lebend gerettet. Schade, dass er euch nicht helfen kann.«

»Kann man nicht ändern«, sagte Brandt. Sie würden das auch allein schaffen, davon war er überzeugt. »Fischer, du musst mir einen Gefallen tun. Ich muss alles über einen Fatih Jebali wissen.«

»In welchem Zusammenhang steht er zu dem Fall?«

»Er ist die Kontaktperson zwischen Hassan und dem Jebali-Clan gewesen. Der Drogenkurier in dem Viertel, wo der Kiosk stand.«

»Ich kümmere mich darum, gib mir etwas Zeit.«

»Danke«, sagte Brandt und beendete das Gespräch.

»Walsh hat hundert irakische Soldaten überlistet und vierzig getötet. Unglaublich«, bemerkte Walter.

»Das bringt uns auch nicht weiter, das war 2003. Walsh ist älter geworden.«

»Er wäre trotzdem eine verdammt große Hilfe.«

Walter hatte recht, aber es brachte nichts, sich mit Wünschen zu beschäftigen, die nicht real werden konnten. Sie mussten mit dem arbeiten, was sie hatten.

Brandt öffnete die E-Mail von Fischer.

»Zeit, dass wir mit dieser Dalal reden. Wie sie aussieht, wissen wir dank Fischer wenigstens schon«, sagte er und gab die Adresse in sein Handy ein.

Etwa zwei Stunden später standen sie vor der Flüchtlingsunterkunft.

»Hier soll sie wohnen?«, fragte Walter.

»Das ist eine Sammelunterkunft für Migranten«, antwortete Brandt. »Sie ist ein syrischer Flüchtling.«

Walter schien von den Gegebenheiten vor Ort alles andere als begeistert zu sein.

Sie betraten die Unterkunft und gingen zum Empfang.

»Bonjour«, grüßte Brandt auf Französisch. »Wir möchten zu Dalal Almal.«

»Wer sind Sie denn?«, fragte der Mann, er wirkte misstrauisch.

»Wir kommen von der Kölner Polizei. Frau Almal hat eine Vermisstenanzeige wegen ihrer Freundin Tatjana Zubkov aufgegeben. Wir haben eindeutige Hinweise, dass sie nach Köln verschleppt wurde«, erklärte Brandt. Die Ausrede hatte er sich spontan ausgedacht, da er an sich nicht damit gerechnet hatte, dass er nach dem Grund gefragt werden würde, warum er mit Dalal sprechen wollte.

»Schauen Sie mal im Aufenthaltsraum nach, den Flur runter. Können Sie gar nicht verfehlen. Wahrscheinlich ist sie da, ich habe sie nicht rausgehen sehen. Falls sie nicht da ist, sie hat das Zimmer 14B. Ansonsten weiß ich es nicht. Es muss sich niemand abmelden und sagen, wohin er geht.«

»Danke«, erwiderte Brandt.

Gemeinsam gingen sie zum Aufenthaltsraum, konnten Dalal aber nicht finden.

»Vielleicht ist sie auf ihrem Zimmer?«, mutmaßte Walter, also fragten sie jemanden nach dem Weg und wurden in den ersten Stock geschickt.

Wenig später standen Brandt und Walter vor der Tür und klopften an.

»Quoi?«, fragte die Frau, die ihnen öffnete.

»Bonjour«, antwortete Brandt, der ein deutlich besseres Französisch sprach als Walter, vor allem mit einem hörbar sanfteren Akzent. Bei Walter klang es immer ein wenig, als würde er Holz hacken, wenn er Französisch sprach. »Wir möchten zu Dalal.«

»Sie ist nicht hier.«

»Wissen Sie, wo sie sein könnte?«

»Nein, ich bin nicht ihr Kindermädchen«, antwortete die Frau und schloss die Tür.

»Typisch Franzosen«, murrte Walter. »Freundlichkeit kennen die nicht.«

»Das war aber keine Französin. Vermutlich kommt sie aus Syrien oder Nahost.«

»Mir doch egal, dann hat sie eben diese französische Art übernommen. Wenn du mich fragst, wir sollten nachschauen, ob sie die Wahrheit sagt.«

»Nein, das tun wir nicht. Wir wollen weder Ärger noch Aufmerksamkeit erregen.«

»Was schlägst du dann vor?«

»Wir schauen uns etwas um, vielleicht ist sie um den Block gegangen, und wenn wir sie nicht finden, soll Fischer uns ihre Handynummer besorgen.«

»Die Pariser Polizei wird sie haben«, warf Walter ein.

»Ist mir klar, aber noch geben wir uns nicht zu erkennen.«

»Warum hat Albert Lange dann bei der Pariser Bürgermeisterin ein gutes Wort für dich eingelegt?«

»Weil wir es vielleicht noch brauchen können.«

Walter schüttelte den Kopf. »Mir ein Rätsel, dass Emre nicht längst verrückt geworden ist bei deinen unkonventionellen Ermittlungsmethoden.«

»Weil der Erfolg mir recht gibt. Genug genörgelt, wir müssen Dalal finden.«

Sie machten sich wieder auf den Weg und suchten das Gebäude ab. Es war ein mehrstöckiges Haus mit einigen öffentlichen Einrichtungen. Leider konnten sie Dalal nirgends finden.

»Draußen«, sagte Brandt schließlich, rechnete sich aber keine großen Chancen aus. Dennoch gab es gerade keinen besseren Plan.

Hinter dem Gebäude gab es ein recht großzügiges Grundstück, das wie ein kleiner Park angelegt war. Einige der Bewohner saßen dort trotz der Kälte auf einer Bank, andere rauchten und unterhielten sich, aber Dalal konnte Brandt nicht erkennen.

»Das ist sie«, sagte Walter unvermittelt.

Jetzt sah Brandt sie auch. Sie stand recht weit hinten auf dem Grundstück und zog an einer Zigarette. Sie wirkte angespannt.

»Bonjour«, machte sich Brandt bemerkbar.

»Bonjour«, antwortete Dalal. »Ihr seht nicht wie Flüchtlinge aus.«

»Sind wir auch nicht. Wir sind von der Polizei in Köln.«

»Den Akzent hört man sofort heraus. Ich war Professorin für Sprachen«, erwiderte sie und musterte sie misstrauisch. »Sie beide sehen aber nicht gerade wie Polizisten aus.«

»Mein Freund ist halt sehr eitel, was seine Kleidung anbelangt«, gab Walter mit Blick auf Brandts Businesskleidung schelmisch zurück.

»Sie sehen ebenso wenig aus wie ein Bulle.«

»Ich bin …«, setzte Walter an, doch Brandt unterbrach ihn.

»Hier ist mein Dienstausweis.« Dalal sollte nicht wissen, wer Walter war. Brandt hoffte, dass sie nicht auch seinen Ausweis sehen wollte.

Dalal schaute sich das Foto genauer an. »Die Aufnahme ist älter, oder?«

»Einige Jahre. Warum?«

»Sie sehen da frischer aus.«

Brandt registrierte im Augenwinkel, wie Walter sich ein Lachen verkniff.

Dalal reichte Brandt seinen Ausweis zurück. »Was suchen Sie an so einem verlorenen Ort?« Ihre Stimme klang plötzlich nachdenklicher.

»Es geht um Ihre Vermisstenanzeige.«

»Haben Sie Tatjana gefunden?«

»Nein, aber wir haben ein paar Fragen an Sie.«

»Warum befragt mich nicht die Pariser Polizei? Warum kommt jemand aus Deutschland? Da stimmt doch was nicht. Lügen Sie mich nicht an, das kann ich gar nicht leiden«, wurde sie ungemütlich.

»Sind die Pariser Kollegen noch nicht auf Sie zugekommen?«, fragte Brandt ehrlich überrascht.

»Nein, ich habe die Anzeige aufgegeben und man sagte mir, man wolle sich darum kümmern. Bloß weil eine Asylsuchende die Anzeige aufgegeben hat und die Vermisste ein Flüchtling ist, nehmen sie das nicht ernst. Diese Rassisten«, schimpfte Dalal.

»Wir helfen Ihnen«, beeilte sich Walter zu versichern.

»Wie? Sie sind doch aus Deutschland.«

»Frau Almal, es gibt Hinweise, die darauf hindeuten, dass Tatjana von demselben Personenkreis mitgenommen wurde, der auch eine junge Frau aus Köln entführt hat.«

»Menschenhandel«, platzte es aus Dalal heraus. »Ich wusste es.«

»Was wissen Sie darüber?«

»Tatjana ist hübsch und sie hat hier niemanden. Es wäre nicht das erste Mal, dass eine junge attraktive Frau verschwindet und dann irgendwo in einem Bordell wieder auftaucht. Widerliche Welt.«

»Hat Tatjana Ihnen irgendetwas erzählt?«

»Nein, nur dass es da jemanden gibt, den sie nett findet.« Dalal hielt inne und in ihrem Gesicht spiegelte sich eine plötzliche Erkenntnis wider. »Ich bin schuld.«

»Sie?« Brandt verstand nicht.

»Ich habe ihr gesagt, dass sie sich mit dem Kerl treffen soll, dass ihr das guttun würde.«

»Wissen Sie, wie die Person hieß?«

»Nein, ich habe nicht gefragt.« Fassungslosigkeit lag in ihrem

Blick. »Ich habe sie in die Fänge dieser Menschenhändler geführt. Ich!«

»So etwas dürfen Sie sich nicht einreden«, widersprach Brandt.

»Tatjana war so vorsichtig und es hat sich doch gerade erst alles zum Guten für sie gewendet.« Dalal schüttelte den Kopf.

»Wie meinen Sie das?«

»Sie war hier in Auxerre mit mir auf demselben Zimmer, aber sie war unglücklich. Vor wenigen Wochen durfte sie dann nach Paris und dort hat sie einen Job in einer kleinen Buchhandlung gefunden, bei einer ganz lieben Buchhändlerin. Tatjana ist nicht nur hübsch, sondern dazu sehr schlau. Ich wollte, dass sie studiert, und sie wollte es auch. Der Job in der Buchhandlung war der erste Schritt in diese Richtung.«

»Wissen Sie, wie die Buchhandlung heißt und wo sie genau ist?«

Dalal nickte und nannte ihnen den Namen und die Straße, in der sie lag. Brandt machte sich Notizen. Er musste unbedingt mit der Buchhändlerin sprechen, vielleicht hatte sie etwas gesehen.

47

Raba fuhr sich mit der Hand übers Gesicht und massierte seine Stirn. Dass die deutschen Bullen die Leiche von Hassan gefunden hatten, hatten seine Leute zu verantworten.

Sein Neffe Ahmad Jebali hatte zwar angeboten, sich selbst um den Verräter zu kümmern, aber Raba hatte entschieden, seine Leute aus Paris damit zu beauftragen, da Ahmad noch nie einen Menschen getötet hatte. Drogen zu verticken, illegale Flüchtlinge nach Europa zu bringen oder Frauen für sich anschaffen zu lassen, war eine andere Nummer, als jemanden aufzuspüren, der untergetaucht war, und denjenigen dann auch noch zu töten, ohne Spuren zu hinterlassen.

»Keine Spuren, lächerlich«, entfuhr es Raba. »So gesehen hätte Ahmad das kaum schlechter machen können.«

Sein Neffe war bereits vor über zwanzig Jahren nach Deutschland ausgewandert, er war der Sohn von einem seiner fünf Brüder. Daneben hatte er noch drei Schwestern, die allerdings nicht im Clan aktiv waren, nur deren Männer und Kinder waren es. Raba legte großen Wert darauf, dass ausschließlich Männer in seinem Clan mit anpackten, die Frauen sollten sich nicht die Finger schmutzig machen. Und er legte großen Wert darauf, dass keine Fehler gemacht wurden.

»Ausgerechnet jetzt werden die Jungs nachlässig. Kapieren die denn nicht, was hier auf dem Spiel steht?«, grollte er und spürte, wie Wut in ihm aufstieg. »Wenn sie es schon nicht schaffen, Hassans Leiche verschwinden zu lassen, warum haben sie dann nicht wenigstens diesen verfickten Hurensohn Thamir vor den Bullen geschnappt? Warum muss immer ich an alles denken!«

Es klopfte an der Tür und Dahoud trat ein.

»Habibi, wir wissen, wer die Fotze ist, die die Vermisstenanzeige aufgegeben hat.«

Raba sah auf. »Wie heißt sie?«

»Dalal Almal. Sie ist aus Syrien geflohen. Willst du noch immer, dass wir sie töten?«

Raba antwortete nicht sofort, dann sagte er: »Nein, tötet sie nicht. Behaltet sie im Auge. Gut, dass du mitgedacht hast.«

»Ich hatte das im Gefühl, Habibi. Du warst sehr emotional, als du gesagt hast, dass wir die Fotze töten sollen, aber du hast auch gesagt, dass wir kein Aufsehen erregen und nur Frauen entführen sollen, die allein sind, die niemanden haben, der sich um sie sorgt.«

»Gut gemacht, Habibi. Glaub mir, ich will sie tot sehen, weil sie dafür gesorgt hat, dass die Bullen hellhörig werden könnten, aber wenn wir sie jetzt töten, werden sie erst recht aufmerksam. Das können wir nicht riskieren. Sie ist eine Asylantin, die Bullenschweine werden ihre Vermisstenanzeige wohl kaum intensiver verfolgen.«

»Das habe ich mir auch gedacht. Du siehst, ich bin nicht so dumm, wie du es mir immer vorwirfst.«

»Natürlich bist du nicht dumm, du bist mein Bruder«, antwortete Raba. »Wie gesagt, ihr solltet diese Syrerin im Auge behalten, falls die Bullen doch bei ihr auftauchen und zu intensiv rumschnüffeln.«

»Bisher ist da nichts, das hat uns zumindest unser Kontakt bei den Pariser Bullen bestätigt.«

»Das will ich auch hoffen. Schließlich kriegen die säckeweise Geld von mir. Lass sie nicht vergessen, wer hier das Sagen hat.«

Es hatte Jahre gedauert, bis Raba endlich ein paar Leute bei der Pariser Polizei gefunden hatte, die er großzügig schmieren konnte. Sie standen jetzt auf seiner Lohnliste und versorgten ihn mit wichtigen Informationen.

»Ich habe auch eine gute Nachricht«, sagte Dahoud.

»Die da wäre?« Dass Dahoud überhaupt mit so etwas angeben musste, entzog sich seinem Verständnis. Es zeigte ihm nur einmal mehr, warum er seinen jüngeren Bruder nicht auf Augenhöhe sah, unabhängig davon, dass er ihn liebte.

»Es geht um diesen Thamir«, fuhr Dahoud fort.

»Was ist mit ihm? Ist er aus dem Knast raus?«, fragte Raba. Das wäre wirklich eine gute Nachricht, dann könnten seine Leute ihn killen.

Dahoud schüttelte den Kopf. »Noch besser. Er wurde im Knast durch Freunde, die mir gegenüber absolut loyal sind, getötet.«

48

»Diese Dalal hat echt Haare auf den Zähnen«, bemerkte Walter, während Brandt ihr Auto durch den zähen Pariser Verkehr zurück in die Innenstadt lenkte.

»Ja, man sieht ihr an, dass sie eine willensstarke Frau ist. Laut Fischers Unterlagen hat sie an der Uni in Syrien unterrichtet.«

»Eine Schande. Hier ist sie nicht mehr als ein Flüchtling, ohne dass sie zum Wohlergehen der Gesellschaft etwas beitragen darf.« Walter schüttelte den Kopf. »Dabei weiß jeder, dass in Frankreich genauso wie in Deutschland Fachkräfte fehlen. Die Spannungen zwischen den Franzosen und fremdländischen Gruppen wie Arabern sind groß. Da könnte eine Uni-Professorin perfekt Abhilfe schaffen, und das sage ich als jemand, der weder das Abi in der Tasche noch je eine Uni von innen gesehen hat. Gebt den Kindern Bildung. Nur Bildung schafft Frieden.«

»Das hast du schön gesagt, aber das Asylrecht ist extrem kompliziert«, erwiderte Brandt.

»Genau das ist das Problem an unserem System. Welchen vernünftigen Grund gibt es, eine gebildete Frau wie Dalal nicht zu beschäftigen? Stattdessen langweilt sie sich in der Asylunterkunft.«

»Vermutlich hat der Staat Angst, dass man sie dann nicht mehr abschieben kann.«

»Lächerlich. So ein Palästinenser raubt und klaut, landet im Knast und kann nicht abgeschoben werden, weil er angeblich keine Papiere hat, die belegen, von wo er kommt. Dann wird er aus dem Knast entlassen und legt wieder los mit seinen Verbrechen. Aber eine gebildete Frau wie Dalal soll eine Gefahr für den Staat sein? Ich habe letztens gelesen, dass allein in Deutschland bis 2030 sechs Millionen

Fachkräfte aus dem Ausland benötigt werden. Das kann man doch gar nicht mehr verstehen«, redete sich Walter in Rage.

»Wir beide können das nicht ändern«, gab Brandt zurück, dem die Situation ebenso unbegreiflich war wie Walter. »Aber das ist jetzt nicht unser Problem. Wir müssen diese Buchhändlerin finden und hoffen, dass sie weiß, wer der unbekannte Verehrer von Tatjana ist.«

Walter nickte und schaute aus dem Beifahrerfenster. Nach einer Weile bemerkte er: »Da schimpf noch mal einer über den Kölner Verkehr. Die Franzosen können null Auto fahren.«

»Die Deutschen meckern halt gerne, was man hier gerade live erlebt«, scherzte Brandt.

Walter quittierte die Bemerkung mit einem Brummen. »Es gibt einfach zu viele Autos auf diesem Planeten«, stellte er dann fest.

»Du könntest deinen Wagen doch abgeben.«

»Würde ich gerne, aber ich brauche ihn für meine Arbeit.«

»Walter, der Umweltschützer, das sind ja ganz neue Seiten an dir. Sag mir jetzt bitte nicht, dass du dich an diesen Klebeaktionen beteiligen möchtest?«

»Auf gar keinen Fall. Man kann seine berechtigten Sorgen um unsere Umwelt auch anders zur Geltung bringen.« Walter tippte sich mit dem Finger gegen das Kinn. »Sag mal, glaubst du, dass die Pariser Polizei den Laptop von Tatjana hat? Auf dem könnte sie Facebook oder Instagram haben. Möglich, dass sie sich darüber mit dem Typen geschrieben hat.«

»Das ist ein guter Einfall, das hätten wir Dalal fragen müssen«, antwortete Brandt und ärgerte sich, dass er wieder einmal schlampig gewesen war.

Mit Emre wäre mir das nicht passiert, dachte er, doch er wollte damit sicherlich nicht Walter die Schuld zuschieben, es war allein sein Fehler.

»Ich rufe Dalal an und frage sie«, sagte er und wählte die Nummer, die sie ihnen am Ende ihres Treffens gegeben hatte.

»Haben Sie Druck bei den Pariser Kollegen gemacht?«, fragte Dalal nach der Begrüßung.

»Wie kommen Sie darauf?«

»Kaum waren Sie weg, wollte mich ein Commissaire der Pariser Polizei sprechen. Gut, dass endlich Bewegung in die Sache kommt. Ich mache mir ernsthaft Sorgen um Tatjana.«

Brandt sog leise die Luft ein. »Haben Sie erwähnt, dass wir mit Ihnen gesprochen haben?«

»Nein, der Commissaire hat nicht danach gefragt. Hätte ich das tun sollen?«

»Passt schon, ich kümmere mich darum. Eine Frage: Wissen Sie, ob Tatjana einen Laptop besessen hat?«

»Hat sie nicht.«

»Sicher? Sie könnte sich doch in Paris einen gekauft haben?«

»Ganz sicher. Was glauben Sie, was Flüchtlinge an Geld zur Verfügung haben? Sie hat ein Handy besessen, mehr nicht, und das Geld, das sie in der Buchhandlung dazuverdienen durfte, hat sie gespart, um es ihren Eltern zu schicken, da ihr Vater schwerbehindert und auf teure Medikamente angewiesen ist.«

»Sie kennen nicht zufällig ihr Passwort für Instagram?«

»Nein, kenne ich nicht. Ist das wirklich alles, was Ihnen einfällt, um meine Freundin zu retten?« Sie schnaufte empört. »Sie sollten sich lieber um die Rockerbanden oder Araberclans kümmern, die die Frauen entführen und an Bordelle verkaufen.«

»Wir tun unser Bestes«, erwiderte Brandt.

»Das höre ich die Polizei immer sagen.«

»Können Sie mir trotzdem die Anschrift von Tatjanas letztem Aufenthaltsort an meine Handynummer schicken? Wir würden auch gerne mit ihren Nachbarn sprechen«, bat Brandt. Es konnte nicht schaden, sich dort umzuhören, und im besten Falle bekamen sie Zutritt zu Tatjanas Wohnung, sollte sie zuletzt in einer Sammelunterkunft gelebt haben.

Dalal kam der Bitte nach, anschließend verabschiedete sich Brandt von ihr und beendete das Gespräch.

»Die Frau ist taff. Wenn die mit ihren Studenten genauso umgegangen ist, hat da sicherlich keiner einen dummen Spruch gewagt, sondern fleißig gelernt«, bemerkte Walter.

»Das Gefühl habe ich auch. Die Frage ist, ob Tatjana wirklich keinen Laptop hatte. Junge Leute haben doch heutzutage alle einen.«

»Hast du ihr nicht zugehört?«

»Klar, habe ich, das muss aber nichts heißen.«

»Ich glaube ihr«, sagte Walter entschlossen. »Sie und Tatjana waren sehr gute Freundinnen. Tatjana hat das wenige Geld, das sie zusammenkratzen konnte, an ihre Eltern geschickt, sie hat sich nichts gegönnt, das hast du selbst gehört. Sie wird sich keinen Laptop gekauft haben, das ist eine Sackgasse.« Walter ballte die Faust. »Das arme Mädchen. Der Gedanke, dass diese verdammten Jebalis sie irgendwo versteckt halten, um ihr die Organe aus dem Körper zu reißen und sie zu töten, macht mich rasend vor Wut. Wie können Menschen so schrecklich zueinander sein?«

Brandt schwieg. Walter hasste Unrecht, da wurde er schnell emotional. In solchen Momenten war es ratsam, nichts zu sagen und ihm kurz Zeit zu geben, sich zu beruhigen. Diese Erfahrung hatte Brandt jedenfalls gemacht. Sein Autotelefon klingelte, an der Nummer sah er, dass es Bender war.

»Sag bitte nichts«, warnte er Walter.

»Ich dachte, Bender weiß, dass ich dabei bin«, gab Walter arglos zurück.

»Tut sie, aber sag trotzdem bitte nichts, weil ich nicht weiß, ob noch jemand anderer in der Leitung ist«, erklärte Brandt.

Außerdem möchte ich nicht, dass dir etwas Unüberlegtes herausrutscht. Diesen Gedanken behielt er jedoch lieber für sich.

»Ich schweige, keine Sorge«, versicherte Walter.

»Danke«, sagte Brandt und nahm das Gespräch an.

»Was gibt es Neues?«, erkundigte sich Bender.

»Wir hatten ein Gespräch mit Dalal.«

»Und?«

Brandt klärte seine Chefin auf.

»Wann schließt du dich mit den Pariser Kollegen kurz?«

»Wenn es nötig wird. Noch ist es für mich vorteilhafter, weiter zu ermitteln, ohne meine Anwesenheit preiszugeben.«

»Wo ist Walter?«

»Walter?«

»Ja, Walter. Was ist an dieser Frage nicht zu verstehen? Dein Kumpel, der dir sonst nicht von der Seite weicht.«

»Dieser Kumpel sitzt auf dem Beifahrersitz«, mischte sich Walter nun doch ein. »Ich hoffe, das ist jetzt kein Akt für Ihren Mitarbeiter. Ich will nur helfen.«

»Ist es nicht. Herr Brandt ist nur manchmal …« Bender brach ab und behielt offenbar ihre Kritik für sich.

»Du rufst sicherlich nicht nur an, um mich nach dem Ermittlungsstand zu fragen, oder?« Brandt hatte an ihrem Tonfall bemerkt, dass sie etwas mächtig wurmte.

»Nein, tue ich nicht. Wir haben hier den Super-GAU. Thamir Boufal ist tot.«

»Tot in der U-Haft? Hat er sich erhängt?«, fragte Brandt erstaunt.

»Nein, angeblich ein Unfall in der Werkstatt in der JVA, wo er arbeitete.«

»Unfall? Da lachen ja die Hühner«, entfuhr es Walter.

»Ich glaube auch nicht daran. Wir müssen die Ermittlungen abwarten, bevor wir uns festlegen. Seid bitte vorsichtig«, mahnte Bender.

»Sind wir«, antwortete Brandt.

»Walter, haben Sie ein Auge auf ihn. Ich brauche ihn lebend in meinem Team zurück. Unterschätzt diesen Clan nicht.«

»Darauf haben Sie mein Wort«, versprach Walter und richtete sich auf.

»Dann bin ich beruhigt. Ich melde mich, sobald ich mehr habe, und ihr, sobald es etwas Konkretes zu den Jebalis oder zu Ayla gibt.«

»Machen wir«, erwiderte Brandt und beendete das Gespräch, dann warf er Walter einen kurzen Blick zu. »Du weißt, das hat Bender nur gesagt, um mich zu ärgern. Die hat so einen trockenen Humor, den Fremde missdeuten könnten.«

»Da gab es nichts zu missverstehen. Sie weiß garantiert um meine Fähigkeiten.«

Brandt schüttelte entnervt den Kopf. Was wollte Bender mit dieser Bitte erreichen?

»Deine Chefin hat recht, wir dürfen den Clan nicht unterschätzen. Der Arm dieser Ganoven reicht bis in den Kölner Knast«, bemerkte Walter.

»Ich fürchte auch, dass die Jebalis dahinterstecken. Sie müssen herausgefunden haben, dass Thamir gesungen hat«, bestätigte Brandt und machte sich Vorwürfe, weil er nicht dafür gesorgt hatte, dass man in der U-Haft ein Auge auf Thamir gehabt hatte.

»Diese Araberclans sind extrem gut vernetzt. Ehre und Loyalität zählt bei denen mehr als ein Menschenleben. Wenn Leute von den Jebalis im Knast einsitzen und die den Auftrag geben, einen Mithäftling kaltzustellen, ist er tot, sobald der Auftrag ausgesprochen ist. Ich weiß, wovon ich rede. Ich saß schon im Knast und kenne diese Gruppenbildungen. Wenn du nicht zu einer Gruppe dazugehörst, bist du der Erste, der unter der Dusche die Seife aufheben muss.«

»Wie oft hast du die sie aufgehoben?«

»Mach du nur Witze. Sei froh, dass du nie ins Gefängnis musstest, das ist die Hölle. Im Übrigen musste ich die Seife nie aufheben, weil mich diese beiden Schönheiten hier nie im Stich gelassen haben«, antwortete Walter und ballte seine Hände zu Fäusten. »Außerdem wusste jeder, dass ich unter dem Schutz von Zafer Abi stehe.«

»Vermutlich war es dann eher der Name Zafer, der dich vor der Seife gerettet hat, und nicht deine Fäuste.«

»Für dich würde auch ein kleiner Finger reichen«, entgegnete Walter und versuchte sichtlich, nicht zu schmunzeln. »Das mit Thamir ist übrigens eine Botschaft an alle anderen, die etwas wissen könnten, dass sie besser schweigen sollten, und eine Botschaft an uns, dass wir nicht weiter ermitteln sollen, wenn uns unser Leben lieb ist.«

»Als ob uns das von irgendwas abhalten würde«, gab Brandt ohne zu zögern zurück.

»Ganz sicher nicht. Diese Schweine wissen nicht, mit wem sie sich angelegt haben«, stimmte Walter zu.

»Vergiss bei all deinem Enthusiasmus nicht, dass ich die Ermittlungen leite.«

»Das tue ich nicht, sei unbesorgt.«

Mittlerweile hatten sie die Buchhandlung, in der Tatjana gearbeitet hatte, erreicht. Brandt parkte und sie stiegen aus.

»Lass mich bitte mit der Buchhändlerin allein reden«, bat Brandt.

»Warum?«

»Dalal meinte, sie wäre eine ältere Dame, und ich möchte mich als Polizist aus Köln vorstellen. Nicht böse gemeint, aber was glaubst du, was sie denken würde, wenn ich mit dir im Laden aufkreuze?«

Walter lag etwas auf der Zunge, doch er schien es herunterzuschlucken. »Vermutlich hast du recht«, erwiderte er dann leicht genervt. »Ich warte allerdings nicht im Wagen. Siehst du das Café da?«

»Ich bin nicht blind.«

»Da warte ich auf dich und gönne mir ein leckeres Croissant, ein paar Macarons und einen Kaffee. Soll ich für dich auch was bestellen?«

»Keine Ahnung, wie lange das Gespräch dauert. Ich bestell mir dann selbst was.«

Walter nickte und ihre Wege trennten sich.

Der Buchladen wirkte, als wäre die Zeit hier stehengeblieben. Regale aus altem dunklem Holz waren vollgestellt mit Büchern jeglicher Art, schwere Sofas standen daneben, um darauf Platz zu nehmen und in den Büchern zu schmökern.

Hier kann man sich richtig wohlfühlen, dachte Brandt und hätte sich am liebsten ein Buch geschnappt, um es sich damit auf einem der Sofas gemütlich zu machen.

»Bonjour«, grüßte ihn jetzt eine ältere Frau, es war offenbar die Besitzerin des Ladens. Neben ihr arbeitete noch ein deutlich jüngerer Mann in der Buchhandlung.

»Bonjour. Einen wunderschönen Laden haben Sie hier«, sagte Brandt.

»Danke. Kommen Sie aus Deutschland?«, fragte die Frau.

»Ist mein Akzent so schlimm?«, gab Brandt lachend zurück. Er fand die Buchhändlerin auf Anhieb sympathisch. Sie war fast einen Kopf kleiner als er, hatte kurze graue Haare und eine Brille, sie wirkte rundlich und hatte ein freundliches Gesicht.

»So schlimm nun auch wieder nicht, da gibt es deutlich schlimmere. Ich höre aber noch etwas anderes heraus«, antwortete die Frau auf Deutsch.

»Sie sprechen Deutsch?«

»Ja, es ist nur ein bisschen eingerostet. Ich bin im Elsass großgeworden. Meine Familie hat Deutsch und Französisch gesprochen. Woher kommen Sie?«

»Ursprünglich aus Hamburg, streng genommen bin ich aber Deutsch-Norweger, nur der Vollständigkeit halber. Sie haben ein gutes Gespür für diese Feinheiten.«

»Sprache ist etwas Wunderbares und Mächtiges. Ich habe schon als Kind Bücher geliebt. Sie regen unsere Fantasie an und zeigen uns eine Welt, die möglich sein könnte. Bücher sind magisch.« Sie sah ihn aufmerksam an. »Wieso sagt mir mein Gefühl, dass Sie nicht wegen der Bücher hier sind?«

Brandt war erstaunt und fasziniert zugleich von dieser Frau. Ihre Sanftmut, der empathische Ton ihrer Stimme, dazu die freundlichen Augen. Am liebsten hätte er gleich einige Bücher bei ihr gekauft.

Walter hätte den ganzen Laden leergekauft, so einnehmend ist ihr Wesen, dachte er und bereute ein wenig, dass er den Freund nicht mitgenommen hatte.

»Frau Granier, Sie haben leider recht«, sagte er.

»Woher kennen Sie meinen Namen?«, fragte sie, es lag aber weder Vorsicht noch Ablehnung in Ihrer Stimme.

»Mein Name ist Lasse Brandt. Ich arbeite für die Kölner Kriminalpolizei«, antwortete er und zeigte der Frau seinen Dienstausweis, er wollte nicht, dass sie Angst bekam.

»Ich glaube Ihnen. Sie sind kein Mensch, der anderen ins Gesicht lügen würde. Ich erkenne einen guten Menschen, wenn ich ihn sehe. Ihre Aura ist stark.«

»Danke«, antwortete Brandt. Er wusste nicht so recht, was er darauf erwidern sollte.

»Geht es um Tatjana?«, fragte die Buchhändlerin nun.

»Genau, sie wird vermisst.«

»Vermisst? Ich dachte, dass sie einfach keine Lust mehr hätte, zu kommen.« Ihre Miene wirkte plötzlich sorgenvoll. »Ach, ich hätte es besser wissen müssen. Als Tatjana in meinen Laden kam, weil sie sich um eine Stelle bewarb, da wusste ich gleich, dass sie genau die richtige Person für mich ist. Sie liebt Bücher ebenso sehr, wie ich sie liebe, und sie war ungemein fleißig, die Kunden hatten sie gern. Eine wirklich anständige Frau. Aber eines Tages kam sie nicht mehr zu ihrer Schicht. Ich habe sie angerufen und ein Mann ging ans Telefon. Er sagte mir, dass sie einen anderen Job angenommen hätte und nicht mehr kommen würde.«

Brandt horchte auf. »Hat der Mann gesagt, wer er ist?«

»Nein, er meinte nur, er sei ein Freund.« Die Augen der freundlichen Frau wurden feucht. »Sagen Sie mir bitte nicht, dass dieser Mann sie entführt hat?« Sie knetete ihre Hände. »Ich hätte es wissen müssen, ich hätte es wissen müssen. Mein Gefühl hat mir gleich gesagt, dass da was nicht stimmt. Ich hätte sofort die Polizei benachrichtigen müssen.«

Brandt verstand ihre Selbstzweifel, doch er konnte ihr keinen Vorwurf machen, sie hatte in seinen Augen nichts falsch gemacht.

»Haben Sie danach noch einmal versucht, Tatjana anzurufen?«

»Ja, einen Tag später, da war ihr Handy aber ausgeschaltet.«

Brandt nickte, doch er nahm eher an, dass die SIM-Karte zusammen mit dem Handy zerstört worden war.

»Wurde sie nach Köln entführt?«, fragte die Buchhändlerin.

»Das wissen wir nicht. Haben Sie Tatjana einmal mit einem Mann gesehen? Oder wie sie in einen Wagen eingestiegen ist?«

»Nein, habe ich nicht, tut mir leid. Aber eins weiß ich sicher, dass der Mann, der das Gespräch angenommen hat, Araber war.«

»Wie kommen Sie darauf?«

»Ich habe es an seinem Akzent herausgehört. Er sprach flüssig Französisch, aber dieser leichte, kaum wahrnehmbare arabische Akzent, den habe ich deutlich wahrgenommen.«

Ist das schon der Beweis, dass der Jebali-Clan sie entführt hat?, fragte sich Brandt.

»Soll ich eine Anzeige bei der Polizei aufgeben?« Granier sah ihn besorgt an.

»Das sollten Sie. Erzählen Sie auch von dem Telefonat.«

Es gab zwar schon eine Anzeige durch Dalal, aber sicherlich würde es den Druck auf die Pariser Kollegen erhöhen, wenn eine Frau wie Granier eine Vermisstenanzeige aufgab.

»Das werde ich tun. Ich hoffe, Sie finden das arme Mädchen. Schrecklich, ganz schrecklich, ich möchte mir gar nicht vorstellen, was man dem armen Kind gerade antut.«

»Wir finden sie. Machen Sie sich bitte keine Sorgen.«

Die Buchhändlerin nickte stumm, sie sah jedoch nicht so aus, als würde sie Brandts Worten Glauben schenken. Die Besorgnis und die Angst überwogen.

»Sollte Ihnen doch noch etwas einfallen, rufen Sie mich bitte an.« Brandt reichte ihr seine Visitenkarte und wollte sich von ihr verabschieden, da hob Granier die Hand.

»Warten Sie kurz«, sagte sie und ging zu einem Regal, dort schien sie nach einem Buch zu suchen. Nach einer Weile hatte sie es gefunden und kam damit zurück zu Brandt.

»Das möchte ich Ihnen schenken. Es ist auf Deutsch.«

»Das ist sehr lieb von Ihnen«, erwiderte Brandt lächelnd. »Es wird aber dauern, bis ich es lesen kann, da die Ermittlungen eine Menge Zeit verschlingen.«

Er wollte die Frau nicht belügen.

»Es eilt nicht, das Buch läuft Ihnen nicht weg. Lesen Sie es, wann immer Sie es für richtig halten. Viel wichtiger aber ist: Finden Sie Tatjana und sagen Sie ihr bitte, dass Sie jederzeit zurückkommen kann. Ihre Stelle bleibt unbesetzt, bis sie wieder da ist. Ich vertraue

Ihnen, lieber Lasse, dass Sie sie zurückbringen.« Bei diesen Worten berührte sie sanft Brandts Hände.

»Ich finde sie«, antwortete er, denn mehr konnte er ihr nicht versprechen. Schließlich wusste er nicht, ob Tatjana noch lebte. Dann verabschiedete er sich von der liebenswürdigen Frau und verließ den Buchladen.

Draußen schaute er auf das Cover des Buches, es war von Albert Camus. Der Titel lautete: »Der Fremde«.

Es ging darin um einen jungen Franzosen, den ein unglücklicher Zufall zum Mörder machte.

Ob die Buchhändlerin ihm damit eine Botschaft mit auf den Weg geben wollte oder hatte sie nur einen guten Klassiker verschenkt? Camus gehörte zu den bekanntesten französischen Autoren, er war sogar Nobelpreisträger. Nachdenklich tippte Brandt mit dem Finger auf das Buchcover und sah die Straße hinunter.

Ich muss mit Fischer reden. Vielleicht kann man den Sendemast lokalisieren, in dem sich Tatjanas Handy zuletzt eingeloggt hat, überlegte er. Ihre Handynummer hatte er von Dalal erhalten.

Jetzt würde er sich aber erst einmal einen Espresso mit Walter gönnen. Er setzte sich in Bewegung und sah schon aus der Ferne, dass eine Person an Walters Tisch stand und mit ihm zu sprechen schien. Ein ungutes Gefühl beschlich Brandt, denn die Person sah merkwürdig aus. Er beschleunigte seinen Schritt.

49

Irgendwo in Frankreich

Rémy hatte schon Dinge erlebt, die mit dem Verstand nicht zu erklären waren. Sein jüngstes Erlebnis stand diesen anderen schlimmeren Geschehnissen in nichts nach.

Es ging um Aariz. Der bullige Kerl bewunderte Rémys Musik, seine Stimme, und er musizierte mit ihm, wenn die beiden Frauen gemeinsam zur Untersuchung waren. In diesen Momenten wirkte der riesige Mann wie jemand, den man fast gernhaben konnte. Die Musik schien Aariz fast so viel zu bedeuten wie Rémy, doch dieser musikalische Mann hatte noch eine andere Seite, eine dunkle und brutale. Wenn sie die Oberhand gewann, kannte er keine Gnade, dann schlug er die Frauen und seine Augen funkelten dabei. Nicht ein Mal hatte Rémy in diesen Momenten das Gefühl gehabt, dass Aariz Mitleid mit seinen Opfern empfand.

»*Musst du meine beiden Freundinnen immer schlagen*?«, hatte Rémy ihn deshalb gefragt.

»*Das sind keine Frauen, die man respektieren kann, das sind Nutten*«, hatte Aariz geantwortet. »*Spielst du mir noch einen Song?*«

»*Aber sie empfinden doch auch Schmerz?*«, hatte Rémy eingewandt.

»*Nerv mich nicht, sonst war's das mit den gemeinsamen Jamsessions.*«

Rémy hatte nichts darauf erwidert, da er Aariz nicht verärgern wollte, und stattdessen noch einen Song zum Besten gegeben.

Als er zu Ende gespielt hatte, hatte Aariz vor Rührung kaum ein Wort sagen können, so sehr hatten ihn die Melodie und die Stimme von Rémy offenbar berührt. Rémy wagte einen weiteren Vorstoß.

»*Darf ich dich um etwas bitten?*«

»*Was möchtest du? Was anderes zu essen? Ein Steak vielleicht?*«

»*Nein, wenn du das nächste Mal wütend auf meine Freundinnen bist, dann schlag bitte mich, statt sie.*«

Aariz hatte gelacht und Rémy auf die Schulter geklopft. *»Du bist ein seltsamer Vogel, kleiner Freund. Das sind Kahbas. Die sind eh bald tot.«*

»Dann lass sie doch bis dahin in Ruhe.«

Aariz hatte laut Luft geholt und schließlich gesagt: *»Nerv nicht.«* Dabei hatte er mit der Hand ausgeholt, als wollte er Rémy für seine Frechheit züchtigen, aber er hatte ihn nicht geschlagen. Er hatte nur die Gitarre genommen und war wortlos gegangen.

Ein Schluchzer von Ayla holte Rémy aus seinen Gedanken.

»Dadurch wird es auch nicht besser«, meckerte Tatjana, sie starrte ins Leere.

»Ist schon gut. Wenn dir die Tränen helfen, Ruhe zu finden, dann wein' ruhig«, sagte Rémy und gesellte sich zu Ayla, um sie in den Arm zu nehmen.

»Wie lange soll das noch so gehen? Warum diese ganzen Untersuchungen? Wieder und wieder? Warum? Was haben die mit uns vor?«

»Woher soll Rémy das wissen?«, reagierte Tatjana ungehalten. »Hör endlich auf zu weinen. Glaubst du, Rémy oder mir geht es besser? Sieh es mal so, solange sie uns nur Blut abnehmen oder irgendwelche Ultraschalluntersuchungen machen, können sie uns nicht in einen Puff stecken oder in ein Bordell.«

Rémy drückte Ayla fester an sich. Tatjana hatte recht, aber der Grund der Untersuchungen war nicht wirklich besser. Schon bald würde man sie töten, nur wann?

Die Antwort auf diese Frage hätte Rémy gerne gewusst, doch er glaubte nicht, dass Aariz sie ihm geben würde. Er war nicht besonders gesprächig und, was dieses Thema anbelangte, schnell wütend. Rémy durfte nicht zu neugierig sein.

»Was ist denn mit deinem Plan? Wann riskieren wir es?«, fragte Ayla leise.

Bisher war sie eher die Vorsichtige und Tatjana die Risikofreudige gewesen. Ayla musste also mit den Nerven ziemlich am Ende sein, wenn sie diese Frage stellte.

»Ich brauche leider mehr Vertrauen von dem Bulligen. Hab bitte noch ein bis zwei Tage Geduld, kriegst du das hin?«

50

Paris

So klein war die Welt.

Die merkwürdige Person im Café bei Walter war einer seiner Kumpel aus Köln gewesen, der gerade mit seiner Frau Urlaub in Paris machte.

»Den Jochen habe ich seit Ewigkeiten nicht gesehen und ausgerechnet in Paris läuft er mir über den Weg«, stellte Walter belustigt fest.

»Ich hatte ja schon gehofft, dass dich jemand entführt«, spöttelte Brandt. Sie saßen inzwischen wieder im Auto und waren auf dem Weg zu Tatjanas letzter Wohnung.

»Nie um einen schlechten Witz verlegen, der einfühlsame Kollege. Lass uns lieber Emre anrufen und fragen, wie es ihm geht.«

Brandt wählte über das Autotelefon die Handynummer von Aydin, aber dieser nahm nicht ab. Walter wurde nervös.

»Sicher ist er in einer Behandlung«, suchte Brandt nach einer Antwort, wobei auch er unruhig wurde.

Er wählte die Nummer der Station, wo gleich jemand abnahm und ihm genau das bestätigte, was er angenommen hatte.

»Sagte ich ja, in einer Behandlung«, wiederholte er und sah, dass Walter sich sichtlich entspannte.

»Uns wäre sehr geholfen, wenn Fischer den letzten Standort von Tatjanas Handy lokalisieren könnte«, sagte Walter.

Brandt hatte vorhin mit Fischer telefoniert und einige Dinge mit ihm besprochen.

»Würde uns enorm helfen, aber es handelt sich um eine französische Nummer und du hast Fischer gehört, das Problem sind die Provider, von denen ist er abhängig. Wenn sie einen Laptop gehabt hätte, hätte Fischer vielleicht darüber auf das Handyprofil und ihren letzten Standort zugreifen können.«

»Aber nur, wenn sie ein Googlekonto hat. Jedenfalls habe ich Fischer so verstanden«, entgegnete Walter.

»Das Ganze ist richtig kompliziert. Ohne Handy und die Zugangsdaten für die Profile in den sozialen Medien ist es wie die berüchtigte Suche nach der Nadel im Heuhaufen. Wir müssen auf den Provider warten, es sei denn, Fischer findet doch noch einen Weg.«

»Dann sollen diese verdammten Froschschenkelfresser sich mal beeilen«, schimpfte Walter.

Brandt schaute aufs Navi und bog die nächste Straße rechts ab.

»Sieht nach einem dieser Ghettos aus«, bemerkte Walter mit Blick auf die unzähligen Wohnblöcke, die vermutlich in den Sechzigern oder Siebzigern hier hochgezogen worden waren.

»Frankreich hat massive Probleme mit der Integration«, stimmte Brandt ihm zu. »Wenn ich mir diese Wohnbunker ansehe, wundert mich das nicht.«

»Mich auch nicht. Man pfercht sie zusammen wie Tiere und überlässt sie sich selbst. Keine Bildung, keine Arbeitsperspektive. Die meisten hier beziehen sicherlich Sozialhilfe. Kein Wunder, dass die aufgestaute Wut in Gewalt mündet.«

»Wenn wir nicht aufpassen, kriegen wir in Deutschland ähnliche Verhältnisse. Im Pariser Umland gibt es ganze Viertel, in die sich Polizisten nicht reintrauen.«

»Ist in Duisburg Marxloh nicht anders, das ist doch längst eine No-go-Area, oder Berlin Moabit, wo die Clanfamilien das Sagen haben.«

»So schlimm wie in Frankreich ist es bei uns noch nicht. Ich kenne jedenfalls keinen Ort, wo ich mich als Polizist nicht hintrauen würde. Dieser Zustand darf auch niemals eintreten. Die Polizei muss immer die Hoheit haben.«

»Da muss die Politik dann aber endlich die Dinge beim Namen nennen, die falsch laufen«, entgegnete Walter. »Na, du kennst ja meine Meinung über diese Bande. Nur Bürgermeister Lange ist davon ausgenommen, das ist einer, dem siehst du an, wie sehr er um das Wohl seiner Gemeinde besorgt ist und dass er deswegen seine Kompetenzen schon mal über Gebühr strapaziert.«

Brandt konnte Walter verstehen, trotzdem sah er das Ganze nicht so kritisch wie sein guter Freund. Im Vergleich zu dem, was er hier sah und was er über die No-go-Areas im Pariser Großraum wusste, war in Deutschland die Welt in Ordnung. Noch.

Dass die französische Regierung ausgerechnet in so einem Problemviertel eine Flüchtlingsunterkunft unterhielt, war in Brandts Augen nicht besonders klug. In solchen Vierteln war die Kriminalität ohnehin sehr hoch und unter den Flüchtlingen konnten die Banden kinderleicht neue Leute rekrutieren. Ein Teufelskreis und die Polizisten waren diejenigen, die die Fehler der Politiker ausbügeln mussten.

»Hier muss es sein«, sagte Brandt und parkte den Wagen.

Sie waren in einer Wohnsiedlung angekommen. Auf der Straße hingen viele Menschen ab, vor allem Jugendliche.

Brandt und Walter gingen zu der Unterkunft, auch hier gab es einen Empfang.

»Bonjour«, sagte Brandt.

»Bonjour«, echote die junge Frau.

»Können Sie mir sagen, wo Tatjana Zubkov wohnt?«

»Im zweiten Stock, Apartment 12«, antwortete die Frau, ohne weitere Fragen zu stellen.

Brandt bedankte sich und ging mit Walter die Treppe hoch. Vor Apartment 12 blieben sie stehen und Brandt betätigte die Klingel, die neben der Tür angebracht war. Eine Frau arabischer Herkunft, höchstens dreißig, öffnete die Tür.

»Yes?«, fragte sie auf Englisch.

»Hello«, begann Brandt auf Englisch zu antworten. »Wir sind wegen Tatjana Zubkov hier.«

»Sie ist nicht da.«

»Wissen Sie, wo sie sein könnte?«

»Nein, sie hat mir nichts erzählt.«

»Vielleicht den anderen Mitbewohnern?«

»Denen auch nicht. Vermutlich hat sie einen Freund.«

»Vermutlich oder sicher?«

»Woher soll ich das wissen? So ist das doch mit den russischen

Mädels, die werfen sich gleich dem nächstbesten Araber an den Hals«, schimpfte die Frau.

»Sie ist Ukrainerin«, korrigierte Brandt.

»Ist das nicht dasselbe?«

Brandt musste sich zusammenreißen, bei so viel Ignoranz und Dummheit keine bissige Bemerkung zu machen. Dalal war da aus einem ganz anderen Holz geschnitzt.

»Haben Sie Tatjana denn mit einem Mann gesehen?«

»Hören Sie, ich weiß nicht, wer Sie sind. Sind Sie ihr Vater oder was? Tatjana hat uns nichts über sich erzählt, auch nicht, von welchem Araber sie sich ficken lässt. Interessiert mich eh nicht.«

Eine Frau kam auf sie zu und wollte in die Wohnung eintreten.

»Kennen Sie Tatjana Zubkov?«, fragte Brandt sie auf Englisch.

»Ja, was ist mit ihr?«, antwortete die Frau ebenfalls auf Englisch. Sie sprach im Gegensatz zu der anderen fast akzentfrei. Die erste beäugte Brandt misstrauisch.

»Sie wird vermisst«, erklärte er. »Wir wissen, dass sie hier gewohnt hat, deshalb sind wir hier. Haben Sie sie in den letzten Tagen vielleicht mit einem Mann gesehen?«

»Nein, habe ich nicht. Ich wusste auch nicht, dass sie einen Freund hat. Hat er ihr was angetan? Das arme, hübsche Mädchen«, antwortete die Frau. Ihr Äußeres ließ darauf schließen, dass sie ebenfalls arabische Wurzeln hatte.

»Können wir uns kurz in ihrem Zimmer umsehen?«

»Klar. Sind Sie von der Polizei?«

»Ganz sicher nicht. Oder hast du je einen Bullen Englisch reden hören?«, mischte sich die andere Frau ein.

»Wir sind von der Kölner Polizei. Es ist gut möglich, dass man Tatjana nach Deutschland verschleppt hat«, sagte Brandt, zeigte seinen Dienstausweis jedoch nicht.

»Folgen Sie mir bitte«, erwiderte die freundlichere Frau.

Brandt und Walter traten ein.

»Hier schläft Tatjana«, sagte sie und zeigte auf ein Bett in einem kleinen Raum.

Brandt schaute sich um. Dalal hatte recht, es gab hier nichts von Wert, geschweige denn einen Laptop oder ein Tablet.

»Sie müssen mir bitte einen Gefallen tun«, sagte Brandt.

»Welchen?«

»Wenn jemand hier in der Anlage Tatjana mit einem Mann gesehen haben sollte, rufen Sie mich bitte an. Egal um welche Uhrzeit.« Er reichte ihr seine Visitenkarte.

Zwar ging er nicht davon aus, dass der Täter so leichtsinnig gewesen war, sich hier mit ihr zu zeigen, doch als guter Ermittler durfte er keine Möglichkeit unberücksichtigt lassen.

»Ich höre mich um. Hoffentlich ist der Kleinen nichts passiert. Sie war immer sehr nett.«

»Danke«, erwiderte Brandt und verabschiedete sich, dann verließ er mit Walter das Gebäude.

»Die andere hatte dich echt gefressen«, bemerkte Walter, als sie draußen waren.

»Damit kann ich leben.« Brandt ließ den Blick über die Umgebung schweifen. »Wenn Fischer sich nicht bald meldet, bin ich mit meinem Latein ziemlich am Ende.«

»Wieso statten wir Raba Jebali nicht einen Besuch ab?«, schlug Walter vor.

»Bist du wahnsinnig?«

»Wir könnten ihn ein bisschen kitzeln.«

»Vergiss das mal ganz schnell, damit machen wir nur auf uns aufmerksam. Du hast Kaya gehört. Paris ist Jebalis Stadt, da kannst du nicht einfach in sein Café marschieren und mit ihm gemütlich Cay trinken. Der ist nicht wie dein Zafer Abi, der killt dich, ohne mit der Wimper zu zucken. Wir würden einen großen Vorteil aus der Hand geben, wenn wir uns so plump zu erkennen geben.«

»Okay, okay, ist angekommen.« Walter hob abwehrend die Handflächen. »War ja nur ein Gedanke. Mit Speck fängt man Mäuse und so.«

»Mit Speck fängt man aber keinen gläubigen Moslem wie Jebali, der isst nämlich kein Schweinefleisch«, entgegnete Brandt sarkastisch.

»Es gibt auch Rinderspeck. Woher willst du überhaupt wissen, dass er ein gläubiger Moslem ist? Ja, er ist Clanführer, aber lass dir eins gesagt sein, der Glaube ist bei denen nur vorgeschoben. Wie kann jemand gottesfürchtig sein, der Frauen entführt, ihnen die Organe entnimmt und sie anschließend tötet? Das sind Barbaren, aber sicherlich keine frommen Menschen«, schimpfte Walter.

Brandt gab ihm in Gedanken recht.

Mittlerweile waren sie am Auto angekommen und stiegen ein. Kaum saßen sie, klingelte Brandts Handy.

»Endlich, Fischer!« Er nahm das Gespräch an. »Ich hoffe, du hast gute Nachrichten«, sagte er nach der Begrüßung und stellte den Lautsprecher an.

»Möglich«, gab Fischer zurück. »Ich habe einiges über Fatih Jebali herausgefunden. Geht gleich per Mail an dich raus, nur ein paar Fakten vorab.«

»Schieß los.«

»Er ist vierundzwanzig Jahre alt und Rabas Großcousin. Fatih saß bereits im Gefängnis, zwei Jahre wegen Drogenhandels. Seit einem Jahr ist er wieder auf freiem Fuß und dealt angeblich noch immer im 18. Arrondissement, vor allem an Touristen, daher kam man bisher nicht an ihn ran.«

»Schick mir ein Foto von ihm.«

»Ist in der Mail.«

»Wo im Achtzehnten dealt er? Ist nicht klein, das Gebiet.«

»Ich würde es auf der Höhe des Montmartre versuchen, wo sich die meisten Touristen aufhalten.«

»Wundert mich, dass Jebali seinen Großcousin wieder dealen lässt, nachdem er deswegen gerade erst im Knast saß«, warf Walter ein.

»Dem Clan geht es nur um Gewinn und ein Zeichen der Stärke. Sie wollen damit der Staatsmacht und ihren Feinden zeigen, dass sie nicht kneifen, selbst dann nicht, wenn einer von ihnen im Gefängnis war. Wenn ihr mich fragt, interessiert Raba das Einzelschicksal in seiner Familie nicht, ihm geht es nur um Macht und darum, dass alle ihn fürchten, vor allem die anderen Clans und Gangster.«

»Vielleicht kriegen wir was aus diesem Fatih heraus«, sagte Brandt.

»Seid vorsichtig. Der erschießt dich, ohne mit der Wimper zu zucken«, warnte Fischer.

»Deswegen lasse ich Walter vorgehen, als Polster«, scherzte Brandt. Walter schnaubte, nur Fischer schwieg.

»Wir hören uns«, sagte Brandt und beendete das Gespräch.

»Ich mag Fischer«, stellte Walter fest.

»Warum?«

»Weil er auf deine flachen Witze nicht reagiert.« Er grinste.

»Fischer würde auch beim Film ›Das Leben des Brian‹ keine Miene verziehen«, gab Brandt zurück.

»Den kennt er bestimmt gar nicht«, erwiderte Walter. »Chleudert den Purchen zu Poden!«, zitierte er einen Spruch aus dem Kultfilm und nur Sekundenbruchteile später brach er in herzhaftes Gelächter aus.

Nun konnte auch Brandt sich nicht mehr halten und prustete los.

Es tat gut, so ausgelassen zu sein. Für einen Moment war die Welt in Ordnung und alle Sorgen waren ihrem Lachen gewichen.

Brandt öffnete die E-Mail von Fischer und tippte das 18. Arrondissement als Ziel in das Navi ein.

»Das hier ist Fatih«, sagte er zu Walter und reichte ihm sein Handy.

»Den finden wir.« Er sah sich das Bild an und gab Brandt das Handy zurück. »Was machen wir, wenn wir ihn finden? Ihn kidnappen?«

»Ganz sicher nicht. Ich habe da eine Idee.«

»Lass hören.«

Brandt erklärte ihm seinen Plan.

»Du bist der Boss, aber das mit dem Kidnappen meinte ich ernst. Gib mir zehn Minuten mit diesem Arschloch und ich finde heraus, wo die armen Frauen gefangen gehalten werden«, knurrte Walter.

»Das kommt überhaupt nicht infrage. Wir machen das so, wie ich es sage. Weil wir gar nicht wissen, ob er in die Entführungen involviert ist. Der Clan ist riesig, vielleicht ist er nur ein kleiner Fisch.«

Walter brummte und ballte die Faust, dann öffnete er sie wieder. »Du bist der Boss«, wiederholte er und Brandt fuhr los.

Kaum waren sie ein paar Meter gefahren, klingelte erneut sein Handy.

»Moin, Emre«, sagten Brandt und Walter synchron, nachdem er das Gespräch angenommen hatte.

»Moin, Jungs«, antwortete Aydin mit matter Stimme. »Verzeiht, dass ich nicht rangehen konnte, ich war beim Röntgen.«

»Du musst dich nicht entschuldigen. Mach nur brav die Behandlungen«, gab Walter zurück. »Wie geht es dir?«

»Nachdem ich dem Tod von der Schippe gesprungen bin, kann es mir eigentlich nicht mehr schlechter gehen«, scherzte Aydin und hustete kurz. »Was machen die Ermittlungen?«

»Mach dir keine Gedanken darum, kümmere du dich ausschließlich um deine Gesundheit«, antwortete Brandt. »Gibt es schon Neuigkeiten wegen der Chemo?«

»Nein, noch nicht. Ist es okay, wenn ich jetzt auflege? Ich möchte ein wenig schlafen.«

»Ruh dich aus und denk nur an dich«, erwiderte Walter.

»Wie könnte ich nicht an meine besten Freunde denken, die gerade in Paris ihr Leben riskieren und denen ich nicht helfen kann«, widersprach Aydin und Brandt sah, dass Walter schwer mit seinen Emotionen kämpfte.

»Schlaf ein wenig. Wir melden uns morgen«, sagte Brandt und beendete das Gespräch.

Jetzt brach es aus Walter heraus. »Er liegt im Sterben und sorgt sich um uns! Wenn das keine Liebe ist, was dann?«, schluchzte er und zog die Nase hoch. »Tolga hat seine Liebenswürdigkeit von Emre, keine Frage, er schaut ja so sehr zu seinem Bruder auf, und wir können nichts weiter tun, als für ihn da zu sein. Nichts.« Er wischte sich über die Augen.

»Dass wir für Emre da sind, ist wichtig, und dass wir stark bleiben, ist wichtig. Er darf nicht das Gefühl haben, dass wir zweifeln.«

»Du hast recht. Das Gefühl soll er niemals haben.«

»Ich dachte eigentlich, dass Tolga eher zu dir aufschaut, wegen der vielen Currywürste, die er bei dir für lau kriegt«, wagte Brandt einen Scherz, um Walter aufzuheitern.

»Nichts macht mich glücklicher, als Tolgas Strahlen zu sehen, wenn er mein Gast ist. Was kann ich mir mehr wünschen? Geld? Lächerlich. Tolgas Liebe ist unbezahlbar. Ich liebe ihn mehr als mein eigenes Leben.« Walter schnäuzte sich lautstark. »Tolga wird eh alles erben, was mir gehört. Sieh die Currywürste also als Anzahlung auf sein Erbe.« Er brachte ein verschmitztes Lächeln zustande.

Nun hatte Brandt Mühe, nicht emotional zu werden, weil er wusste, dass Walter jedes seiner Worte ernst meinte. Menschen wie er waren selten und Brandt war stolz, sein Freund zu sein.

»Emre wird gesund«, sagte er.

»Emre wird gesund«, wiederholte Walter.

Schweigend kämpfte sich Brandt durch den zähen Pariser Verkehr.

»Diese Rollerfahrer leben ganz schön gefährlich«, bemerkte Walter, als zwei Roller sich zwischen den Autos durchmogelten.

»Je weiter man in den Süden kommt, desto verrückter geht es auf den Straßen zu«, bestätigte Brandt. »Ich war vor Jahren in Hanoi. Wenn du da die ganzen Rollerfahrer siehst – du wirst nicht glauben, wie die fahren. Einmal habe ich gesehen, wie einer von denen vier weitere Personen auf seinem Gefährt mitgenommen hat.« Brandt schüttelte bei der Erinnerung daran den Kopf.

»Vier Beifahrer? Also saßen insgesamt fünf Leute auf dem kleinen Ding? Du scherzt.«

»Nein, zwei Kinder, seine Frau und eine ältere Dame, das war die Schwiegermutter.«

»Woher weißt du, dass es die Schwiegermutter war?«

»Weil sie vorne auf dem Lenker saß, als Knautschzone.«

Walters Mundwinkel hoben sich. »Das ist ein Witz, oder?«

»Ganz sicher nicht.«

Bald erreichten sie Montmartre. Brandt suchte einen Parkplatz, was gar nicht so einfach war, und parkte.

»Halt dich bitte an den Plan«, ermahnte er Walter.

»Keine Sorge. Wobei ich meinen mit der Entführung …«

»Stopp! Wir dürfen den Clan nicht auf uns aufmerksam machen.«

»Ist angekommen.«

Sie schauten sich um. Einige Straßenkünstler zeigten auf dem Bürgersteig ihr Können und eine Menge Touristen schlenderte umher, aber von Fatih keine Spur.

»Vielleicht hat er heute frei«, überlegte Walter.

»Möglich. Wir sollten die Straßen etwas abseits entlanggehen«, schlug Brandt vor. So schnell wollte er nicht aufgeben.

Nachdem sie sich in die Seitenstraßen geschlagen hatten, sagte Walter plötzlich: »Da!« und zeigte auf eine Querstraße.

»Das ist er«, bestätigte Brandt. Die Straße runter stand Fatih und unterhielt sich mit einer Person mit blonden Haaren. Jetzt sah Brandt, wie ein kleiner Beutel und ein Geldschein die Besitzer wechselten. Fatih schien sich sicher, dass er nicht beobachtet wurde.

»Wir halten uns an den Plan. Du wartest hier und ich versuche, Drogen von Fatih zu kaufen und ihn in ein Gespräch zu verwickeln«, sagte Brandt leise.

»Du musst es nicht zum zehnten Mal wiederholen, ich warte hier. Sei trotzdem vorsichtig.«

»Bin ich.«

»Warte«, sagte Walter plötzlich und hielt Brandt am Arm fest.

»Warum?«

»Siehst du die da?«

Brandt schaute nach links und sah etwas versetzt von Fatih eine Gruppe von fünf Personen.

»Die wollen auch zu ihm«, ergänzte Walter.

»Die sehen aber nicht nach Kriminellen aus«, gab Brandt zweifelnd zurück.

»Verdammt, den Vogel kenne ich«, schoss es aus Walter heraus.

»Woher?« Brandt verstand jetzt gar nichts mehr.

»Als wir hier nach Rémy gesucht haben. Es ist der Clown, der nicht wusste, wer Rémy sein soll. Irgendwas stimmt hier nicht«, antwortete Walter und lief los.

51

»Dieser Straßenmusiker ist ungewöhnlich. Das müssen Sie sich selbst anschauen«, sagte der Arzt. »Ich habe ihm heute Morgen erneut Blut abgenommen und einen Ultraschall gemacht. Die Verletzungen, die ihm vor einigen Tagen zugefügt wurden, sind nicht mehr zu sehen. Ich habe bisher bei keinem Menschen eine so gute Wundheilung beobachtet, er ist ein außergewöhnliches medizinisches Phänomen. Seine Blutwerte und die anderen Untersuchungen deuten nicht darauf hin, dass wir es mit einem Straßenpenner zu tun haben, der dem Alkohol nicht abgeneigt ist.«

»Was ist Ihre Empfehlung?«, fragte Raba. Er hatte den Arzt, den sie gemeinhin Dr. Frankenstein nannten, angerufen.

»Wir sollten weitere Tests machen. Sie hatten gesagt, dass er vorher in einer Anstalt gesessen hat.«

»So erzählen er und ein Drogenjunkie es jedenfalls«, bestätigte Raba.

»Könnten Sie an seinen Patientenbericht kommen? Es wäre interessant zu wissen, was die Anstalt über ihn dokumentiert hat.«

»Das kriegen wir hin. Ich habe überall meine Männer sitzen.«

»Sollen wir ihn dann vorerst von der Liste der Organspender streichen?«, fragte der Arzt.

»Das sollten wir. Wir haben genug Frauen, denen wir vor dem Musiker die Organe entnehmen können.«

»Sie haben recht, an Spendern mangelt es jedenfalls nicht.« Dr. Frankenstein gab ein grunzendes Lachen von sich. »Habe ich die Erlaubnis für weitere Tests?«

»Die haben Sie. Aber unterrichten Sie nur mich darüber.«

»Selbstverständlich. Ich hätte da eine Idee, wie wir testen könnten, ob seine Wundheilung wirklich so außergewöhnlich ist.«

»Woran denken Sie?«

»Ich würde ihm gerne auf Bauchhöhe mit dem Skalpell einen fünf Zentimeter langen Schnitt zufügen, nur ein paar Millimeter tief.«

»Ist das nicht lebensbedrohlich?«

»Nein, überhaupt nicht. Es wird nur ziemlich schmerzen, da ich die Stelle nicht betäuben möchte.« Wieder grunzte der Arzt.

»Dann tun Sie es. Aber er darf auf keinen Fall sterben, sonst haben wir beide ein Problem«, warnte Raba ihn.

»Keine Sorge, er wird dabei nicht umkommen. Für mich ist nur interessant, wann die Wunde sich schließt.«

»Wie viele Operationen stehen nächste Woche an?«

»Drei. Wir bereiten die Frauen derzeit darauf vor. Der Kurier wird die Organe, gleich nachdem sie entfernt wurden, ins Krankenhaus liefern«, berichtete der Arzt.

»Sehr gut. Wir müssen uns demnächst noch einmal zusammensetzen, ich möchte nämlich die Anzahl der Operationen in den nächsten Monaten deutlich erhöhen.«

»Wann immer Sie es wünschen. Ich kenne da zwei Ärzte, denen ich blind vertraue. Wir könnten sie für uns gewinnen.«

»Wenn die Kohle stimmt, korrekt?« Raba verzog den Mund.

»So ist es.«

»Gut, sprechen Sie mit den beiden. Dann sehen wir weiter.«

»Mach ich.«

Raba beendete das Gespräch.

Er konnte den Arzt nicht leiden, seine ganze Art widerte ihn an. Er hatte etwas Irres an sich, aber Raba konnte sich nicht den Luxus erlauben, die Zusammenarbeit mit ihm zu beenden oder ihn kaltzustellen, weil er keinen Ersatz für ihn hatte.

Seine Gedanken wanderten zurück zu Rémy. Wenn selbst Dr. Frankenstein von dessen körperlicher Verfassung so fasziniert war, musste das etwas heißen. Hatte er da einen echten Goldschatz an Land gezogen? Oder sogar ein Wunder?

Eine düstere Ahnung stieg in ihm auf, die ihm Angst einjagte, da er als abergläubischer Mensch nichts mehr fürchtete als die Rache Gottes. Auch wenn er das nach außen hin niemals zugeben würde, war dieses Denken tief in ihm verwurzelt. Es hatte mit seiner Erziehung zu tun, da seine Mutter intensiv an diese Dinge geglaubt und ihm stets eingetrichtert hatte, nichts zu tun, was Allah erzürnen könnte.

»Du spinnst«, sagte Raba zu sich, denn er hatte doch sonst keine Probleme, Menschen zu töten. »Warum willst du bei Rémy eine Ausnahme machen?«

Er knirschte mit den Zähnen. Dahoud hatte wohl recht, je eher dieser Straßenköter starb, desto eher würde er seine Ruhe zurückerlangen, und wenn Dr. Frankenstein ihn tötete, wäre es nicht mal seine Schuld.

Zufrieden lehnte er sich zurück.

Und wenn er doch ein Wunder ist?, meldete sich erneut der Zweifel.

»Mach dich nicht verrückt, er ist nur ein Straßenköter, wie Dahoud es immer gesagt hat«, ermahnte er sich laut. In dem Moment bekam er eine Nachricht auf sein Handy.

Wir haben ihn,

las er.

Eine knappe Stunde später betrat Raba den Keller, den Raum, in den er Menschen brachte, mit denen er ein Problem hatte.

Dahoud und zwei weitere Männer waren bereits dort und warteten auf ihn. Der Delinquent saß auf einem Stuhl.

»Raba Habibi, das ist ein Missverständnis«, rief der Mann sofort, als er eintrat. Er war einige Jahre jünger als er und starrte ihn regelrecht an. Raba las Angst in seinem Gesicht.

»Wieso beklaust du mich?«, fragte Raba ruhig.

»Ich habe nichts geklaut, glaub mir bitte.«

»Ich frage dich kein zweites Mal: Wieso beklaust du mich?«, erhob Raba die Stimme.

»Habibi, ich würde niemals von dir klauen. Wir kennen uns ein Leben lang. Ich war dir immer treu ergeben. Immer. Da will jemand unserer Freundschaft schaden. Ich schwöre bei Allah.«

Kaum hatte der Mann das Wort Allah ausgesprochen, schlug Raba mit der Faust auf ihn ein, immer wieder.

»Wieso beklaust und belügst du mich?«, brüllte er dabei.

Das Gesicht des Mannes war blutverschmiert.

»Es tut mir leid, es tut mir leid, Raba Habibi, ich weiß nicht, was ich mir dabei gedacht habe. Bitte lass mich am Leben, ich tue, was immer du willst. Ich habe Frau und Kinder«, jammerte der Mann und Raba war enttäuscht, dass sein Wille viel schneller gebrochen war, als er gehofft hatte.

Raba zückte sein Taschenmesser.

»Ich kenne dich, seit du fünf Jahre alt bist, ein kleiner Hosenscheißer. Deshalb müsstest du wissen, dass niemand das Recht hat, mich zu beklauen. Niemand, auch nicht du«, brüllte er, dann schnitt er dem Mann die Kehle durch. Blut spritzte ihm ins Gesicht.

Er atmete schwer und wischte die Klinge des Messers am Ärmel des Mannes sauber.

»Schafft den Hurensohn weg«, sagte er. »Bruder, du wartest.«

Die Männer taten, wie geheißen, nur Dahoud blieb stehen.

»Was möchtest du?«, fragte er.

»Dieser François und der Straßenköter haben doch erwähnt, dass der Musiker in einer Anstalt war. Ich will wissen, welche Anstalt, und ich will seine Krankenakte.«

Dahoud wiegte langsam den Kopf. »Auch wenn du es nicht hören willst, Habibi, ich sollte diesen Geist töten, bevor er dich …«

»Tu ein Mal, was ich dir sage. Nur ein Mal, ohne dass ich ständig mit dir streiten muss«, brüllte Raba. Er stierte Dahoud hasserfüllt an und nicht zum ersten Mal flüsterte eine Stimme ihm zu, dass er auch seinem Bruder die Kehle durchschneiden sollte, weil es niemand wagen durfte, ihn zu kritisieren, nicht mal er.

52

»Was soll das hier werden?«, hörte Brandt Walter fragen. Er hatte jetzt zu der Gruppe der fünf Personen aufgeschlossen, die so aussahen, als würden Sie Fatih beobachten.

»Pardon?«, fragte einer der Männer. Brandt erkannte ihn sofort, es war derjenige, der damals den Clown gespielt hatte, als sie auf dem Montmartre nach Rémy gesucht hatten.

»Sie haben es doch auf Fatih abgesehen«, erklärte Walter. »Was haben Sie mit so einem Gesindel zu schaffen?«

»Sie müssen sich irren. Wir sind auf dem Weg, um Touristen zu unterhalten.«

»Märchen.« Walter gab ein abfälliges Geräusch von sich. »Für wie blöd halten Sie uns?«

Die vier anderen schauten den Clown an, es hatte den Anschein, als wären sie mit der Situation völlig überfordert.

»Walter hat recht. Wenn Sie es auf Fatih abgesehen haben, vergessen Sie das ganz schnell. Er ist sehr gefährlich. Was hat er Ihnen denn getan?«, schaltete sich Brandt ein.

»Walter?« Der Clown sah den stattlichen Imbissbudenbesitzer etwas genauer an. »Ich kenne Sie.«

»Ja, ich Sie auch. Wir haben uns vor einigen Wochen hier in der Nähe getroffen«, gab Walter zurück.

»Jetzt erinnere ich mich. Sie haben nach Rémy gesucht.«

»Ja, nach meinem lieben Freund Rémy.«

»Er ist doch auch unser Freund«, sagte jetzt ein zweiter, ein kleinwüchsiger Mann.

»Sie kennen Rémy?« In Walters Stimme schwangen Nervosität und Besorgnis mit.

»Was für eine Frage, warum sollten wir unseren Freund nicht kennen«, antwortete der Kleinwüchsige. »Der Hellste bist du nicht, oder?«

»Ich geb dir gleich was auf die Fünf«, brummte Walter. »Was ist mit Rémy, wo ist er?«

»Bevor du mich angreifst, trete ich dir in die Eier«, drohte der Kleinwüchsige.

»Jules, lass die Streitereien«, übernahm wieder der Clown und sah dann Brandt an. »Wir wüssten auch gerne, wo Rémy ist.«

»Wir sollten irgendwohin gehen, wo wir uns ungestört unterhalten können«, schlug Brandt vor. Er spürte, dass Walter komplett neben sich stand und keinen klaren Gedanken fassen konnte. Die anderen fünf sahen auch nicht gerade aus, als würden sie überlegt handeln.

»Was ist mit Rémy?«, fragte Jules.

»Hat der da Rémy entführt?«, entfuhr es Walter. Er blickte zu Fatih.

»So genau wissen wir das nicht«, antwortete der Clown.

»Dann finden wir das gleich heraus.« Walter wollte schon losrennen, aber Brandt stellte sich ihm in den Weg.

»Du bleibst hier. Wir wissen doch gar nicht, was los ist. Was willst du machen? Ihm die Fresse einschlagen?«, fragte er.

»Warum nicht. Wenn er weiß, wo Rémy ist, wird er mir das erzählen, verlass dich drauf. Die hier haben doch gesagt, dass er Rémy entführt hat«, antwortete Walter, er war sichtlich aufgebracht.

»So genau haben wir das nicht gesagt«, entgegnete der Clown.

»Wo können wir uns ungestört unterhalten?«, wiederholte Brandt.

»Nicht weit von hier gibt es einen Unterschlupf unter der Brücke«, antwortete der Clown.

»Dann sollten wir dahin.«

Walter schluckte offenbar eine Bemerkung herunter und kaute auf der Unterlippe.

»Walter, vertrau mir. Lass uns alle zur Ruhe kommen und dann schauen wir weiter. Wir wissen nicht, was passiert ist«, sagte Brandt auf Deutsch.

»Ich habe es immer gewusst, dass Rémy mich braucht, immer«, platzte es voller Sorge aus Walter heraus.

»Wir finden ihn, aber erst müssen wir verstehen, was geschehen ist«, antwortete Brandt noch immer auf Deutsch, anschließend wandte er sich an den Clown und sagte auf Französisch: »Zeigen Sie uns den Unterschlupf.«

Keine fünfzehn Minuten später hatten sie den Ort erreicht.

»Jetzt erzählen Sie uns bitte, was genau vorgefallen ist«, bat Brandt.

»Woher wissen wir, dass wir den beiden vertrauen können? Das ist doch ein ganz komisches Paar, dieser Hübsche und der Hässliche«, maulte Jules.

»Als ob ihr ein besseres Gespann abgebt.« Walter schüttelte verärgert den Kopf.

»Nicht frech werden, mit dir nehme ich es locker auf«, blaffte der Kleinwüchsige.

»Für deine Größe hast du eine viel zu große Klappe«, konterte Walter.

»Es reicht. Können wir uns jetzt bitte alle beruhigen?«, wurde Brandt etwas lauter.

»Wie wäre es, wenn Sie uns sagen, wer Sie überhaupt sind. Wir wissen nur, dass der mit der Glatze Walter ist«, mischte sich der Clown wieder ein.

»Gut.« Brandt machte eine ausladende Handbewegung. »Das ist Walter, er hat einen kleinen Imbiss in Köln und Rémy ist ein sehr guter Freund von ihm. Ich bin Lasse Brandt, von Beruf Polizist in Köln.«

»Walter? Du hast den Imbiss mit der leckersten Currywurst der Welt?«

»Jedenfalls mit der leckersten Kölns«, antwortete Walter. Er hatte sich mittlerweile wieder beruhigt.

»Rémy hat oft von dir erzählt. Aber so, wie er dich beschrieben hat, habe ich mir dich ganz anders vorgestellt.« Der Clown schmunzelte.

»Wie denn?«

»Na ja, eher kleiner und mit einem harmlosen runden Gesicht. Rémy hat nie deinen Namen erwähnt, er hat immer nur erzählt, dass er die Zeit in Köln und dich niemals vergessen würde. Du hättest ihm das Leben gerettet und wärst die liebste Person, die er je kennengelernt hat. Nimm's mir nicht übel, dass wir dachten, du würdest anders aussehen.«

Walter schluckte. »Das hat er über mich gesagt?«

»Ja, er hat dich nie vergessen. Ich weiß nicht, warum er uns nie deinen Namen genannt hat. Rémy war da manchmal komisch, er hat selten Namen von Personen verraten, die er liebte. Einmal sagte er, das sei so, weil er sie schützen müsse. Er, diese halbe Portion.«

Walters Augen wurden feucht. »Ich wusste es immer. Ich wusste, dass er in Schwierigkeiten steckt, und ich konnte nichts für ihn tun.« Er zog die Nase hoch. »Als wir nach ihm gesucht haben und ich Sie gefragt habe, ob Sie Rémy kennen, warum haben Sie mich da belogen?«

»Ist doch logisch. Schau dich mal im Spiegel an. Wie der liebe nette Onkel siehst du nicht gerade aus. Woher sollten wir wissen, dass du der freundliche Currywurstmann bist?«, erwiderte der Clown.

»Ich muss Rémy retten«, schoss es aus Walter heraus und wieder wollte er losrennen, aber Brandt stoppte ihn.

»Du bleibst hier.«

Er hatte jede Menge Fragen. Dass Rémy in Paris war und offensichtlich vermisst wurde, drohte seine Pläne gegen die Jebalis zunichtezumachen, weil er wusste, dass Walter alles tun würde, um Rémy zu retten. Er hatte jahrelang nach ihm gesucht und ausgerechnet jetzt, wo er ihn gefunden hatte, schwebte Rémy vermutlich in Gefahr. Möglicherweise steckte sogar der Clan dahinter. Er musste mehr wissen, und das schnell, ehe Walter etwas Unüberlegtes tat.

»Wie kommen Sie darauf, dass dieser Fatih etwas mit Rémys Verschwinden zu tun hat?«, fragte Brandt. »Könnte er nicht einfach weitergezogen sein? Immerhin ist er Straßenmusiker.«

»Ganz sicher nicht. Rémy hätte vor drei Tagen einen gemeinsamen Auftritt mit uns gehabt. Er würde niemals abhauen, ohne was zu sagen. Raphael hat ihn vor einigen Tagen mit François gesehen. Seitdem ist er nicht mehr aufgetaucht.«

»Wer ist dieser François?«, fragte Walter zähneknirschend.

»Ein Drogensüchtiger. Er treibt sich hier in der Gegend rum. Fatih ist sein Dealer.«

»Verstehe, und weil Sie Rémy zuletzt mit François gesehen haben, glauben Sie, dass Fatih hinter dem Verschwinden Ihres Freundes steckt«, schlussfolgerte Brandt.

»Das ist doch offensichtlich. François hat irgendeine Schweinerei gemacht, um seine Drogensucht zu finanzieren. Was, wenn er Rémy an Fatih verkauft hat? Jeder weiß, dass die Menschenhändler sind«, ereiferte sich der Kleinwüchsige.

»Warum haben Sie nicht mit François gesprochen?«, wollte Brandt wissen.

»Weil er wie vom Erdboden verschluckt ist. Niemand findet ihn. Glauben Sie mir, wir Straßenkünstler und Gaukler kennen die ganze Stadt. Wir finden jeden, der sich hier irgendwo versteckt, weil wir uns alle kennen. Wenn es darauf ankommt, kann sich jeder auf den anderen verlassen. Wir mögen für die feinen Pinkel nichts weiter als bemitleidenswerte Kreaturen sein, aber wir sind Hunderte in ganz Paris, und keiner von uns weiß, wo François ist.«

Brandt überlegte kurz.

»Sie wissen, dass Fatih Teil einer Clanfamilie ist?«, fragte er dann.

»Jeder weiß das. Deswegen traut sich ja auch niemand, sich mit ihm anzulegen. Der Jebali-Clan ist der schlimmste Clan in ganz Paris, die schrecken nicht mal davor zurück, ihre eigenen Familienmitglieder zu töten oder Frauen und Kinder, wenn diese Verrat begehen«, erklärte Jules.

»Trotzdem wollten Sie sich eben mit einem solchen Clanmitlied anlegen?« Brandt warf dem Kleinwüchsigen einen skeptischen Blick zu.

»Schauen Sie nicht so auf mich herunter«, schimpfte Jules. »Sie wissen nicht, was wir Rémy alles zu verdanken haben. Wenn einer von uns mal einen schlechten Tag ohne Einnahmen hatte, hat er jeden Euro, den er erübrigen konnte, weitergegeben, und wenn wir traurig waren, hat er zu seiner Gitarre oder Flöte gegriffen und ein Lied gespielt, das so herzerwärmend war, dass alle traurigen Gedanken verflogen sind. Wir alle hier haben ihm viel zu verdanken. Wie können wir da so tun, als wäre nichts geschehen?«

»Ich bin ganz bei dir!«, rief Walter. »Ich prügele die Wahrheit aus diesem Fatih heraus. Er weiß nicht, mit wem er sich angelegt hat.« Er ballte die Faust.

»Du tust nichts und ihr auch nicht. Wie es scheint, bin ich der Einzige hier, der seinen Verstand benutzt«, wurde Brandt ungehalten.

»Ist der Schönling immer so arrogant?«, fragte der Kleinwüchsige und verschränkte die Arme vor der Brust, dann schaute er mit schmalen Augen zu Brandt hoch, anschließend zu Walter.

»Immer«, antwortete Walter.

»Sieht man. Niemand sollte mich unterschätzen. Schon gar nicht so ein Schönling.«

»Sie haben für Ihre Größe wirklich eine vorlaute Klappe«, ließ sich nun auch Brandt zu einem Spruch hinreißen. Er konnte Jules nicht so recht ernst nehmen, vielmehr belustigte sein Eifer ihn.

»Beruhig dich, Jules. Herr Brandt hat recht«, sagte der Clown. »Er ist Polizist. Wir sollten auf ihn hören.« Er atmete aus. »Vielleicht sollten wir damit anfangen, uns vorzustellen. Immerhin haben die beiden sich auch vorgestellt.«

53

26. Februar 2023, irgendwo in Frankreich

Als Rémy mitten in der Nacht aufwachte, war sein T-Shirt durchgeschwitzt. Doch er ließ sich nichts anmerken und versuchte, wieder in den Schlaf zu finden.

Endlich gelang es ihm. In seinem Traum wurde er von der Vergangenheit heimgesucht:

»Lauf, mein Sohn!«
»Warum, Mama, ich will bei dir bleiben«, antwortete Rémy ängstlich und klammerte sich an seine Mutter.
»Weil du leben musst, für mich.«
»Ich will dich nicht verlassen.«
»Du musst, mein Sohn. Sie werden es nicht verstehen.«
»Was werden sie nicht verstehen?«
»Das du etwas ganz Besonderes bist«, sagte sie lächelnd und fuhr ihm über seine Locken, dann drückte sie ihn an sich, beugte sich zu ihm und gab ihm einen Kuss auf die Stirn. »Ich liebe dich, mein Sohn. Lauf, schau nicht zurück. Lauf, so weit deine Füße dich tragen.«
Aber Rémy wollte nicht gehen, er klammerte sich immer stärker an seine Mutter, doch sie löste die Umklammerung. Die Geräusche wurden lauter.
»Lauf, für mich«, sagte sie und ihre Augen glänzten vor Tränen. Rémy weinte auch, aber er gehorchte und lief zum Hinterausgang hinaus, begleitet von den bedrohlichen Geräuschen eines wütenden Mobs. Als er weit genug gelaufen war und vor Erschöpfung zu Boden stürzte, war es still. Totenstill.
»Mama!«

»Alles gut, wir sind bei dir«, hörte Rémy eine Stimme, als er die Augen öffnete.

Ayla lag neben ihm und hielt ihn in den Armen. »Du hattest einen Albtraum«, sagte sie und streichelte über sein Haar.

»Das tut mir leid«, antwortete Rémy, er war die letzte Person, die den beiden Frauen Sorgen bereiten wollte.

»Das muss es nicht. In dieser Hölle hat jeder Albträume«, sagte Tatjana. Ihr Blick verriet, dass sie besorgt war.

»Was hat dir denn so einen großen Schrecken eingejagt?«, fragte Ayla. Sie hatte sich aufgesetzt und auch Rémy richtete sich auf.

»Das weiß ich ehrlich gesagt nicht«, antwortete Rémy, dabei erinnerte er sich ganz genau an seinen Traum, und das Schlimmste war: Er spiegelte die Realität.

Das Ereignis lag schon lange zurück, so lange, dass ihm die Geschichte kein Mensch mit normalem Verstand glauben würde.

Seine Mutter hatte ihn allein aufgezogen, ihn mit Liebe überschüttet und ihm den wichtigen Satz mit auf den Weg gegeben, dass er immer auf sein Herz hören solle. Doch sie hatte sterben müssen, weil die Menschen sie fürchteten, sie für eine Hexe hielten, da Rémy ohne Vater aufgewachsen war und es Menschen gab, die glaubten, der Teufel persönlich hätte seine Mutter geschwängert.

Zu der Zeit, an dem Ort, wo Rémy damals als Kind gelebt hatte, waren die Menschen sehr gottesfürchtig gewesen, und alles, was sie sich nicht hatten erklären können, war dem Teufel, dem Bösen zugesprochen worden.

Liebste Mama, wärst du doch nur in einem anderen Jahrhundert geboren, dachte Rémy wehmütig. Sie würde immer einen besonderen Platz in seinem Herzen haben.

Wer sein Vater war, hatte er nie herausgefunden, weil er sich auch nie auf die Suche nach ihm gemacht hatte. Nicht ernsthaft jedenfalls. Er wollte mit dem Mann, der seine Mutter und ihn im Stich gelassen hatte, nichts zu tun haben.

»Ich kann mich auch selten an meine Albträume erinnern«, sagte Ayla und holte ihn damit aus seinen Grübeleien zurück. Sie schien sich mit seiner Antwort zufriedenzugeben, nur Tatjana warf ihm einen kritischen Blick zu.

Schritte.

»Können die uns nicht einen Tag in Ruhe lassen?«, schimpfte Tatjana. Ihr Körper spannte sich dermaßen an, dass Rémy sah, welch große Angst sie hatte.

Sollte heute etwa eine der Frauen ermordet werden?

Hoffentlich spielte ihm seine Fantasie einen Streich, schließlich wollte er Aariz erst noch überwältigen, damit die beiden Frauen fliehen konnten.

Die Tür wurde geöffnet und der Bullige trat ein.

»Mitkommen«, sagte er an Rémy gerichtet.

Rémy stand vom Bett auf.

»Wie lange wollen Sie uns hier eigentlich noch wie Tiere gefangen halten?«, platzte Tatjana heraus.

»Suchst du wieder Ärger? Soll ich dir noch ein blaues Auge verpassen? Dämliche Kahba«, zischte Aariz.

»Kleine Mädchen einsperren und ihnen Angst einjagen, dazu gehört echt viel Mut«, ließ Tatjana nicht locker.

»Komm«, sagte der Hüne zu Rémy und ignorierte Tatjana.

Rémy hoffte, dass sie keine Dummheit begehen und Aariz kurzentschlossen angreifen würde, daher beeilte er sich, den Raum zu verlassen, bevor die Situation eskalierte.

Draußen schloss Aariz die Tür ab und Rémy hörte, wie jemand gegen die Metalltür schlug, immer wieder. Das konnte nur Tatjana sein.

»Sei nicht wütend auf sie. In diesem kargen Raum gefangen zu sein, das belastet sehr«, erklärte Rémy.

»Hätte sie sich halt nicht dem nächstbesten Araber an den Hals werfen sollen.«

»Tun dir die Frauen denn gar nicht leid?«

»Lass den Scheiß. Nur weil wir zusammen Musik spielen, hast du kein Recht, mir Fragen zu stellen«, erwiderte Aariz kalt.

»Ich wollte dich nicht ärgern. Ich sehe nur, dass tief in dir drin ein netter Kerl steckt, der wie ich Musik liebt.«

Aariz blieb abrupt stehen. »Halt die Fresse«, brüllte er und packte Rémy. »Du weißt einen Scheißdreck über mich.«

»Ich sehe dich und deine Liebe zur Musik. Musik lügt nicht. Niemals.«

Aariz holte mit der Faust aus, um Rémy einen harten Schlag zu verpassen, stoppte aber kurz vor seinem Gesicht.

»Du weißt einen Scheißdreck. Ihr werdet eh alle sterben und ich bin nur ein Soldat, mehr nicht. Dazu verdammt, loyal zu sein.«

»Ohne Soldaten kein Krieg«, wandte Rémy ein.

Aariz schnaubte. »Dr. Frankenstein wird dir gleich den Kopf waschen.«

Rémy schwieg einen Moment, und als er das Gefühl hatte, dass der Hüne sich etwas beruhigt hatte, sprach er weiter: »Darf ich einen Wunsch äußern?«

»Was?«

»Wir werden sterben, das hast du gesagt, deshalb mach es bitte kurz und schmerzlos.«

»Ihr werdet nichts spüren, ihr werdet schlafen«, antwortete Aariz.

Rémy wusste nicht, ob er erleichtert oder schockiert sein sollte, denn Aariz' Worte bedeuteten nichts anderes, als dass man sie wenigstens mit Betäubung operieren würde.

»Gibt es noch mehr Gefangene?«, wagte Rémy die nächste Frage.

Wieder blieb Aariz stehen und schaute zu Rémy herunter. »Was interessiert dich das? An dem Tag, an dem du diesen Keller betreten hast, wurdest du zum Tode verurteilt. Was juckt es dich, ob hier noch mehr Frauen sind?«

»Weil die Frauen unschuldig sind. Du weißt das so gut wie ich«, erklärte Rémy.

»Niemand ist unschuldig«, antwortete Aariz und ging weiter.

Sie waren also wirklich nicht die einzigen Gefangenen. Eine der anderen hatte er ja vor einigen Tagen selbst gesehen. Ob und wie lange die anderen Gefangenen noch leben würden, war unklar, aber solange nicht alle umgebracht worden waren, gab es Hoffnung, dass die Polizei sie finden und retten würde.

Oder Walter, dachte Rémy, auch wenn dieser Gedanke zu schön war, um daran glauben zu können. Dennoch wollte er ihm einen Platz in seinem Herzen einräumen.

Hoffnung kostet nichts, was kann es also schaden, an so einem dunklen Ort sein Herz mit Hoffnung zu füllen und sich zu trösten?

Mittlerweile hatten sie eine Tür erreicht, die Aariz öffnete, dann betraten sie einen Operationssaal.

»Schön, dass du da bist, Rémy«, sagte der Arzt, den Aariz nur Dr. Frankenstein nannte. »Oberkörper frei machen und bitte Platz nehmen.«

Rémy zog das Shirt aus und setzte sich auf den Stuhl, der an einen Zahnarztstuhl erinnerte. Ein Gehilfe des Arztes band ihn an dem Stuhl fest, dann betätigte er einen Knopf, der den Stuhl ausfuhr, sodass Rémy fast horizontal lag.

Der Arzt war größer als Rémy, vermutlich um die fünfzig, und hatte gräuliche halblange Haare. Er war schmächtig und Rémy nahm an, dass er aus dem türkischen Raum stammte. Zumindest hatte er ihn einmal neben Arabisch auch Türkisch sprechen gehört.

»Du bist ein sehr interessantes Objekt«, sagte er.

»Ich bin ein Mensch«, fühlte sich Rémy verpflichtet, den Arzt zu korrigieren.

»Ein ganz besonderer Mensch. Du warst mal in einer Anstalt, wenn ich richtig informiert bin. Warum?«

»Angeblich, weil ich eine gespaltene Persönlichkeit hätte und fantasieren würde. Sie sagten, ich wäre ein notorischer Geschichtenerzähler.«

»Bist du denn ein Psycho?« Der Arzt musterte ihn aufmerksam.

»Ich glaube nicht.«

»Ich nämlich auch nicht. Trotzdem glaube ich, dass du ein Geheimnis vor uns versteckst.«

»Was für ein Geheimnis?«

»Das solltest du doch am besten wissen. Du weißt sicherlich, warum deine Wunden schneller heilen als bei anderen Menschen, oder?«

Rémy versuchte mit den Schultern zu zucken. »Gute Gene? Ich bin kein Arzt.«

Dr. Frankenstein hob tadelnd den Zeigefinger. »Ah, nicht so schnell. Ich habe so ein Phänomen noch bei keinem meiner Patienten zuvor beobachtet und auch nichts Derartiges in medizinischen Studien gelesen.« Er gab ein grässliches, grunzendes Lachen von sich. »Aber keine Sorge, ich komme schon hinter dein Geheimnis. Ich bin mehr als geehrt, dass du mein Patient bist.«

Dann nahm er ein Skalpell, beugte sich vor und schnitt ohne Vorwarnung in Rémys Bauch.

54

Paris

»Ich hoffe, du weißt, was du tust«, sagte Walter.

Brandt nickte. »Du musst mir vertrauen. Ich verstehe ja, dass du aufgeregt bist.«

»Aufgeregt? Ich bin nicht aufgeregt, ich bin ein Vulkan, der kurz vor der Explosion steht.« Walter biss wütend in sein halbes Brötchen.

Die beiden Kölner waren an diesem Morgen die Einzigen im Frühstücksraum ihres Hotels.

»Wenn die Jebalis ihn haben, müssen wir vorsichtig sein.«

»Sie haben ihn, jede Wette«, fiel Walter ihm ins Wort. »Ich bin noch immer der Meinung, dass du mich gestern nicht hättest stoppen sollen. Ich hätte die Wahrheit schon aus Fatih herausgeprügelt.«

»Du hast doch mal für einen Clan gearbeitet, du weißt, wie die ticken. Du kannst nicht hergehen, einen von denen kidnappen und glauben, damit wäre es getan. Wir hatten diese Diskussion erst gestern Abend.«

Walter presste die Kiefer zusammen, er rang mit sich. »Verstehst du denn nicht?«, sagte er schließlich. »Ich habe versagt. Ich habe gewusst, dass Rémy in Gefahr ist. Er hatte niemanden, der auf ihn aufpasst, deshalb hätte ich weiter nach ihm suchen müssen. Wie können Menschen einem so lieben jungen Musiker so etwas Schreckliches antun? Er will doch nur Musik spielen und den Menschen eine Freude machen. Ist das etwa ein Verbrechen?«

»Walter, die Jebalis interessieren diese Dinge nicht. Sie haben vermutlich auch Tatjana und, wer weiß, vielleicht Ayla in ihrer Gewalt. Die Menschen sind nur eine Ware für sie, nicht mehr.«

Walter schüttelte den Kopf. »All die Jahre habe ich mich gefragt, ob Rémy ab und zu an mich denkt, und selbst wenn er es nicht getan hätte, hätte ich ihm das nicht übelgenommen bei dem Geheimnis, was er mit sich trägt. Aber dass er so in den höchsten Tönen von mir spricht und meinen Namen aus Sorge um mich nicht nennt, wie lässt mich das denn aussehen? Dass ich ausgerechnet in der Stunde, wo er mich am meisten braucht, so kläglich versage?«

Walters Augen wurden feucht.

»Du hast nicht versagt. Wir sind hier und wir finden Rémy«, versicherte Brandt.

»Und wenn sie ihn schon …« Walter sprach das Offensichtliche nicht aus.

»Was sagt dein Gefühl?«

Walter atmete tief ein und langsam wieder aus. »Er ist ein Kämpfer, so schmächtig er auch aussehen mag.« Er sah Brandt in die Augen. »Rémy lebt.«

»Das denke ich auch. Er ist ein Schlitzohr, im positiven Sinne. Wir finden ihn und die anderen Frauen.«

»Ich werde diesen Raba Jebali eigenhändig töten, darauf hast du mein Wort«, knurrte Walter und seine Augen funkelten gefährlich.

Brandt erwiderte nichts darauf. Rémys Verschwinden hatte ihre Ermittlungen zweifellos komplizierter gemacht. Vieles hing jetzt von Walter und seinen Emotionen ab. Das Letzte, was Brandt gebrauchen konnte, war, dass Walter etwas riskierte, was nicht mit ihm abgesprochen war. Es war ungemein wichtig, dass sie als Team funktionierten, gerade jetzt.

Unwillkürlich wanderten seine Gedanken zu Aydin. Bei ihm hatte er nie diese Sorge gehabt, da Aydin ein absoluter Teamplayer war. Bei Ermittlungen war das enorm wichtig.

»Wollen wir kurz mit Emre telefonieren?«, fragte er. »Es wird ein langer Tag und wer weiß, ob wir nachher dazu kommen.«

»Ja, lass uns das machen«, antwortete Walter und Brandt wählte Aydins Nummer, dann legte er das Handy auf den Tisch und schaltete auf Freisprechen.

»Moin«, sagte Aydin. Seine Stimme klang leise, aber nicht so kraftlos wie am vorigen Tag.

»Lasse und Walter hier«, sagte Brandt.

»Wie geht es euch?«

»Das sollten wir dich fragen«, erwiderte Walter.

»Etwas besser, nicht so erschöpft wie gestern«, antwortete Aydin.

Brandt sah, wie sich Walters Miene aufhellte.

»Sehr schön. Gibt es schon einen Termin für die Chemo?«, fragte Brandt.

»Noch nicht. Ich habe heute Mittag ein Gespräch mit dem Chefarzt. Was machen eure Ermittlungen?«

»Ziehen sich wie Kaugummi«, antwortete Brandt. »Aber das soll nicht deine Sorge sein. Denk nur an dich.«

»Hast du die Pariser Kollegen noch gar nicht kontaktiert?«

»Nein.«

»Warum?«

»Weil ich keine Lust auf Kompetenzgerangel habe.«

Man hörte es im Hintergrund rascheln, offenbar rückte sich Aydin im Bett zurecht.

»Wofür hat sich der Bürgermeister dann für dich stark gemacht?«

»Er ist mein Joker. Wenn ich in einer Sackgasse stecke, werde ich die Pariser Kollegen kontaktieren.«

»Mute dir nicht zu viel zu. Die Pariser Polizei kann auf ganz andere Ressourcen zugreifen«, mahnte Aydin.

»Musst du mir nicht sagen, ich mache den Job schon ein paar Jahre länger als du. Diese Ressourcen machen allerdings nur Sinn, wenn wir was Handfestes haben. Ich kann nicht zur Pariser Polizei gehen und sie darum bitten, den ganzen Jebali-Clan festzunehmen. Ich brauche mehr.«

»Stimmt. Du wirst schon wissen, was zu tun ist.« Aydin hielt kurz inne. »Ich hoffe, du ärgerst Walter nicht allzu sehr.«

»Er und mich ärgern?«, schaltete sich Walter ein. »Du weißt, dass ich ein dickes Fell habe. Lasses flache Sprüche schmettere ich mit einem freundlichen Lächeln ab.«

»Ihr beide müsst gut zusammenarbeiten, nur so habt ihr eine Chance«, beharrte Aydin.

»Ich weiß«, erwiderte Walter und Brandt sah ihm an, dass ihm noch etwas anderes auf der Zunge lag, was er jedoch nicht aussprach.

»Ruh dich aus. Wir telefonieren morgen«, sagte Brandt und die Runde verabschiedete sich.

»Seine Stimme hat sich fester angehört«, bemerkte Walter, nachdem Brandt aufgelegt hatte.

»Stimmt. Danke, dass du Rémy nicht erwähnt hast.«

Walter winkte ab. »Ich wollte nicht, dass sich Emre Sorgen macht. Er weiß, wie viel mir Rémy bedeutet und dass ich alles tun würde, um ihn zu retten. Alles.«

»Ich weiß das auch. Deswegen ist es so wichtig, dass wir vernünftig an die Sache rangehen. Wir wollen doch alle Personen retten, die möglicherweise von dem Clan gefangen gehalten werden.«

»Was schlägst du vor?«

Brandt musste an Aydins Worte denken, dass sie sich mit den Pariser Kollegen kurzschließen sollten. Der Vorschlag war an sich nicht dumm, aber würden die Kollegen wirklich mitspielen oder ihn eher hinhalten und schlimmstenfalls seine Ermittlungen sogar ausbremsen?

Es war schwer vorherzusagen, nur eins war sicher: Sie würden Walter bestimmt nicht in die Ermittlungen einspannen und genau das konnte Brandt sich gerade nicht leisten, weil er seinen Freund kannte. Er würde garantiert nicht brav auf dem Zimmer warten, bis er mit der Arbeit fertig wäre. Irgendwann würde seine Sorge um Rémy so groß sein, dass er allein losziehen würde.

Nein, Brandt musste Walter im Auge behalten, und das ging nur, wenn sie gemeinsam ermittelten.

»Vielleicht können uns Rémys Freunde helfen«, sagte er daher.

»Diese fünf Pausenclowns?«, entrüstete sich Walter. »Ich bitte dich, die können nicht mal sich selbst helfen. Wenn wir gestern nicht dazwischengegangen wären, hätten sie unsere Ermittlungen gefährdet.«

»Du irrst dich womöglich. Gabriel, der Clown, hat doch erzählt, dass sie viele seien und jede Ecke von Paris kennen.«

»Natürlich erinnere ich mich daran, aber diese Witzfiguren sind keine Kämpfer, Lasse. Vergiss es, und wenn sie einhundert sind. Das sind Straßenkünstler, Gaukler. Der Clan ist da echt ein anderes Kaliber.«

»Sie sollen nicht kämpfen«, wandte Brandt ein.

»Was dann? Wir brauchen eine Armee gegen die Jebalis.« Walter seufzte. »Wenn ich doch nur Zafer Abi überreden könnte, uns zu helfen.«

»Vergiss Kaya, der wird keinen Clankrieg für die Entführten riskieren. Erst recht nicht jetzt, wo er in die Politik einsteigen will.«

Walter nickte nachdenklich. »Vielleicht kann Fischer doch noch mal einen Versuch wagen?«, schlug er dann vor.

»Fischer?«

»Na, der ist doch so dicke mit Joe und der ist der beste Freund von Walsh. Der wiederum ist so gut wie eine ganze Armee. Mit ihm an unserer Seite könnten wir direkt bis ins Herz des Clans vorstoßen, zu Raba Jebali.«

»Daraus wird nichts. Walsh hat uns klargemacht, dass er in Russland und der Ukraine dringender gebraucht wird, aber ich habe eine andere Idee.«

»Vergiss die Straßenkünstler.« Walter verschränkte die Arme vor der Brust und lehnte sich zurück.

»Du irrst dich, das sagte ich doch schon. Sie sind genau das, was wir brauchen«, beharrte Brandt.

»Wie kommst du auf diesen albernen Gedanken? Ich dachte immer, dass ich der Verrücktere von uns beiden bin und du derjenige, der überlegt vorgeht. Mr. Superbulle.«

»Weil du mir nicht zuhörst. Die Straßenkünstler sollen doch gar nicht kämpfen.«

»Was dann? Wir brauchen Leute, die kämpfen können. Mit Zaubertricks, einem Clown und einem Kurzgeratenen, der sich für Rocky hält, wirst du die Jebalis schwer beeindrucken können.«

»Darf ich endlich ausreden?«

Walter hob entschuldigend die Hände. »Meinetwegen, ich hindere dich nicht.«

»Du quatschst mir doch die ganze Zeit rein.«

»Du nennst meine konstruktiven Vorschläge also Reinquatschen?« Walter beugte sich vor. »Dann lass mal hören, du Schlauberger.«

55

Walter war hin- und hergerissen.

Alles in ihm verlangte danach, sich allein auf die Suche nach Rémy zu begeben, weil Brandt als Polizist sich an zu viele Regeln halten musste. Aber mit Regeln kamen sie gegen die Jebalis nicht an.

Ich möchte mir gar nicht vorstellen, was Rémy gerade durchmacht, überlegte Walter. Ihn fröstelte bei dem Gedanken an die schlimme Lage seines besonderen Freundes.

Nach dem Frühstück waren sie in ihre Hotelzimmer gegangen, in einer halben Stunde würden sie sich wieder unten in der Lobby treffen.

»Du musst es tun. Such diesen Fatih, entführ ihn und prügele die Wahrheit aus ihm heraus, und dann befreist du Rémy«, sagte Walter zu sich und sofort ging sein Atem schneller, weil er Brandt das Versprechen gegeben hatte, keine Alleingänge zu unternehmen und nicht von seiner Seite zu weichen.

Und Walter war jemand, der sich an sein Wort hielt. Immer.

Aber was ist mit Rémy? Wieso versteht Lasse nicht, dass ich hier nicht rumsitzen und hoffen kann, dass sein Plan funktioniert? Rémy hat diese Zeit vielleicht nicht. Wie könnte ich es mir je verzeihen, wenn er stirbt, weil wir unnötig Zeit verloren haben, dachte er verzweifelt.

Er trat ans Fenster und schaute hinaus. Es war ein sonniger, aber kalter Tag. Etwas entfernt konnte er den Eiffelturm sehen, der ganz Paris zu erhellen schien. Unter anderen Umständen hätte ihn dieser Ausblick freudig gestimmt, jetzt allerdings konnte er kaum einen klaren Gedanken fassen, weil die Sorge um seinen Freund eine Dimension erreicht hatte, die er nicht ertrug.

Ich brauche eine Waffe, überlegte er. Sein Kumpel in Paris würde ihm sicher eine besorgen können, nur wie lange würde das dauern?

Und wo sollte er Fatih hinbringen?

»Ich brauche ein Auto. Ich kann schlecht Lasses Wagen klauen.«

Das Gedankenkarussell machte ihn schier wahnsinnig, daher ging er ins Bad und wusch sich das Gesicht. Im Spiegel schaute er sich aus kleinen Augen an. Er sah blass aus und verbraucht. Müde.

»Was soll ich nur tun?«

Die Sorge um Rémy sagte ihm, dass er seine Jacke packen und losrennen sollte, um sich einen Mietwagen zu besorgen und Fatih zu entführen, aber was würde Brandt dann machen?

Er wäre sicherlich besorgt um dich und würde dich suchen.

Walter knirschte mit den Zähnen.

»Elender Mist«, fluchte er.

In dem Moment klingelte sein Handy auf dem Bett. Er hob es auf und sah, dass Tolga anrief.

»Tolga, mein Schatz, wie schön, dass du anrufst«, nahm Walter das Gespräch an – wie immer in letzter Zeit begleitet von der Sorge, dass Tolga sich nicht ohne Grund meldete.

»Hallo, Onkel Walter, schön, deine Stimme zu hören. Ich habe eben mit Emre telefoniert. Er hat gesagt, du bist mit Onkel Lasse noch immer in Paris.«

»Das stimmt. Ich passe hier auf Onkel Lasse auf.«

»Jagt ihr die bösen Jungs?«

»So in etwa«, antwortete Walter ausweichend.

Tolgas Stimme zu hören, beruhigte ihn. Vor allem aber die Tatsache, dass er nicht anrief, weil etwas Schlimmes passiert war.

»Cool. Ihr beide seid bestimmt ein Hammerteam, noch besser als die Avengers.«

»Das sind wir.«

»Ich finde das toll. Niemand ist stärker als du und niemand schlauer als Onkel Lasse.« Er kicherte leise.

»Lass das nicht deinen Bruder hören«, erwiderte Walter lachend.

»Warum? Das sage ich immer so zu ihm. Dafür ist niemand lieber als Emre.«

»Das stimmt, mein Großer. Sag immer die Wahrheit. Du brauchst dich niemals für die Wahrheit zu schämen.«

»Mach ich, Onkel Walter, versprochen, und du pass auf Onkel Lasse auf, lass ihn nicht allein. Ich wollte auch nur kurz deine Stimme hören. Ganz liebe Grüße an Onkel Lasse.«

»Das richte ich ihm aus, sehr lieb von dir. Schön, dass du angerufen hast.«

»Ich muss jetzt Schluss machen. Papa fährt mich an den Strand zu Jörn.«

»Dann grüß mir Jörn und viel Spaß an der Ostsee«, erwiderte Walter und beendete das Gespräch.

Mit einem Mal war ihm sonnenklar, was er zu tun hatte, denn Tolga hatte recht. Brandt war clever und ein verdammt guter Polizist. Walter vertraute ihm, dass er Rémy finden würde, und er würde nicht von seiner Seite weichen, weil auch er ihn brauchte.

56

Brandt hatte die Zeit auf dem Zimmer genutzt, um mit Ylva und Gabriel, dem Clown zu telefonieren, anschließend war er ins Bad gegangen, um sich frischzumachen, dabei dachte er an Walter.

Er verstand den Freund. So lange hatte er nach Rémy gesucht und jetzt, wo er ihn beinahe gefunden hätte, war er vermutlich entführt worden. Kein Wunder, dass er völlig neben der Spur war und am liebsten alles um sich kurz und klein geschlagen hätte. Diese Emotionen waren eben ein Teil von Walters Persönlichkeit, sie machten ihn aus – und zugleich waren sie einer der Gründe, weshalb er ihn so liebenswert fand.

Trotzdem muss er sich an meinen Plan halten. Ich hoffe, dass er das versteht. Ich kann es mir nicht leisten, mir Sorgen um ihn zu machen, dachte Brandt.

Als sie sich auf dem Flur getrennt hatten, hatte Walter ihm nämlich einen so seltsamen Blick zugeworfen, dass er fürchtete, Walter könnte nicht auf ihn warten und stattdessen auf eigene Faust nach Rémy suchen. Kurz war er versucht, zu ihm zu gehen und zu schauen, ob er noch auf seinem Zimmer war, doch er unterdrückte den Drang.

»Entspann dich, du musst ihm mehr Vertrauen schenken. Er hat dir versprochen, keine Dummheiten zu machen«, sagte er zu sich und griff nach der Gesichtscreme.

Er schwor seit Jahren auf das Produkt und bildete sich ein, dass er dank der vielen Cremes, die er benutzte, für sein Alter noch recht jung aussah und kaum Falten hatte. Aydin und Walter machten sich regelmäßig lustig über ihn, da er so viele Pflegeprodukte verwendete, doch Brandt stand darüber, er hatte kein Problem damit.

Sein Handy klingelte. Ein Blick auf das Display verriet ihm, dass es Fischer war, er nahm das Gespräch sofort an.

»Joe hat mir vorhin einige besorgniserregende Dinge aus dem Darknet geschickt«, begann Fischer nach der kurzen Begrüßung.

»Was?«

»Auf einem Portal in arabischer Sprache werden gerade Organe von jungen ukrainischen Frauen angeboten. Es ist ein ganzer Katalog.«

»Ein ganzer Katalog? Du scherzt?«

»Leider nicht. Ich habe Zugriff auf das Portal. Es war zugegebenermaßen ein bisschen tricky, aber mit Joes Hilfe ist es mir gelungen. Es ist ein Katalog, in dem verschiedene Organe angeboten werden, auch in größeren Stückzahlen. Derzeit kannst du allein fünfzehn Herzen darüber abrufen.«

»Das ist wirklich seriös? Kein Fake?«

»Ganz sicher können wir das leider nicht sagen, weil ich so etwas noch nie zuvor gesehen habe. Wenn Organhändler Organe anbieten, dann bisher meistens limitiert auf ein oder zwei Stück. Bei größeren Mengen wird immer darauf verwiesen, dass diese Organe nach Bedarf und Zahlung besorgt werden, dann aber aus Regionen wie Indien, China oder Brasilien.«

Brandt zog sich der Magen zusammen. »Soll das heißen, dass irgendein Wahnsinniger gerade mindestens fünfzehn ukrainische Frauen gefangen hält?«

»Hört sich leider so an.«

»Wir müssen sichergehen, dass es kein Fake ist.«

»Wie gesagt, ich fürchte, das ist echt, weil es noch zwei andere Offerten auf dem Portal gibt«, erwiderte Fischer.

»Welche?«

»Die Organe einer achtzehnjährigen Deutschen.«

»Ayla«, entfuhr es Brandt. »Verdammt.«

»Das denke ich auch. Daneben kann man noch eine männliche Person kaufen.«

»Einen Mann?« Brandt zog die Brauen hoch.

»Ja, das finde ich auch seltsam, weil du ja nur von ukrainischen Frauen ausgehst, aber dieser Mann muss irgendwie außergewöhnlich sein. Er wird für 15 Millionen Euro angeboten – also er als ganzer Mensch.«

»15 Millionen?« Brandt wurde übel. Er hatte einen Verdacht, wollte ihn aber lieber nicht aussprechen.

»Dem Preis sind die Blutwerte des jungen Mannes beigefügt, sie sind überdurchschnittlich«, fuhr Fischer fort. »Joe meinte jedenfalls, er hätte noch nie solche Blutwerte gesehen, auch die anderen Werte sind einmalig. Es geht aber noch weiter. Das Gewebe der Person soll schneller verheilen als alles bisher Bekannte. Um das zu belegen, wurde ein Video gepostet. Der Arzt hat dem jungen Mann, der eher wie ein Jugendlicher aussieht, mit dem Skalpell eine tiefe Wunde zugefügt und behauptet, dass sie in wenigen Tagen vollkommen verheilt sein würde.«

»Das ist doch gestört.«

»Willkommen im Darknet. Wenn das, was dort erzählt wird, stimmt, dann sind die 15 Millionen sehr realistisch. Möchte mir gar nicht vorstellen, an welchen Perversen der junge Mann verkauft wird. Es wurde ja wie gesagt sogar ein Video hochgeladen, um die Echtheit zu garantieren.«

»Schick mir das Video bitte.«

»Ist schon raus, zusammen mit allen anderen Informationen. Man erkennt das Gesicht des Mannes leider nicht.«

»Egal. Gibt es einen Hinweis darauf, wo das Video aufgenommen wurde oder wo die Frauen gefangen gehalten werden?«

»Nein, gibt es nicht, aber ich bin dran. Joe unterstützt mich.«

Brandt überlegte kurz, dann sagte er: »Kannst du mir einen Gefallen tun?«

»Welchen?«

»Joe fragen, ob er und Walsh uns nicht doch unterstützen können.«

»Kann ich machen. Aber sie sind noch in der Ukraine. Glaubst du, dass der Jebali-Clan fünfzehn Frauen gefangen hält?«

»Ich fürchte es«, erwiderte Brandt gepresst.

»Vielleicht ist es an der Zeit, die Pariser Kollegen zu kontaktieren«, brachte Fischer vor.

»Die werden niemals gegen den Clan vorgehen, weil die Beweise fehlen. Das Portal kann ein Fake und das Video von irgendwo anders aufgenommen worden sein. Ich kann nicht riskieren, dass die Pariser mich bei den Ermittlungen behindern.«

»Was ist mit Mads?«

»Ich weiß nicht. Ich muss weiter nachdenken. Ein paar Ideen habe ich schon.«

»Sei vorsichtig«, warnte Fischer. »Wenn der Clan wirklich all diese Frauen gefangen hält, werden sie ganz sicher kein Problem damit haben, einen Polizisten kaltzumachen.«

»Ist mir klar. Hast du noch was?«

»Gerade nicht.«

Brandt bedankte sich und beendete das Gespräch, anschließend öffnete er die Mail von Fischer und schaute sich als Erstes das Video an.

Es war in einem recht dunklen Raum aufgenommen worden, nur erhellt durch künstliche Beleuchtung.

»Wird wohl ein Kellerraum sein«, murmelte Brandt.

Die Kamera zoomte zu der Person, die auf einem Behandlungsstuhl lag. Dann sah man, wie eine Hand mit einem Skalpell der Person einen tiefen Schnitt in der Bauchgegend zufügte, bei vollem Bewusstsein.

Walter darf das niemals sehen, dachte Brandt sofort. Auch wenn man das Gesicht der Person nicht erkannte, gab es für ihn keinen Zweifel, dass es sich dabei nur um Rémy handeln konnte.

Er wollte sich gar nicht vorstellen, was dieser friedfertige Musiker gerade durchmachte.

Das mit den Blutwerten ist aber schon merkwürdig, überlegte er und erinnerte sich an ihre erste Begegnung mit Rémy. Es war Winter und Rémy hatte als Zeuge aussagen sollen. Gefühlt war er damals jeden Tag betrunken gewesen. Er hatte ihnen auch erzählt, dass der Alkohol die Kälte erträglicher machen würde, aber Brandt hatte gespürt, dass da noch mehr war. Ihm schien es, als wollte Rémy durch das Trinken seine Vergangenheit und seine Ängste vergessen. Das wiederum erinnerte ihn an seine schlimme Zeit, als er selbst jeden Tag betrunken gewesen war, weil er den Tod seines Freundes und Partners nicht hatte verkraften können.

Wir alle haben unsere Geheimnisse und Dämonen, dachte er. Das hieß aber nicht, dass er an die Geschichte glaubte, die Walter immer wieder andeutete, dass Rémy nämlich viel älter war, als es physisch möglich wäre.

Blödsinn. Rémy hat psychische Störungen. Jemand, der in so jungen Jahren gezwungen ist, auf der Straße zu leben, erschafft sich eine Parallelwelt, um nicht komplett daran kaputtzugehen.

Aber woher kamen diese außergewöhnlichen Blutwerte?

Gute Gene, gab sich Brandt die Antwort, doch seltsamerweise überzeugte sie ihn nicht gänzlich. Er war hin- und hergerissen wegen Rémy und wusste langsam nicht mehr, was er glauben sollte.

»Schluss jetzt mit Rémy, du darfst dir nichts anmerken lassen«, ermahnte sich Brandt und zog sich an. Wenn Walter das Video sehen würde, würde er Amok laufen, das würde ihn komplett aus der Bahn werfen und in dem Zustand würde er ihn auch nicht mehr einfangen können.

In der Lobby erwartete Walter ihn bereits und empfing ihn mit den Worten: »Ich soll dich von Tolga grüßen.«

»Danke. Hat er dich angerufen oder du ihn?«

»Er mich.«

»Wie geht's ihm?«, fragte Brandt.

»Ich hatte das Gefühl, dass es ihm den Umständen entsprechend gut geht. Er hat vorher mit Emre telefoniert und ich soll dir ausdrücklich sagen, dass du auf mich hören sollst.«

»Ich auf dich? Das hat Tolga wirklich gesagt?« Brandt schaute Walter skeptisch an.

»Na ja, er hat gesagt, dass ich der deutlich Stärkere wäre, und der Stärkere gibt üblicherweise den Ton an.«

Brandt lachte. »Du bist ein noch miserablerer Lügner als Kollege Aydin.«

»Mist, du hast gewonnen.« Walter rollte mit den Augen. »Er freut sich, dass wir zusammen sind, weil du angeblich der schlauste und ich der stärkste Onkel bin. Wobei, bei dir wäre ich mir nicht so sicher.«

»Entspann dich. Ist nicht schlimm, auf seinen Meister zu treffen. Schau dir Emre an, aus dem ist dank mir ein fantastischer Polizist geworden. Außerdem natürlich ein Mann.«

Walter tat beleidigt. »Warum habe ich das überhaupt erwähnt?«, grummelte er.

»Weil du deine Freude, dass es Tolga gutgeht, mit mir teilen wolltest.«

»Was machen wir jetzt?«

»Wir treffen uns mit dem Clown und besprechen den Plan mit ihm und seinen Freunden.«

»Du bist also noch immer davon überzeugt, dass das der einzige Weg ist, Rémy und die anderen zu befreien?«

»Ich fürchte, Ja. Oder möchtest du, dass wir zur Pariser Polizei gehen?«

»Ganz sicher nicht.« Walter hob abwehrend die Hände. »Du hast schon recht, die werden mich außen vor lassen und erst mal nach Beweisen suchen. Diese Zeit hat Rémy nicht.«

»Dann bleibt nur unser Plan.«

»Leider. Wobei ich trotzdem bei meiner Meinung bleibe, dass wir Raba Jebali ein bisschen ärgern sollten.«

»Wie meinst du das?«

»Lass uns in eines seiner Cafés gehen und ihm auf den Zahn fühlen, ihm zeigen, dass wir wissen, was für ein Arschloch er ist. Möglich, dass er nervös wird und uns direkt zu dem Versteck führt, wo er Rémy gefangen hält.«

»Jemand wie Raba wird ganz sicherlich nicht durch unseren Anblick nervös werden. Oder hast du je gesehen, dass Kaya wegen Aydin und mir nervös wurde?«

»Ist ja gut, wir halten uns an deinen Plan. Aber du sollst wissen, dass ich echt Bauchschmerzen dabei habe, dass wir uns von dem Clown und seinen Freunden abhängig machen …«

»Die sollen nur herausfinden, wo das Versteck ist«, unterbrach Brandt ihn.

»Warum haben sie das denn bisher nicht geschafft? Immerhin ist Rémy seit einigen Tagen verschwunden. Stattdessen wollten diese Idioten Fatih entführen. Als ob die eine Chance gegen ihn gehabt hätten.«

»Reg dich nicht auf, sie haben nicht daran gedacht. Im Gegensatz zu denen mache ich den Job schon ein paar Jahre. Wenn Gabriel nicht übertrieben hat, werden sie das Versteck schnell ausfindig machen.«

»Trotzdem.«

»Walter, kann ich auf dich zählen?« Brandt sah ihn streng an.

»Ja, natürlich. Ich weiche nicht von deiner Seite. Du Einstein.«

»Das wollte ich hören. Lass uns losgehen«, erwiderte Brandt. Nach diesem Gespräch fühlte er sich nur darin bestätigt, dass er Walter um keinen Preis das Video zeigen durfte.

»Du fährst«, sagte er, als sie in der Tiefgarage vor seinem Wagen standen.

»Ich? Sicher?«

»Ja, dann kann ich mir die Unterlagen durchlesen, die Fischer geschickt hat.«

»Du lässt doch sonst niemanden mit deinem Wagen fahren, nicht mal Emre. Was ist los?«

»Gut, dann fahre ich.«

»Nicht so schnell«, Walter nahm ihm die Schlüssel ab. »Diesen Moment möchte ich kurz auskosten. Natürlich fahre ich. Oder verheimlichst du mir was und willst nur dein Gewissen beruhigen?«

»So ein Quatsch. Vergiss es, ich fahre. War eine dumme Idee.« Brandt hielt die Hand auf, um die Schlüssel zurückzunehmen.

»Kommt nicht infrage, ich fahre und du schaust, was Fischer dir geschickt hat.«

Walter öffnete die Fahrertür und beide stiegen in den Wagen.

»Kannst du ein Foto von mir machen?«, fragte Walter, nachdem er den Sitz für sich eingestellt hatte.

»Warum?«

»Das müssen wir festhalten. Emre glaubt mir nie, dass ich in Paris hinter dem Steuer deines Wagens sitzen durfte.«

»Fahr los«, reagierte Brandt knapp.

»Wohin?«

»Ich tippe die Anschrift ins Navi, fahr einfach los.«

Sie verließen die Tiefgarage und während Walter sie durch den dichten Verkehr von Paris zum Treffpunkt mit Gabriel manövrierte, las sich Brandt die Unterlagen durch, die Fischer mit Joes Hilfe zusammengetragen hatte.

»Was hat Fischer denn geschickt?«, fragte Walter, um im selben Atemzug hinzuzufügen: »Ist er nicht schön?«

»Wer?« Brandt sah verwirrt auf.

»Der Eiffelturm.«

Das riesige Kunstwerk aus Stahl war gerade in seiner vollen Pracht zu sehen, beschienen von der Vormittagssonne. Brandt stimmte Walter in Gedanken zu, doch leider hatte er momentan keinen Kopf für die Schönheit von Paris. Die Stadt der Liebe erschien ihm wie ein hässlicher Ort, voll von Verbrechen und Clankriminalität.

»Was schreibt Fischer?«, wiederholte Walter seine Frage, während sie nun an der Seine entlangfuhren.

Brandt klärte ihn über die Neuigkeiten aus dem Darknet und den Katalog auf, er erwähnte auch die achtzehnjährige Deutsche, nur von dem Video erzählte er nichts.

»Das ist doch völlig gestört«, schimpfte Walter. »Wenn das stimmt, heißt das, dass Raba mindestens sechzehn Frauen in seiner Gewalt hat. Glaubst du, die Deutsche ist Ayla?«

»Wäre ein komischer Zufall, wenn sie es nicht wäre. Ich hoffe, der Bastard hat sie noch nicht getötet.«

Walter wiegte den Kopf. »Unwahrscheinlich. Organe müssen zeitig nach ihrer Entnahme transplantiert werden, wenn ich mich nicht irre.«

Brandt nickte. Bei den Recherchen zu ihrem letzten Fall hatte er nachgelesen, dass Herz und Lunge optimalerweise innerhalb von 6 Stunden transplantiert werden sollten, Nieren innerhalb von 24 Stunden.

»Stimmt, ich erinnere mich. Das spielt uns in die Karten. Fischer beobachtet das Darknetforum weiter. Eine Abnahme des Angebotes würde bedeuten, dass der Clan jemanden ermordet hat. Solange die Zahl konstant bleibt, leben die Frauen.«

»Hat er was über Rémy gefunden?« Walter warf Brandt einen kurzen Blick zu.

»Da steht nichts in seinen Unterlagen.«

»Schreib ihm bitte, dass er sich im Darknet umhören soll. Jede Wette, dass dieser Verbrecher Rémys Organe für einen Haufen Geld anbietet, wenn er erst herausgefunden hat, wie wertvoll er ist.« Walter presste die Lippen zusammen und Brandt versuchte sein schlechtes Gewissen zu verdrängen, weil Walter mit seiner Vermutung ins Schwarze getroffen hatte.

»Ich antworte ihm auf die Mail, die er mir geschickt hat«, sagte er, da er ein Telefonat in Walters Gegenwart vermeiden wollte. Fischer durfte unter keinen Umständen etwas über die männliche Person sagen, das würde er ihm in der Mail mitteilen.

»Die nächste rechts müsste es sein«, sagte Walter kurz darauf und bog ab.

Sie erreichten ein Gelände, auf dem ein paar Wohnwagen standen, Walter parkte.

»Gib zu, dass ich den Pariser Verkehr besser gemeistert habe als du«, sagte Walter und löste den Sicherheitsgurt.

»Das soll wohl ein Witz sein.«

»Ein Mal, nur ein Mal möchte ich etwas Motivierendes aus deinem Mund hören.«

»Jammer nicht wie Aydin, das steht dir nicht«, erwiderte Brandt, der sah, dass Walter ihn nur aufzog.

Sie stiegen aus und sahen sich um.

»Wundert mich, dass Rémy hier nicht gewohnt hat. Sieht doch idyllisch aus«, bemerkte Walter.

»Woher weißt du, dass er das nicht getan hat?«

»Das hat der Clown gesagt. Wäre er hier gewesen, hätte man ihn auch nicht entführt.«

Brandt ließ diese Bemerkung so stehen. In dem Moment kam jemand aus einem der Wohnwagen, es war Raphael, der als Pantomime auftrat. Er ging auf die beiden zu.

»Was treibt euch hierher?«

»Wir wollten mit euch reden. Lasse hatte eine Idee, wie wir Rémy finden können«, begann Walter.

»Dann kommt mal mit. Die anderen haben gerade den Grill angeschmissen.«

»Bei dem Wetter?«, fragte Brandt.

»Ist doch trocken und die Sonne scheint.«

»Für eine leckere Currywurst kann es nie zu kalt sein«, pflichtete Walter ihm bei.

»Du hast Glück, ich wollte eben ein paar auf den Grill legen«, erwiderte Raphael lachend.

»Bist du der Grillmaster?«

»So ist es. An meinen Grill lasse ich niemanden ran.«

»Wieso hat Rémy nicht bei euch wohnen wollen?«, erkundigte sich Walter.

»Ab und zu hat er es gemacht, aber er war da sehr eigen. Ich hatte immer das Gefühl, dass er einem nicht zu lange zur Last fallen wollte, als hätte er Sorge, dass er uns in Gefahr bringen würde, wenn er zu lange bei uns ist. Rémy war auch nicht die ganze Zeit in Paris. Er kam immer nur für ein paar Wochen, dann wieder lange nicht und irgendwann tauchte er plötzlich wieder auf.«

»So ist er. Ständig um das Wohl der anderen bemüht.« Walter schluckte. »Ich wollte damals, dass er bei mir im Grill bleibt, aber er, der kleine schmächtige Künstler, war immer mehr um mich besorgt als um sich selbst und ist weitergezogen. Ich hätte mir mehr Mühe geben müssen, viel mehr! Es ist meine Schuld, dass er entführt wurde.«

Schweigend gingen sie weiter zu einem Platz hinter den Wohnwagen, wo Sitzbänke und Tische standen, in der Mitte war ein Grill.

Raphael grüßte in die Runde.

»Bringst du Gäste mit?«, fragte Jules, der Kleinwüchsige.

»Ja, sie haben eine Idee, wie wir Rémy finden können.«

»Die? Damit meinst du doch sicherlich nicht den Dicken mit der Glatze«, erlaubte sich Jules einen bösen Scherz.

»Jules, halt dich zurück«, warnte Gabriel, der Clown, und an Brandt und Walter gewandt fügte er hinzu: »Kommt her, wir grillen gerade. Ich möchte deinen Plan hören.«

»Gern.« Sie suchten sich zwei Stühle und Brandt begann: »Vielleicht gibt es einen Weg, herauszufinden, wo Rémy versteckt gehalten wird. Du hast doch gestern erzählt, dass ihr viele seid und euch in ganz Paris auskennt. Kann ich mich darauf verlassen?« Sie hatten sich noch am Ende ihres ersten Treffens darauf geeinigt, sich zu duzen.

»Selbstverständlich kannst du das. Wieso sollte ich lügen?«

»Dann sollten wir dieses Netzwerk nutzen. Alle sollen sich umhören, ob sie etwas von verschwundenen jungen Frauen gehört haben oder ob sich Leute vom Jebali-Clan im Großraum Paris aufhalten. In verlassenen Gebäuden, Bauernhöfen oder Tunnelsystemen. An Orten, wo man Frauen verstecken kann. Es werden mehrere sein, die diese Orte bewachen, das könnte auffallen, wenn man zufällig in der Nähe ist«, erklärte Brandt. »Kennen deine Freunde die Leute vom Jebali-Clan?«

»Jeder, der auf der Straße lebt oder arbeitet, kennt sie. Sie verbreiten Angst und Schrecken, drangsalieren uns und geben uns zu verstehen, was sie von uns halten«, antwortete Gabriel. »Aber was haben die jungen Frauen mit Rémy zu tun? Das verstehe ich noch nicht ganz.«

»Wir gehen davon aus, dass der Jebali-Clan nicht nur Rémy entführt hat, sondern eben auch junge Frauen.«

»Warum das?«, fragte Gabriel erstaunt.

»Um ihnen die Organe zu entfernen.«

»Sicher?« Die Miene des Clowns gefror vor Schreck.

»Leider ja. Es gibt eindeutige Indizien dafür. Wenn ihr so viele seid, wird doch irgendjemand etwas beobachtet oder gehört haben.«

»Und wenn nicht?«, fragte Jules.

»Dann müssen wir uns einen anderen Plan überlegen«, antwortete Brandt, auch wenn er hoffte, dass das nicht nötig sein würde. Anderenfalls würden sie zu viel Zeit verlieren.

»Nein, nein, das ist ein guter Plan«, ging Gabriel dazwischen. »Ich hätte selbst darauf kommen müssen. Wir kennen jeden Stein in der Stadt und ich will verdammt sein, wenn niemand mitbekommen hat, wie eine Frau entführt wurde, auch wenn das bei Rémy niemand bemerkt haben will. Der Plan ist gut!«

»Er ist Bulle, es ist sein Job, gute Pläne zu machen«, stellte Jules trocken fest.

»Ein verdammt gutaussehender Bulle, den schubst im Gegensatz zu dir sicherlich keiner von der Bettkante«, ergänzte eine Frau aus der Runde. Sie hieß Corinne und soweit Brandt aus der Vorstellungsrunde wusste, legte sie Karten und las aus der Hand.

Jules verdrehte nur die Augen und schüttelte den Kopf, Brandt nahm es mit Humor.

»Wer will die erste Currywurst?«, fragte Raphael.

»Ganz klar unsere Gäste«, antwortete Corinne.

»Seit wann sind wir Franzosen für unsere Freundlichkeit bekannt?«, stichelte Jules.

»Ist der Kleine immer so gut gelaunt?«, zog Walter ihn auf.

»Klar«, erwiderte Gabriel. »Hier, die erste Currywurst ist für euch. Ich sehe zu, dass ich ein paar Leute kontaktiere, damit die andere benachrichtigen und so weiter. Wir werden herausfinden, wo diese Frauen und Rémy versteckt gehalten werden.«

»Sehr gut, danke«, sagte Brandt. Vielleicht war die Begegnung mit Gabriel und seinen Freunden ihr fehlendes Puzzleteil gewesen. »Walter darf übrigens gerne die erste Currywurst haben. Immerhin hat er einen eigenen Imbiss.«

Raphael nickte und reichte Walter einen Teller. »Lass es dir schmecken.«

Walter biss von der Currywurst ab.

»Und?«, fragte Brandt.

»Freunde, ich grille euch mal eine richtige Currywurst. Die hier ist nur zum Magenberuhigen.«

57

Irgendwo in Frankreich

»Was haben die dir nur angetan?«, fragte Ayla, sie stand vollkommen neben sich, weil sie sah, wie sehr Rémy von Schmerzen geplagt wurde.

Es war ein tiefer Schnitt gewesen, doch er hatte nicht geschrien, als Dr. Frankenstein ihm die Verletzung zugefügt hatte.

»Wieso haben sie dich so fies geschnitten?«, fragte Tatjana und blickte auf den Verband auf seinem Bauch.

Rémys Shirt lag noch im Operationssaal, Aariz hatte ihn ohne Shirt zurückgebracht.

»Ich weiß es nicht, es kam ganz plötzlich. Ich glaube, es war ein Versehen.«

»Ein Versehen? Niemals!«, schnaubte Tatjana. »Dieser Arzt ist ein Psycho. Ich habe richtig Angst vor ihm.«

»Ich auch. Er hat einen furchteinflößenden Blick«, bestätigte Ayla.

Rémy verzog nur den Mund, er konnte den beiden unmöglich die Wahrheit sagen. Am liebsten hätte er ihnen gar nichts erzählt, aber da er ohne Shirt zurückgekommen war, hatten sie gleich gesehen, was los war.

»Zieh dir was an. Nicht, dass du dich erkältest«, sagte Tatjana.

Ayla griff nach einem weißen Shirt und reichte es Rémy. Ihre Entführer hatten wenigstens für alle ausreichend Unterwäsche und Kleidung bereitgelegt. Rabas Clan schien daran interessiert, dass es ihnen in der Gefangenschaft gut ging, was darauf schließen ließ, dass die Entführer mit einem längeren Aufenthalt ihrer Gefangenen rechneten.

»Wie sollen wir denn jetzt deinen Plan umsetzen? Du kannst dich in dem Zustand unmöglich mit dem Bulligen anlegen, der wird dich töten. Mit der Wunde wirst du keine Chance haben«, sagte Ayla.

»Wir finden einen Weg, ich habe es euch versprochen. Ich befreie euch«, versicherte Rémy.

»Ayla hat recht. Du hast gar nicht die Kraft. Wollen wir hoffen, dass die Wunde sich nicht entzündet. Diese Schweine«, schimpfte Tatjana.

»Vertraut mir, die Wunde ist nicht so tief.«

»Dafür siehst du aber ganz schön blass aus.« Tatjana schien ihm nicht zu glauben, doch Rémy konnte ihnen unmöglich sagen, dass seine Wunden schneller verheilten als bei anderen Menschen.

Was der Clan wohl mit ihm anstellen würde, wenn sie in wenigen Tagen feststellten, dass seine Wunde vollständig verheilt war und nur eine kleine Narbe zurückblieb? Er wollte es sich lieber nicht vorstellen.

»Du kennst den Schmerz, scheint mir«, bemerkte Ayla erschrocken. Sie hatte die vielen Narben auf seinem Rücken gesehen.

»Wenn man wie ich auf der Straße lebt, ist man leider immer wieder Gewalt ausgesetzt«, gab Rémy zurück, obwohl manche der Narben einen ganz anderen Hintergrund hatten.

»Wie können Menschen nur so gemein zueinander sein?«, fragte Ayla angewidert.

»Sieh uns an! Wir werden hier gefangen gehalten, um uns später an irgendein Bordell zu verkaufen oder noch Schlimmeres anzutun. Menschen waren schon immer abgrundtief böse.«

Schritte ertönten, die beiden Frauen zuckten zusammen.

Die Tür wurde geöffnet und der Bullige trat ein.

»Mitkommen«, sagte er an Rémy gerichtet.

»Lasst ihn in Ruhe«, brüllte Ayla. »Sehen Sie nicht, dass er verwundet ist?«

»Beruhige dich bitte, ich gehe. Mach dir um mich keine Sorgen«, bat Rémy. Er wollte nicht, dass Ayla seinetwegen Schläge kassierte.

Rémy stand auf, auch wenn er sich nicht erklären konnte, warum man ihn schon wieder aus dem Raum holte. Sie gingen hinaus und Aariz schloss die Tür hinter ihm.

»Wollen die noch mehr Tests mit mir machen?«, fragte Rémy.

»Du stellst zu viele Fragen!«

58

27. Februar 2023, Paris

»Dieses Rumsitzen macht mich noch wahnsinnig«, sagte Walter und biss in sein Croissant.

Er und Brandt saßen auf der Terrasse des Café Panis gegenüber der Kathedrale Notre-Dame. Mit fast 10 Grad war es an diesem Vormittag außerordentlich mild in Paris und die Sonne machte keine Anstalten, sich von den wenigen Wolken verdecken zu lassen.

»Als Polizist muss man geduldig sein, auch wenn ich verstehen kann, dass dir das Warten gerade schwerfällt«, gab Brandt zurück.

»Schwerfällt? Das ist stark untertrieben. Ich habe kein Auge zugetan. Was, wenn wir zu spät kommen und diese Wahnsinnigen Rémy …« Walter brach ab. »Ich möchte das gar nicht aussprechen.«

»Rémy lebt. Du weißt, Fischer beobachtet das Portal und die Anzahl der angebotenen Organe hat sich nicht verringert. Das kann nur bedeuten, dass keine weitere Gefangene ermordet wurde.«

»Wieso weitere? Wie viele Frauen haben diese Drecksäcke denn schon auf dem Gewissen?«

»Ich hoffe, niemanden.«

Walter griff nach seiner Kaffeetasse und sah nachdenklich die Straße hinunter. »Glaubst du wirklich, dass dieser Clown und die anderen das Versteck finden?«

»Es ist die beste Option, die wir derzeit haben.«

Unruhig biss Walter auf seine Unterlippe. »Wir müssen doch noch irgendwas tun können. Ehrlich, wieso kitzeln wir den Clan nicht endlich. Vielleicht werden sie nervös und führen uns direkt zu dem Versteck.«

»Das haben wir doch gestern schon ausführlich durchgekaut, das wird nicht funktionieren. Raba und seine Bande sollen glauben, dass sie nicht beobachtet werden, sie sollen sich in Sicherheit wiegen, aber sobald die Leute von Gabriel etwas haben, schlagen wir zu. Bis dahin verhalten wir uns ruhig.«

»Das hast du doch geklaut«, bemerkte Walter spöttisch.

»Wie, geklaut?«

»Das ist eine Szene aus Gladiator, das mit der Schlange, die lauscht und ruhig bleibt. Gib's zu.«

»Quatsch, das nennt man Ermittlungsarbeit.«

»Geklaut, ganz klar«, beharrte Walter.

»Du schaust zu viele Filme, genau wie Kollege Aydin.«

»Hat Fischer eigentlich was bei Joe erreicht?«

»Ich habe gestern Abend noch mal mit ihm telefoniert, aber er konnte Joe nicht erreichen. Möglich, dass die in der Ukraine oder Russland festsitzen.«

»Mist. Ehrlich, wenn wir das Versteck haben, können wir jeden Mann gebrauchen. Vielleicht solltest du Tom und Mads aktivieren.«

»Walter, entspann dich. Das hier ist kein Feldzug. Ich mache den Job schon ein paar Jahre, hab etwas mehr Vertrauen in mich«, versuchte Brandt seinen aufgewühlten Freund zu beruhigen.

»Zur Not greifen wir auf die Pariser Kollegen zurück. Der Typ wollte dich doch sprechen.«

»Deswegen sind wir hier«, erwiderte Brandt.

Cédric Delpuech, der in Paris mit den Ermittlungen betraute Kommissar, hatte ihn am vergangenen Abend angerufen, um sich mit ihm auszutauschen, und dieses Café als Treffpunkt vorgeschlagen. Seine Handynummer hatte Delpuech von Bender.

»Bin mal gespannt, was die Pariser Polizei hat.«

»Mein Gefühl sagt mir, dass sie wenig haben und er deshalb mal bei mir auf den Busch klopfen will.« Er sah Walter in die Augen. »Wir sind uns aber einig, dass du dir die Füße vertrittst, wenn er kommt, klar?«

»Natürlich, das hast du mir ja schon beim Frühstück deutlich gemacht. Dabei könnte ich genauso gut ein Kumpel von dir sein, den du zufällig in Paris getroffen hast.«

»Diese Diskussion fange ich gar nicht erst an.«

Die Kellnerin kam und fragte, ob die Herren noch etwas bestellen wollten, und sie orderten einen zweiten Kaffee.

»Dazu hätte ich gern noch einen Crêpe«, fügte Walter hinzu. »Wenn man in Paris keinen Crêpe isst, war man nicht in Paris.«

»Das haben Sie schön gesagt. Möchten Sie auch einen?«, fragte die Kellnerin an Brandt gerichtet.

»Warum nicht, sonst muss ich mir von meinem Kumpel nur einen Spruch anhören.«

»Sie werden es nicht bereuen, unsere Crêpes sind richtig beliebt und wirklich lecker«, erwiderte die Kellnerin lächelnd und entfernte sich.

Einen Moment hingen beide ihren Gedanken nach, bis die Kellnerin mit den hauchdünnen Pfannkuchen zurückkam.

»Lass es dir schmecken«, sagte Brandt und probierte selbst ein Stück, dann zog er zustimmend die Brauen hoch. »Die Kellnerin hat nicht übertrieben.«

»Allerdings, die sind wirklich köstlich. Was würde ich darum geben, wenn wir alle, also Emre, die Frauen, Leah, Tolga, du und Rémy hier sitzen würden, diese leckeren Crêpes essen und einfach nur glücklich sein würden, weil alle gesund sind.«

Brandt nickte stumm. Kurz darauf klingelte sein Handy und Brandt war erleichtert, nicht auf Walters Bemerkung eingehen zu müssen. Er musste all seine Aufmerksamkeit auf den Fall konzentrieren und durfte sich nicht in traurigen Gedanken verlieren.

»Moin, Tom«, nahm er das Gespräch an.

»Bonjour, mon ami«, antwortete Hardt. »Ich hoffe, ihr könnt trotz all eurer Sorgen Paris ein wenig genießen.«

»Nicht wirklich. Gerade haben wir aber etwas Luft. Walter und ich sitzen in einem Café mit Ausblick auf Notre-Dame, dazwischen liegt nur die Seine. Wäre echt hübsch, wenn wir nicht diese Probleme hätten.«

»Ich kenne die Ecke«, erwiderte Hardt. »So, wie ich dich einschätze, bist du aber nicht ausschließlich zum Kaffeetrinken da oder um die abgebrannte Kathedrale zu bestaunen.«

»Wem mache ich was vor?« Brandt schmunzelte. »Der leitende Ermittler der Pariser Polizei will sich gleich mit mir hier treffen.«

»Ich hatte auch ein Gespräch mit Cédric Delpuech. Er war verwundert, warum du dich nicht längst bei ihm gemeldet hast.«

»Du kennst die Antwort.«

»Logisch, du hast dich seit unserer Hamburger Zeit nicht verändert, du möchtest gerne alles unter Kontrolle haben«, sagte Hardt mit leisem Lachen.

»So ist es. Viele Köche verderben den Brei. Aber du hast doch sicherlich nicht angerufen, um über alte Zeiten zu plaudern.«

»Natürlich nicht, auch wenn ich gern daran zurückdenke. Da war die Welt noch ein Stück besser.«

Für einen Moment trat Stille ein und Brandt ahnte, was Hardt gerade durch den Kopf ging. Vor einigen Jahren war seine Frau brutal ermordet worden und bis heute wusste er nicht, wer der Täter war. Er zog seine drei Kinder allein auf, was mit einer der Gründe war, warum er nach Mannheim gezogen war, denn dort hatte er Verwandte, die ihn bei der Erziehung unterstützen konnten. Als Polizist hatte er nun mal nicht die angenehmen Bürozeiten wie viele andere Angestellte.

»Wir haben einen Verdächtigen in Sachen Thamir«, setzte Hardt wieder an.

»Schieß los.«

»Akram Hamdi, achtundzwanzig Jahre alt, wohnhaft in Saarbrücken.«

»Nur ein Verdacht oder schon mehr?«

»Der oder die Täter wussten, wo der tote Winkel der Überwachungskamera in der Werkstatt war. In der Aufzeichnung sieht man Hamdi, wie er kurz nach Thamir die Werkstatt betritt und in die Ecke geht, wo Thamir arbeitet. Wenig später ist Thamir tot, angeblich war es ein Unfall, es heißt, er hätte nicht aufgepasst. Aber das ist nicht das Spannende.«

»Schieß los.«

»Hamdi hat in Paris gelebt, bevor er vor vier Jahren nach

Deutschland gezogen ist. In Frankreich saß er auch drei Jahre im Gefängnis, und rate mal, wer zu der Zeit im selben Knast saß?«

»Ein Jebali.«

»Nicht irgendeiner, sondern Dahoud.«

Brandt pfiff leise durch die Zähne. »Glaubst du, Dahoud hat den Befehl für den Mord an Thamir gegeben?«

»Würde mich nicht wundern. Wenn wir Hamdi zum Reden bekommen, könnten wir den Clan mit dieser Aussage drankriegen, zumindest Dahoud.«

»Das wird Hamdi nicht tun.«

»Wir versuchen, ihn in ein Kronzeugenprogramm zu bringen«, entgegnete Hardt.

»Ich kenne Leute wie Hamdi, die verraten niemanden. Wenn er Thamir ermordet hat, dann war er Dahoud etwas schuldig. Glaub mir, der singt nicht, und selbst wenn, wird das ewig dauern. Diese Zeit haben wir nicht.«

»Ist mir klar. Wollte dich nur auf dem Laufenden halten.«

Brandt atmete tief durch. »Was ist mit dem Neffen aus Dortmund?«

»Da laufen die Ermittlungen. Ich hatte ein Gespräch mit ihm, aber mein Gefühl sagt mir, dass er nicht in den Mord an Thamir Boufal verwickelt ist. Der Befehl kam aus Paris.«

»Denke ich auch. Bleib bitte dran, und wenn du irgendwie in Erfahrung bringen kannst, ob Hamdi etwas über verschwundene ukrainische Frauen weiß, ruf mich an.«

»Mach ich. Seid vorsichtig.«

»Sind wir«, antwortete Brandt und beendete das Gespräch.

Walter sah ihn mit großen Augen an, er hatte den Inhalt des Telefonats nur aus Brandts Antworten entnehmen können.

»Habe ich das richtig verstanden? Dahoud hat den Mord an diesem Thamir in Auftrag gegeben?«, fragte er ungläubig.

»Sieht danach aus«, antwortete Brandt und klärte Walter kurz auf.

»Ein typischer Drecksjob für loyale Gefolgsleute. Hamdi steht bei

Dahoud mit irgendwas in der Schuld. So jemanden kannst du nicht mit diesem Kronzeugenmüll beeindrucken.«

»Wie dann?«

»Gar nicht, es sei denn, du findest eine Möglichkeit, seine Eltern zu verhaften, oder wenn er eine Frau hat, die. Du kriegst die nur ran, wenn du seine Familie in die Mangel nimmst.«

»Wir leben in einem Rechtsstaat«, widersprach Brandt.

»Ist mir bewusst. Ich wollte dich nur darüber aufklären, wie diese Clans und deren Jünger ticken, nur deswegen können die doch in Deutschland machen, was sie wollen, weil unser Staat gegen deren loyale Strukturen nichts in der Hand hat. Die sterben lieber, als jemanden zu verraten. Wenn Hamdi Dahoud verpfeift, schnappt sich Dahoud die Familie von Hamdi.«

Brandt rieb sich nachdenklich übers Kinn. »Vielleicht können wir das irgendwie nutzen.«

»Wie?«

»Weiß ich noch nicht, ich muss überlegen.«

»Nicht zu lange. Rémy hat diese Zeit nicht«, erinnerte Walter ihn.

»Die anderen Frauen genauso wenig.«

»Stimmt. Vor lauter Sorge um Rémy habe ich die armen Frauen glatt vergessen, sogar Ayla, wenn sie die Deutsche ist, von der Fischer gesprochen hat. Meine Sorge gilt allen und wir müssen sie alle befreien. Ohne Ausnahme.«

»Du solltest langsam mal eine Runde drehen«, bemerkte Brandt und sah die Straße hinunter. »Spiel den Touri, geh eine Runde um die Häuser, schau dir die Kathedrale an, mach ein paar Fotos fürs Fotoalbum.«

»Fürs Fotoalbum?« Kopfschüttelnd fischte Walter seine Geldbörse heraus.

»Was wird das?«, fragte Brandt.

»Für Kaffee und Crêpes.«

»Sieh zu, dass du Land gewinnst, und stolper nicht aus Versehen in die Seine. Du kannst nicht schwimmen.«

»Ich kann besser schwimmen als du. Auf einhundert Meter im Kraulen schlage ich dich zu jeder Zeit an jedem Ort.« Walter machte eine wegwerfende Handbewegung. »Besser, ich gehe, bevor mir noch ein Spruch rausrutscht, von dem du dich nicht so leicht erholen wirst.« Er stand auf. »Aber ich bleibe in der Nähe oder passt das dem eitlen Norweger auch wieder nicht?«

»Halbnorweger.« Brandt hatte Mühe, nicht zu lachen, Walter war einfach hinreißend, wenn er sich so aufregte.

»Wenn der Kommissar Ärger macht, ich bin zur Stelle. Er soll ja nichts unternehmen, was das Leben von Rémy und den Frauen gefährdet. Ich vertraue da nur dir, lass dich nicht von seinem charmanten französischen Akzent ablenken«, mahnte Walter.

»Ich kriege das hin.« Brandt stand auf und klopfte dem Freund auf die Schulter. »Vertritt dir jetzt die Füße.«

Walter presste die Lippen zusammen und entfernte sich, während Brandt ihm nachsah.

Es war unglaublich, wie sehr Walter das alles emotional mitnahm. Aber so kannte er seinen Freund, für ihn gab es keine halben Sachen, er war immer mit Herzblut dabei, erst recht, wenn es um seine Freunde ging.

Brandt setzte sich wieder und trank seine Kaffeetasse leer. Auf das Gespräch mit dem Pariser Kommissar war er eher neugierig, als dass er sich darauf freute. Er konnte sich gut in dessen Rolle hineinversetzen. Wäre er an seiner Stelle und würde einem französischen Kollegen gegenübersitzen, der in Deutschland ermittelte und so argumentierte, wie er das vorhatte, würde es kein freundliches Gespräch werden.

Sein Blick wanderte über die Seine und weiter zur Kathedrale. Man sah deutlich, wie das Feuer der schönen Kirche zugesetzt hatte. Es würde Jahre dauern, bis Notre-Dame wieder in ihrer ganzen Pracht erstrahlen und allen zugänglich sein würde. Auf dem Platz davor sah er, wie Walter Richtung Kathedrale ging.

Schalt ab, alter Freund, dachte er und ein warmes Gefühl der Dankbarkeit durchströmte ihn, weil er es sehr zu schätzen wusste, dass

Walter ihn begleitete – auch wenn er ständig in Sorge war, dass sein übermütiger und zu herzlicher Freund eine Dummheit begehen könnte.

»Commissaire Brandt?«, hörte er da eine Stimme hinter sich.

Er drehte sich um und erkannte Cédric Delpuech. Fischer hatte ihm vorab ein Foto des Kollegen geschickt.

»Commissaire Delpuech, freut mich«, antwortete Brandt auf Französisch und stand auf, um den Kollegen zu begrüßen. »Nehmen Sie doch bitte Platz.«

Der Kommissar setzte sich und schaute auf den zweiten leeren Teller und die Tasse, die Walter benutzt hatte. »Sie waren nicht allein?«

»Ein Bekannter war kurz hier«, antwortete Brandt vielsagend und ärgerte sich zugleich, dass er daran nicht gedacht hatte.

»Ein Freund? Ist er mit Ihnen zusammen in Paris?«

»Nein, wir haben uns ungeplant getroffen, er ist geschäftlich in der Stadt.«

»Dieser Freund ist nicht zufällig der große kräftige Mann mit der Glatze und dem grimmigen Gesicht?« Delpuech wies über die Straße, wo Walter an einer Ampel stand und sie beobachtete.

Kaum hatte Walter bemerkt, dass er gesehen worden war, drehte er sich zur Seite.

»In Paris gibt es gute und fähige Polizisten, Commissaire Brandt. Auch wenn Sie sich das nicht vorstellen mögen.«

Brandt hätte weiter leugnen können, aber das fand er dann doch zu albern.

»Sie sind sicherlich nicht wegen meines Freundes hier. Man wird ihm in Frankreich wohl kaum verbieten können, sich frei zu bewegen.«

»In der Tat. Wir sind eine Republik seit 1870, länger als Deutschland.«

Brandt konnte Delpuech nicht einschätzen. Er war etwas kleiner als Brandt, von eher rundlicher Statur und hatte kurze braune Haare, dazu ein freundliches Gesicht, aber seine Augen sandten Blicke aus, die scharf waren wie Messerklingen, und er war wortgewandt. Laut Fischers Unterlagen war er vierundvierzig Jahre alt.

»Sie wollten mich vermutlich nicht sprechen, um über die wunderbare Geschichte Frankreichs zu philosophieren, oder?«

»Très bien, Sie kommen gleich zum Punkt.«

»Ich bin kein Freund von langen Reden. Nordische Sachlichkeit, statt französischer Schnörkel«, landete Brandt eine kleine Spitze. Delpuechs leicht überhebliche Art, die man vor allem den Parisern nachsagte, nervte ihn.

»Bon, bon«, nickte der Franzose.

Die Kellnerin kam an ihren Tisch und fragte, ob sie etwas bestellen wollten.

»Seien Sie bitte mein Gast«, sagte Brandt. »Un café?«

»Dazu sagt ein Franzose nie Nein.«

»Für mich bitte auch einen«, sagte Brandt zu der Kellnerin, die nickte und sich dann entfernte.

»Sie haben mächtig Wirbel gemacht«, begann Delpuech.

»Inwiefern?«

»Die Pariser Bürgermeisterin persönlich hat bei meinem Chef angerufen und Druck gemacht, dass wir Sie so gut wie möglich unterstützen sollen. Die Bürgermeisterin, diese Ballerina. Können Sie sich das vorstellen?«

Brandt blieb ihm die Antwort schuldig.

»Aber nach all dem Theater hört man nichts von Ihnen«, empörte sich Delpuech weiter, »kein einziges Wort, nicht mal ein höfliches Bonjour. Das lässt die Bürgermeisterin ganz schön dämlich dastehen und verärgert meinen Chef. Sie kennen ihn nicht. Er ist ein kleiner Mann, aber wenn er erst einmal genervt ist, ist er gnadenlos wie eine Dampfwalze, und ihn nervt immer etwas. Trotz allem bin ich ruhig geblieben. Warum diese ganze Aufregung, habe ich mich gefragt, der Kollege Brandt wird sich schon melden. Schließlich will er ja was von uns. Aber Commissaire Brandt meldet sich nicht, und weil mir inzwischen alle aufs Dach steigen, bin ich gefrustet und beschließe, den deutschen Kollegen selbst aufzusuchen.«

Brandt hatte die Schimpftirade bisher wortlos über sich ergehen lassen, doch jetzt musste er sich zur Wehr setzen. »Der deutsche Kollege sitzt Ihnen gegenüber und hatte seine Gründe, Sie nicht aufzusuchen«, erwiderte er kühl. »Wir sollten endlich unsere Animositäten beilegen und uns über das austauschen, was wir wissen.« Dieser Delpuech wurde ihm immer unsympathischer.

In dem Moment kam die Kellnerin, servierte ihnen den Kaffee und entfernte sich wieder.

»Dann erzählen Sie mir mal genau, was Sie die Tage in meiner Stadt gemacht haben«, forderte Delpuech.

»Hören Sie, ich habe mich nicht mit Ihnen getroffen, um mich von Ihnen belehren zu lassen. Entweder sprechen wir auf Augenhöhe darüber, was Sie über den Jebali-Clan wissen und was ich herausgefunden habe, und stimmen uns ab, oder Sie genießen Ihren Kaffee allein und ich mache, was ich die letzten Tage auch gemacht habe. Verbrecher jagen«, platzte Brandt nun heraus.

Delpuech wirkte überrascht über diese deutliche Ansage. Er nickte und erwiderte zu Brandts Erstaunen: »Sie gefallen mir.«

59

Paris

Wenn 15 Millionen machbar sind, sind auch 20 oder 30 drin, dachte Raba, er konnte sein Glück gar nicht fassen.

Dass der Straßenmusiker wirklich so viel Geld einbringen könnte, hätte er niemals für möglich gehalten, er war eher davon ausgegangen, dass er ein Hindernis wäre.

»Kismet«, sagte Raba zu sich. War es das Schicksal, das den Musiker in seine Hände gebracht hatte?

Die Idee von Dr. Frankenstein war genial gewesen, auch wenn der Arzt sicherlich andere Intentionen hatte als Raba.

Der würde Rémy am liebsten sofort aufschneiden, ihn gründlich untersuchen und weitere kranke Experimente mit ihm machen. Dahoud hatte recht, der Arzt war ein Psycho, aber er hatte die Idee gehabt, dem Musiker eine Wunde zuzufügen, um zu beweisen, dass seine Verletzungen schneller verheilten, das musste man diesem Freak lassen.

Die Idee mit dem Darknet hatte Hadi gehabt. Er kannte sich mit diesen Dingen viel besser aus als er oder Dahoud. Schon vor Wochen hatte Hadi ein Portal dort angelegt, angeblich standen die Server in Weißrussland, somit war es unmöglich, sie für das zu belangen, was sie da taten, oder ihre Spur zurückzuverfolgen.

Ich liebe das Internet, dachte Raba, sah er doch die Millionen schon förmlich vor sich, die bald in seine Kasse gespült werden würden. Zwar hatte er bereits Partner in Saudi-Arabien, die großes Interesse an Organen hatten, an Interessenten mangelte es also nicht, aber das Ganze dauerte einfach zu lange, sodass er hoffte, über das Darknet schneller mehr Abnehmer zu finden.

»Das mit Rémy war trotzdem meine Idee«, sagte Raba stolz. Mehr zum Scherz hatte er Hadi gebeten, das Video, das sie von dem

Schnitt gemacht hatten, auf dem Portal hochzuladen, alles ein bisschen zu übertreiben und 15 Millionen als Preis aufzurufen. Dass sich aber am selben Tag noch drei Interessenten melden würden, damit hätte Raba nie gerechnet. Er hätte den Musiker auch für eine Million Euro verkauft.

Trotzdem gab es eine leise Unsicherheit tief in ihm.

»Wissen die Bieter etwas, was ich nicht weiß? Warum wollen die so viel Geld für ihn zahlen?«

Die Identität der Bieter hatte Hadi nicht feststellen können, er hatte sich deswegen fast lustig gemacht über Raba.

»Cousin, deshalb sind die doch alle im Darknet und zahlen mit Krypto, weil eben keiner wissen soll, wer die sind, auch die Verkäufer nicht.«

Als hätte er Hadi mit seinen Gedanken herbeigerufen, betraten er und Dahoud jetzt das Café, in dem Raba saß. Er winkte sie zu sich.

»Setzt euch«, sagte er, »und trinkt was mit eurem Habibi.«

Der Kellner brachte den beiden sofort einen Tee.

»Es sind noch zwei Angebote eingegangen«, berichtete Hadi.

»Für Rémy?«

»Ja, für den Straßenköter«, antwortete Dahoud und zog die Nase hoch. »Wieso nennst du seinen Namen? Er ist der Teufel, das weißt du doch.«

»Und du bist ein Trottel. Macht dir der Junge so viel Angst?« Raba schüttelte den Kopf.

»Dahoud Jebali fürchtet niemanden«, brüstete sich Dahoud.

»Das merkt man«, erwiderte Raba spöttisch. »Ausgerechnet du mit deinem Auge-Mist. Das Armband da ist doch neu.« Raba zeigte auf Dahouds rechtes Handgelenk, das jetzt ein Armband mit dem blauen Auge schmückte.

»Nein, Bruder, ich möchte nur Unheil von uns abwenden. Wir sollten diesen Straßenköter so schnell wie möglich verkaufen und Allah dankbar sein, dass wir mit ihm noch ein gutes Geschäft machen.«

Raba glaubte seinem Bruder nicht, doch er wollte auch nicht weiter mit ihm diskutieren.

»Wie hoch sind die neuen Angebote?«, erkundigte er sich.

»Das eine liegt bei 21 Millionen, aber der hat noch ein paar spezielle Wünsche.«

»Welche?«

»Er möchte sichergehen, dass es kein Fake ist. Er möchte eine Live-Schalte und ihn sehen.«

»Das ist alles?«

»Nein, er möchte, dass er dabei zusammengeschlagen wird.«

»Warum?«

»Weil er sehen möchte, wie schnell die Wunden verheilen.«

»Was glaubt der, wer er ist?«, wurde Raba laut.

»Ist doch nichts dabei, das kann Aariz übernehmen«, entgegnete Dahoud.

»Nein, kann er nicht. Wer ist dieser Hurensohn, dass er meint, mir Befehle erteilen zu können?«

»Was stellst du dich so an? Du hast erst gestern jemandem die Kehle durchgeschnitten.«

»Weil der Wichser mich belogen und beklaut hat. Ja, ich habe ihm die Kehle durchgeschnitten, aber das hat mir kein Feigling vorgeschrieben, der sich im Darknet versteckt. Ich bin Raba, mir erteilt niemand Befehle.«

Hadi schaute Raba entgeistert an, Dahoud schüttelte den Kopf. »Dieser Straßenköter fickt deinen Kopf. Wir sollten ihn schleunigst loswerden«, sagte er.

»Das werden wir auch. Schreib dem Hund, dass er den Musiker sehen und von mir aus beobachten kann, wie sich die Wunde entwickelt, aber dass ein Raba sich nicht sagen lässt, was er zu tun oder zu lassen hat. Der soll sich ins Knie ficken.«

»Mach ich, Raba Habibi. Kann allerdings sein, dass er dann abspringt.«

»Mir doch egal. Wir haben genug Bieter. Sobald der Arzt beweisen kann, dass die Wunde viel schneller verheilt als gewöhnlich, ist er weg.«

»Wieso glaube ich dir nicht?«, rutschte es Dahoud heraus.

»Was denkst du, was ich mit ihm vorhabe?«, erzürnte sich Raba. »Ihn als meinen Talisman, als meinen Schoßhund behalten? Als mein Kasperle, der für mich musiziert und tanzt?« Er atmete schwer und schaute seinen Bruder aus weit aufgerissenen Augen an.

»Lass uns gehen. Mein Bruder ist gerade nicht er selbst«, sagte Dahoud und stand auf, Hadi folgte ihm.

»Bring mir einen Tee«, rief Raba der Bedienung zu.

Wieso sucht mein Bruder immer Ärger. Kapiert er nicht, wer ich bin? Ich lasse mich nicht wie einen Hund herumscheuchen oder mir sagen, was ich zu tun habe. Für kein Geld der Welt.

Noch immer war Raba aufgewühlt und erst ein Schluck von dem Tee, den der Kellner ihm brachte, ließ ihn ein wenig zur Ruhe kommen.

»Der Straßenmusiker muss weg«, sagte er zu sich und verdrängte zugleich den Gedanken, dass Sheytan, der Teufel persönlich, ihm Rémy geschickt hatte für all die Sünden, die er begangen hatte.

Niemand kann es mit Raba Jebali aufnehmen. Niemand, auch nicht Sheytan!

In dem Moment betrat jemand das Café, und als Raba die Person erkannte, wurde seine Laune noch schlechter.

»Bonjour, Raba Habibi«, grüßte Cédric Delpuech ihn und nahm an seinem Tisch Platz. »Habibi, bringst du mir auch einen Tee?«, sagte er an die Bedienung gerichtet.

»Ich habe Sie nicht eingeladen«, antwortete Raba. Er hasste Delpuech.

»Als Oberhaupt eines einflussreichen arabischen Clans gehe ich doch stark davon aus, dass Sie die arabische Gastfreundschaft nicht ignorieren.«

»Was wollen Sie?«

Delpuech zog die Brauen hoch. »Was ist Ihnen denn über die Leber gelaufen, dass Sie so gute Laune haben?«

Raba konnte über diese Bemerkung überhaupt nicht lachen, aber das war eben die Art des Commissaires, stets überheblich und von oben herab.

»Sie«, antwortete er daher knapp.

»Schön, immerhin haben Sie Ihren Sinn für Humor nicht verloren. Ich nehme an, dass Sie eben eine Diskussion mit Ihrem einfältigen Bruder hatten.«

»Mein Bruder war nicht hier. Überhaupt geht Sie das einen feuchten Dreck an.«

»Ich vergaß. Die Märchen von 1001 Nacht beherrschen Sie ja grandios.« Delpuech applaudierte spöttisch.

Die Bedienung kam zurück und brachte dem Kommissar seinen Tee.

»Shukran«, bedankte sich Delpuech auf Arabisch.

»Glauben Sie, dass Sie, bloß weil Sie ein paar Worte Arabisch stammeln, ein Araber sein könnten?«

»Ich wollte nur freundlich sein. Eine Eigenschaft, die Sie augenscheinlich vor langer Zeit vergessen haben«, provozierte Delpuech weiter.

»Es soll Menschen geben, die förmlich danach schreien, eine Faust zwischen den Zähnen zu spüren. Fühlen Sie sich hinter Ihrer Bullenmarke nicht allzu sicher.«

»Ich glaube, langsam endet Ihre Glückssträhne«, bemerkte Delpuech und gönnte sich einen Schluck aus dem Teeglas, dabei schaute er Raba provozierend an.

»Sieht mein Lokal etwa wie ein Spielcasino aus? Was wissen Sie schon von harter Arbeit. Sie mit Ihrem erbärmlichen Beamtensold.«

Delpuech schmunzelte und Raba hatte Mühe, nicht die Fassung zu verlieren. Das Letzte, was er jetzt gebrauchen konnte, war Stress mit den Bullen, vor allem mit jemandem wie diesem hier. Wenn der einmal zubiss, ließ er nicht mehr los, er war wie ein Pitbull.

»Warum sind Sie hier?«, fragte Raba. Es musste einen Grund haben, dass Delpuech so angriffslustig war.

Er kann nichts über die Frauen wissen, das hat mir mein Kontakt bei den Bullen verraten, dachte Raba, doch restlos sicher war er sich nicht. Delpuech war leider unbestechlich und zu allem Übel hatte er schon einige aus seiner Familie in den Knast gebracht, auch Dahoud. Soweit

Raba wusste, genoss Delpuech deswegen bei den Bullen bestimmte Vorzüge, was seine Ermittlungsstrategien anbelangte.

»Sagt Ihnen der Name Thamir Boufal etwas?«, erkundigte sich Delpuech.

»Nein, wer soll das sein? Ihr Stecher?«

»Er wurde im deutschen Knast ermordet.«

»Was juckt mich ein Deutscher, ein Kartoffelfresser? Ich bin in Paris.«

»Dieser Kartoffelfresser ist Araber wie Sie.«

»Na und? Soll ich jeden Araber auf der Welt kennen?«

Delpuech lehnte sich zurück. »Thamir hat Urkunden wie zum Beispiel Pässe gefälscht und sollte Hassan Mater einen Reisepass besorgen. Hassan hat einen Kiosk in Paris und in diesem Kiosk werden Drogen verkauft, die von Ihrem Clan stammen.«

»Lächerlich. Können Sie das beweisen?«

»Es geht noch weiter, Raba Habibi«, erwiderte Delpuech und grinste arrogant. »Thamir wurde, wie gesagt, im Knast ermordet. Eigentlich gut für Sie, aber es wird noch besser. Der Täter ist Akram Hamdi. Tja, sicherlich sagt Ihnen der Name auch nichts.«

»Tut er nicht.«

»Aber uns. Akram saß in Frankreich im Knast, davon eine Zeit lang zusammen mit Dahoud. Macht es jetzt Klick?«

Raba versuchte sich nichts anmerken zu lassen. Was Delpuech da herausgefunden hatte, war eine tickende Zeitbombe.

Dahoud muss Akram kaltmachen lassen, bevor er singt, dachte Raba, denn dieser Patzer könnte auch sein Projekt mit den Organen in Gefahr bringen. *Vielleicht sollten wir die Frauen woanders hinbringen und warten, bis wir das Problem mit Akram gelöst haben.*

»Jetzt halten Sie sich fest, die Nachrichten werden immer schöner: Wir haben Akram in einen anderen Knast verlegt, wo keine Araber sind. Er sitzt in Einzelhaft und wird 24 Stunden am Tag überwacht. Wir sind sicher, dass er sich bald auf eine großzügige Regelung mit dem deutschen Staatsanwalt einlassen wird.«

Raba spürte, dass er kurz vor einer Explosion stand. »Sie gehen jetzt besser, bevor ich Sie rausschmeißen lasse, und es wäre mir scheißegal, ob Sie mich dann anzeigen oder nicht«, erwiderte Raba. Sein rechter Mundwinkel zuckte, er konnte das nicht verhindern, es war seiner Nervosität geschuldet.

»Die Schlinge zieht sich diesmal so eng zusammen, dass Sie nicht davonkommen werden«, sagte Delpuech und setzte wieder sein selbstgefälliges Grinsen auf.

»Ich kenne diesen Araber-Hund und diesen Kioskbesitzer nicht. Wieso sollte das mein Problem sein? Wenn die Deutschen dem Araber einen Deal anbieten und er die Kartoffeln belügt, ist das noch weniger mein Problem.« Raba versuchte zu lachen, doch es hörte sich verkrampft an. »Das ist ja das Schöne an unserer Demokratie. Die Leute reden viel, aber sie müssen es auch beweisen können.«

»Das ist unser geringstes Problem. Irgendwie wird die Nachricht für Akram ja in den Knast gelangt sein.«

»Raus, bevor ich mich vergesse«, wurde Raba laut und stand auf.

»Immer diese Aggressionen. Wo ist nur die arabische Gastfreundschaft geblieben?«, gab Delpuech kopfschüttelnd zurück und trank den restlichen Tee aus. Erst dann erhob er sich so langsam, als hätte er alle Zeit der Welt, fischte seine Geldbörse aus der Jackentasche, zog einen Fünf-Euro-Schein heraus und legte ihn auf den Tisch. »Soll ja keiner denken, ich lasse mich von Ihresgleichen bestechen.«

Damit verließ er das Café.

Kaum war er draußen, schlug Raba mit der Hand auf den Tisch, dass es krachte.

»Der blufft doch, der weiß gar nichts«, versuchte er sich zu beruhigen, er konnte jedoch keinen klaren Gedanken mehr fassen.

Wenigstens hat er nichts von vermissten Flüchtlingen erzählt, überlegte er. Die Bullen wussten zwar, dass Frauen vermisst wurden, deshalb ermittelten Interpol und das BKA, aber ihre Untersuchungen liefen bisher ins Leere, das jedenfalls hatte ihnen sein Pariser Kontakt bei den Bullen gesagt.

»Ruhe bewahren, sei nicht wie Dahoud, du Trottel«, ermahnte sich Raba, sich nicht von dem Bullen in die Enge treiben zu lassen.

Aber er weiß, dass Hassan für uns vertickt hat. Der klang zu sicher, als dass er es nicht wüsste, und über Hassan könnten sie auf Fatih stoßen, er war für Hassan und den Bezirk zuständig, überlegte Raba weiter. Fatih wiederum führte zu dem toten Junkie, der Rémy an sie verraten hatte.

Verdammt, er durfte Delpuech nicht unterschätzen. Er hatte Dahoud in den Knast gebracht, seinen eigenen Bruder.

Alles in ihm sagte, dass es vielleicht besser wäre, für ein paar Tage die Füße stillzuhalten. Er konnte die Frauen zwar nicht verlegen, aber er konnte mehr Männer abstellen, damit sie das Gelände bewachten.

»Ich lasse mir von so einem Bullen nicht in die Suppe spucken«, grollte er.

60

28. Februar 2023, Paris

Ein weiterer Tag war vergangen und sie hatten weder etwas gegen den Clan in der Hand noch eine Idee, wo Rémy und die anderen gefangen gehalten wurden.

»Was, wenn der Clown mit seiner Behauptung übertrieben hat?«, fragte Walter.

»Uns bleibt nichts anderes übrig, als ihm zu vertrauen.«

»Dieser Delpuech war doch gestern bei Raba und hat mächtig Staub aufgewirbelt. Raba müsste jetzt nervös geworden sein und seine Männer angewiesen haben, irgendetwas zu tun.«

»So war zumindest unser Plan«, bestätigte Brandt. »Das Mindeste, was Raba unternehmen könnte, ist, mehr Wachen am Versteck der Frauen abzustellen, ohne nach außen hin zu signalisieren, dass Delpuechs Worte Eindruck bei ihm hinterlassen haben.«

»Dann müsste doch einer von Gabriels Freunden etwas bemerkt haben, angeblich sind sie ja überall in Paris verstreut.«

»Genau so hatten wir uns das vorgestellt, aber das heißt nicht, dass auch alles so laufen muss. Möglich, dass Delpuech bei Raba nichts bewirkt hat, weil der Clanchef nicht zu den Leuten gehört, die sich durch die Worte eines Polizisten in die Enge treiben lassen. Vielleicht wartet er ab und unternimmt gar nichts, weil er kein Risiko eingehen will.«

»Das sind mir zu viele Vielleichts. Lass uns diesen Fatih in die Mangel nehmen, oder gleich Raba.«

»Jebali höchstpersönlich? Du willst den Clanchef entführen?« Brandt warf Walter einen skeptischen Blick zu.

»Ja, warum nicht? Dank Fischer und Delpuech wissen wir, in welchen Cafés oder Lokalen er abhängt, und er kennt uns nicht. Wir marschieren in das Café, du zückst die Waffe und ich schnappe mir diesen Möchtegernkönig der Straßen. Gib mir fünfzehn Minuten …«

»Walter, vergiss das ganz schnell. Wir entführen niemanden. Wir haben einen Plan und an den halten wir uns.«

Mit Delpuech hatte er am vergangenen Tag die Vorgehensweise besprochen und dann hatten sie beide ihre Kollegen auf die Sache angesetzt. Gemeinsam mit der IT aus Paris hatte Fischer eine Karte erstellt, anhand derer die Pariser Polizei sehen konnte, wo sich Jebali und seine Leute aufhielten.

Dass Rémy und die Frauen an einem dieser Orte gefangen gehalten wurden, hielt Brandt für ausgeschlossen, aber an diesen Punkten sollte, wenn es so lief, wie sie sich das vorstellten, bald Bewegung einsetzen. Mehr Clanmitglieder als gewöhnlich könnten sich dort versammeln oder irgendetwas in Gang setzen, weil Delpuechs Drohungen Druck auf Raba ausgeübt hatten. Die Freunde von Gabriel, dem Clown, waren an eben diesen Orten postiert, und sobald etwas Verdächtiges geschah, würden sie Brandt benachrichtigen. Es blieb ihnen daher nichts anderes übrig, als abzuwarten.

Schweigend sahen die Freunde über die Seine zum Eiffelturm. Sie hatten beschlossen, ein wenig spazieren zu gehen, um auf andere Gedanken zu kommen, denn bisher hatte sich niemand gemeldet.

Wie um das Gegenteil zu beweisen, klingelte in dem Moment Brandts Handy.

»Bonjour, Fischer«, nahm er das Gespräch an und stellte auf Lautsprecher.

»Bonjour. Kannst du reden?«

»Kann er«, mischte sich Walter ein. »Wir laufen gerade ein bisschen an der Seine entlang. Moin.«

»Hallo, Walter.«

»Was gibt es?«, fragte Brandt.

»Ich hätte noch eine Idee, wie wir zumindest Rémy befreien könnten.«

»Lass hören.«

»Es gibt im Darknet mittlerweile mehrere Personen, die großes

Interesse an Rémy haben. Der Preis wurde inzwischen auf 22 Millionen erhöht. Ich könnte mitbieten.«

»Wie soll ihm das helfen?«, fragte Walter.

Brandt hatte ihm am vergangenen Abend nun doch anvertraut, dass Rémy im Darknet angeboten wurde, nur das Video verschwieg er ihm weiterhin, das hatte er auch Fischer so mitgeteilt und ihn gebrieft, das Video keinesfalls zu erwähnen. Walter sollte nur wissen, dass Rémy noch am Leben war, denn es war überdeutlich, dass er aus Sorge, dass Rémy tot sein könnte und sie zu spät kämen, weil sie auf Gabriel und seine Freunde angewiesen waren, die Nerven verlieren würde. Walter hatte sich danach deutlich beruhigt, denn solange das Angebot im Darknet stand, solange lebte Rémy noch.

»Gier frisst Hirn, ist nicht umsonst ein altes deutsches Sprichwort«, erwiderte Fischer trocken.

»Du möchtest also ein Angebot machen, das Raba nicht ablehnen kann?«

»Genau. Im Gegenzug diktieren wir ihm den Ort der Übergabe.«

»Was machen wir, wenn er nicht darauf eingeht?«, wandte Walter ein.

»Einen Versuch ist es wert«, entgegnete Brandt. »Ein Risiko haben wir immer.«

»Wir wollen aber vorher ein Video von Rémy sehen, um sicherzugehen, dass er gesund ist«, sagte Walter.

»Nein, keine Bedingungen, das würde Raba nur misstrauisch machen, so funktioniert das Darknet nicht. Wir würden damit riskieren, dass Raba Verdacht schöpft.«

»Brandt hat recht, wir müssen sehr vorsichtig agieren«, stimmte Fischer zu. »Diese Leute wittern überall Verrat oder verdeckte Ermittler.«

»Gut, gut. Hab's verstanden«, erwiderte Walter.

»Dann sind wir uns einig«, schloss Brandt. »Versuch sie zu ködern, Fischer. Hast du noch was?«

»Das war's vorerst.«

»Hat das BKA oder Interpol nach den Hinweisen aus dem Darknet gefragt?«, erkundigte sich Brandt. Die Behörden ermittelten ebenfalls in Sachen Organhandel, aber sie verdächtigten nicht den Jebali-Clan, sondern bislang nur international agierende mafiöse Banden.

»Haben sie noch nicht. Du möchtest doch nicht, dass ich …?«

»Ganz sicher nicht«, fiel Brandt ihm ins Wort. »Die kriegen nichts von uns. Ich kann jetzt kein Kompetenzgerangel gebrauchen. Überhaupt bin ich mehr als erleichtert, dass sich dieser Delpuech am Ende doch nicht als so störrisch und arrogant erwiesen hat, wie es anfangs schien. Er hat sogar zugegeben, dass er Deutsch spricht, das hat es für die Verständigung etwas leichter gemacht.«

Walter lachte. »Vermutlich hast du ihn mit deiner Arroganz an die Wand gefahren. Franzosen sind es nicht gewohnt, dass es jemanden gibt, der noch hochnäsiger ist.«

»Selbstbewusst nennt man das in meinen Kreisen«, korrigierte Brandt seinen Freund.

»Wenn keine weiteren Fragen sind, würde ich mich an die Arbeit machen«, meldete Fischer.

»Keine weiteren Fragen«, erwiderte Brandt.

»Doch, eine«, sagte Walter. »Hat sich Joe gemeldet und gesagt, ob sie uns helfen können?«

»Hat er nicht.«

Walter presste die Lippen zusammen und schaute zur Seine, während Brandt Fischer dankte und das Gespräch beendete.

»All das hier wird noch stehen, wenn wir nicht mehr sind«, sagte Walter nachdenklich, »und der Fluss wird weiterfließen, bis er in den Ärmelkanal mündet. Wasser ist Leben. Ich möchte nicht wissen, wie viele Geschichten jeder Tropfen der Seine über die Menschen erzählen könnte. Schöne, traurige und hässliche. Wäre ich der Fluss, würde ich immer wieder fragen, warum Menschen sich ständig gegenseitig wehtun müssen. Warum sie nicht aus ihrer Geschichte lernen.« Er blieb stehen und sah zum Eiffelturm. »Dabei ist der Mensch in der Lage, so etwas Großartiges zu erschaffen. Wann begreift endlich auch der letzte Idiot, dass es mehr wert ist, Gutes zu tun, statt sich dauernd gegenseitig die Köpfe einzuschlagen?«

Brandt blieb stehen und folgte Walters Blick. »Hegel sagt eins: Die Geschichte hat noch nie etwas anderes gelehrt, als dass die Menschen aus ihr nichts gelernt haben.«

»Traurig, aber wahr. Ich liebe Paris, ich habe die Stadt immer geliebt, weil sie etwas Magisches hat, und weil ich gehofft habe, dass ich irgendwann Rémy hier finden würde, eine Menschentraube um sich, die Gitarre in der Hand und ein Lied singend, das jedes Herz berührt. Jetzt haben wir ihn gefunden, aber Paris zeigt seine böse Fratze und ich bin geneigt, diese Stadt zu verteufeln.«

Brandt legte Walter die Hand auf die Schulter und schwieg. Es war ein schöner sonniger Tag mit für Februar milden 12 Grad. Auf der anderen Seite des Flusses ging ein junges Pärchen, sie hielten sich an der Hand und genossen den Moment. Nach einer Weile zog der Mann die Frau zärtlich an sich und gab ihr einen Kuss, dann schauten beide zu ihnen herüber. Die Frau winkte und lächelte ihnen zu, Brandt und Walter winkten zurück. Anschließend verschwand das Pärchen Richtung Eiffelturm.

Walter wandte sich zu Brandt um, auch er lächelte. »Noch ist die Menschheit zu retten«, sagte er. »Solange es die Liebe gibt, sind die Menschen nicht verloren, und ich kenne niemanden, der mehr Liebe und Güte in sich trägt als Rémy. Wir dürfen die Hoffnung nicht aufgeben.«

»Das dürfen wir nicht«, stimmte Brandt zu. »Komm, alter Freund, der nächste Espresso geht auf mich.«

»Alter Freund«, Walter schnaubte. »Für den Spruch sollte mindestens ein Cappuccino rausspringen.«

»Auch der sei dir gegönnt«, erwiderte Brandt schmunzelnd.

In kurzer Distanz sahen sie ein Café und betraten die Terrasse, sie war einigermaßen gut besucht. Sie setzten sich an einen freien Tisch und gaben ihre Bestellung auf.

»Kölner Dom oder Eiffelturm?«, fragte Walter.

»Kölner Dom, ganz klar«, antwortete Brandt. »Wie steht es mit dir?«

»Auch der Kölner Dom. Er ist und war für mich immer ein Stück Heimat. Jedes Mal, wenn ich von meinen langen Reisen zurückgekommen bin und den Dom gesehen habe, wurde mein Herz leichter.«

Die Kellnerin kam mit der Bestellung, servierte und entfernte sich wieder.

Brandt leerte seine Espressotasse mit einem Schluck. Er war gut, vor allem nicht zu bitter, was er gar nicht mochte.

Walter gönnte sich einen Schluck von seinem Cappuccino.

»Woran denkst du?«, fragte Walter, da Brandt kurz still war.

»An Mads.«

»Möchtest du ihn hier haben?«

»Er könnte uns eine große Hilfe sein.«

»Aber du hast doch immer gesagt, dass es besser wäre, wenn er nicht dabei ist«, wandte Walter ein.

»Stimmt. Aber wenn wir das Versteck finden und die Gefangenen befreien wollen, müssen wir davon ausgehen, dass Jebalis Männer in der Überzahl sein werden.« Brandt fuhr sich über die blonden Haare. Er war hin- und hergerissen. Jemand mit Mads' Erfahrungen könnte extrem hilfreich sein, er hatte eine Zeit lang bei der Bundeswehr in einer Spezialeinheit gedient, deshalb sagte sein Bauchgefühl ihm, dass er Mads um Unterstützung bitten sollte, sein Verstand dagegen, dass er davon Abstand nehmen sollte.

»Was ist mit Delpuech und seinen Leuten?«, fragte Walter.

»Außer Delpuech können wir hier niemandem vertrauen. Der Kollege geht davon aus, dass es bei der Pariser Polizei ein Leck gibt.«

»Einen Maulwurf?« Walter schüttelte ungläubig den Kopf.

»Genau. Sobald wir wissen, wo das Versteck ist und es der Pariser Polizei verraten, riskieren wir, dass Raba gewarnt wird. Delpuech ist der Einzige, den ich eingeweiht habe.«

»Du vertraust ihm?«

»Ja. Unser Kennenlernen hatte einen miesen Start, aber im Laufe des Gesprächs habe ich schnell gemerkt, dass wir beide dasselbe Ziel verfolgen.«

»Dann vertraue ich ihm auch. Ich würde niemals an deiner Einschätzung zweifeln«, sagte Walter entschlossen.

»Du? Ist das gerade der Walter, der mich andauernd kritisiert, ich wäre zu arrogant, zu ichbezogen …«

»Das ist berechtigte Kritik«, unterbrach Walter ihn, »und kein Zweifel an deinem Urteil. Feiner, aber großer Unterschied. Außerdem muss ich doch zu Emre halten, weil der Junge zu gut erzogen wurde, um dir mal volle Breitseite zu geben.«

»Junge? Der Kerl ist Familienvater.«

»Trotzdem wird er immer das Küken in unserer Familie sein.«

Brandt schmunzelte, er konnte jedes Wort von Walter unterschreiben.

»Zum Glück geht es ihm heute besser«, bemerkte er.

Am Morgen hatten sie vom Hotel aus mit Aydin telefoniert und seine Stimme hatte deutlich zuversichtlicher geklungen als die Tage zuvor. Wie es schien, sollte bald die Chemo beginnen, dennoch war er noch längst nicht außer Lebensgefahr. Die Chemo würde nicht reichen, er benötigte einen Spender.

»Rémy könnte sicherlich auch Emre helfen«, sagte Walter vorsichtig, als wäre er unsicher, ob er Brandt seinen Gedanken anvertrauen sollte.

»Nichts würde ich mir mehr wünschen, als dass Rémy der genetische Zwilling ist«, erwiderte Brandt.

Dann würde ich dir auch sofort glauben, dass der Straßenmusiker ein echtes Wunder ist, für das es keine Erklärung gibt, und nicht bloß ein überforderter junger Mann mit psychischen Problemen, fügte er in Gedanken hinzu.

»Er könnte es wirklich sein. Dr. Glück hat nämlich etwas zu mir gesagt, was mich noch immer beschäftigt«, sagte Walter.

»Was?«

»Das mit dem Wunder, das hatte ich dir doch erzählt. Ich erinnere mich noch an jedes Wort.« Walter holte kurz Luft: »Hören Sie niemals auf, an Wunder zu glauben. Sie sind manchmal näher, als man denkt – das sagte er. Was, wenn er damit Rémy gemeint hat?«

»Er kennt Rémy doch gar nicht. Auch wenn das zu schön klingt, um wahr zu sein, fürchte ich, Dr. Glück wollte dir nur Mut machen, damit du die Hoffnung nicht verlierst«, versuchte Brandt, Walter auf den Boden der Tatsachen zurückzuholen.

»Vielleicht hast du recht. Darf ich diese Hoffnung nicht trotzdem in meinem Herzen tragen?« Walters Augen leuchteten.

»Das darfst du, mein lieber Freund«, antwortete Brandt. Wie hätte er Walter etwas anderes sagen können, waren es doch diese kleinen Wunder, die unmöglich erschienen und dennoch geschahen. Sie gaben den Menschen Hoffnung, dass es sich lohnte, für etwas oder jemanden zu kämpfen, den man liebte.

Als Brandts Handy klingelte, schrak er zusammen, so sehr war er in seine Gedanken vertieft. Die Nummer gehörte Gabriel.

Brandt nahm das Gespräch an.

»Wie schnell könnt ihr bei den Wohnwagen sein?«, fragte Gabriel. Seine Stimme klang aufgeregt.

61

Irgendwo in Frankreich

Etwas lag in der Luft, das spürte Rémy. Dieser Tag war anders als die davor, in denen sie hier eingesperrt waren. Der Bullige hatte sich noch nicht blicken lassen, aber immer wieder hörte er Schritte. Schritte, die nicht an ihrer Tür haltmachten.

»Was hat das zu bedeuten?«, fragte Tatjana, als könnte sie Rémys Gedanken lesen.

»Ich weiß es nicht.«

»So viele Geräusche gab es doch sonst nicht.«

»Vielleicht hat man uns gefunden?«, stellte Ayla eine Frage in den Raum.

»Dann würden wir nicht mehr hier hocken, so groß ist dieser verdammte Keller nicht.«

»Ich fürchte, Tatjana hat recht. Die Polizei kann es nicht sein, es muss mit etwas anderem zusammenhängen«, bestätigte Rémy.

»Aber womit?« Tatjana strich sich rastlos über die Knie. Sie saß an ihr Bett gelehnt auf dem Betonboden.

»Ist dir das nicht zu kalt?«, fragte Ayla.

»Nein, außerdem habe ich ehrlich gesagt andere Sorgen als den kalten Boden. Er gibt mir wenigstens das Gefühl, dass ich noch lebe und nicht längst durchgedreht bin.«

In der Ecke stand eine kleine elektrische Heizung, die den Raum etwas erwärmte, doch der Boden blieb kühl.

»Der Bullige war jeden Tag hier, aber heute hat er uns nicht unser Frühstück gebracht.«

»Hast du Hunger?«, fragte Ayla, die auf ihrem Bett saß.

Tatjana schaute zu ihr auf. Ihr Blick verriet, dass sie nicht viel von ihr hielt. Vermutlich glaubte sie, dass die Kölnerin eine verwöhnte junge Frau war. Rémy fand das unfair, schließlich saßen sie alle im gleichen Boot, auf einer Fahrt ins Ungewisse.

Ayla antwortete nicht, stattdessen kuschelte sie sich in ihre Decke und legte sich hin.

»Wir müssen mutiger sein«, sagte Tatjana an Rémy gewandt.

»Ich habe versprochen, euch zu befreien«, erwiderte er.

»Sieht man.«

»Hab Vertrauen.«

»In dich oder in diesen komischen Currywurstbudenbesitzer? Ich kann kämpfen und wir sollten nicht länger zögern. Wer immer diesen Raum betritt, lasst ihn uns zusammen überwältigen, ihm den Schlüssel entreißen und wegrennen.«

»Wenn er denn einen Schlüssel bei sich hat«, hielt Ayla dagegen.

»Hier warten und nichts tun, kann jedenfalls nicht die Lösung sein«, beharrte Tatjana.

»Ich befreie euch, wir müssen nur Geduld haben«, wiederholte Rémy.

»Wenn ihr mich fragt, sollten wir warten, bis die Polizei kommt. Das muss doch etwas zu bedeuten haben, dass der Bullige heute nicht bei uns war. Dazu die Geräusche da draußen«, sagte Ayla.

»Das kann genauso gut gar nichts zu sagen haben. Oder es bedeutet, dass wir getötet oder verkauft werden und draußen warten die Leute auf uns, die für uns bezahlt haben«, widersprach Tatjana. »Wir sollten nicht mehr zögern, ernsthaft.«

»Na gut, egal wer reinkommt, ich überwältige ihn und ihr rennt los«, sagte Rémy.

»Was machen wir, wenn die eine Kellertür verschlossen ist?«

»Wenn ich ihn überwältige, schaut Tatjana, ob Aariz den Schlüssel bei sich hat.«

»Rémy, wie willst du ihn k. o. schlagen? Schau dich an.« Tatjana machte eine wegwerfende Handbewegung.

»Unterschätz' mich nicht.«

»Das tue ich nicht, aber du spielst gerade mit unserem Leben.«

»Das würde ich niemals tun«, versicherte Rémy, »nur deswegen habe ich Aariz noch nicht überwältigt, ich wollte zuerst sein Vertrauen gewinnen und auf den richtigen Moment warten.«

»Wir haben aber keine Zeit mehr!« Tatjana betonte jedes einzelne Wort.

»Was schlägst du vor?«, fragte Rémy und bereute die Frage sofort. Tatjana hatte ja recht. Auch wenn er langsam das Vertrauen von Aariz gewann, ihr Bewacher ließ keinen Zweifel daran, dass er dem Clan treu ergeben war und sie alle töten würde, wenn man es von ihm verlangte.

»Lass uns den Bulligen zusammen überwältigen. Ayla schaut, ob er einen Schlüssel bei sich hat, und dann rennen wir los.« Tatjana sah Ayla forschend an. »Kriegst du das hin?«

Ayla blieb stumm, ihre Augen waren weit aufgerissen, sie wirkte wie gelähmt.

»Schaffst du das?«, wiederholte Tatjana ihre Frage, doch Aylas Blick war noch immer ins Leere gerichtet.

»Ayla!«, wurde Tatjana laut.

»Du machst ihr Angst«, versuchte Rémy sie zu bremsen.

»Wir haben alle Angst, aber mit Angst kommen wir hier nicht raus. Diese eine Chance bleibt uns vielleicht noch. Wir werden eh sterben, was haben wir also zu verlieren?«

Tatjana zeigte sich kein bisschen einsichtig, sondern eher angriffslustig, und Rémy fragte sich, ob sie schon immer so taff und diszipliniert gewesen war, oder ob der Krieg in der Ukraine sie zu der gemacht hatte, die sie jetzt war. Dabei hatte es Momente gegeben, in denen er gespürt hatte, dass sie eine junge unsichere Frau war, die Angst hatte wie sie. In diesem Augenblick schien sie sich jedoch dazu durchgerungen zu haben, der Angst keinen Platz mehr einzuräumen und einen Ausweg im Angriff zu suchen.

Ob Tatjana ihnen damit einen Gefallen tat? Andererseits war Nichtstun keine Option. Rémy war Aariz körperlich deutlich unterlegen, dennoch rechnete er sich eine Chance gegen ihn aus.

»Ich kriege das hin«, sagte Ayla und schaute Tatjana an.

»Wir müssen nichts machen, wobei du dich unwohl fühlst. Lass mich den Schlüssel holen und du wartest, bis ich ihn dir gebe«, schlug Rémy vor.

»Nein. Tatjana hat recht. Jetzt ist nicht der Zeitpunkt, Angst zu haben. Ich kriege das hin.« Ayla presste die Kiefer zusammen, als wollte sie ihren Worten damit mehr Gewicht verleihen, aber ihre Augen zeigten, wie groß ihre Furcht war.

Schritte.

»Das könnte der Bullige sein. Ziehen wir es durch?«, fragte Tatjana.

»Ja«, antwortete Ayla.

»Ich greife ihn an«, bestätigte Rémy. »Ich werde versuchen, ihm einen Faustschlag gegen den Kopf zu verpassen.«

»Dann werde ich ihn zu Boden bringen und wir schlagen auf ihn ein, bis er sich nicht mehr regt«, sagte Tatjana.

»Und ich nehme ihm den Schlüssel ab«, fügte Ayla hinzu.

»Dann lauft ihr beiden los und ich halte ihn in Schach«, beendete Rémy die Planung.

»Was ist mit dir?«, fragte Ayla.

»Ich komme nach. Denkt nicht an mich. Rennt einfach. Versprecht es mir.«

»Versprochen«, antwortete Tatjana. Ayla zögerte.

»Ayla, versprich es mir!«, drängte Rémy. Die Schritte kamen immer näher.

Ayla schaute ihn ängstlich an. »Lauf mit«, bat sie.

»Nein, das wird nicht klappen. Versprich es.«

»Gut, ich verspreche es«, sagte sie schließlich, aber Rémy sah ihr an, dass sie mit der Zusage überhaupt nicht einverstanden war.

In dem Augenblick wurde die Tür geöffnet und ein Mann trat ein. Es war nicht der Bullige.

»Wo ist Aariz?«, fragte Rémy.

»Verhindert. Geht dich auch einen Scheißdreck an«, antwortete der Mann, der höchstens Anfang zwanzig war. Er war deutlich kleiner als Aariz und hatte weniger Muskeln.

Unsere Chance!, dachte Rémy, den konnten sie überwältigen.

»Du kommst mit«, sagte er an Ayla gewandt.

»Wohin?«

»Stellt ihr immer so dumme Fragen? Mitkommen, sonst setzt es was.«

»Du bist ja ein ganz Mutiger, dass du Frauen schlagen willst. Scheißaraber«, platzte es aus Tatjana heraus. Sie stand auf.

»Was soll das werden? Das ist keine Bitte«, fluchte der Mann. »Steig aus dem Bett und komm mit, dreckige Fotze.«

Kaum hatte er das ausgesprochen, sah Rémy, wie Tatjana eine schnelle Bewegung vollführte. Sie streckte das rechte Bein durch und traf den Mann mit einem harten Tritt am Kopf.

Ihr Bewacher hatte den Angriff nicht kommen sehen, er taumelte. Jetzt sprang Tatjana auf ihn und schlug wie wild auf ihn ein. Mühsam versuchte der Mann, die Schläge mit seinen Händen abzuwehren, aber Tatjana war schneller, immer wieder drangen ihre Fäuste ans Ziel.

Nun kam auch Rémy dazu und versuchte, den Mann in den Würgegriff zu nehmen, doch dieser beugte sich blitzartig nach vorne, wodurch Rémy das Gleichgewicht verlor und zu Boden stürzte.

»Du dreckige Hure«, brüllte der Mann. Er hatte sich aus seiner misslichen Lage befreit und prügelte auf Tatjana ein, die nun ihrerseits die Schläge mit den Armen abzuwehren versuchte.

Ayla stand daneben und wirkte wie versteinert, so empfand es jedenfalls Rémy, als er wieder auf die Beine kam. Ohne zu zögern, sprang er von hinten auf den Mann. Dank des Überraschungsangriffs konnte er ihn zu Boden reißen. Nun schlug er auf den Mann ein, und zwar immer dort, wo sich Vitalpunkte befanden. Wenn man diese richtig traf, konnte selbst jemand wie Rémy einem anderen gemeine Schmerzen zufügen.

Der Mann schrie auf.

»Mach weiter, Rémy«, feuerte Tatjana ihn an, sie setzte sich rittlings auf ihren Bewacher und hielt ihm den Mund zu, während Rémy auf ihn einschlug.

»Ayla, schau nach den Schlüsseln«, rief Tatjana. »Nein, warte, reiß ein Shirt auseinander. Wir binden das Schwein ans Bettgestell, dann schauen wir gemeinsam.«

»Wen bindet ihr ans Bettgestell?«, hörte Rémy da eine ihm vertraute Stimme.

Aariz!

Im nächsten Augenblick spürte er einen heftigen Schlag gegen den Kopf, der ihn taumeln ließ. Er konnte den Mann, den er endlich in den Würgegriff genommen hatte, nicht mehr halten, und ging zu Boden.

Tatjana steckte ebenfalls einige Schläge ein und fiel hin. Der unbekannte Bewacher stand auf und prügelte auf Rémy ein, ohne Pause.

Plötzlich spürte Rémy, wie sich eine kalte Klinge mehrmals schnell in seinen Bauch rammte.

»Was soll der Scheiß?«, hörte er Aariz brüllen und sah, wie er den Mann wegriss, dann beugte er sich zu Rémy, doch das alles nahm er kaum noch wahr. Vermutlich hatte er viel Blut verloren, er fühlte sich immer schwächer und die Umgebung verschwamm vor seinen Augen.

»Raba bringt uns um, du Idiot«, glaubte er Aariz noch sagen zu hören und Ayla schrie: »Ihr habt Rémy getötet!«

Dann war alles schwarz.

62

Paris

Gabriel, der Clown hatte am Telefon nicht viel verraten, daher war Brandt gespannt, was er und seine Leute herausgefunden hatten.

»Willst du den Franzmann anrufen?«, fragte Walter, während Brandt das Auto durch den Pariser Verkehr manövrierte.

»Noch nicht. Ich will erst mal das Gespräch mit Gabriel abwarten.«

»Dass du diesem Delpuech reinen Wein eingeschenkt hast«, Walter betonte den Namen des Kommissars besonders, »und er dich unterstützt, finde ich sehr gut. Wir können jede helfende Hand gebrauchen. Aber denk ja nicht, dass ich währenddessen im Hotelzimmer warte und Däumchen drehe.«

»Däumchen drehen?«

»Du weißt, was ich meine. Ich bin mit an der Front, ich werde dieses Versteck mit euch gemeinsam stürmen. Mir egal, ob Delpuech etwas dagegen haben könnte, weil ich kein Polizeibeamter bin.«

»So unrecht hätte er da nicht«, entgegnete Brandt.

»Willst du diese Diskussion wirklich noch mal starten? Erwartest du ernsthaft von mir, dass ich mit dem Clown und seinen Freunden irgendwo auf euch warte?« Walters Augen blitzten.

»Ich habe nur gesagt, dass er nicht unrecht hat«, erwiderte Brandt. Er sah Walter an, dass er tatsächlich besorgt war, die Gegenwart von Delpuech könnte für ihn bedeuten, nicht mehr aktiv an den Ermittlungen beteiligt zu sein. »Trotzdem würde ich niemals auf die Idee kommen, dich auszuschließen. Wir brauchen jeden Mann, der mit einer Waffe umgehen kann.«

»Danke, das bedeutet mir viel. Aber eine Waffe? Ich habe keine.« Walter ballte die Faust. »Na, die hier verfehlt auch selten ihr Ziel.«

»Ich habe Emres Waffe dabei. Sie ist im Safe, wie meine. Du

kannst sie nutzen, aber sei vorsichtig. Dass ich sie überhaupt mitgenommen habe, ist schon mehr als grenzwertig.«

»Vorsicht ist mein zweiter Vorname«, brüstete sich Walter.

Brandt warf ihm einen skeptischen Blick zu.

»Keine Sorge, ich hasse Waffen, das weißt du besser als jeder andere«, ergänzte Walter, »und ich werde sie nur nutzen, wenn meine Fäuste nicht reichen. Zufrieden?«

»Etwas, aber so ganz will mein Bauchgrummeln nicht verschwinden.«

»Denk nicht mal dran, mich außen vor zu lassen. Du hast mir gerade dein Wort gegeben«, warnte Walter ihn.

»Dazu stehe ich auch.«

Walter verzog den Mund und schaute aus dem Fenster, dann wieder zu Brandt. »Was ist mit Mads?«

»Ich konnte mich nicht dazu durchringen, ihn anzurufen. Wir warten das Gespräch mit Gabriel ab, dann entscheide ich. Delpuech müsste dem auch zustimmen, Mads arbeitet ja nicht für die Kölner Polizei.«

»Du hast diesem Delpuech viel zu viel Einfluss eingeräumt«, beschwerte sich Walter.

»Wir bewegen uns hier auf seinem Territorium, und glaub mir, ich habe mir die Entscheidung nicht leicht gemacht. Trotzdem hat Bender recht, ich kann die Kollegen in Paris da nicht raushalten. Wir sind weit gekommen, und wenn wir das Versteck von Rémy und den Frauen finden, brauchen wir die Pariser Kollegen.«

»Womöglich hast du recht. Aber kein Franzose, auch nicht dieser Delpuech, haben jemals in die richtige Richtung ermittelt. Du allein warst es, der nicht aufgegeben hat und seinem Bauchgefühl gefolgt ist.«

»Mag sein, aber die letzten Zweifel hat das Verschwinden von Rémy und Tatjana ausgeräumt. Da keine Zusammenhänge mehr zu erkennen, ist schwer. Delpuech hat das eingesehen, und da er den Jebali-Clan seit Jahren zu Fall bringen möchte, ist das seine Möglichkeit, es endlich in die Tat umzusetzen«, verteidigte Brandt den Commissaire.

»Er sollte lieber noch ein paar Kollegen mobilisieren«, brummte Walter.

»Ich erwähnte ja bereits, dass er glaubt, dass Raba Spitzel bei der Pariser Polizei hat und er den Hals deswegen jedes Mal aus der Schlinge ziehen konnte.«

»Das würde bei Bender sicherlich nicht passieren. Sie kann für jeden im Team die Hand ins Feuer legen, auch für den von dir so gehassten Kramer.«

»Das stimmt, das geht mir nicht anders, sogar bei einem Idioten wie Kramer.«

Brandts Handy klingelte, er nahm das Gespräch über die Freisprecheinrichtung an.

»Was gibt's?«, fragte er.

»Hört sich an, als wärst du im Auto«, sagte Fischer.

»Walter und ich fahren gerade zu dem kleinen Campingplatz, wo die Wohnwagen der Straßenkünstler stehen.«

»Habt ihr eine heiße Spur?«

»Möglich. Gabriel, der Clown will uns sprechen, er wollte aber nicht damit herausrücken, warum.«

»Falls ihr Unterstützung braucht, gebt mir Bescheid. Ich bin heute bis spät in die Nacht erreichbar«, bot Fischer an.

»Du solltest dir auch mal eine Pause gönnen.«

»Heute Abend findet eine LAN-Party statt, da ist nicht viel mit Schlaf.« Fischer lachte leise – was selten vorkam.

»Gut, danke. Aber du rufst doch sicherlich nicht wegen der LAN-Party an, oder?«

»Nein, ich habe einen Zugang.«

»Was für einen Zugang?«

»Zu dem Clan. Ich sagte ja, Gier frisst Hirn. Ich habe übers Darknet ein Angebot von 28 Millionen Euro für Rémy unterbreitet und vor dreißig Minuten habe ich die Antwort bekommen, dass sie interessiert seien, aber sicherstellen wollen, dass ich kein Fake bin. Ich muss 5 Millionen Euro in Kryptos als Pfand hinterlegen.«

»Wo sollen wir das Geld hernehmen?«, fragte Walter.

»Das ist nicht das Problem, weil ich gar nicht daran denke, denen echtes Krypto zu schicken«, antwortete Fischer. »Ich werde sie nur glauben lassen, dass sie dieses Pfand bekommen, versehen mit einem digitalen trojanischen Pferd. Dafür stelle ich aber ein paar kleine Bedingungen.«

»Sehr gut. Bedingungen, die uns hoffentlich helfen, den Ort zu finden, wo die Entführten versteckt sind«, vollendete Brandt Fischers Gedanken.

»So ist es. Ich möchte, dass sie mit mir über ein Chatprotokoll kommunizieren, das ich ihnen schicke, und ich möchte darüber auch ein Livevideo von Rémy sehen. Wenn sie den Köder schlucken, kann ich ihren Standort lokalisieren.«

»Das sind sehr gute Neuigkeiten. Bleib dran«, erwiderte Brandt.

»Haben sich Joe oder Walsh gemeldet?«, fragte Walter.

»Nein, es wäre aber möglich, dass Joe heute Abend bei der LAN-Party dabei ist. Jemand hat mir erzählt, dass er gestern Abend nach Köln zurückgeflogen ist.«

»Wäre cool, wenn du ihn fragen könntest, ob er und Walsh, vor allem Walsh, nicht einen kurzen Abstecher nach Paris machen könnten.«

»Ich richte es aus, aber ich kann nichts versprechen.«

»Gib mir Bescheid, wenn die Jebalis den Köder geschluckt haben«, bat Brandt, dann beendeten sie das Gespräch.

»Joe in Köln, da dürfte Walsh nicht weit sein. Vielleicht schafft Fischer es, sie zu überreden«, sagte Walter hoffnungsvoll. »Das mit dem Chat und dem Link habe ich echt nicht geschnallt und das mit dem trojanischen Pferd ehrlich gesagt auch nicht, aber Fischer muss ein Meisterhacker sein.«

Brandt grinste. »Dafür habe ich es verstanden, das reicht.«

»Ach komm, das sagst du nur, weil Emre nicht hier ist. Du bist doch, was diesen Computerkram anbelangt, kaum besser als ich.«

»Kaum besser als du? Ernsthaft?« Brandt lachte.

»Lach nur, ich bin wenigstens ehrlich.«

»Zwischen uns liegen Welten. Ich halte mich nur zurück, weil

Aydin und ich unsere Aufgaben im Team untereinander aufteilen«, erklärte Brandt, was allerdings nur die halbe Wahrheit war. Aydin war deutlich kompetenter als er, wenn es um Internet oder IT im Allgemeinen ging.

»Da lachen ja die Hühner, und zwar alle gleichzeitig«, murmelte Walter kopfschüttelnd.

»Wir sind da«, sagte Brandt. Er parkte und beide stiegen aus. Hinter den Wohnwagen waren Stimmen zu hören.

»Die sind draußen«, stellte Walter fest und marschierte los.

Er behielt recht. Einige Personen saßen auf der langen Holzbank und unterhielten sich lautstark.

Als sie Brandt und Walter sahen, verstummten sie.

»Schön, dass ihr so schnell kommen konntet«, empfing Gabriel sie.

Brandt und Walter grüßten in die Runde.

»Habt ihr was herausgefunden?«, fragte Brandt.

»Ja, ich sagte doch, wir sind viele.«

»Wo ist das Versteck?« Walters Augen blitzten kampflustig.

»Ob Rémy da versteckt gehalten wird, wissen wir nicht, aber an drei Orten wurden gestern Abend und heute Morgen verdächtig viele Araber gesichtet. Könnte natürlich auch Zufall sein.«

»Ich glaube nicht an Zufälle. Raba mag noch so brutal und kaltschnäuzig sein, aber Organhandel ist neu für ihn, da geht es um hunderte Millionen Euro. Er wird keinen Fehler riskieren«, hielt Brandt dagegen.

»Glaubst du, dass er an allen drei Orten Frauen gefangen hält?« Walter war sichtlich besorgt.

»Das weiß ich nicht. Fischer hat von fünfzehn Herzen gesprochen, die im Katalog angeboten werden, das würde bedeuten, dass er mindestens fünfzehn Frauen gefangen hält. Wenn wir Ayla und Rémy noch dazurechnen, wären es sogar siebzehn Personen.«

»Würde es nicht mehr Sinn machen, die Frauen an einem Ort gefangen zu halten?«, wandte Walter ein.

»Der Dicke hat wohl noch nichts von Risikominimierung gehört«, stichelte Jules.

»Dein Glück, dass ich keine Frauen und Kinder schlage«, konterte Walter.

»Jules, lass es«, mahnte Gabriel, da der Kleinwüchsige schon zu einer Antwort ansetzte.

»Haben deine Leute noch was herausgefunden?«, fragte Brandt.

»Nein. Wir sind keine Polizisten, nur einfache Straßenmusiker, Gaukler oder Straßenkünstler. Die drei Personen, die mir das anvertraut haben, haben in der Nähe ihr Nachtlager gehabt, und ihnen ist aufgefallen, dass plötzlich eine Menge Araber in der Gegend waren.«

»Sind sie hier?«

»Zwei von ihnen.«

»Das sind wir«, meldete sich jetzt ein Mann zu Wort, den Brandt um die vierzig schätzte. Neben ihm saß eine Frau, die etwas korpulenter und älter war als der Mann.

»Wer ist die dritte Person?«

»Die will mit dem Ganzen nichts zu tun haben. Der Kollege hat uns nur informiert, weil Rémy ihm mal aus der Patsche geholfen hat, aber er hat Angst.«

»Nur zu verständlich. Niemand soll sich in Gefahr bringen«, versicherte Brandt und wandte sich an die beiden anderen: »Können Sie mir bitte der Reihe nach erzählen, wo genau Sie was beobachtet haben?«

»Ich bin Ethan, ich male Porträts«, begann der Mann. »Als ich erfahren habe, dass Rémy vermisst wird, stand es für mich außer Frage, dass ich Augen und Ohren offen halte. Es ist noch nicht lange her, da hatte ich eine sehr schwere Zeit. Ohne Rémy wäre ich heute nicht mehr am Leben.«

»Was haben Sie beobachtet, Ethan?«, fragte Brandt.

»Seit einer Woche habe ich mein Lager etwas außerhalb, da steht eine verlassene Hütte, nicht unweit davon gibt es ein einsames Industriegebäude. Ab und an fahren Autos da vorbei. Ich dachte immer, das wäre Security, damit sich keiner an den verlassenen Gebäuden zu schaffen macht. Es ist echt ruhig da und man hat mich nicht beachtet, vermutlich haben die mich nicht mal gesehen. Gestern Abend sind dann plötzlich richtig viele Fahrzeuge da aufgetaucht. Die Personen darin waren alle Araber oder Türken, wie diese Leute halt aussehen, und heute Morgen, als ich aufgestanden bin, habe ich das erneut beobachtet.«

»Sind Sie zum Gelände und haben sich vergewissert?«

»Ich wollte, weil ich das Rémy schuldig bin, aber dann hat mich der Mut verlassen und ich habe Gabriel angerufen.«

»Ist Ihnen noch etwas anderes aufgefallen? Haben Sie jemanden erkannt?«

»Da waren ein paar Männer, aber diese Typen sehen doch irgendwie alle gleich aus. Jeder mit so einem Bart.«

Brandt zückte sein Handy, öffnete ein Foto von Raba und zeigte es Ethan.

»War der hier dabei?«

»Kann sein, ich weiß es nicht. Wie gesagt, ich stand weiter weg, als ich sie heute Morgen gesehen habe. Gestern bei Dunkelheit konnte man die Gesichter nicht deutlich sehen.«

»Wischen Sie bitte weiter, da sind noch ein paar andere Personen. Lassen Sie sich Zeit, vielleicht erkennen Sie einen«, bat Brandt. Fischer hatte ihm Bilder von den wichtigsten Köpfen des Jebali-Clans übermittelt.

Ethan schaute sich die Bilder in Ruhe an, wischte zurück, prüfte die Aufnahmen erneut und schüttelte schließlich den Kopf.

»Ich weiß es nicht. Tut mir wirklich leid, ich wünschte, ich könnte Ihnen etwas anderes sagen.«

»Es muss Ihnen nicht leidtun. Sie haben uns schon sehr geholfen.«

»Darf ich die Fotos auch sehen?«, fragte die Frau neben Ethan.

»Dürfen Sie«, antwortete Brandt und sah Gabriel an. »Kannst du die Fotos an die dritte Person weiterleiten? Wäre gut, wenn er sich die anschaut.«

»Das kann ich machen, sobald du sie mir schickst.«

Der dritte potenzielle Zeuge mochte aus Angst nicht hier sein, das hieß aber nicht, dass er sich die Fotos nicht anschauen konnte, um ihnen zu helfen.

»Ich glaube, den habe ich gesehen«, sagte in dem Moment die Frau und hatte damit Brandts volle Aufmerksamkeit.

»Ganz sicher?«, fragte Brandt.

»So ziemlich«, antwortete sie. Die Alkoholfahne, die sie beim Reden verströmte, war schwer zu ignorieren, und Brandt fragte sich unwillkürlich, wie glaubwürdig die Aussage einer betrunkenen Person sein konnte.

Hatten sie es etwa mit einer Alkoholikerin zu tun?

»Ziemlich ist zu wenig«, sagte Walter. »Hast du gestern auch gesoffen?«

»Was soll der Scheiß?«, wurde die Frau laut.

»Camille, beruhig' dich bitte. Deine Fahne ist nicht zu leugnen«, mischte sich Gabriel ein. »Wir müssen uns einfach absolut sicher sein, einen Fehler können wir uns nicht erlauben. Es geht um Rémy. Er bedeutet dir doch viel.«

»Wem bedeutet er nichts?«, antwortete Camille. Die Schärfe war aus ihrem Tonfall gewichen. »Ich kenne keinen selbstloseren Jungen als ihn. Mir wurden mal meine Tarotkarten geklaut, und was macht er? Er kauft mir neue, obwohl er selbst kein Geld hat. Ich bin mir ziemlich sicher, dass das der Mann war, den ich gestern gesehen habe. Auch wenn ich gesoffen habe, blind bin ich deswegen noch lange nicht.«

»Das ist ein Argument. Ich kenne niemanden, den Camille nicht unter den Tisch säuft«, bestätigte Raphael, der Pantomime.

»Wer soll denn dieser Vogel sein?«, fragte Camille. »Er hat eine böse Aura. Mir war richtig kalt, als ich ihn gesehen habe. Das genaue Gegenteil von Rémy. Seine Aura ist voller Wärme, Güte und Liebe, ich hatte Tränen in den Augen, so stark war seine Aura.«

»Nehmt nicht alles für bare Münze, was sie sagt. Camille neigt zu Übertreibungen, wenn sie säuft«, ging Jules dazwischen. »Vermutlich glaubt sie den Mist sogar selbst, weil sie den Leuten die Karten legt und ihnen aus der Hand liest.«

»Sei froh, dass ich dir noch nicht aus der Hand gelesen habe«, giftetet Camille zurück.

»Beruhigt euch! Immer diese Kindereien. Camille, konzentrier' dich bitte, und du, Jules, bist endlich ruhig«, schimpfte Gabriel.

»Ich habe diesen Mann gesehen«, wiederholte Camille.

Brandt war im Zweifel, ob sie das jetzt nur aus Trotz sagte.

»Was ist Ihnen noch aufgefallen? Was hat der Mann gemacht?«, fragte er.

»Keine Ahnung, er ist heute Morgen mit drei oder vier anderen Männern in ein seit Jahren leerstehendes Gebäude gegangen.«

»Hast du gesehen, dass sie wieder rausgekommen sind?«

»So lange habe ich nicht gewartet. Ich sagte ja, er hat so eine kalte Aura, da wollte ich nur noch weg. Hätte man mir nicht gesagt, dass Rémy vermisst wird, hätte ich dem Ganzen keine Beachtung geschenkt. Vielleicht ist es eine Sackgasse, das weiß ich nicht, aber ich kenne die Ecke, da ist nie was los. Es ist das erste Mal, dass ich so viele Araber dort gesehen habe.«

»Wo genau ist dieses Gebäude?«

»Etwas außerhalb von Paris«, antwortete sie, »aber es fährt ein Bus dahin, die Linie 24B, die bis nach Montparnasse geht.«

»Wer ist denn dieser Mann?«, wollte Gabriel wissen.

»Das ist kein Geringerer als Dahoud Jebali, der jüngere Bruder von Raba Jebali«, erwiderte Brandt, während er sich fragte, ob Rémy und die Frauen dort wirklich gefangen gehalten wurden. War Dahoud für seinen Bruder hingefahren, um nach dem Rechten zu sehen und die Sicherheitsmaßnahmen zu erhöhen?

»Das ist das Versteck«, sagte Walter, »hundertpro.«

»Das können wir nicht wissen. Möglich, dass sie dort Drogen oder andere illegale Produkte bunkern«, hielt Brandt dagegen, er wollte keine voreiligen Schlüsse ziehen.

»Dann bleibt uns nichts anderes übrig, als beiden Verstecken einen Besuch abzustatten«, stellte Walter fest. »Am besten auch dem dritten Ort, wenn wir die Koordinaten haben.«

»Den Standort des dritten Verstecks hat mir Mikael geschickt, er liegt im Speckgürtel von Paris. Mit dem Auto vielleicht eine knappe Stunde, wegen des Verkehrs.«

»Kannst du Mikael bitte die Fotos der Männer schicken? Ich habe sie dir gerade weitergeleitet«, sagte Brandt, der sein Handy mittlerweile von Camille zurückbekommen hatte.

»Mach ich.« Der Clown widmete sich seinem Handy und Brandt schaute in die Runde.

»Sonst hat niemand was beobachtet?«, fragte er.

»Leider nicht, aber es wäre schon ein seltsamer Zufall, wenn diese Bande ausgerechnet kurz nach dem Besuch des Commissaires nervös wird«, antwortete Gabriel.

»Sehe ich auch so«, bestätigte Walter. »Aber warum sind sie an drei Orten? Ich habe lange für einen Clan gearbeitet und diese Streuung sieht deren Vorgehen gar nicht ähnlich.«

»Von wegen Imbissbudenbesitzer. Einer wie die Jebalis ist er! Wer sagt uns, dass der Blonde wirklich ein Bulle ist?«, motzte Jules.

»Verdammt, Jules, irgendwann bringt dir deine vorlaute Klappe noch eine Menge Ärger ein«, erwiderte Gabriel genervt.

»Woher wissen wir, dass die beiden kein doppeltes Spiel spielen?«, beharrte Jules.

Brandt zückte seinen Dienstausweis und zeigte ihn Gabriel. »Wir haben für so einen Mist gerade keine Zeit.«

»Verzeih, Jules ist eine echte Nervensäge«, entschuldigte sich der Clown und gab Brandt seinen Ausweis zurück.

»Kann ich ihn auch sehen? Er könnte gefälscht sein.« Jules streckte auffordernd seine Hand aus.

»Bei der nächsten Frage kannst du gerne überprüfen, ob meine Faust nicht gefälscht ist«, biss Walter zurück.

»Immer diese Aggressionen.« Jules schüttelte den Kopf, gab aber endlich Ruhe und trank aus der Bierflasche, die vor ihm auf dem Tisch stand.

»Mikael hat geantwortet«, meldete Gabriel und las die Nachricht stumm.

»Was sagt er?«, drängte Walter.

Gabriel sah auf. »Er ist sich nicht sicher, die sehen sich alle irgendwie ähnlich, daher möchte er sich nicht festlegen.«

»Walter und ich schauen uns alle drei Verstecke an«, erklärte Brandt und stand auf.

»Wir begleiten euch«, sagte Gabriel.

»Nein, das ist zu gefährlich. Je weniger wir auffallen, desto besser. Walter und ich erkunden die drei Verstecke, danach melden wir uns bei euch.«

»Wir können helfen«, beharrte Raphael, der Pantomime.

»Nein, Brandt hat recht. Sie bleiben hier«, hörte Brandt eine männliche Stimme hinter seinem Rücken akzentfrei in perfektem Französisch antworten.

Delpuech, dachte Brandt, aber als er sich umdrehte, sah er Peter Walsh.

63

Walter sprang auf und hätte Walsh fast umarmt, so sehr schien er sich zu freuen, ihn und Joe zu sehen.

»Sagen Sie bitte, dass Sie uns helfen werden«, sagte er hoffnungsvoll.

»Deswegen sind wir hier«, antwortete Peter Walsh deutlich sachlicher als Walter, aber Brandt sah ihm an, dass er ihm den emotionalen Ausbruch nicht übelnahm.

»Jede Hilfe ist uns willkommen, vor allem wenn sie von Ihnen kommt«, sagte Brandt und begrüßte die beiden. An Gabriel gewandt fuhr er fort: »Die beiden Herren haben uns schon in anderen brenzligen Situationen geholfen, sie sind absolut vertrauenswürdig. Ihre Unterstützung ist das Beste, was uns passieren konnte.«

»Das hier ist zu wichtig, als dass wir die Augen davor hätten verschließen können«, ergänzte Joe. »Wir müssen unbedingt verhindern, dass der Clan seine Pläne umsetzt. Peter weiß aus eigener Erfahrung, was es bedeutet, wenn einer geliebten Person ein Organ entnommen werden soll.«

»Wie meinen Sie das?«, fragte Walter.

»Vor langer Zeit wurde meine Tochter entführt, weil ein russischer Geschäftsmann ihr Herz seiner eigenen todkranken Tochter transplantieren wollte«, erklärte Walsh. »Aber das ist jetzt unwichtig. Wir müssen den Jebali-Clan stoppen. Die Zeit drängt.«

»Haben Sie etwas, was wir noch nicht wissen?«, fragte Brandt. Er wurde das Gefühl nicht los, dass Walsh und Joe nicht nur ihretwegen hier waren.

»Der Katalog mit dem umfassenden Organangebot und vor allem das Video von Rémy waren ausschlaggebend«, erklärte Joe.

»Was für ein Video?«, fragte Walter, er wirkte plötzlich angespannt.

»Haben Sie es nicht gesehen? Hat Fischer es Ihnen nicht geschickt?«

»Doch, mir«, beeilte sich Brandt zu antworten. »Aber ich habe es Walter nicht gezeigt.«

»Was ist auf dem Video zu sehen?« Walters Augen blitzten gefährlich.

»Ein Arzt schneidet Rémy mit dem Skalpell in den Bauch, um zu beweisen, dass seine Wunden schneller verheilen«, erwiderte Walsh.

Nun brach es aus Walter heraus. Er brüllte und schlug mit der Faust auf den Tisch. Einige der Straßenkünstler zuckten vor Schreck zusammen.

»Du hättest es mir zeigen müssen!« Walter war außer sich vor Wut.

»Ich wusste nicht …«, reagierte Joe irritiert.

»Genau deswegen habe ich es dir nicht gezeigt. Es ändert nichts an der Situation.«

»Doch, ich …«

»Walter, Ihr Freund hat recht«, sprang Walsh Brandt zur Seite. »Ich schätze Sie und Ihren unermüdlichen Einsatz für Ihre Freunde, aber das hier ist nicht die Ukraine. Hier haben wir es mit einem arabischen Clan zu tun. Jeder Fehler kann den Tod bedeuten, für uns ebenso wie für die Gefangenen. Herr Brandt hat es Ihnen sicherlich nicht verschwiegen, um Sie zu ärgern.«

Walter atmete immer noch schwer. »Ich möchte etwas zerschlagen, so wütend bin ich gerade. Am liebsten würde ich zu diesem Raba laufen, ihn packen und seinen Kopf zermalmen.« Walter sah Brandt an. »Ich weiß, dass du es getan hast, um mich vor mir selbst zu schützen, aber ich hätte es wissen müssen. Du weißt, was mir Rémy bedeutet.«

»Du hast recht, ich hätte es dir erzählen sollen, aber ich hatte Sorge, dass es dich zerreißt«, gab Brandt zu.

»Natürlich zerreißt es mich! Wie können Menschen so brutal und unbarmherzig sein? Wieso?«

»Für jemanden wie Raba geht es nur ums Geld. Joe geht davon aus, dass die Organe einer Gefangenen mindestens 500.000 Euro einbringen. Derzeit werden fünfzehn Herzen angeboten, somit sind auf jeden Fall fünfzehn Frauen in seiner Gewalt, was für ihn einen Ertrag von 7,5 Millionen Euro bedeutet. Hinzu kommen mindestens 20 Millionen Euro für Rémy. Wir sprechen also von rund 30 Millionen Euro. Jemand wie Raba wird sich dieses Geschäft nicht nehmen lassen, von niemandem«, erklärte Walsh in nüchternem Tonfall.

»Das ist ja leider auch nur der Anfang. Fischers und meine Recherchen im Darknet haben noch mehr ergeben«, berichtete Joe.

»Fischer hat mir vorhin bei unserem Telefonat nichts davon gesagt.« Brandt sah ihn erstaunt an.

»Das sollte er auch nicht. Ich habe ihn darum gebeten, weil niemand wissen sollte, dass wir hier sind«, antwortete Joe. »Ich hoffe, Sie nehmen ihm das nicht krumm. Wir wollten es Ihnen persönlich sagen.«

»Ganz sicher nehme ich ihm das nicht übel. Fischer gehört zu meinen liebsten Kollegen. Seine Arbeit kann ich nicht hoch genug schätzen.«

»Dasselbe sagt er über Sie, auch wenn er Ihre Scherze manchmal nicht versteht«, erwiderte Joe augenzwinkernd.

»Da geht es ihm nicht anders als dem Kollegen Brandt, der versteht sie nämlich gelegentlich selbst nicht«, konterte Walter. Seine Laune hatte sich schlagartig gebessert. Brandt ahnte, dass Joe extra für ihn ein paar lockere Sprüche brachte.

Joe war eher der unbeschwerte Typ, das hatte Brandt bereits vor Jahren beobachtet, als Aydin und er zusammen mit Joe und Walsh in einem Fall ermittelt hatten.

»Wir sollten uns jetzt erst einmal synchronisieren«, meldete sich Walsh wieder zu Wort.

»Guter Vorschlag. Mit der Hilfe von Gabriel und seinen Freunden haben wir drei potenzielle Verstecke ausgemacht, wo der Clan die Frauen und Rémy gefangen halten könnte. Die wollten wir uns näher anschauen.«

»Das sind gute Nachrichten. Ich schlage vor, dass wir in Ihr Hotel fahren und dort eine Lage- und Planbesprechung vornehmen.«

»Sie sind nicht zufällig im selben Hotel untergebracht?«, erkundigte sich Walter.

»Zufällig schon. Wir müssen nur noch einchecken«, antwortete Joe lachend. »Aber keine Sorge, wir sind keine Hellseher. Lutz hat uns verraten, wo Sie übernachten.«

»Was ist mit uns? Was sollen wir tun?«, fragte Gabriel, nachdem er wie die anderen dem Wortwechsel der Deutschen still zugehört hatte.

»Sie tun gar nichts. Wir übernehmen«, antwortete Walsh auf Französisch.

»Unterschätzen Sie uns bitte nicht. Wir sehen nicht so furchteinflößend aus wie Sie, ganz sicher nicht, aber wir sind viele und Rémy ist ein besonderer Freund von uns. Wir möchten helfen. Wir haben keine Angst.«

»Walsh hat recht. Es wäre zu gefährlich«, widersprach Brandt. »Die Clanmitglieder werden bewaffnet sein. Es ist besser, wenn ihr hier wartet. Falls wir doch eure Hilfe brauchen, melde ich mich bei dir.«

»Es muss doch etwas geben, was wir tun können«, ließ Gabriel nicht locker.

»Lass gut sein, Gabriel. Der Schönling macht das, was sie alle machen, wenn sie uns sehen: Auf uns herabschauen, uns nicht für vollnehmen und uns bemitleiden«, stichelte Jules und leerte seine Bierflasche.

»Was laberst du für einen Käse? Lasse würde niemals auf irgendjemanden herabschauen. Er möchte nur nicht, dass einer von euch stirbt. Das muss doch auch so eine Viertelportion wie du endlich mal schnallen«, ergriff Walter Partei für Brandt.

»Viertelportion? Wer ist hier eine Viertelportion? Schlimm genug, dass mich alle halbe Portion nennen, aber Viertel?« Jules stand auf und drückte die Brust vor.

»Jules, bitte, so unrecht hat Walter nicht. Du bist echt nicht gerade groß, abgesehen von deinen Worten und deinem Ego«, warf Camille ein.

»Wir sollten gehen«, sagte Walsh.

»Macht nichts, ehe ich mich bei euch melde, okay?«, bat Brandt die Straßenkünstler. Er konnte keine Nebenkriegsschauplätze oder Alleingänge gebrauchen.

»Okay«, antwortete Gabriel.

Die Runde verabschiedete sich und Brandt, Walter, Walsh und Joe gingen zu ihren Autos.

»Mit den Jebalis würde ich es auch so aufnehmen, mein rechter Haken ist nicht zu unterschätzen«, hörte Brandt Jules noch sagen.

»Dein rechter Haken kann nicht mal einem Huhn Angst einjagen«, entgegnete Camille.

Die Gruppe erreichte Brandts Wagen.

»Joe, nimm du bitte Walter mit. Ich fahre bei Brandt«, sagte Walsh.

Walter wollte etwas erwidern, ließ es dann aber doch bleiben.

»Wir sehen uns im Hotel.« Joe klopfte Walter auf die Schulter. »Kommen Sie. Ich parke da vorne.«

»Ihr Walter erinnert mich an Joe«, begann Walsh, während sie Richtung Hotel fuhren. Er wirkte nachdenklich.

»Wie meinen Sie das?«

»Beide sind zu naiv und zu gutherzig, sie sehen nicht, in was für einer Welt wir leben – oder sie wollen es nicht sehen. Walter würde für Sie und seine Freunde sterben, ich habe ja selbst gesehen, was er in der Ukraine für die Kinder getan hat, die er kaum kannte. Er kennt keine halben Sachen. Sie haben gut daran getan, ihm das Video nicht zu zeigen. Ich fürchte, er hätte sonst alles stehen und liegen gelassen und wäre zu Raba gelaufen, um ihn zu stellen.«

»Das war auch meine Sorge. Andererseits gehört er, neben Emre, zu meinen besten Freunden, wir sind Familie. Er hatte das Recht, das Video zu sehen, so schmerzvoll das auch für ihn gewesen wäre, weil Rémy für ihn genauso zur Familie gehört. Er hat sich jahrelang Sorgen um den jungen Mann gemacht, wir waren mehrmals in Paris, um nach ihm zu suchen. Das letzte Mal vor einigen Wochen. Dass Rémy jetzt von Verbrechern wie dem Jebali-Clan entführt wurde, setzt Walter extrem zu.«

»Das glaube ich. Menschen wie Walter und Joe sind selten. Es ist unsere Pflicht, sie zu schützen. Manchmal auch vor sich selbst.«

»Sie haben recht. Wollen Sie damit andeuten, es wäre besser, wenn Walter uns nicht begleitet?« Brandt warf ihm einen schnellen Seitenblick zu.

»Nein, ganz und gar nicht. Beim Einsatz ist er eine wertvolle Verstärkung für's Team. Wir brauchen jeden Mann, das wird kein Spaziergang. Der Clan wird das Versteck intensiv bewachen, auch dank Ihres Pariser Kollegen Delpuech.«

»Woher wissen Sie das alles?«

»Joe und ich waren gestern in Köln, wir haben in der Uniklinik den Abstrich machen lassen und sind jetzt beide offiziell als Stammzellenspender registriert.«

»Ich dachte, das hätten Sie bei unserer ersten Begegnung bereits getan?«, fragte Brandt erstaunt.

»Nein, da haben wir uns nur darüber informiert. Wir konnten den Abstrich nicht sofort machen lassen, dann kam der Herzinfarkt Ihres Freundes dazwischen und unser Einsatz in Russland und der Ukraine.«

»Wir wissen es sehr zu schätzen, was Sie und Joe für Emre tun. Das ist nicht selbstverständlich.«

»Doch, das ist es. Es ist weder kompliziert noch tut es weh, aber es kann Leben retten«, erwiderte Walsh sachlich.

»Haben Sie sich gestern noch mit Fischer getroffen?«

»Ja, remote. Joe und er haben die ganze Nacht gearbeitet und dabei Erstaunliches herausgefunden. Deshalb haben wir uns heute Morgen gleich ins Auto gesetzt.«

»Keine Sekunde zu spät. Delpuech geht davon aus, dass es Spitzel bei der Pariser Polizei gibt, die auf dem Gehaltszettel der Jebalis stehen, daher hat er niemanden seiner Kollegen in unseren Plan eingeweiht«, berichtete Brandt.

»Er tut gut daran.«

»Wissen Sie etwas über die Spitzel?«

»Nein, aber Monsieur Delpuech wird das sicherlich nicht aus der Luft gegriffen haben.«

»Das glaube ich auch nicht. Immerhin haben wir einen Vorteil.«

»Das Überraschungsmoment«, bestätigte Walsh.

»Genau, das könnte uns in die Karten spielen, sobald wir wissen, wo das Versteck ist. Wie gesagt, es gibt drei mögliche Orte. Wollen wir hoffen, dass der Clan die Gefangenen nicht aufgeteilt hat.«

»Das werden wir rechtzeitig sehen. Allerdings würde es gegen die gewöhnliche Vorgehensweise von Clans sprechen.«

»Was uns ebenfalls in die Karten spielen würde«, erwiderte Brandt. »Wie war es eigentlich in Russland und der Ukraine?«

»Wir haben unsere Ziele erreicht, auch wenn es nur kleine Nadelstiche sind, die den Krieg nicht beenden werden. Das können nur unsere Politiker.«

»Glauben Sie denn, dass es ihnen gelingt?«

»Ob ich an das Geschick der Politiker glaube?«, fragte Walsh spöttisch.

»Vermutlich so wenig, wie ich es tue«, erwiderte Brandt.

»Sogar noch weniger, glauben Sie mir. Mein Vater war bei der US-Army, dadurch bin ich mit der Army großgeworden und wurde schnell zu einem Spezialagenten ausgebildet. Mein halbes Leben habe ich der Army gewidmet und ich kann die Toten gar nicht mehr zählen, aber hat sich in all der Zeit etwas in der Welt verändert?«

»Sie ist durch Sie etwas sicherer geworden.«

Walsh winkte ab. »Danke für die Blumen, das ist sie leider nicht. Es ist noch immer derselbe stinkende Misthaufen. Die Welt wird sich niemals zum Besseren ändern, trotzdem müssen wir alles in unserer Macht Stehende tun, damit sie nicht ins totale Chaos stürzt.«

Brandt sah das ähnlich, aus diesem Grund hatte er sich damals auch entschieden, Polizist zu werden.

Sie erreichten die Tiefgarage des Hotels und Brandt parkte den Wagen, gleich neben ihm fuhr Joe in eine Parklücke.

»Walter hat uns zu einer geilen Grillparty eingeladen, wenn wir Rémy und die Frauen befreit haben«, berichtete Joe grinsend.

»Sie sollten vorher vielleicht wissen, dass Joe kein Sättigungsgefühl kennt«, scherzte Walsh.

»Das will ich doch hoffen«, erwiderte Walter. »Aber erst mal schnappen wir uns diesen Drecksclan.«

»Je schneller wir die drei Verstecke ausgespäht haben, desto eher können wir die Verbrecher hochnehmen«, bestätigte Brandt.

»Das werden wir, keine Sorge. Ein Vogel wird uns helfen«, sagte Walsh.

»Ein Vogel?« Walter sah ihn ebenso ratlos an wie Brandt.

64

Paris

Delpuech blufft, war Rabas erster Gedanke gewesen, nachdem der Commissaire das Café verlassen hatte. Trotzdem hatte er Vorsorge getroffen und die wichtigsten Verstecke mit zusätzlichen Männern verstärkt. Ihnen würde nichts entgehen und er rechnete nicht damit, dass die Bullen sie überraschen würden.

»Deine Großmäuligkeit hat mir einen Vorteil verschafft«, sagte Raba zu sich.

Dabei hatte er gestern noch anders gedacht und sogar kurz mit dem Gedanken gespielt, für Wochen die Füße stillzuhalten, aber sein Kontakt bei der Pariser Polizei hatte ihm versichert, dass nichts gegen ihn vorliege. Delpuech sei der Einzige, der eine Verbindung zwischen dem ermordeten Kioskbesitzer und dem Clan sehen würde. Nur der tote Urkundenfälscher im deutschen Knast könnte die Pariser Polizei zwingen, doch zu ermitteln, weil das BKA und Interpol sich den Fall genauer anschauten und bereits die Leitung der Pariser Polizei kontaktiert hätten.

Wir müssen diesen Akram ausschalten. Nur wie? Diese verdammten deutschen Bullen, dachte Raba. Sicherlich würde ihm noch etwas einfallen.

Er saß in einem seiner arabischen Restaurants, das in einer Seitenstraße der Avenue des Champs-Élysées lag, der Prachtstraße von Paris. Momentan herrschte kaum Betrieb, die meisten Gäste kamen gegen 18 Uhr und blieben dann bis Mitternacht. Raba hatte das Lokal vor langer Zeit erworben und bis heute suchte er es gerne auf, weil die Küche authentisch und das Essen hervorragend war.

»Du musst smart sein und clever, du spielst bald in einer anderen Liga«, murmelte er, denn die Summen, die durch seinen Kopf schwirrten, waren schwindelerregend.

Der illegale Organhandel würde ihn zu einem unglaublich reichen Mann machen und seinen Clan noch mächtiger. Es war daher nicht Delpuech, der ihm Kopfschmerzen bereitete, sondern dieser Straßenmusiker Rémy, auch wenn er das vor seinem Bruder niemals zugeben würde. Sie hatten mittlerweile acht Interessenten für ihn und am vergangenen Abend war noch eine Offerte in Höhe von über 28 Millionen Euro eingegangen. Diese Summe war geradezu verrückt, wenn man bedachte, dass es nur um einen Straßenmusiker ging und keinen reichen Erben, für den die Familie bereit war, ein hohes Lösegeld zu zahlen.

Was wissen diese Leute?, fragte sich Raba.

»Du wirkst nachdenklich Bruder«, hörte er da die Stimme von Dahoud. Er setzte sich zu ihm an den Tisch.

»Bei den Zahlen, die für den Musiker aufgerufen werden, ist das wohl mehr als gerechtfertigt. Solche Summen haben wir noch nie für eine Geisel bekommen«, erwiderte Raba.

»Ist doch egal, warum jemand den Wichser kaufen möchte, Hauptsache wir kriegen die Kohle. Scheiß auf die Gründe.«

»Und was, wenn es verdeckte Ermittler sind?«

»Glauben Hadi und ich nicht. Wir haben ein Sicherheitsnetz aufgespannt, ohne Prüfung und Pfand in Krypto keine weiteren Gespräche.«

»Hadi und du?« Raba schaute ihn skeptisch an.

»Glaubst du, verdeckte Ermittler zahlen mal eben so fünf Millionen Pfand in Krypto für einen Straßenmusiker?«

Raba atmete aus. »Vielleicht hast du recht. Ist er denn bereit, die Summe zu zahlen?«

»Ja, aber er will vorher in einem Livevideo sehen, dass Rémys Wunde heilt. Er hat uns einen Chatlink geschickt.«

»Was für einen Link?«

»So ein anonymer Link, über den man ihn nicht zurückverfolgen kann, er löscht sich nach dem Videochat von selbst. Der Typ will ganz sichergehen, dass er anonym bleibt.«

»Hat er Angst vor uns?« Raba lachte.

»Das Darknet ist voll von kranken, reichen Wichsern. Würde mich nicht wundern, wenn das so ein Sadist ist, der den Straßenköter zu seinem Spielzeug machen will. Mir am Ende egal, solange er die 5 Millionen Pfand zahlt.«

»Dann mach einen Termin mit ihm, aber erst soll er die Kohle schicken. Die 5 Millionen kann ich direkt als Anzahlung für das geplante Krankenhaus in Nordzypern nutzen«, sagte Raba zufrieden.

»Mach ich.«

Rabas Handy klingelte.

»Was gibt es, Aariz?«, fragte Raba.

»Wir haben ein großes Problem.«

»Was für ein Problem?«

»Faris hat Rémy bei einem Kampf tödlich verletzt.«

65

»Hat er wirklich Vogel gesagt?«, flüsterte Walter Brandt zu, als sie durch die Lobby gingen. Joe und Walsh gingen vor ihnen, beide hatten je eine Tasche und einen Rucksack bei sich.

»Ja, hat er«, antwortete Brandt.

»Tu nicht so, als hättest du einen Peil.« Walter verzog das Gesicht.

»Doch, ich bin Polizeibeamter«, entgegnete Brandt, dabei hatte er überhaupt keine Vorstellung davon, was Walsh mit Vogel meinen könnte.

»Polizeibeamter …« Walter schnaubte und fügte einen leisen Fluch hinzu.

Walsh wandte sich zu ihnen um. »Wir checken rasch ein.«

»Okay, wir warten da drüben«, sagte Brandt und ging mit Walter auf eine Couch zu.

»Hol mich der Teufel«, platzte Walter da heraus.

»Was?« Brandt blieb stehen und dann sah er den Grund für Walters plötzliche Freude. »Mads, du hier?« Er glaubte, seinen Augen nicht zu trauen.

»Überraschung«, antwortete Mads Johannsen etwas verlegen.

Walter zögerte nicht und umarmte ihn. »Ich könnte kaum glücklicher sein, dich zu sehen.«

Brandt begrüßte ihn ebenfalls herzlich. Er war froh, dass Mads ihm die Entscheidung abgenommen hatte, ob er ihn bitten sollte, nach Paris zu kommen.

»Du siehst überrascht aus«, stellte Mads fest.

»Das bin ich auch. Du hast nicht angerufen.«

»Dafür war keine Zeit.«

»Wie kommt's?«

»Emre hat mich darum gebeten«, erklärte Mads.

»Emre?«

»Ja, ich habe ihn gestern angerufen, kurz nachdem du mit ihm telefoniert hattest. Er hat mir von dem Video erzählt, in dem Rémy gequält wird …«

»Wieso wissen alle von dem Video, nur ich nicht?«, reagierte Walter eingeschnappt.

»Lässt du Mads bitte ausreden?«, mahnte Brandt.

»Hätte ich das nicht erwähnen …«, begann Mads.

»Ist schon gut, erzähl bitte weiter«, unterbrach Brandt ihn.

»Ja, bitte tu das, ich wollte dich nicht angehen, mein Fehler«, entschuldigte sich Walter sofort. »Ich bin froh, dass du hier bist.«

»Da gibt es nichts zu entschuldigen«, erwiderte Mads lächelnd. »Jedenfalls hat mir Emre erzählt, wie viel Rémy Walter bedeutet, dass ihr euch mit dem Clan anlegt und endlich eine heiße Spur hättet, wo Rémy und die Frauen gefangen gehalten werden könnten. Emre hat sich große Sorgen gemacht, weil er weiß, dass ihr nicht auf die Pariser Kollegen zählen könnt, deshalb hat er mich gefragt, ob ich euch helfen könnte.«

»Mein Emre, da liegt er im Sterben und macht sich Sorgen um uns«, sagte Walter und schluckte.

Für Brandt war diese Aktion naheliegend. Er hatte zwar nicht damit gerechnet, aber er hätte es besser wissen müssen. Aydin kannte Mads gut und wusste, dass er sie mit seinen Fähigkeiten perfekt unterstützen könnte.

»Ich freue mich riesig, dass du da bist, aber was ist mit deinem Onkel? Wir strapazieren unsere Kompetenzen schon weit über Gebühr«, sagte Brandt.

»Ich pfeife auf die Kompetenzen«, ging Walter dazwischen, »und ich schicke Mads ganz sicher nicht zurück.«

»Ich auch nicht. Aber ich muss mit Gustav und Bender sprechen«, blieb Brandt standhaft.

»Mein Onkel weiß Bescheid«, beruhigte Mads ihn.

Kaum hatte er das gesagt, klingelte Brandts Handy. Es war eine

Nummer von der Ostsee, vermutlich Gustav Johannsen. Auch wenn Brandt nicht davon ausging, dass Mads geschummelt hatte, konnte er sich ebenso wenig vorstellen, dass Gustav die Reise genehmigt hatte.

Er nahm das Gespräch an und schaltete auf Lautsprecher, da sie die Einzigen in der Lobby waren. Walsh und Joe standen noch an der Rezeption.

»Moin, Herr Brandt. Gustav Johannsen am Apparat.«

»Moin«, antwortete Brandt.

»Ist Mads bei Ihnen?«

»Ja, wir sitzen gerade in der Lobby. Walter ist auch bei mir.«

»Sie sind sicherlich überrascht, dass mein Neffe ohne Ankündigung aufgetaucht ist.«

»Wir sind froh, dass er hier ist«, kam Walter Brandt mit einer Antwort zuvor.

»Mads wollte Sie in Paris überraschen. Wie ich ihn kenne, hatte er wohl Sorge, dass Sie seine Hilfe ablehnen würden, da er nicht bei der Kölner Polizei angestellt ist.«

»Da liegen Sie nicht ganz verkehrt, was nicht heißt, dass ich nicht ebenso froh bin wie Walter, dass er hier ist. Trotzdem muss ich Bender darüber informieren.«

»Das brauchen Sie nicht, deswegen rufe ich nämlich an. Ich hatte eben ein Gespräch mit Ihrer Chefin, sie mag es so pragmatisch wie ich und wir sind einer Meinung. Außerdem gibt es auch für die Ostseekriminalpolizei einen Grund, dass er vor Ort in Paris ermittelt.«

»Inwiefern?«

»Tim von der Lübecker Polizei hat uns gestern mitgeteilt, dass eine der vermissten ukrainischen Flüchtlingsfrauen aus unserer Gemeinde in Paris sein muss, zumindest hat sich ihr Handy ins Pariser Netz eingeloggt. Mads soll dem offiziell nachgehen, deshalb müssen wir uns auch keine Gedanken über die Pariser Kollegen oder die dämliche Bürokratie machen.«

»Wie ich sehe, waren Sie fleißig und haben uns etliche Steine aus dem Weg geräumt«, sagte Brandt bewundernd. »Die Bürgermeisterin von Paris hat sich zudem bei den Pariser Kollegen für mich eingesetzt. Danke dafür.«

»Der Dank gebührt vor allem Albert. Er hat die Pariser Bürgermeisterin sogar ein zweites Mal kontaktiert wegen Mads, von daher gibt es auch von dieser Seite keine Hindernisse. Sie kennen Albert, kaum hört er, dass eine Person aus seiner Gemeinde Opfer eines brutalen Clans sein könnte, setzt er alle politischen Hebel in Bewegung. Seine Sorge, dass schlechte Nachrichten ihm die Saison verhageln könnten, ist schon fast krankhaft.« Er gab ein spöttisches Lachen von sich. »Seien Sie also unbesorgt, wir Johannsens arbeiten sauber und hinterlassen keine bürokratischen Probleme.«

»Krankhaft nennst du das, wenn man sich um das Wohl seiner Gemeinde sorgt?«, hörte Brandt nun Alberts Stimme aus dem Hintergrund.

»Wenn man vom Teufel spricht …«, scherzte Gustav. »Sag mal, hast du mein Büro verwanzt oder woher weißt du immer, dass ich ein wichtiges Gespräch führe?«

»Weil das mein Job als Bürgermeister ist. Egal wie sehr ich dich oder andere nerve, ich nehme meinen Job ernst.«

»Dafür, dass du ihn ernst nimmst, bist du mehr in meinem Büro als in deinem«, moserte Gustav. Brandt, Walter und Mads warfen sich belustigte Blicke zu.

»Müssen wir euren Streitereien weiter zuhören, Gustav?«, mischte sich nun Mads ein.

»Nein, müsst ihr nicht. Von meiner Seite war's das. Seid bitte vorsichtig, mit dem Clan ist nicht zu scherzen. Wenn es zu gefährlich wird, schaltet die Kollegen vom BKA ein.«

»Wir kriegen das hin, Onkel«, antwortete Mads, dann war wieder Alberts Stimme zu hören, diesmal offenbar näher am Mikrofon: »Seien Sie gegrüßt, meine Herren. Wenn Sie noch etwas benötigen, lassen Sie es mich wissen.«

Brandt und Walter erwiderten den Gruß und Brandt ergänzte: »Wir haben einen Plan. Falls nötig melden wir uns bei Ihnen, danke für das Angebot.«

»Dann gutes Gelingen und machen Sie sich keine Gedanken um den bürokratischen Kram. Ich halte für Ihre Operation den Kopf hin, ich bin es ja gewohnt, mich mit den Schlipsträgern anzulegen. Sehen Sie nur zu, dass Sie die Frauen befreien und Ihren Freund Rémy.«

»Das werden wir«, bestätigte Brandt, bedankte sich auch noch einmal bei Gustav und beendete das Gespräch.

»Ein Traumpaar«, bemerkte Walter, als Brandt sein Handy einsteckte.

»Wer?«

»Na, dein Onkel und der Bürgermeister. Ich liebe diese kleinen Kabbeleien.«

Mads winkte ab. »Glaub mir, wenn du das täglich mitmachen müsstest wie ich, würdest du das anders sehen. In letzter Zeit mischt er sich noch mehr in unsere Ermittlungen ein als sonst. Gustav lässt ihm viel zu viel durchgehen. Bei unserem letzten Fall saß er sogar mit im Verhörraum, so viel Ehrgeiz brauche ich von einem Bürgermeister nicht. Ich hätte nichts dagegen, wenn Albert sich eine Kreuzfahrt gönnt, die sehr, sehr lange dauert.«

»Es ist gut, dass Gustav und Bender die Kompetenzen geklärt haben und dass Albert uns bei der Bürgermeisterin in Paris den Rücken freihält, so können wir uns komplett auf die Befreiungsaktion konzentrieren«, erwiderte Brandt.

»Unglaublich«, hörte er da die Stimme von Joe, er und Walsh waren zu ihnen getreten.

»Sie kennen sich noch nicht«, sagte Brandt und begann die Vorstellungsrunde. »Das ist Mads Johannsen, er arbeitet für die Ostseekriminalpolizei in Timmendorfer Strand. Er ist ein sehr guter Freund von uns und unterstützt uns. Das sind Joe und Peter Walsh.«

»Der Peter Walsh?«, fragte Mads ungläubig. »Ich habe schon so viel von Ihnen gehört.« Die Bewunderung in seiner Stimme war nicht zu überhören.

»Von mir hört irgendwie nie jemand was, dabei funktioniert der Muskelberg hier neben mir ohne meinen schwarzen Verstand überhaupt nicht«, scherzte Joe grinsend.

»Von Ihnen habe ich auch eine Menge gehört, Joe«, widersprach Mads sofort. »Tim behauptet, dass Sie der beste Hacker der Welt sind.«

»Wie könnte ich Tim je widersprechen«, gab Joe zurück. »Hat Ihnen schon mal jemand gesagt, dass Sie Thor verdammt ähnlich sehen?«

»Das höre ich ständig.« Mads schmunzelte.

»Wahnsinn, diese Ähnlichkeit. Sie könnten Zwillinge sein.«

»Sie müssen wissen, Joe ist großer Avengers-Fan. Er kennt jeden Film«, erklärte Walsh.

»Die Masche zieht doch bestimmt richtig gut bei den Chicks, oder?«, fragte Joe mit einem breiten Grinsen.

»Ich glaube, Herr Johannsen hat gar keine Avengersmasche nötig, um bei den Frauen zu landen«, hielt Walsh dagegen.

Mads lachte. »Bis jetzt nicht. Ist aber immer gut, einen Plan B zu haben.«

Walsh machte eine auffordernde Handbewegung. »Wir sollten in unsere Suite gehen, es wartet viel Arbeit auf uns.«

Die Runde erhob sich und folgte Walsh.

»Lacht der auch mal?«, flachste Walter flüsternd mit Joe. »Da kann sich Raba echt warm anziehen.«

Sie betraten die großzügige Suite und Joe packte eine der Taschen aus.

»Ich bereite schon mal alles vor«, sagte er dabei.

»Soll ich Delpuech anrufen?«, fragte Brandt.

»Das überlasse ich Ihnen. Er darf nur kein Problem damit haben, sich an unseren Plan zu halten. Wir können keine Kompetenzrangeleien gebrauchen.«

»Das wird er nicht. Er ist zwar etwas eigen, aber er verfolgt dasselbe Ziel wie wir«, erklärte Brandt, nahm sein Handy und rief Delpuech an, der versprach, sich sofort auf den Weg zu machen.

»Er kommt in dreißig Minuten«, meldete Brandt, nachdem er aufgelegt hatte.

»Dann bleibt uns genug Zeit, damit Sie mir alles erzählen können, was Sie wissen, auch was die Straßenkünstler Ihnen berichtet haben. Lassen Sie nichts aus. Jedes noch so unwichtige Detail kann entscheidend sein«, bat Walsh.

Brandt kam der Bitte gerne nach und begann bei dem Verschwinden von Ayla, erzählte von dem toten Kioskbesitzer in Mannheim, dem Tod des Urkundenfälschers Thamir, den Straßenkünstlern in Paris und der Verbindung zwischen Rémy und Fatih Jebali, der gleichzeitig eine Verbindungsperson zu Hassan war.

Walsh hörte aufmerksam zu, Joe baute indessen zwei Laptops und anderes Equipment auf.

»Sie haben das richtig eingeschätzt«, sagte Walsh, als Brandt geendet hatte. »Das sind ein paar Zufälle zu viel. Der Drogensüchtige, der mit Rémy befreundet ist und von Fatih Drogen gekauft hat, wird ihn sicherlich an Fatih verkauft haben, um seine Sucht zu bezahlen.«

»Davon gehen wir aus«, bestätigte Walter und Brandt fuhr mit dem Bericht über die Zusammenarbeit mit Delpuech fort.

»Wir glauben, dass wir mit seiner Hilfe Raba aus der Reserve gelockt haben, da plötzlich an drei verschiedenen Orten viele Mitglieder des Clans aufgetaucht sind«, schloss Brandt.

»Wieder haben Sie richtig entschieden, indem Sie die Straßenkünstler eingebunden haben. Sie sind weit vernetzt und helfen sich gegenseitig, wenn Not am Mann ist. An einem der Orte werden die Frauen und Rémy versteckt gehalten, da bin ich mir sicher«, sagte Walsh.

»Nicht an allen dreien?«, fragte Mads.

»Nein, Clans funktionieren nicht so.«

»Aber warum zeigen sie dann in den drei Verstecken erhöhte Präsenz?«, hakte Walter nach.

»Weil an den anderen zwei Orten sicherlich Drogen und anderes illegales Zeug versteckt werden. Jemand wie Raba geht kein Risiko ein. Er hat eine tausend Mann starke Armee, die ihm jederzeit zur Verfügung steht.«

»Ich bin ready«, meldete Joe.

Walter wandte sich zu ihm um. »Das sieht ja aus wie in einem Agentenfilm«, entfuhr es ihm. »Brauchen wir das alles? Ich wäre ja fast dafür, einzumarschieren und den arabischen Ärschen in den Hintern zu treten.«

»Das wird nicht funktionieren«, warnte Walsh.

»Die Vögel sind bereit«, sagte Joe.

»Was sind denn das für Vögel?« Walter sah ihn verständnislos an.

»Drohnen, oder?«, mutmaßte Mads.

»Genau. Waren Sie Soldat?«

»War ich, bei einer Spezialeinheit der Bundeswehr. Zuletzt in Afghanistan.«

Walsh nickte anerkennend.

»Was machen wir mit den Drohnen?«, fragte Walter.

»Sie haben doch die Koordinaten der drei potenziellen Verstecke.«

»Die habe ich«, antwortete Brandt und reichte Joe sein Handy.

»Ich werde die Vögel dorthin fliegen lassen«, erklärte Joe, »dann schauen wir uns auf dem Gelände um, müssen aber nicht selbst vor Ort sein.«

»Machen diese Dinger nicht eine Menge Lärm?«, erkundigte sich Walter. »Ich habe mal so ein Teil geflogen, das ist schon auffällig laut.«

Joe schmunzelte. »Die hier nicht, die sind hightech. Für einen Außenstehenden sind sie nicht von Vögeln zu unterscheiden, da steckt jede Menge künstliche Intelligenz drin. Man mag es kaum glauben, aber sie machen in der Spitze 40 km/h.«

»Hört sich teuer an«, stellte Walter fest.

»Locker um die 100.000 Euro pro Drohne«, bestätigte Mads. »Ich habe so etwas mal bei meinem NATO-Einsatz in Afghanistan gesehen. Eine Spezialtruppe der US-Army hat sie genutzt, um das Versteck eines ranghohen Talibans auszuspähen. Sie müssen verdammt gute Kontakte haben, dass Sie an US-Militärausrüstung gelangen.«

»Kinderspiel«, erwiderte Joe vieldeutig. »Es gibt nichts, was ich nicht besorgen kann.«

»Sag Bescheid, wenn die Drohnen starten können«, bat Walsh.

»Gib mir zwei Minuten.« Joe tippte etwas in die Tastatur.

»Das ist also die Zukunft. Drohnen und künstliche Intelligenz«, murmelte Walter.

»Wir befinden uns längst mitten in einem digitalen Krieg«, erklärte Walsh, »trotzdem wird künstliche Intelligenz vieles auf den Kopf stellen. Die Forschung arbeitet mit Hochdruck an Robotern, die eigenständig in den Krieg ziehen können. Es ist nur eine Frage der Zeit, bis wir auf den Schlachtfeldern keine Soldaten mehr sehen werden.«

»Da mach mir noch mal einer Witze über den Terminator. Diese Aussichten machen einem einfachen Menschen wie mir große Sorgen.«

»Nicht nur dir«, bemerkte Mads.

»Startklar«, verkündete Joe, dann öffnete er das Fenster, setzte sich wieder an den Rechner und drückte die Entertaste.

Die Vogeldrohnen, die kaum größer als eine Meise waren, flogen los.

»Das glaubt mir Tolga nie, wenn ich ihm das erzähle!« Walter blickte den Drohnen mit offenem Mund nach.

»Besser, Sie erzählen niemandem von unserer Begegnung. Das hier muss unter uns bleiben«, warnte Walsh.

»Das wird es. Ich kann dichthalten wie eine Schweizer Bank.«

»Wie wer?« Brandt versuchte, nicht zu lachen.

»Mir ist gerade nichts Besseres eingefallen«, murrte Walter und zum ersten Mal sah Brandt, dass Walsh ein Lächeln übers Gesicht huschte.

Auch ein Walsh versteht also Humor, dachte er zufrieden.

»Fliegen die Drohnen selbständig oder müssen Sie die noch steuern? Ich kenne das jedenfalls so, dass man immer wieder nachjustieren muss«, erkundigte sich Mads. Er sah gebannt auf die Bildschirme, wo die Aufnahmen der Drohnen in Echtzeit wiedergegeben wurden.

»Die Jungs beim US-Militär müssen noch steuern, aber ich habe eine Software geschrieben und die KI aufgepimpt. Die Drohne braucht mich nicht, trotzdem stehe ich natürlich bereit, falls doch was ist.«

Fischer hat definitiv nicht übertrieben, wenn er von Joes Fähigkeiten schwärmt, stellte Brandt fest, er sah es gerade mit eigenen Augen.

Die Drohnen kamen währenddessen ihren Zielen immer näher, die erste hatte es bereits erreicht, da es dem Hotel am nächsten lag.

»Der Vogel ist da«, sagte Walter, der nicht weniger gespannt auf den Bildschirm starrte.

»Er wird jetzt das Gelände erkunden und prüfen, ob er ins Gebäude fliegen kann, ohne aufzufallen«, erklärte Joe.

Auf dem zweiten Bildschirm war nun ein Ausschnitt der Kameraaufnahme zu sehen, den Joe vergrößerte. Brandt erkannte ein paar Personen auf dem Grundstück, Joe zoomte sie heran.

»Rabas Männer, kein Zweifel«, äußerte Walter angewidert.

»Muss aber nicht heißen, dass hier die Frauen und Rémy versteckt werden«, sagte Joe.

Die Drohne verringerte die Flughöhe, sie schien ein Ziel zu haben, das man aus der Kameraperspektive nicht erkennen konnte. Dann flog sie durch ein kaputtes Fenster ins Gebäude. Auch hier waren Männer zu sehen, aber es gab keinen Hinweis auf Gefangene.

»Die sind nicht da drin«, sagte Walsh.

»Glaube ich auch«, stimmte Brandt zu. Das Gebäude eignete sich nicht dafür, eine größere Anzahl Personen dort gefangen zu halten.

»Wir haben ja noch zwei Verstecke. In einem von denen werden diese Verbrecher Rémy und die Frauen festgesetzt haben.«

Brandt hoffte das auch, denn mehr hatten sie nicht, und er wusste nicht, wie lange er auf Walshs und Joes Unterstützung setzen konnte.

»Hier haben wir das zweite Versteck.« Joe zoomte den neuen Kameraausschnitt heran.

»Die Auflösung der Kameras ist unglaublich klar. Die Drohnen, die ich kenne, hatten keine so hohe Auflösung«, stellte Mads fest.

»Gepimpt by Joe«, scherzte der IT-Crack. »Ein paar kleine

Handgriffe, eine leicht modifizierte Software und die Drohne kann aus fünfzig Metern Höhe Bilder liefern, die ein iPhone aus zwei Metern Entfernung macht.«

Auch in dem zweiten Kameraausschnitt waren einige von Rabas Männern zu sehen, die Stellung bezogen hatten und die Umgebung beobachteten, aber von den vermissten Personen gab es keine Spur.

»Ich fürchte, dass wir uns auf die dritte Drohne verlassen müssen.« Joe sah konzentriert auf den Bildschirm.

»Mist«, fluchte Walter.

Sie alle wussten, wenn die dritte Drohne keinen Hinweis auf Rémy oder die Frauen zeigte, standen sie mit leeren Händen da.

»Stopp«, sagte Walsh.

»Was ist?« Joe warf ihm einen fragenden Blick zu.

»Halt die zweite Drohne an und dreh die Kamera um zehn Grad nach rechts.«

Joe tippte etwas in die Tastatur, nahm einen Joystick zur Hand, der daneben auf dem Tisch stand, und steuerte die Drohne manuell.

»Siehst du den Typen da rechts unten?«, fragte Walsh und Joe zoomte zu der Position.

Jetzt konnte es auch Brandt sehen.

66

Das richtige Tun – das war wieder einmal leichter gesagt als getan.

»Dieser Mann da kann nur ein Arzt sein«, sagte Walter.

»Davon gehe ich aus«, bestätigte Walsh. »Joe, kannst du das Gebäude weiter auskundschaften, ohne dass unser kleiner Freund auffällt?«

»Etwas näher kann ich noch ran. Die Drohne macht so gut wie keine Geräusche und es wird allmählich dunkel, das spielt uns in die Hände.«

Die Drohne senkte sich und flog langsam weiter, sodass die Gruppe das verlassene Industriegebäude genau erkennen konnte.

»Wenn ich mich nicht verzählt habe, sind es mindestens acht Männer«, sagte Brandt.

»Zehn«, korrigierte Walsh. »Links unten, wo die Treppe ist, sieht man zwei Schatten, die durch die Lampe dort erzeugt werden.«

»Stimmt«, erwiderte Brandt, er sah die schwachen Schatten jetzt auch.

»Da werden noch mehr sein. Wir wissen nicht, was sich im Untergeschoss befindet«, gab Joe zu bedenken.

»Wenn jemand so viele Männer an einem verlassenen Gebäude wie dem abstellt, kann das doch nur bedeuten, dass er dort seine Gefangenen versteckt hält«, sagte Walter und ballte die Faust.

»Davon ist auszugehen, auch wegen der Person im weißen Kittel.« Walsh sah Joe an. »Können wir runter in den Keller?«

»Ich suche nach einem Weg, bisher habe ich nur diese eine Treppe«, antwortete Joe.

Während er konzentriert arbeitete, erhielt Brandt eine Nachricht von Delpuech, dass er in der Lobby sei. Brandt bat ihn per Kurznachricht, in Zimmer 1414 zu kommen, Walshs und Joes Suite.

»Delpuech sollte jeden Augenblick da sein«, berichtete er den anderen.

»Soll ich auf ihn warten?«, fragte Joe.

»Nein, wir müssen weitere Ein- oder Ausgänge finden«, antwortete Walsh.

»Ich hoffe, jeder hier kann Französisch. Es wäre unserem Gast gegenüber unhöflich, wenn wir Deutsch sprechen«, äußerte Walsh.

»Keine Sorge, mein Französisch reicht, beim Kollegen Brandt bin ich mir da nicht so sicher«, scherzte Walter.

»Dazu sage ich mal nichts«, erwiderte Brandt.

»Je parle très bien français«, antwortete Mads auf Französisch mit nur leichtem Akzent. »Ich habe während des Studiums ein Semester in Paris verbracht.«

»Na komm, im Studium hast du das nicht gelernt, sicherlich hattest du eine hübsche Französin, die dir das beigebracht hat.« Walter grinste breit.

»Eine Sprache lernt man am besten, indem man sich unter die Locals mischt«, gab Mads vielsagend zurück.

Joe lachte. »Bro, wenn ich nur halb so gut aussehen würde wie Thor hier, hätte ich mir jeden Abend eine heiße Französin angelacht. Ich liebe diesen Akzent bei den Frauen, da werde ich ganz wuschig. Wieso muss ich dabei an Bierwerbung denken?«

In dem Moment klopfte es an der Tür. Brandt ging hin und öffnete sie.

»Bonjour«, grüßte Delpuech in die Runde.

»Kommen Sie bitte rein«, antwortete Brandt auf Französisch.

»Sie haben Verstärkung mitgebracht?« Delpuech schien überrascht.

»Ich denke, wir können jeden Mann brauchen, nachdem Sie gesagt haben, dass Ihre Polizeieinheit von Spitzeln Rabas infiltriert sein könnte.«

»Das stimmt, leider. Ich hoffe, dass wir durch diese Operation den oder die korrupten Kollegen erwischen.« Delpuech blickte misstrauisch in die Gesichter der Anwesenden und blieb zum Schluss an

Walshs muskulösen Oberarmen hängen. »Das hier sind aber keine Söldner, oder?«

»Auf keinen Fall. Das hier ist Mads Johannsen, er arbeitet für die Ostseekriminalpolizei in Norddeutschland, das sind Peter Walsh und Joe.«

Delpuech gab ihnen die Hand.

»Sie beide sind sicherlich keine Polizisten«, sagte er an Walsh und Joe gewandt.

»Wir helfen nur einem guten Freund, an sich leben wir in Deutschland und arbeiten als private Ermittler«, antwortete Walsh. Es war offensichtlich, dass er keine Details über Joe und sich preisgeben wollte.

»Ihr Französisch ist beeindruckend, man könnte glauben, Sie wären Franzose.«

»Walsh beherrscht eine Menge Sprachen flüssig. Es ist eines seiner vielen Talente«, erklärte Joe.

»Verstehe. US-Geheimdienst«, stellte Delpuech fest. »Ihre Augen haben viele Tote gesehen.«

Es war erstaunlich, wie schnell der Franzose Walsh durchschaut hatte.

Oder er hat einfach nur geschickt geraten, dachte Brandt.

Walsh überging die Bemerkung und so brachte Brandt den Commissaire kurz auf den neuesten Stand – auf Deutsch, da Delpuech dies aus Rücksicht auf die anderen vorgeschlagen hatte. Anschließend widmeten sich alle wieder den Bildschirmen bei Joe.

»Hast du noch einen Gang gefunden?«, fragte Walsh.

»Ich habe die Drohne ins Gebäude gelenkt und nebenbei einen Scan laufen lassen«, erwiderte Joe. Als er in das fragende Gesicht von Delpuech blickte, klärte er ihn kurz auf. »Die Drohne hat eine spezielle Software. Ich musste sie nur etwas niedriger fliegen lassen, sobald ich sie mittig im Gebäude platziert hatte. Allerdings kann der Scan nur eine Fläche von zehn mal zehn Metern scannen, danach muss ich den Vogel neu positionieren und einen zweiten Scan machen, den habe ich eben beendet. Aufgrund der Lichtverhältnisse und der unterschiedlichen Struktur der Wände ist der Scan leider nicht hundertprozentig genau.«

»So etwas bräuchten wir bei der Pariser Polizei, stattdessen arbeiten wir mit Uralttechnologie«, seufzte Delpuech.

»Ist bei uns nicht anders«, pflichtete Mads ihm bei.

»Was hat der Scan gebracht?«, fragte Walsh.

»Es gibt vier potenzielle Eingänge, die ins Kellergeschoss führen. Zwei von ihnen werden bewacht.«

»Warum die anderen beiden nicht?«, wollte Brandt wissen.

»Das weiß ich nicht. So entwickelt ist die Software der Drohne leider nicht. Sie kann nicht durch Beton oder Stahl schauen. Zwar ist sie mit einer Wärmebildkamera ausgestattet, aber die kann maximal durch zehn Zentimeter dicken Beton dringen. Der Fußboden im Gebäude dürfte allerdings deutlich dicker sein.«

»Also keine Hinweise auf die Entführten?«, fragte Walsh.

»Nein, aber ich schaue mich noch ein wenig um.« Joe ließ die Drohne erneut von einem Raum in den anderen fliegen, man sah jedoch weiterhin nichts, was auf die Gefangenen hindeutete.

»Was ist von außen? Vielleicht gibt es Fenster, die zu den Kellerräumen gehören. Das Gebäude steht leer, möglich, dass wir ein kaputtes Fenster finden«, schlug Delpuech vor.

»Das wollte ich gerade überprüfen«, erwiderte Joe. »Die dritte Drohne hat übrigens das letzte Ziel erreicht.«

»Stopp sie bitte. Wir konzentrieren uns erst mal nur auf dieses hier«, bat Walsh.

Die Drohne flog aus dem Gebäude, umkreiste es in geringer Höhe, aber ein Fenster konnte man am Bildschirm nicht erkennen.

»Raba weiß, was er tut«, murmelte Delpuech.

»Sie haben recht. Er wird ein Gebäude ausgesucht haben, das keine Kellerfenster hat, um neugierige Blicke zu verhindern und den Eingeschlossenen keine Fluchtmöglichkeit zu bieten. Mich würde es nicht wundern, wenn ihm das gesamte Areal gehört, auch das der beiden anderen Verstecke. So hat er freie Hand«, bekräftigte Brandt.

»Was stehen wir hier noch rum?«, entfuhr es Walter, er wirkte unruhig. »Das ist das Versteck. Der Mann im Arztkittel ist ja wohl Beweis genug. Wir sollten los.«

»Ein Mann in einem Kittel ist ein starkes Indiz, aber kein Beweis«, hielt Walsh dagegen. »Wir sollten uns doch noch das dritte Versteck ansehen, es sei denn, Joe hat eine andere Idee, wie wir im zweiten mehr in Erfahrung bringen können.«

»Wir haben jetzt das gesamte Gebäude gescannt und überflogen. Mindestens zehn Personen befinden sich darin zuzüglich derer, die vermutlich im Keller sind«, sagte Joe.

Das waren eher beunruhigende Nachrichten, es würde also auf jeden Fall auf einen Kampf hinauslaufen.

»Wir könnten doch Raba entführen und zu dem Versteck bringen. Seine Leute werden sich sicherlich nicht auf eine Konfrontation einlassen«, schlug Walter vor.

»Das wäre eine Option, aber Raba wird sehr vorsichtig sein. Ihn zu entführen, wird schwierig. Er ist durch mich gewarnt«, wandte Delpuech ein.

»Wir bleiben bei unserem ursprünglichen Plan«, bestimmte Walsh. »Schauen wir mal, was im dritten Versteck los ist.«

Joe hatte die dritte Drohne in der Zwischenzeit weiterfliegen lassen und holte nun deren Aufnahme auf den gesamten Bildschirm. Sie zeigte einen alten Bauernhof. Die Drohne flog um das Gebäude herum. Auch hier waren jede Menge von Rabas Leuten postiert, Brandt zählte sechs.

»Da ist ein offenes Fenster«, sagte Joe. »Soll ich reinfliegen?«

»Mach das«, antwortete Walsh.

Joe steuerte die Drohne hindurch, dann wackelte das Bild plötzlich heftig.

»Was ist das?«, fragte Walter erschrocken.

»Keine Ahnung. Etwas hat die Drohne runtergeholt«, erwiderte Joe.

Die Drohne lag scheinbar auf dem Boden. Joe versuchte, sie wieder zum Fliegen zu bringen.

»Da ist eine Katze«, meldete Mads und jetzt sah es auch Brandt.

Das Tier hatte die Drohne heruntergeholt und schnappte nach ihr.

»Sie hat sie zwischen den Zähnen.« Mads schüttelte den Kopf.

»Kriegst du sie raus?«, fragte Walsh an Joe gewandt.

»Ich versuche es.«

Walter lachte auf. »Da hat man Hightech für 100.000 Euro und wird von einer einfachen Katze ausgeknockt.«

»Kann passieren«, erwiderte Joe, während er den Joystick bearbeitete.

»Kann die Drohne nicht schießen?«, fragte Delpuech.

»Schießen? Sie wollen doch keine Katze erschießen?«, reagierte Walter entrüstet.

»Nein, nein, das war eine dumme Frage.«

»Die Drohne hat keine Waffen, sie dient nur der Aufklärung«, erklärte Joe.

Plötzlich ertönte ein Knacken und das Bild verschwand.

»Was war das?«, fragte Mads.

»Die Katze hat gerade 100.000 Euro geschrottet«, erwiderte Joe trocken.

»Das heißt, wir haben keine Möglichkeit, herauszufinden, was sich in diesem Versteck befindet?«, fragte Delpuech.

»Doch, ich lasse Drohne eins dorthin fliegen. Wir sind uns ja alle einig, dass die Gefangenen nicht im ersten Versteck sitzen.« Joes Blick wanderte zu Walsh.

»Davon können wir ausgehen. Mach das bitte«, bestätigte der, aber seine Miene wirkte besorgt.

»Was geht Ihnen durch den Kopf?«, fragte Brandt.

»Wollen wir hoffen, dass keiner von Rabas Leuten die Drohne bei der Katze entdeckt.«

»Dann müssen wir schnell reagieren«, sagte Delpuech.

»Wie lange braucht die Drohne bis zum dritten Versteck?«, fragte Walsh.

»27 Minuten.«

»Und wie weit sind die Entfernungen von unserem Standort bis zum zweiten und zum dritten?«

Wie es schien, wollte Walsh alle Eventualitäten abklopfen, bevor er entschied.

»Von hier zum zweiten Versteck brauchen wir beim aktuellen Verkehr 58 Minuten, ich gehe aber eher von etwa 75 Minuten aus. Hier und da stockt der Verkehrsfluss. Die Berechnung von Google Maps ist zu optimistisch«, erklärte Joe und zeigte auf den zweiten Bildschirm. »Zum dritten Versteck brauchen wir etwa gleich lang und vom zweiten zum dritten sind es sogar 84 Minuten.«

»Dann bleibt uns nichts anderes übrig, als hier zu warten, bis die dritte Drohne den Bauernhof erreicht hat. Jetzt loszufahren, verschafft uns nur einen Nachteil, es sei denn, wir gehen das Risiko ein und nehmen an, unser Ziel ist das zweite Versteck, weil dort der Mann im weißen Kittel gesichtet wurde.«

»Das sollten wir nicht tun«, sagte Walter. »Bei den Zeitangaben wird mir echt schwindelig, der Pariser Verkehr ist brutal.«

»Ich sehe das wie Walter«, bestätigte Brandt, auch wenn er annahm, dass sich die Entführten im zweiten Versteck befanden. Der Zeitverlust wäre zu groß, daher war es am sinnvollsten, zu warten, bis die Drohne an ihrem Ziel war.

Die anderen stimmten Walter ebenfalls zu.

»In der Zeit könnten Sie mir ein paar mehr Details erzählen«, schlug Delpuech vor, da Brandt beim ersten Mal die Neuigkeiten lediglich in groben Zügen umrissen hatte.

Brandt kam der Bitte nach und Delpuech unterbrach ihn nur hin und wieder mit Fragen.

»Die Drohne ist angekommen«, meldete Joe nach einer Weile.

»Pass auf die Katze auf«, warnte Walter.

»So ein Fehler passiert mir kein zweites Mal.« Joe sah konzentriert auf den Bildschirm.

»War nur ein Scherz«, stellte Walter schnell klar.

»Ich habe die Automatik inzwischen deaktiviert, so habe ich die volle Kontrolle über den Vogel«, erklärte Joe und steuerte die Drohne mithilfe des Joysticks über das Gelände.

Nichts Auffälliges war zu sehen.

»Du musst wieder durch das Fenster«, sagte Walsh. »Das ist der einzige Zugang, wo der Vogel nicht auffällt.«

Langsam näherte sich die Drohne dem Fenster, dann flog sie hindurch.

Kein Angriff der Killerkatze. Brandts Gesichtszüge entspannten sich.

»Komisch«, sagte Walsh. »Draußen stehen sechs Männer von Raba und im Gebäude ist es dunkel. Da sehe ich niemanden.«

Brandt fand das auch seltsam.

»Da unten brennt Licht«, sagte Mads plötzlich.

Tatsächlich war am Boden ein zarter Lichtstreifen zu sehen, es sah aus wie ein Rechteck.

»Das ist eine versteckte Falltür, die in den Keller führt.«

»Warum brennt da unten Licht?«, fragte Delpuech und beugte sich vor.

67

»Versteck Nummer 2 also«, sagte Walsh.

Das Licht am Boden hatte sein Geheimnis schnell preisgegeben. Kaum hatten sie es über die Drohne entdeckt, wurde die Falltür geöffnet und ein paar von Rabas Männern kamen heraus. Sie trugen Kartons, vermutlich waren Drogen darin. Offenbar hatte Delpuechs Erscheinen bei Raba dafür gesorgt, dass er die illegalen Stoffe wegschaffte. Oder sie wurden gerade Zeugen eines Deals.

»Wie gehen wir vor?«, fragte Delpuech.

»Wenn ich Brandt richtig verstanden habe, können wir auf keine Unterstützung seitens der Pariser Polizei hoffen«, sagte Mads.

»Können schon, aber ich würde das vorerst nicht wagen, weil ich nicht weiß, wer der Maulwurf bei uns ist. Ich könnte natürlich ein Team zum ersten und dritten Versteck schicken, um Raba aufzuscheuchen.«

»Nein, das sollten Sie nicht tun«, widersprach Walsh. »Wir haben gerade alle Vorteile auf unserer Seite, vor allem das Überraschungsmoment, das sollten wir um keinen Preis aus der Hand geben. Wir sind genug, um das Versteck zu stürmen und die Gefangenen zu befreien.«

»Zu stürmen? Riskieren wir damit nicht das Leben der Entführten?« Walter runzelte die Stirn.

»Nicht, wenn wir uns alle an meine Anweisungen halten«, antwortete Walsh. »Ich muss nur grünes Licht von Ihnen bekommen, das hier ist Ihr Zuständigkeitsbereich.« Er sah Delpuech an.

Brandt glaubte, dass die Frage nur eine freundliche Geste seitens Walshs war, da er annahm, dass es den Ex-Topagenten nicht sonderlich interessierte, ob Delpuech ihm seinen Segen gab oder nicht. Ihm schien es eher so, dass er seinen Plan so oder so durchziehen würde.

»À la guerre comme à la guerre«, antwortete Delpuech. »Das ist ein altes französisches Sprichwort. Wir Franzosen passen uns gern den Umständen an, und unter uns: Ich weine keinem dieser Kriminellen eine Träne nach. Sollten wir so viel Glück haben und Raba oder Dahoud zur Strecke bringen können, empfehle ich, nicht zu zögern, sondern zu schießen. Ganz Paris, nein ganz Frankreich wird es Ihnen danken.«

Walsh nickte, es war vermutlich genau das, was er hören wollte.

»Wie sieht Ihr Plan aus?«, fragte Mads.

»Wir bilden drei Teams«, antwortete Walsh und zeigte der Reihe nach auf die Anwesenden: »Sie und Brandt. Delpuech und Walter, dann Joe und ich. Wobei Joe die mobile Kommandozentrale sein wird. Er wird unsere Augen sein.«

»Ich könnte auch mal ein bisschen mehr Action gebrauchen, statt immer nur im Auto auf dämliche Bildschirme zu starren«, entgegnete Joe.

»Wer steuert dann die Drohnen und bewacht das Gelände, um uns bei Gefahr zu warnen?«

Joe verzog den Mund, er schien mit der Antwort nicht zufrieden zu sein.

»Haben Ihre Waffen Schalldämpfer?«, fragte Walsh in die Runde. »Wie schaut es mit schusssicheren Westen aus?«

»Da ich geflogen bin, habe ich keine Waffe dabei«, sagte Mads.

»Mein Schalldämpfer liegt auf der Dienststelle«, antwortete Delpuech. »Westen habe ich im Auto.«

»Wir haben zwei, aber keine Schalldämpfer«, erwiderte Brandt. »Brauchen wir denn welche? Ein paar Westen habe ich im Wagen.«

»Um in den Keller zu kommen, Ja. Wir müssen die Wachen ausschalten, und das möglichst ohne dabei auf uns aufmerksam zu machen, anschließend verschaffen wir uns Zugang zu den Kellerräumen. In der Tiefgarage zieht bitte jeder eine Weste an.«

Joes Mundwinkel hoben sich. »Keine Sorge, Jungs, wir haben für alles vorgesorgt, wir haben so was geahnt.«

Er stand auf, stellte die zweite Reisetasche auf die Couch und öffnete sie. Zum Vorschein kamen jede Menge Waffen.

Joe gab jedem eine.

»Unser Vorteil ist, dass die Wachen unten an den Treppen stehen und diese so weit voneinander entfernt liegen, dass kein anderer sie einsehen kann, dadurch werden die Wachen untereinander nicht merken, wenn wir sie nacheinander ausschalten.«

»Trotzdem müssen wir uns an das Gebäude ranschleichen, um schießen zu können, da draußen tummeln sich auch Rabas Männer«, gab Walter zu bedenken.

»Da haben Sie recht, deswegen teilen wir uns auf. Wir müssen äußerst vorsichtig vorgehen, aber der Einbruch der Dunkelheit spielt uns in die Hände. Wir wissen ja auch noch gar nicht, was uns unten im Keller erwartet und ob der Clan die entführten Frauen und Rémy nicht als Druckmittel gegen uns verwenden wird.«

»Wir riskieren nicht das Leben Unschuldiger. Wenn einer von Rabas Männern Rémy als Druckmittel benutzt, legen wir die Waffen nieder«, bestimmte Walter mit Sorge in der Stimme.

»Ich denke, das ist uns allen bewusst«, bestätigte Walsh. »Wir spielen nicht mit dem Leben der Gefangenen, wir wollen alle befreien.«

Walter atmete erleichtert aus.

»Joe«, sagte Walsh und schaute seinen Freund an.

Der griff in die Reisetasche, fischte eine kleine Verpackung heraus, öffnete sie und entnahm ihr ein paar Ministicker, so sahen sie für Brandt jedenfalls aus.

»Das sind Minitracker«, erklärte Joe und verteilte die winzigen Geräte. »Sie haften sich an Ihre Kleidung und können auch bei starken Erschütterungen nicht abfallen. So weiß ich immer, wo sich jeder von Ihnen befindet, solange es ein Signal gibt.«

Brandt öffnete einen Hemdknopf und befestigte den Minisender unter seinem Hemd.

»Wenn Sie eine Situation nicht einschätzen können, spielen Sie nicht den Helden, ziehen Sie sich zurück«, mahnte Walsh. »Im Keller müssen wir dann so oder so improvisieren, aber wenn es uns vorher gelingt, uns an drei Stellen Zutritt zu verschaffen, haben wir den Vorteil auf unserer Seite. Haben Sie noch Fragen?«

Als alle den Kopf schüttelten, bat Joe sie um ihre Handynummern.

»Gut, dann lassen Sie uns keine Zeit verlieren und die Gefangenen befreien«, sagte Walsh abschließend und stand auf.

Die anderen folgten seinem Beispiel, nahmen ihre Sachen und verließen die Suite.

»Monsieur Delpuech, Sie fahren mit uns«, sagte Walsh. »Wir treffen uns an den Koordinaten, die Joe Ihnen gleich schickt, unser Ziel liegt in kurzer Entfernung dazu.«

»Jetzt verstehe ich, warum Emre so angetan von Walsh ist«, sagte Mads, als sie im Auto saßen.

»Werde du bitte nicht auch noch ein Fanboy«, scherzte Brandt.

»Nein, ganz sicher nicht. Aber hast du nicht sein Auftreten gesehen? Diese Augen, dieser entschlossene Blick. Fast hat man das Gefühl, dass er uns gar nicht dabeihaben und am liebsten allein in die Hölle einmarschieren möchte, um jeden, der sich ihm in den Weg stellt, auszuschalten. Für so was braucht man keine Zeugen.«

»Meinst du, er hat Delpuech deswegen um grünes Licht gebeten?«, überlegte Walter.

»Ja, wir sind zu viele Zeugen, er kann sich keinen Ärger leisten, auch wenn er uns vertraut.«

»Ehrlich, Freunde, wenn wir Rémy und die Frauen retten, sind mir Rabas Leute vollkommen egal, und wie es scheint, geht das Delpuech genauso«, sagte Walter.

»Gut, dass Aydin nicht dabei ist«, ergänzte Brandt. »Der hätte dir widersprochen, weil er Polizist ist, denn als Polizisten müssen wir besser sein als die Kriminellen.«

»Ja, Aydin war schon immer der moralische Kompass, auch auf der Hochschule. Nur wie willst du gegen Clans ankommen, wenn du ein zahnloser Tiger bist? Ich kenne die Denkweise von US-Spezialagenten wie Walsh. Nur ein toter Feind ist ein guter Feind.« Mads sah nachdenklich auf die Straße.

»Da gebe ich dir recht, dennoch dürfen wir nicht vergessen, dass wir Polizisten sind. Wir müssen moralischer handeln als der Clan. Ich habe kein Problem damit, sie zu erschießen, um die Gefangenen zu befreien, trotzdem sollten wir sie, wenn möglich, kampfunfähig machen und nicht wild um uns schießen«, hielt Brandt dagegen. Er wollte kein Blutbad veranstalten.

»Das wird vermutlich eh Walsh übernehmen«, sagte Walter.

»Wollen wir es nicht hoffen«, gab Brandt zurück.

»Ich verstehe nur eins nicht, warum hat er mich diesem Delpuech zugeteilt? Ich wäre viel lieber bei euch beiden.« Walter schien verstimmt, doch Brandt wusste genau, warum Walsh das so entschieden hatte.

Er legte Walter bei dem französischen Kollegen an die Leine, damit er nichts Unüberlegtes tat, wie er es im Beisein von Mads oder Brandt vielleicht tun würde, und das war ganz in seinem Sinne. Manchmal musste man Walter vor sich selbst schützen.

»Vermutlich sollst du mit Delpuech gehen, weil der tatkräftige Unterstützung braucht. Walsh kennt ihn nicht«, mutmaßte Mads, dabei trafen sich sein und Brandts Blick im Rückspiegel, da Mads hinten saß. Brandt erkannte, dass Mads so dachte wie er.

»Stimmt.« Walters Miene hellte sich auf. »Er kennt Brandt und mich. Dich kennt er auch nicht, deswegen bist du bei Lasse und ich bei Delpuech. Das macht Sinn.«

Es dauerte noch eine Weile, bis sie angekommen waren, doch dann hielten sie endlich neben Walshs Auto an und stiegen aus.

»Joe hat während der Fahrt auch die andere Drohne zu diesem Versteck fliegen lassen. Beide sind einsatzbereit. Bisher hat sich keine Veränderung zu dem letzten Bild, das wir in der Suite gesehen haben, ergeben. Joe, schaust du bitte noch mal?«, sagte Walsh.

Joe blickte auf den Bildschirm seines Laptops. »Keine Veränderung. Auf dem Gelände sind nach wie vor mindestens zehn Personen. Vier davon bewachen zwei der Eingänge in den Keller, die anderen beiden Eingänge sind unbewacht, ich weiß nicht warum.«

»Vielleicht führen sie in getrennte Räumlichkeiten und nicht zu den Entführten«, vermutete Delpuech.

»Wir werden das schnell genug herausfinden.« Walsh wandte sich wieder an die Gruppe. »Herr Brandt und Herr Johannsen, Sie nehmen den Eingang im Südwesten. Monsieur Delpuech und Walter den im Norden, wo keine Wachen vor dem Eingang stehen. Ich kümmere mich um den östlichen.«

»Was ist mit den Personen, die sich auf dem Gelände rumtreiben? Sollen wir die vorher ausschalten?«, fragte Mads.

»Diese sechs Personen befinden sich auf dem östlichen Teil des Geländes. Um die kümmere ich mich.«

»Sicher, dass wir die nicht zuerst gemeinsam erledigen sollen?«, fragte Brandt. Er hatte bei Walshs Plan sofort an Mads' Worte während der Fahrt denken müssen.

»Machen Sie sich um mich bitte keine Gedanken. Ich habe mein halbes Leben lang mit solch gefährlichen Situationen zu tun gehabt. Halten Sie sich alle an den Plan, nur so können wir uns aufeinander verlassen. Wir greifen von drei Seiten an und verschaffen uns Zutritt zu den Kellerräumen, dabei arbeiten wir uns von Raum zu Raum vor. Bei Gefahr und in einer nicht einschätzbaren Situation ziehen wir uns zurück. Ohne Ausnahme.«

Walsh sah jeden intensiv an. Keiner erwiderte etwas.

»Viel Erfolg, Männer«, sagte er abschließend und gab das Zeichen zum Aufbruch.

Joe stieg in den Wagen und Walsh ging voran.

»Jungs, macht keine Dummheiten, geht kein Risiko ein. Dass ich nicht bei euch sein kann, schmeckt mir überhaupt nicht. Aber ich vertraue Walsh«, sagte Walter und umarmte Brandt und Mads.

»Seien Sie vorsichtig«, fügte Delpuech hinzu.

»Sie auch«, erwiderte Brandt.

Dann gingen Walter und Delpuech los.

»Walter würde uns am liebsten nicht von der Seite weichen«, bemerkte Mads und sah den beiden nach.

»Er fühlt sich für uns verantwortlich. Walsh hat aber gut daran getan, ihn Delpuech zuzuordnen. Wenn wir Glück haben, führt der Eingang, den Walter und er betreten, in einen sicheren Bereich der Anlage.«

»Meinst du nicht, dass wir Walsh helfen sollten, die sechs Mann auf dem Grundstück kaltzumachen?«

»Mein Gefühl sagt mir, Ja, aber er hat es kategorisch abgelehnt, obwohl wir beide es angesprochen haben«, erwiderte Brandt achselzuckend.

»Er strahlt wirklich viel Dominanz und Autorität aus, damit erinnert er mich an meinen Opa, der war vor meinem Onkel Polizeichef. Wenn der was gesagt hat, hattest du nicht den Mumm, den Mund aufzumachen.«

Brandt schmunzelte, er verstand, was Mads meinte.

Je näher sie dem Gelände kamen, desto schneller ging Brandts Puls und seine Handflächen wurden feucht. Auch nach all den Dienstjahren hatte sich das nicht geändert, aber er hatte sich daran gewöhnt, denn die Nervosität sorgte dafür, dass er vorsichtig blieb.

Unbemerkt erreichten sie ihr Ziel und duckten sich hinter eine schmale Mauer.

»Da unten sind sie«, flüsterte Mads und nickte in die Richtung, in der sich die Treppe zur Kellertür befand.

»Ich schleich mich ran und du gibst mir Deckung«, erwiderte Brandt ebenso leise.

»Gut.«

Er löste sich aus dem Versteck hinter der Mauer, während Mads ihn absicherte.

Langsam näherte sich Brandt den Stufen. Er wusste, dass er so ein leichtes Ziel für Rabas Männer war, auch wenn die Dunkelheit ihn ein wenig schützte.

Jetzt stand er vor der Treppe.

»Scheiße, was macht …«, begann einer von Rabas Männern.

Brandt schoss, ohne zu zögern, beide Männer gingen zu Boden. Dann stürmte er die Treppe herunter und schoss noch einmal, um sicherzugehen, dass sie auch wirklich tot waren.

Mads hatte in der Zwischenzeit zu ihm aufgeschlossen und stand neben ihm.

»Abgeschlossen«, sagte Mads bei dem Versuch, die Tür zu öffnen.

»Ein einfaches Schloss, das haben wir gleich«, gab Brandt zurück und zückte sein Spezialwerkzeug.

68

Walsh hatte den anderen nicht alles erzählt. Auf der Fahrt zum Versteck war es Joe nämlich gelungen, eine der Drohnen in den Keller fliegen zu lassen. An einer Ecke war der Beton durch die Witterung abgebröckelt und ein Loch war entstanden, das etwas größer als die Drohne war. Joe hatte sie manuell dort hindurch manövriert.

»Hörst du mich?«, erklang Joes Stimme in seinem Ohr.

»Deutlich«, antwortete Walsh leise, er näherte sich mit langsamen Schritten dem Kellereingang. Im Gegensatz zu den anderen trug er ein Minimikro im Ohr, um mit Joe kommunizieren zu können.

»Meinst du wirklich, es war richtig, die anderen nicht zu informieren?«

»Es ist jetzt zu spät für ein schlechtes Gewissen. Es war die einzig vernünftige Entscheidung. So sehr ich Brandt und Walter schätze, die beiden sind emotional zu sehr an diese Operation gebunden. Du weißt aus der Ukraine, wozu Walter fähig ist.«

»Gib einfach zu, dass du lieber alleine arbeitest.« Joe lachte leise.

»Das sowieso, du kennst mich. Ich kann nicht das Kindermädchen für die anderen spielen.«

»Na ja, dieser Mads war immerhin bei einer Spezialtruppe der Bundeswehr.«

»Bei der Bundeswehr, aha«, gab Walsh trocken zurück.

»Ja, ja. Amerika über alles. Hab's verstanden.«

»So meinte ich das nicht. Als Amerikaner mit deutschen Wurzeln beurteile ich die Dinge bloß nüchtern. Egal wie viel Dreck unsere Regierung am Stecken hat, mit unseren Geheimdiensten können nur die Israelis mithalten.« Walsh versteckte sich hinter einer Tonne. »Genug geschwatzt. Ich möchte, dass du meine Augen bist. Wo sind die sechs Personen? Ich gehe davon aus, dass die anderen zwei noch die Kellertür bewachen?«

»Das tun sie. Die sechs haben sich versammelt. Sie stehen zwanzig Meter Nord-Ost von dir, sie halten einen Plausch und rauchen.«

»Dann sollte ich mich ihnen mal vorstellen.«

»Willst du das wirklich?«

»Logisch. Ich spreche fließend Französisch und Arabisch, werde mich aber als deutscher Verwandter vorstellen. Du erinnerst dich doch noch an meinen Einsatz in der Zentrale der Hisbollah?«

Das Ereignis lag Jahre zurück. Walsh hatte sich damals als libanesischer Geschäftsmann ausgegeben, wodurch es ihm gelungen war, bis zur Zentrale der Miliz vorzudringen, um eine amerikanische Geisel zu befreien.

»Wie könnte ich das vergessen«, bestätigte Joe. »Du bist aber nicht mehr in deinen Zwanzigern. Ich hatte damals ehrlich gesagt schon nach einer hübschen Grabrede für dich gesucht.«

»Wieso gesucht? Hättest du das nicht aus dem Ärmel schütteln können?«

»Na ja, sollte was Besonderes werden«, scherzte Joe, der Walsh besser kannte als jeder andere. Sie hatten jahrelang zusammen beim Geheimdienst des US-Militärs für eine ganz spezielle Einheit gearbeitet, von der nur die wenigsten wussten, und Walsh vertraute ihm blind. Nicht nur, weil er sein bester Freund war, sondern weil er von Joes Qualitäten absolut überzeugt war.

»Ehrlich, Bro, wenn ich du wäre, würde ich die aus sicherer Entfernung kaltmachen. Ich kann in fünf Minuten bei dir sein, ich übernehme drei.«

»Du übernimmst nur den Joystick, mehr nicht. Ich mach das. Wenn du nichts Sinnvolles mehr zu sagen hast, geh ich jetzt los, ein bisschen Spaß haben.«

»Na gut, ich halte die Augen offen. Warum habe ich Depp nicht die Drohne mitgenommen, die mit einer Waffe ausgestattet ist.«

»Ich melde mich«, erwiderte Walsh knapp und trat aus seiner Deckung, um zu der Gruppe zu gehen.

»Bonjour«, machte er sich bemerkbar.

»Bonjour. Wer bist du?«, fragte ein Mann auf Französisch. Walsh schätzte ihn auf Mitte zwanzig, er war etwas größer als er selbst mit seinen knapp einen Meter neunzig.

»Ich bin Abdul. Raba Habibi hat mich geschickt.«

»Raba Habibi? Wieso wissen wir nichts davon?« Der Mann wirkte nicht überzeugt.

»Bist du Araber?«, fragte ein anderer.

»Bin ich. Ein entfernter Verwandter von Raba Habibi aus Deutschland. Mein Französisch ist nicht so gut wie mein Deutsch. Raba Habibi möchte, dass ich euch helfe, es gibt da wohl Ärger mit den Bullen.«

»Deutschland?«, fragte der Kleinere und ging auf Walshs Anspielung mit der Polizei nicht näher ein.

»Dortmund«, antwortete Walsh.

Dass der Jebali-Clan in Deutschland einen Ableger hatte, wusste Walsh dank der Recherchen von Joe und Fischer, ebenso hatten sie ihm einige wichtige Namen der Clanmitglieder genannt.

»Vielleicht kennt ihr Adam Jebali. Er ist mein Großcousin, dürfte eher eure Altersgruppe sein«, sagte Walsh, da er keinen der sechs älter als Ende zwanzig schätzte.

»Klar kenne ich Adam, ein wilder, aber netter Junge. Der wird die Jebalis in Deutschland noch groß machen«, erwiderte der Kleinere.

»Davon bin ich überzeugt.«

»Wieso habe ich noch nie von dir gehört?«, fragte nun ein Vierter aus der Runde auf Arabisch.

»Wallah, von dir habe ich auch noch nie gehört. Wer bist du denn? Hast du keinen Respekt vor dem Alter?«, antwortete Walsh in perfektem Arabisch und machte dabei ein betont grimmiges Gesicht. Dank seines dunklen Teints und seiner dunklen Haare konnte er als Landsmann durchgehen.

»Ich rufe Raba Habibi an. Dann sehen wir, wer du wirklich bist.«

»Ich kann es nur wiederholen, kein Respekt mehr vor dem Alter.

Zu meiner Zeit wurde den Älteren noch die Hand geküsst«, reagierte Walsh beleidigt.

»Entspann dich, Habibi. Wir kennen dich nicht, aber das haben wir gleich geklärt. Wir wollen dich ganz sicher nicht beleidigen. Wir sind doch alle Brüder«, erklärte der Große ruhig.

»Das kann ich leider nicht zulassen«, entgegnete Walsh. »Raba Habibi wird nicht erfreut sein, wenn er wegen so einer Kleinigkeit gestört wird. Außerdem zeigt ihr ihm damit, dass ihr keinen Respekt vor mir habt.«

Während sie so redeten, hatte Walsh sich bereits ein Bild von den sechs Personen machen können. Sie waren jung und ihre Körpersprache verriet ihm, dass sie keine trainierten Kämpfer waren, eher Jungs, die nur als Teil eines Clans mutig waren und vermutlich Waffen bei sich trugen.

Der Stärkste unter ihnen war auch der Größte, den würde er als Ersten ausschalten, weil das die drei anderen verunsichern würde, sie schienen eher Mitläufer zu sein. Sie würde Walsh als Letzte ausschalten. Die beiden anderen würde er sich gleich nach dem Großen schnappen.

»Habibi, du bist uns nicht bekannt. Zeig uns deinen Ausweis«, forderte der Größte. Dummerweise schien ausgerechnet er kooperativ zu sein. Seine Mitstreiter dagegen schauten Walsh an, als wäre er ein Eindringling.

»Gut, wenn ihr Holzköpfe mir nicht glauben wollt, dann eben mein Ausweis, aber ich werde das nicht vergessen«, sagte Walsh.

Der Große ahnte ja nicht, welchen Gefallen er ihm damit tat.

»Du redest zu viel, Habibi. Zeig uns den Scheißausweis«, wiederholte der, der Walsh schon die ganze Zeit auf dem Kieker zu haben schien.

Walsh ließ sich nicht zweimal bitten. Mit einer schnellen Bewegung zog er sein Taschenmesser aus der Jackentasche, machte eine Linksdrehung und schnitt dem Großen die Kehle durch.

»Scheiße«, röchelte der und griff nach seinem Hals, dass Blut schoss in alle Richtungen daraus hervor, dann stürzte er zu Boden.

»Dieser Wichser! Macht ihn platt«, brüllte der Aggressive.

Er griff ebenfalls in die Jackentasche, vermutlich um seine Waffe zu zücken, aber Walsh war schneller.

Er holte mit dem gestreckten Bein aus und traf den Araber mit dem Fuß am Kopf, dieser taumelte und Walsh versetzte ihm ein paar gezielte Faustschläge, wodurch auch dieser zu Boden ging. Zur selben Zeit stürzte sich der andere, den Walsh ebenfalls für gefährlich hielt, mit einem Messer in der Hand auf ihn.

Er verletzte ihn am Oberarm und sofort durchzuckte ein Schmerz Walshs Körper, gleichzeitig schoss Adrenalin durch seine Adern. Mit einem Handgriff schlug er dem Angreifer das Messer aus der Hand, packte ihn und nahm ihn in den Schwitzkasten, dabei sah er aus dem Augenwinkel, wie jemand mit der Waffe auf ihn zielte. Walsh drehte sich nach links und der Schuss traf den Kumpel des Schützen.

Blitzschnell griff Walsh nach seiner eigenen Waffe in der anderen Jackentasche und schoss zurück, worauf auch der Schütze zu Boden ging. Eine Blutlache bildete sich um seinen schlaffen Körper.

Zwei waren noch übrig, die, die Walsh von ihrer Körpersprache her eher für Mitläufer hielt. Beide liefen weg, aber Walsh schoss und traf den einen. Er sackte zusammen und rührte sich nicht mehr, der andere rannte weg und verschwand aus Walshs Blickfeld.

»Mist«, entfuhr es Walsh, da der Schuss des Clanmitglieds sicher von den beiden Männern, die unten an der Treppe Wache standen, gehört worden war.

»Joe, siehst du den Kerl, der abgehauen ist?«, sprach Walsh ins Mikro.

»Klar und deutlich, er versteckt sich hinter einer Mauer. Scheint sehr nervös.«

»Wo genau?«

»Zwanzig Meter von dir entfernt, östliche Richtung. Wenn du dich ihm von dir aus gesehen auf 45 Grad näherst, kannst du ihn überraschen.«

Walsh überlegte kurz, ob er Joe bitten sollte, den Typen kaltzumachen, entschied sich jedoch dagegen. Er musste das Risiko in

Kauf nehmen, dass die beiden Clanmitglieder an der Kellertür den Schuss gehört hatten und die anderen im Keller warnten. Dass man den Schuss bis dort unten wahrgenommen hatte, hielt er für eher unwahrscheinlich.

»Du hast maximal eine Minute«, sagte Walsh zu sich und lief los.

»Die nächste rechts, hinter der Mauer kauert er. Er hat sein Handy noch nicht benutzt, schaut rüber zum Gebäude. Er wirkt hektisch, als wüsste er nicht, was er tun soll«, hörte er Joe sagen.

Walsh sprintete nach rechts und sah den Mann, der mit dem Rücken zu ihm hinter der Mauer kauerte. Jetzt zückte er sein Handy und Walsh rannte los. Als er freies Schussfeld hatte, drückte er ab. Der Mann sackte zu Boden.

Bei dem Araber angekommen, schoss er noch einmal, dann lief er weiter zur Kellertür.

Hoffentlich hat keiner den Kampf überlebt, dachte Walsh. Bei dem Mann, den er mit Faustschlägen niedergestreckt hatte, war er sich nicht sicher. Er hatte zwar gezielt auf die Vitalpunkte geschlagen, die, wenn man sie richtig traf, nicht nur große Schmerzen oder Lähmungen hervorrufen, sondern auch einen Menschen töten konnten, aber sicher war er sich nicht.

Er erreichte den Keller und sah, wie gerade einer von Rabas Leuten die Treppe hochkam, vermutlich weil er den Schuss gehört hatte und nachschauen wollte, was geschehen war.

Walsh schoss zweimal, der Mann stürzte zu Boden, dann sprintete Walsh die Treppe hinunter. Der andere Mann, der unten stand, wollte zu seiner Waffe greifen, aber Walsh war schneller. Zwei Schüsse und auch diese Wache sackte zusammen.

»Glück gehabt«, murmelte Walsh, denn er nahm nicht an, dass sie die anderen Bewacher im Keller gewarnt oder Raba angerufen hatten.

»Gibt es was Neues von unseren Jungs?«, fragte Walsh an Joe gerichtet.

»Walter, Delpuech sowie Brandt und Johannsen sind im Keller«, berichtete der.

»Gut. Walter und Delpuech werden keiner Gefahr ausgesetzt sein. Der Eingang führt in einen separaten Bereich des Untergeschosses. Bis Brandt und Johannsen im Keller auf die ersten Männer von Raba stoßen, habe ich den Ort hoffentlich bereinigt und gesichert«, sagte Walsh.

Mithilfe der Drohne hatten sie bereits den größten Teil des Kellers ausgespäht, doch einige Bereiche waren ihnen verborgen geblieben, weil die Türen verschlossen waren. Mittlerweile war die Drohne wieder draußen, damit sie nicht auffiel und Rabas Männer keinen Verdacht schöpften. Walsh musste den Überraschungseffekt ausnutzen, so lange es ging. Was die Drohne gezeigt hatte, war allerdings beängstigend genug. Walsh war klar, dass er schnell würde reagieren müssen. Es war richtig gewesen, diese Mission allein zu übernehmen. Weder Walter noch einer der Polizisten sollten heute sterben, wenn alles nach Plan lief.

Wenn!

Das Schloss der Kellertür war schnell geknackt, langsam schob Walsh die Tür nach innen auf und trat ein. Er fand sich in einem Flur wieder.

Mindestens sieben Personen mussten hier unten sein, das jedenfalls hatte die Drohne ihnen vorhin am Bildschirm gezeigt. Ob ihn hinter den verschlossenen Türen mehr von Rabas Leuten erwarteten, konnte Walsh nicht einschätzen, er musste aber damit rechnen.

Die Gefangenen befanden sich vermutlich in einem der Räume, die die Drohne nicht hatte ansteuern können.

»Ich kann jetzt nicht mehr deine Augen sein«, hörte er Joe über das Minifunkgerät im Ohr sagen.

»Keine Sorge, ich habe einen Plan«, flüsterte Walsh.

»Also hast du keinen«, scherzte Joe, doch Walsh hörte aus der Stimme seines Freundes heraus, dass er besorgt war.

Vorsichtig bog er nach rechts ab und steuerte auf eine Tür zu. Hinter ihr würde er auf die ersten Clanmitglieder hier unten treffen.

69

Das Schloss war schnell geknackt und Brandt trat vorsichtig in den Kellergang, Mads dicht hinter ihm. Es war so dunkel, dass Brandt seine kleine Taschenlampe hervorzog und sie einschaltete, auch wenn das ein Risiko war. Blind durch den Keller zu gehen, war allerdings nicht ungefährlicher.

Zwei Türen gingen vom Kellergang ab. Mads wies fragend darauf.

»Rechts«, flüsterte Brandt.

Sie näherten sich der Tür und lauschten.

Keine Geräusche.

Brandt drückte langsam die Klinke herunter. Verschlossen.

Bei der linken Tür hatten sie mehr Glück, sie war offen.

»Rein?«, wisperte Mads.

Brandt entschied in Sekundenbruchteilen. Da Rabas Männer nicht wussten, dass sie hier waren, erschien es ihm eher unwahrscheinlich, dass es eine Falle war. Vermutlich war sie offen, weil sie öfter benutzt wurde und es keinen Grund gab, sie abzuschließen. Niemand scherte sich um ein verlassenes Fabrikgebäude.

Brandt nickte und Mads schob die Tür auf, dann trat Brandt als Erster ein, die Waffe entsichert und bereit, jederzeit zu schießen.

Ein großer Raum tat sich vor ihnen auf und wieder gab es zwei Türen. Das Gebäude war riesig, daher war es nicht verwunderlich, dass auch der Keller weitläufig und offenbar ziemlich verschachtelt war.

Mit langsamen Schritten gingen beide zu der linken Tür. Sie war verschlossen, doch die rechte war wieder offen, sodass Brandt sie vorsichtig öffnete und hindurchschlüpfte, gefolgt von Mads.

Im nächsten Raum standen Geräte. Maschinen, die vermutlich

für den Straßenbau genutzt wurden, so sahen sie jedenfalls aus. Einige von ihnen hatten bereits Rost angesetzt.

»Da ist wer«, raunte Mads ihm zu.

Brandt nickte, er hörte die Geräusche auch. Sie näherten sich und wurden immer lauter.

Ein Kribbeln stieg Brandt fast bis in die Haarspitzen.

Endlich sahen sie, woher das Geräusch kam. Es war eine Katze, die in einem rostigen Tank spielte.

Beide atmeten auf und gingen weiter.

»Die nächste Tür«, sagte Mads spöttisch, doch die Anspannung stand ihm ins Gesicht geschrieben.

Diesmal war es allerdings nur eine, was für die Größe des Raumes ungewöhnlich war.

Brandt ging hin und drückte dagegen.

»Verschlossen«, flüsterte er und hielt das rechte Ohr gegen die Tür, um zu prüfen, ob er dahinter etwas hörte.

Nichts.

Erneut zog er sein Spezialwerkzeug aus der Tasche und öffnete die Tür. Zu seiner Überraschung brannte in dem anschließenden Flur Licht.

»Hörst du das?«, fragte Mads.

Brandt nickte.

Gemeinsam gingen sie in die Richtung der Geräusche, sich immer wieder gegenseitig Deckung gebend, indem sie sich wachsam zu allen Seiten umschauten, bis sie erneut zwei Türen erreichten.

Hinter einer der Türen waren die Geräusche deutlich zu vernehmen.

»Da weint doch jemand«, sagte Mads.

»Die Gefangenen«, erwiderte Brandt.

*

Walter und Delpuech liefen schon länger durch die Kellergänge und suchten einen Raum nach dem anderen ab.

Walters Hände waren feucht und sein Herz raste, so immens war seine Angst, dass sie zu spät kamen. Zum wiederholten Mal standen sie in einem großen Raum. Delpuech ließ den Schein seiner Taschenlampe über die Wände wandern.

»Nichts«, sagte er. »Wieso werde ich das Gefühl nicht los, dass wir in einem nicht genutzten Teil des Kellers sind?«

»Das werden wir erst wissen, wenn wir alle Räume durchsucht haben«, entgegnete Walter und ging voraus in den nächsten Raum.

Bis jetzt war keine der Türen, die sie entdeckt hatten, verschlossen gewesen, was Walter inzwischen stutzig machte, das wollte er Delpuech gegenüber jedoch nicht erwähnen. Bisher hatten sie nur Regale, Werkzeug, Metallstäbe und anderes Material gefunden, aber keine Spur von Rabas Männern oder den Gefangenen.

»Die sind nicht hier«, sagte Delpuech enttäuscht. »Hinter der Tür da vorne verbirgt sich bestimmt der letzte Raum.«

»Das werden wir gleich wissen«, erwiderte Walter.

Die Waffe nach vorn gerichtet und entsichert trat Walter ein. Er war jederzeit bereit, zu schießen, obwohl er hoffte, dass seine Fäuste ausreichen würden, um die Gegner außer Gefecht zu setzen.

Delpuech behielt Recht, keiner von Rabas Männern war hier zu sehen, keine Spur von den Entführten und sogar keine weitere Tür.

»Deswegen war der Raum nicht bewacht«, bemerkte Delpuech. »Warum sollte man auch einen Kellerbereich überwachen, in dem nichts zu bewachen ist.« Er wirkte verärgert.

»Entspannen Sie sich, wir schließen uns Mads und Lasse an, die können unsere Hilfe bestimmt gebrauchen.«

»Jede Wette, dass dieser Yankee das wusste«, sagte Delpuech bitter.

»Wie kommen Sie darauf? Er kann doch nicht wissen, was im Keller ist. Wir mussten uns aufteilen.«

»Weil diese Yankees uns Franzosen noch nie viel zugetraut haben«, wetterte Delpuech. »Die Glauben noch immer, dass sie uns in den beiden Weltkriegen den Arsch gerettet haben.«

»So ein Quatsch. Sollte Walsh das tatsächlich so geplant haben, dann sicherlich nur, weil er uns nicht in Gefahr bringen wollte«, entgegnete Walter. »Lassen Sie uns lieber rausgehen, statt über so einen Unsinn zu diskutieren.« Er drehte sich um. »Wobei, die Amis haben den Franzosen in den Kriegen schon den Arsch gerettet.«

Delpuech fluchte auf Französisch, da er Walters kleine Spitze augenscheinlich nicht so lustig fand, und ging voraus.

Auch wenn Walter glaubte, dass Delpuech übertrieb, gab es dennoch einen leisen Zweifel, der ihn ahnen ließ, dass Walsh ihn aus der Schusslinie holen wollte, um sein Leben nicht zu gefährden.

Sie verließen den Keller und traten ins Freie. Als Walter aufblickte, sah er in den Lauf einer Waffe.

70

Die Tür war offen, das spürte Walsh sofort, als er den Griff ein wenig herunterdrückte.

»Wer bist du?«, hörte er einen Mann auf Arabisch sagen, als er eintrat.

»Abdul Jebali«, antwortete Walsh auf Arabisch.

»Ich kenne keinen Abdul.«

»Ich komme aus Deutschland. Raba Habibi hat mich hergeschickt, weil es Ärger gibt.«

»Raba?«

Walsh schaute sich um. Außer dem Mann konnte er niemanden sehen, sodass er blitzschnell die entsicherte Waffe aus der Jackentasche zog und schoss.

Der Mann sackte zu Boden, bevor er überhaupt begriff, was gerade geschah.

Das war knapp, dachte Walsh. Blieben noch mindestens sechs.

»Was ist hier los?«, hörte er eine weitere Stimme auf Französisch sagen, doch bevor die Person reagieren konnte, hatte Walsh geschossen. Dank des Schalldämpfers war dabei wie zuvor nur ein leises Plopp zu hören.

»Noch fünf«, sagte er zu sich, wenn wirklich nur sieben Mann hier unten waren, schließlich wusste er nicht, was sich in den verschlossenen Räumen befand.

Langsam ging er weiter und betrat einen anderen Raum, in dem Licht brannte. Es war eine Art Aufenthaltsraum, den die Drohne ihnen bereits am Bildschirm gezeigt hatte.

Zwei Männer saßen hier an einem Tisch und rauchten. Sie hatten ihm den Rücken zugedreht, aber Walsh wollte nicht wagen, zu schießen, da ein Stützbalken ihm im Weg stand.

»Habibi, vergiss es, Messi ist der Größte«, sagte der eine.

»Du hast keine Ahnung, Habibi, Ronaldo ist der GOAT«, widersprach der andere, während Walsh sich langsam heranschlich. Der Stützbalken gab ihm zwar kein freies Schussfeld, dafür aber Deckung.

»Deswegen ist Ronaldo auch nach Saudi-Arabien geflohen«, lachte der eine. »Er ist höchstens ein Ziegenhirte wie du.«

»Wallah, er kriegt 500 Millionen für zwei Jahre, wer würde das nicht machen? Wenn du mir nur die Hälfte der Kohle geben würdest, bin ich gerne ein Ziegenhirte.«

»Salam Aleikum«, machte sich Walsh bemerkbar.

»Salam«, antwortete der Messi-Fan, der etwas kleiner war als Walsh, aber deutlich beleibter.

»Wer bist du?«, wollte der Ronaldo-Fan auf Arabisch wissen.

»Abdul Jebali.«

»Abdul? Ich kenne keinen Abdul. Wie kommst du hier rein?«

»Ich bin aus Deutschland. Raba meinte, dass er mich hier gebrauchen könnte.«

»Warum?« Die beiden sahen ihn skeptisch an.

»Weil ihr es nicht gebacken kriegt. Die Bullen machen gerade mächtig Druck. Raba Habibi ist sauer.«

»Stimmt, Raba Habibi hat aber Vorkehrungen getroffen. Er hat uns nichts von einem Verwandten aus Deutschland erzählt.«

Jetzt erhoben sich die beiden und traten zu ihm.

»Wie kommst du hier rein, ohne dass wir davon erfahren haben?«, fragte der Größere, dessen Körperhaltung Walsh verriet, dass er weder Sport trieb noch für einen spontanen Kampf bereit war. Sein Oberkörper zeigte keinerlei Spannung.

»Ich sagte doch, Raba Habibi schickt mich. Die Jungs haben mich reingelassen. Ich soll nach Rémy und den Mädels schauen.«

»Der Straßenmusiker ist tot. Dieser Trottel hier hat ihn abgestochen.«

»Er hat mich angegriffen! Scheiß auf den Wichser. Wir haben genug Frauen.«

Walsh zog die Brauen hoch. »Das wird Raba Habibi sicherlich nicht erfreuen. Euer Fehlverhalten kostet ihn fast 30 Millionen Euro.«

»Wieso eures? Er war es, ich habe nichts getan«, beteuerte der Ronaldo-Fan und hob die Handflächen. »Also stimmt es, was Dr. Frankenstein sagt.«

»Ja. Wo ist er, wo sind die Frauen?«

Dem Kleineren war jetzt die Farbe komplett aus dem Gesicht gewichen. Er sah aus wie ein Gespenst. »Ist Raba Habibi sehr sauer?«, fragte er.

»Ihr kennt ihn. Bei 30 Millionen wäre ich auch sauer.«

»Fuck, was mache ich jetzt? Das war keine Absicht, Habibi. Er hat mich angegriffen«, stieß der Messi-Fan panisch hervor.

»Entspann dich. Sag mir, wo Rémy und die Mädels sind, dann schau ich, was ich für dich tun kann. Ich weiß ja nun, dass es nur ein dummer Unfall war«, antwortete Walsh. Er war erfreut darüber, wie sich das Gespräch entwickelte, denn im Gegensatz zu den anderen stellten diese beiden kaum Fragen, was vermutlich daran lag, dass der kleinere gerade im Panikmodus war.

Die Nachricht, dass Rémy tot war, erschütterte ihn jedoch, aber solange er keine Leiche gesehen hatte, gab es für ihn noch einen Funken Hoffnung.

»Sie haben den Typen in den OP-Saal zu Dr. Frankenstein gebracht, ich glaube, der will ihm die Organe entnehmen. Die Frauen sind in ihren Räumen. Wir müssen aber alle auf Raba Habibi warten, bevor wir weitermachen. Ist er schon unterwegs?«, fragte der Ronaldo-Fan.

»Das ist er. Wo ist der OP-Saal und wo sind die Räume der Frauen?«

»Die nächste Tür, dann den Flur runter. Am Ende ist wieder eine Tür, dahinter ist der Bereich, wo die Mädels und die OP- und Behandlungsräume untergebracht sind.«

»Abgeschlossen?«

»Nein, Habibi.« Der Kleinere trat unruhig von einem Fuß auf den anderen. »Du musst echt ein gutes Wort für mich einlegen. Ehrlich, das war keine Absicht. Ich bin Raba Habibi gegenüber immer loyal, aber der Wichser hat mich angegriffen, ich habe mich nur verteidigt.«

»Das wird nicht nötig sein«, entgegnete Walsh.

»Warum?«

Im selben Moment zog Walsh seine Hand aus der Jackentasche und mit ihr das Messer, schlitzte dem Kleineren den Hals auf und schlug dem anderen blitzschnell mit der Faust gegen den Hals. Er röchelte. Ebenso schnell wie beim Ersten versetzte Walsh ihm nun einen sauberen Kehlenschnitt. Anschließend wischte er die Klinge am Pullover des Mannes ab und steckte das Messer zurück in die Jackentasche.

»Noch drei«, sagte er zu sich und ging weiter.

Ob Raba schon unterwegs war, konnte er nicht einschätzen, aber nach dem Gespräch mit den beiden einfältigen Männern musste er damit rechnen. Und damit, dass er Verstärkung mitbrachte.

Walsh folgte dem Kellergang, bis er an dessen Ende die Tür erreichte. Diesen Bereich des Kellers hatte die Drohne nicht ansteuern können, aber hier sollten die Entführten versteckt sein.

»Joe, hörst du mich?«, fragte er.

»Mit leichtem Rauschen, aber noch höre ich dich. Was gibt es?«

»Hast du mitgehört?«

»Klar. Es gibt keinen Zweifel, dass es nur einen GOAT gibt, und das ist Maradona«, erwiderte Joe scherzhaft.

»Laut den beiden befinden sich hinter dieser Tür die Räume, in denen die Frauen versteckt gehalten werden. Ich mag mich irren, aber wenn mich mein Orientierungssinn nicht täuscht, müssten Brandt und Johannsen diesen Gang von der anderen Seite aus erreichen.«

»Ich habe die Karte zu den Kellerräumen im Archiv des Pariser Bauamts gefunden. Du hast recht. Wie du weißt, konnten wir mit der Drohne leider nicht in diesen Bereich fliegen. Worauf willst du hinaus?«

»Sind die Jungs schon da?«

»Nein. Laut letztem GPS-Signal sind sie zwar unten, aber noch nicht in dem Teil, in dem du jetzt bist.«

Walsh blickte sich um. »Es sind noch mindestens drei von Rabas Männern hier irgendwo, die muss ich schnappen, bevor Brandt und Johannsen auf sie treffen. Was ist mit Walter und Delpuech?«

»Die suchen noch, aber demnächst dürften sie den Keller verlassen«, meldete Joe.

»Gut, dann haben wir von da keinen Ärger zu befürchten. Wenn die beiden aus dem Keller kommen, ruf sie zu dir.«

»Warum?«

»Ich möchte Walter nicht hier unten haben.«

»Wegen Rémy?«

»Genau. Wenn Rémy tot ist oder jemand Walter sagt, dass der arme Junge umgebracht wurde, ist er wie eine tickende Zeitbombe. Das kann ich bei meiner Operation gerade gar nicht gebrauchen.«

Joe sog scharf die Luft ein. »Das wird ihm das Herz brechen. Wir alle wissen, wie sehr er an dem Straßenmusiker hängt. Da hat er ihn gefunden und das nur, um ihn am Ende zu Grabe zu tragen.«

»Können wir nicht ändern. Allerdings haben wir auch noch nicht seine Leiche.«

»Warum sollte der Typ lügen? Mehrere tödliche Messerstiche, das überlebt so eine schmächtige Person nicht. Schade, ich hätte ihn sehr gerne kennengelernt. Du hast es ja.« Bedauern schwang in Joes Stimme mit.

»Du hättest ihn gemocht. Lass uns jetzt nicht sentimental werden und die Operation beenden«, bestimmte Walsh.

»Kann ich irgendwie helfen?«

»Nein, meld dich nur, wenn einer von den Jungs in Gefahr ist oder droht, eine Dummheit zu begehen.«

»Sollte ich hinkriegen. Pass auf dich auf.«

»Das sowieso.«

Walsh atmete kurz aus und für einen Moment wanderten seine Gedanken zurück in die Vergangenheit.

Es war einige Jahre her, dass er auf Rémy gestoßen war. Einige

Männer hatten ihm die Gitarre stehlen und ihn zusammenschlagen wollen und der schmächtige Junge hatte sich augenscheinlich nur mit Worten gegen die Angreifer wehren können.

Walsh war sofort eingeschritten und hatte die Männer vertrieben, danach hatte er ein kurzes Gespräch mit Rémy geführt. Am Ende hatte dieser feinfühlige junge Mann ihm die Hand gereicht, und als ihre Blicke sich trafen, war eine unglaubliche Energie von Rémy zu ihm übergegangen. So etwas hatte er zuvor noch nie erlebt, vor allem nicht in dieser Intensität.

Von seinem Großvater, der Schamane eines American Native Stammes war und besondere geistige Kräfte besaß, wusste er, dass alles Leben Energie war und alles miteinander im Einklang stand. Es gab dabei nur ganz wenige Menschen, die über eine spezielle Form dieser Energie verfügten, die an Reinheit nicht zu überbieten war. Sein Großvater hatte diese Gabe, während sie seinem Vater nicht vergönnt gewesen war. Dafür aber Walsh.

Er hatte ein sehr inniges Verhältnis zu seinem Großvater gehabt, und an dem Tag, an dem er Rémy begegnet war, hatte er wieder diese Energie gespürt, die er immer in der Gegenwart seines Großvaters wahrgenommen hatte, nur noch stärker und intensiver.

Du darfst nicht sterben, dachte Walsh, denn er wollte wissen, ob das damals nur ein seltsamer Zufall gewesen war oder ob Rémy wie sein Großvater und er die Gabe besaßen, über die Schamanen verfügten.

Möglicherweise sogar noch etwas mehr.

Walsh öffnete die Tür und betrat den Flur.

71

»Delpuech«, hörte Walter jemanden sagen. »Schön, ausgerechnet Sie kleine Ratte hier zu finden.«

»Raba, das Spiel ist aus. Geben Sie auf«, forderte Delpuech kühl.

»Aufgeben? Ist Ihnen bewusst, was Sie da für eine Scheiße erzählen?«, wurde Raba laut.

»Wir wissen, dass Sie hier Frauen gefangen halten, um ihnen die Organe zu entnehmen.«

»Wir? Sie und dieser Straßenkünstler?«, erwiderte Raba mit Blick auf Walter hämisch. »Ist der etwa ein Freund von Rémy? Hat er Sie hierhergeführt?«

Bei dem Namen Rémy durchzuckte es Walter, doch er blieb stumm.

»Er hat mir den Tipp gegeben, dass die Frauen hier gefangen gehalten werden. Rémys Freunde suchen nach ihm.«

Raba lachte auf. »Da müssen diese Wiesel also eure Arbeit machen. Demnach sind Sie allein hier.«

»Bald wird es hier von Polizisten nur so wimmeln«, gab Delpuech noch immer gelassen zurück.

»Ganz sicher nicht. Ich kenne Sie. Sie wollen den Ruhm nur für sich allein. Ich wüsste es, wenn Ihre Kollegen informiert wären.«

»Wen haben Sie alles geschmiert?«, platzte Delpuech heraus.

»Jeder ist käuflich, Sie französischer Trottel. Wieso machen Sie es sich so schwer? Arbeiten Sie für mich, noch ist es nicht zu spät. Jemanden wie Sie kann ich gut gebrauchen. Was halten Sie von 100 Kilo im Jahr?«

»Ich bin Ihnen 100.000 Euro im Jahr wert?«

»Natürlich. Ich schätze Ihre Arbeit und ich möchte nur in Ruhe meinen Geschäften nachgehen. Wem schade ich denn damit? Ein paar vermisste Flüchtlinge mehr oder weniger juckt niemanden. Es gibt mehr als acht Millionen von denen in Europa.«

»Diese Flüchtlinge sind Menschen wie Sie und ich. Sie haben Familien, Väter, Mütter, Geschwister und Kinder, die sie vermissen … «, brach es jetzt aus Walter hervor.

»Sie sind kein Franzose«, stellte Raba fest.

»Nein, ich komme aus Deutschland, aber ich lebe seit drei Monaten in Paris. Ich habe hier eine Clownnummer und Rémy ist mein liebster Freund. Wo ist er?«

Raba applaudierte lachend. »Was für ein hässlicher Clown. Dafür zahlt echt jemand Geld? Die Kultur in Paris geht den Bach runter.«

Am liebsten hätte Walter Raba gepackt, aber der Lauf zweier Waffen verhinderte, dass er eine Dummheit beging.

»Was machen wir mit den beiden, Raba Habibi? Soll ich sie kaltmachen?«, fragte einer der Pistolenträger.

»Nein, wir nehmen sie mit, bis ich sicher bin, dass keine weiteren Bullen herkommen oder Freunde von diesem Straßenmusiker.«

»Der Straßenköter ist doch eh tot«, erwiderte der andere mit der Waffe.

»Tot? Was heißt tot?«, wurde Walter laut.

»Trottel, halt den Mund«, schimpfte Raba.

Delpuech hielt Walter instinktiv am Arm fest und sorgte dafür, dass er sich nicht auf den Mann mit der Pistole stürzte.

»Habt ihr Dreckskerle Rémy etwa getötet?«, rief Walter, er war außer sich.

»Das passiert, wenn man den Helden spielt und sich mit einem meiner Männer anlegt«, bemerkte Raba achselzuckend.

Walters Gefühle überschlugen sich, ihm war, als hätte man ihm das Herz bei lebendigem Leib herausgerissen, er schwankte zwischen Wut, Panik, Sorge und Trauer.

»Reißen Sie sich zusammen«, flüsterte Delpuech auf Deutsch.

Ich werde nicht weinen, nicht vor denen, aber Raba werde ich töten, dachte Walter, bemüht, sich unter Kontrolle zu halten.

»Erschießt beide, wenn sie Dummheiten machen und den Helden markieren wollen«, befahl Raba, dann schaute er Walter an. »Wenn ich ganz freundlich bin, gestatte ich Ihnen einen letzten Blick auf Ihren toten Freund, bevor ich Ihnen die Kehle durchschneide. Er hat uns lange genug zum Narren gehalten. Dass er tot ist, wirkt auf mich überaus befreiend.«

Mit diesen Worten drängte er die beiden zurück in den Keller. Walter gehorchte, doch zugleich wunderte er sich. Hatten sie da unten etwas übersehen? Einen geheimen Gang?

*

In wenigen Sekunden hatte Brandt das Schloss geknackt, langsam öffnete er die Tür und trat ein.

In dem Raum brannte Licht, drei Betten standen darin. Der Gestank von Urin und Kot, den die Gefangenen vermutlich gar nicht mehr wahrnahmen, schlug ihm entgegen.

»Wer sind Sie?«, hörte Brandt eine junge Frau auf Französisch fragen.

»Wir sind von der Polizei«, antwortete Brandt. »Sind Sie Tatjana Zubkov?«

»Ja«, sagte sie und fing an zu weinen.

»Polizei?«, hörte Brandt eine weitere weibliche Stimme. Die Decke auf dem anderen Bett bewegte sich und ein Kopf wurde sichtbar.

»Ayla«, entfuhr es Brandt. Er konnte seinen Augen kaum trauen. Ayla lebte!

»Sie kennen mich?«, fragte die junge Frau. Sie schien Brandt nicht zu erkennen.

»Ja, wir suchen nach dir«, antwortete Brandt auf Deutsch. »Ich bin von der Kölner Polizei und das ist ein Kollege aus Deutschland.«

Nun konnte Ayla nicht mehr an sich halten, sie begann hemmungslos zu weinen.

»Ihnen wird nichts geschehen. Wir sind hier«, schaltete sich Mads ein. Ihm war anzusehen, wie der Zorn in ihm tobte, die Frauen in so einem furchtbaren Zustand zu sehen.

»Sie haben Rémy getötet«, schluchzte Ayla nun. »Er war mit uns hier. Sie haben ihn abgeschlachtet.«

Die Worte wirkten auf Brandt, als hätte ihm jemand mit der Faust in den Magen geschlagen.

Rémy war tot. Sie waren zu spät.

Sofort dachte er an Walter und daran, wie er seinem Freund diese schlimmste aller Nachrichten überbringen sollte.

»Sind Sie sicher?«, fragte Mads indessen ruhig.

»Ja, wir haben es selbst gesehen. Rémy wollte uns befreien, es kam zu einem Kampf und einer dieser Araber hat immer wieder mit dem Messer auf ihn eingestochen, überall war Blut, dann haben sie ihn rausgetragen«, brachte Tatjana mit rauer Stimme hervor.

Brandt atmete aus, das musste er erst einmal verdauen.

Davon wird sich Walter nicht erholen.

»Wissen Sie, wie viele Leute hier sind?«, erkundigte sich Mads.

»Nein, aber ich glaube, hier werden noch mehr Frauen gefangen gehalten, und es gibt ein paar Untersuchungsräume. Wenn Sie dem Flur folgen und nach rechts abbiegen, kommen Sie dahin. Der Keller ist sehr verschachtelt«, antwortete Tatjana.

»Sie müssen sich vor allem vor dem Bulligen in Acht nehmen. Er ist riesig und gefährlich. Er hat Rémy weggeschafft«, sagte Ayla und wischte sich die Tränen vom Gesicht.

Er nickte. Am liebsten hätte er Mads hier bei den Frauen gelassen, damit sie in Sicherheit waren, aber er wusste, dass sein junger Kollege das niemals akzeptieren würde, weil er helfen wollte, Rabas Männer auszuschalten.

»Sie beide bleiben hier. Wir sind gleich wieder zurück«, sagte er daher.

»Sie können nicht gehen und uns hier allein lassen. Was, wenn man Sie erschießt? Dann kommen wir hier nie raus«, entgegnete Tatjana ängstlich.

»Keine Sorge, Verstärkung ist unterwegs. Bleiben Sie hier und riskieren Sie nichts, dann wird Ihnen auch nichts geschehen. Die Entführer haben kein Interesse daran, Sie zu töten.«

»Bitte gehen Sie nicht«, flehte Tatjana.

Brandt sah Mads an, aber der schüttelte nur kurz den Kopf.

»Wir müssen. Es wird Ihnen nichts passieren, das verspreche ich Ihnen. Bleiben Sie nur in diesem Raum«, wiederholte Brandt, dann gab er Mads ein Zeichen und beide gingen hinaus.

»Das mit Rémy tut mir unglaublich leid. Ich hoffe, Walter wird daran nicht kaputtgehen«, flüsterte Mads mit besorgter Miene.

»Wir müssen jetzt mehr denn je für ihn da sein. Wollen wir hoffen, dass uns der liebe Gott wenigstens nicht auch noch Emre nimmt«, erwiderte Brandt, dabei war er gar nicht besonders religiös. In solch aussichtslosen Augenblicken jedoch war in seinen Augen der Glaube das Einzige, was noch Wunder bewirken konnte.

»Emre ist zäh, er wird den Krebs besiegen«, sagte Mads und klopfte Brandt auf die Schulter. »Lass uns die Drecksäcke zur Strecke bringen.«

Brandt nickte und ging voran. Sie folgten dem Flur, bogen links ab und hörten erneut Geräusche aus einem Raum.

»Das können nur weitere Frauen sein«, flüsterte Brandt. »Wir sollten uns zuerst die Behandlungsräume ansehen. Dort werden Rabas Männer sein und wir müssen Rémys Leichnam finden, bevor sie ihm die Organe entnehmen.«

»Macht Sinn. Lass uns zunächst Rabas Männer ausschalten. Keine Gefangenen?«

»Keine Gefangenen«, bestätigte Brandt, gleichzeitig fragte er sich, wo Walter, Delpuech und Walsh steckten.

Er hoffte, dass alle drei noch am Leben waren.

Für heute hatte er genug schlechte Nachrichten gehört.

72

Walsh hörte Geräusche. Es waren die Stimmen von Frauen. Sie kamen aus den Räumen, die an den Flur angrenzten.

Die Gefangenen, dachte er, beschloss aber, nicht hineinzugehen, weil er zuerst Rabas Männer ausschalten wollte. Die Frauen waren seiner Einschätzung nach nicht in akuter Gefahr.

Er folgte weiter dem Flur, dann bog er rechts ab und hoffte, gleich bei den Behandlungs- und OP-Räumen anzukommen.

Zwei Männer steuerten auf ihn zu.

Walshs Hand fuhr sofort in die Jackentasche, bereit, die Waffe zu benutzen, doch dann erkannte er die beiden Personen.

»Walsh!«, sagte Brandt.

»Sind Ihnen Rabas Männer begegnet?«, fragte er.

»Nein, keiner, aber wir haben zwei Frauen gefunden, und wie es scheint, ist Rémy tot.«

»Ich weiß.«

»Woher?«

»Das haben mir zwei von Rabas Männern erzählt, bevor sie das Zeitliche gesegnet haben.«

»Wie viele haben Sie ausgeschaltet?«, erkundigte sich Mads.

»Vier. Aber wenn wir Pech haben, ist Raba mit seinen Männern auf dem Weg hierher.« Walsh sah sich um.

»Dann müssen wir die anderen schnell ausschalten«, erwiderte Brandt. »Wenn ich mich nicht irre, haben wir inzwischen den gesamten Keller durchsucht.«

»Ich gehe auch davon aus, dass wir die relevanten Bereiche abgesucht haben. In einem dieser Räume dürften die restlichen Männer von Raba sein.« Er deutete mit dem Kopf nach vorn.

»Wir sollten zusammenbleiben«, sagte Brandt.

»Keine gute Idee«, widersprach Walsh.

»Warum?«

»Weil ich als Araber durchgehe. Diesen Vorteil möchte ich nicht aus der Hand geben, und ich habe noch eine Bitte an Sie, die Ihnen sicherlich nicht schmecken wird.«

»Welche?«

»Befreien Sie die Frauen aus ihren Räumen und folgen Sie dem Flur, dort ist ein Aufenthaltsraum. Warten Sie da bitte auf mich und auf Verstärkung durch die Pariser Polizei.«

»Ich dachte, die ist mit Rabas Spitzeln durchsetzt«, erwiderte Brandt erstaunt.

»Dann soll Joe die Feuerwehr und den Rettungsdienst rufen.«

»Wir sollten den Vorteil, dass wir zu dritt sind, nicht verspielen«, wandte Brandt ein.

»Ich sehe das wie Lasse. Wir sind als Team hergekommen und ziehen das als Team durch. Die Frauen sind in ihren Räumen sicher. Auch wenn Sie sonst wahrscheinlich kein Teamplayer sind, vertrauen Sie uns bitte«, sprang Mads ihm bei.

Walsh überlegte kurz, er sah in den entschlossenen Blick der beiden Freunde.

»Gut, aber ich gebe den Ton an«, sagte Walsh.

»Wir wollen nur Rabas Männer zur Verantwortung ziehen für das, was sie Rémy angetan haben«, gab Brandt zurück.

Walsh nickte, dann wies er den Gang hinunter. »Hinter der Doppeltür da vorne wird sich der OP-Raum befinden. Sie erinnern sich an den Mann im weißen Kittel, den wir auf dem Bildschirm gesehen haben?«

»Ja«, antwortete Mads.

»Ich vermute, dass er sich dort befindet und wahrscheinlich auch Rémys Leichnam. Möglich, dass er ihm gerade die Organe entnimmt und die restlichen Männer von Raba sich ebenfalls in dem Raum befinden.«

»Das müssen wir um jeden Preis verhindern«, fiel Brandt ihm

scharf ins Wort. »Ich möchte Walter den Leichnam von Rémy möglichst unbeschädigt übergeben. Er soll ein würdiges Begräbnis bekommen.«

Erneut stiegen in Walsh Zweifel auf, ob er die richtige Entscheidung getroffen hatte. Brandt war emotional. Hoffentlich würde er weiter professionell reagieren.

»Wir gehen rein«, bestimmte er dann. »Keiner schießt, bevor ich nicht schieße oder es eine andere Möglichkeit gibt. Wir müssen erst sehen, was genau in dem Raum geschieht. Was ich eben über Rémy gesagt habe, ist reine Spekulation.«

»Klingt aber logisch. Hier werden Organe entnommen, und wenn Rémy tot ist, wird man die Leiche nicht einfach so liegen lassen. Die Organe müssen schnell entnommen werden, sonst sind sie wertlos«, sagte Mads.

Walsh wusste das alles, dennoch konnten sie nicht wissen, was wirklich da drin geschah, deshalb mussten sie vorsichtig sein.

»Entsichern Sie Ihre Waffen, aber nicht gleich schießen«, wiederholte er und ging vor.

Sie erreichten die Doppeltür.

Langsam drückte Walsh die Türklinke herunter und schob die Tür auf, dann trat er ein, die Waffe nach vorn gerichtet und bereit, zu schießen, da er die Nummer mit dem Araber nicht mehr durchziehen konnte. Zwei blonde Männer, die kein bisschen wie Südländer aussahen, würden niemals als Rabas Leute durchgehen, da der Clan nur aus Familienmitgliedern bestand.

»Keine Bewegung«, sagte Walsh.

»Waffe stecken lassen«, rief Brandt, da einer von Rabas Männern gerade nach seiner Waffe greifen wollte.

»Wer seid ihr?«, brüllte ein Araber.

»Alle drei an die Wand«, forderte Walsh, »und Waffen fallen lassen.«

Wie es schien, waren tatsächlich nur sieben Männer im Keller gewesen. Dass sich noch weitere hier versteckt hielten, glaubte Walsh nicht.

»Sie machen einen großen Fehler. Wissen Sie überhaupt, mit wem Sie sich anlegen?«, sagte einer der Männer. Er trug einen recht langen Bart, seine Arme und sein Hals waren tätowiert.

»Mit Feiglingen, die junge Frauen entführen und sich an Straßenmusikern vergreifen«, antwortete Walsh.

»Aufhören«, befahl Brandt an den Arzt gerichtet, der sich über einen Patienten auf dem OP-Tisch beugte.

Walsh konnte nicht erkennen, wer da lag, da sein Gesicht verdeckt war, aber es sah so aus, als ob der Arzt sich am Bauch des Patienten zu schaffen gemacht hatte.

»Keinen Schritt näher oder ich töte ihn«, erwiderte der Arzt und hielt plötzlich ein Skalpell an den Hals des Patienten.

»Wen wollen sie belügen? Rémy ist doch längst tot«, entfuhr es Brandt. »Sie feiger Hund, Sie wollen ihm die Organe entnehmen, aber das lasse ich nicht zu!«

»Sie irren sich. Er ist nicht tot«, erwiderte der Arzt.

»Er lügt«, sagte Mads.

Er und Brandt näherten sich dem OP-Tisch, während Walsh die drei Clanmitglieder im Auge behielt.

»Keinen Schritt weiter, sonst schneide ich ihm die Kehle durch«, drohte der Arzt. Er nahm das Tuch vom Gesicht des Patienten und nun erkannte auch Walsh Rémy.

Brandt und Mads blieben stehen.

»Ich habe ihm das Leben gerettet, indem ich seine Wunden vernäht habe. Er wird nicht sterben, weil sein Körper schneller heilt, als ich es je bei einem Menschen gesehen habe. Aber wenn Sie mir dumm kommen, schneide ich ihm die Kehle durch. Ich glaube, das wird selbst dieses Wunderkind nicht überleben.« Der Arzt gab ein grunzendes Lachen von sich.

»Ich sagte, Waffen fallen lassen«, wiederholte Walsh an die drei Jebali-Männer gerichtet, da keiner Anstalten machte, seiner Aufforderung zu folgen.

In dem Moment knackte es in seinem Minifunkgerät im Ohr. Wenn Joe gerade versuchte, ihn zu kontaktieren, war das der denkbar ungünstigste Zeitpunkt, und wie es schien, hatte er in diesem Raum keinen Empfang. Joe würde sich gedulden müssen.

Plötzlich griff einer von Rabas Männern zur Waffe und wollte schießen, doch Walsh war schneller und erschoss die Person.

»Wollen Sie auch sterben? Dann nur zu«, drohte Walsh den beiden anderen.

Die ließen nun die Waffen fallen, sahen deshalb aber nicht weniger kampflustig aus.

»Dafür wirst du büßen«, brüllte der eine. »Du kommst hier nicht lebend raus.«

»Lassen Sie das Skalpell fallen«, hörte Walsh erneut Brandts Stimme.

»Ganz sicher nicht, das hier ist meine Lebensversicherung. Waffen auf den Boden.«

»Das tun wir bestimmt nicht«, entgegnete Walsh.

»Wollen Sie mich wirklich töten und dafür das Leben Ihres Freundes aufs Spiel setzen?« Der Arzt sah ihn aus blitzenden Augen an, etwas Wahnsinniges lag in seinem Blick.

»Ich interessiere mich nicht für den Straßenmusiker. Mir reicht es, wenn ich die Frauen rette«, entgegnete Walsh.

»Sie bluffen doch«, erwiderte der Arzt und hielt das Skalpell noch näher an den Hals von Rémy.

»Nein, tun Sie ihm nichts«, rief Brandt – und verspielte damit ihren Vorteil.

Walsh biss sich auf die Zunge. Brandts Emotionen konnte er jetzt gar nicht gebrauchen, denn nun wusste der Arzt, dass Rémy ihnen etwas bedeutete.

»Dann lassen Sie die Waffen fallen«, forderte der Arzt.

»Mads, bitte leg die Waffe weg«, sagte Brandt und Mads tat, wie geheißen.

»Ich werde das nicht tun. Diesen Vorteil gebe ich nicht aus der Hand«, erwiderte Walsh.

»Ich bluffe nicht, ich schneide ihm die Kehle durch«, warnte der Arzt.

»Tun Sie es. Danach gibt es für mich nämlich keinen Grund mehr, Sie am Leben zu lassen. Ich werde Sie erschießen.«

»Sie bluffen schon wieder.«

»Fordern Sie mich heraus.«

»Walsh, lassen Sie bitte die Waffe fallen«, flehte Brandt eindringlich.

»Das kann ich nicht«, gab Walsh zurück und ließ dabei die beiden Männer und den Arzt nicht aus den Augen. »Dann werden wir nämlich alle hier sterben, auch Rémy.«

Brandt sah ihn flehentlich an.

In diesem Moment wurde Walsh der Unterschied zwischen ihm und Brandt deutlich. Brandt war Polizist und immer darum bemüht, Leben zu retten, während Walsh ein Ex-Special-Agent war, der nur ein Ziel hatte: den Feind auszuschalten.

»Ich bitte Sie kein zweites Mal, das Skalpell fallen zu lassen, anderenfalls erschieße ich Sie«, wurde Walsh deutlich.

»Genug. Sie lassen jetzt die Waffe fallen«, hörte Walsh jemanden hinter seinem Rücken sagen.

73

Walters Blick wanderte von Brandt, Mads und Walsh zu dem OP-Tisch. Ein Mensch lag darauf.

Nicht irgendeiner. Rémy!

Ein Arzt hielt ein Skalpell an seinen Hals.

Damit waren alle Dämme gebrochen.

Walter drehte sich um und schubste die Person, die ihn mit einer Waffe in Schach hielt, zur Seite. Ein Schuss löste sich und traf Walter an der Schulter.

Wie von Sinnen sprang Walter auf den Kerl und schlug auf ihn ein. Gleichzeitig hörte er weitere Schüsse und sah aus dem Augenwinkel, wie Brandt und Mads zur Seite hechteten.

Walter war wie in einem Tunnel, er prügelte auf seinen Gegner ein und schlug ihm dabei die Waffe aus der Hand. Da verpasste der Angreifer ihm unerwartet eine Rechte an die Schläfe, sodass Walter taumelte und zur Seite kippte.

Währenddessen kam der Hüne auf die Beine und bearbeitete den am Boden liegenden Walter mit seinen Fäusten.

Ein Schmerz nach dem anderen durchzuckte Walters Körper. Er schrie den Schmerz hinaus, bis er den Fuß des Hünen packen und zur Seite drehen konnte, sodass dieser strauchelte und Walter genug Zeit hatte, um auf die Beine zu kommen. Dann schlugen beide weiter mit den Fäusten aufeinander ein, keiner schenkte dem anderen etwas.

Nur schemenhaft nahm Walter wahr, was um ihn herum passierte. Er sah Männer auf dem Boden liegen und glaubte zu hören, wie Walsh brüllte: »Ich schnappe mir Raba.«

Für eine Millisekunde war Walter unaufmerksam, da durchbrach die Faust des Hünen seine Deckung und traf seinen Unterkiefer. Ein Schmerz, der nicht von dieser Welt war, fuhr durch seinen Körper. Walter wurde schwarz vor Augen, er schüttelte sich und hielt dem Drang stand, einfach umzukippen.

»Nein«, brüllte er und sorgte so dafür, dass noch mehr Adrenalin durch seinen Körper schoss. Dann nahm er Revanche. Ein Fausthieb nach dem anderen erwischte den Hünen, dessen Widerstand immer geringer wurde. Diese Chance nutzte Walter, er machte eine Drehung nach links, packte den Hünen, nahm ihn in den Schwitzkasten und zwang ihn in die Knie, dabei erhöhte er den Druck auf dessen Hals immer mehr, bis er den Kopf des Mannes mit einer schnellen Bewegung nach rechts drehte.

Ein Knacken ertönte. Der Widerstand des Hünen war gebrochen.

Walter ließ los und der leblose Körper fiel zu Boden.

Hastig richtete Walter sich auf und schaute sich um.

Einige Leichen lagen auf dem Boden. Er schaute zum OP-Tisch und sah, dass Brandt mit dem Arzt sprach. Von Mads fehlte jede Spur, aber er hatte ihn auch nicht auf dem Boden gesehen, sodass er hoffte, dass Mads noch am Leben war. Nur Delpuech kauerte an der Wand und hielt sich die Seite. Seine Hand war blutverschmiert.

»Nicht schlimm, nur ein Streifschuss«, brachte Delpuech hervor.

»Lassen Sie endlich das Skalpell fallen, das Spiel ist aus«, hörte er Brandt eindringlich sagen.

»Wir lassen Sie gehen, wenn Sie meinen Freund am Leben lassen«, ergänzte Walter und trat zu Brandt.

»Sie machen wohl Witze«, erwiderte der Arzt.

»Nein, Sie haben mein Wort. Lassen Sie das Skalpell fallen und hauen Sie ab. Hier interessiert sich niemand für Sie.«

Der Arzt zögerte, aber Walter spürte, dass er damit einen Nerv getroffen hatte.

»Bitte. Oder nehmen Sie mich als Geisel«, fügte er hinzu.

»Woher weiß ich, dass ich Ihnen vertrauen kann?« Der Arzt blickte misstrauisch zwischen Brandt und Walter hin und her.

»Ich heiße Walter, ich habe einen kleinen Currywurstimbiss in Köln, ich besitze nicht viel, aber mein Wort breche ich niemals.«

»Was ist mit dem Bullen?«

»Sie können gehen. Niemand wird Sie aufhalten, allerdings sollten Sie sich schnell entscheiden, weil es hier bald von Polizei und Rettungssanitätern nur so wimmeln wird«, sagte Brandt.

»Nehmen Sie mich mit, als Geisel«, wiederholte Walter.

»Damit Sie mich dann überwältigen.« Der Arzt schüttelte den Kopf und überlegte. »Geben Sie mir die Waffe, die da am Boden liegt«, sagte er schließlich.

»Tu es nicht, Walter, er erschießt uns«, warnte Brandt, doch Walter hob die Waffe auf.

»Sie haben mein Wort, dass wir Ihnen nichts tun werden, wir werden Ihnen auch nicht folgen«, versprach er.

»Legen Sie die Waffe auf den OP-Tisch.«

Walter tat, wie geheißen.

»Zurück.«

Walter und Brandt traten ein paar Schritte zurück.

Sofort packte der Arzt die Waffe und zielte auf beide.

»Wenn Sie uns jetzt erschießen, kommen Sie hier nicht lebend raus. Unsere Freunde werden Sie suchen und töten, aber wenn Sie einfach weglaufen, wird keiner nach Ihnen fahnden«, versicherte Brandt.

Walter sah in den Augen seines Freundes, dass er Sorge hatte, dass der Arzt sie in eine Falle gelockt hatte.

Aber welche Wahl hatte er gehabt?

Rémy auf dem OP-Tisch zu sehen, war zu viel für ihn. Er konnte nicht riskieren, dass sein besonderer Freund starb, nur weil er seine eigene Haut retten wollte.

Falls Rémy noch am Leben ist!

Walter war bereit, sein Leben ohne zu zögern gegen das von Rémy einzutauschen. Nach all den Jahren hatte er ihn endlich gefunden. Sollte er jetzt dafür verantwortlich sein, dass er ermordet wurde?

»Wenn Sie mir folgen, erschieße ich Sie«, rief der Arzt, drehte sich um und lief aus dem Raum.

Walter atmete erleichtert aus.

»Das war knapp«, bemerkte Brandt.

»Wir halten unser Wort und folgen ihm nicht«, erinnerte Walter seinen Freund, als er sah, dass Brandt sich eine Waffe schnappte.

Walter trat zu Rémy. Einige Schläuche und Kabel waren mit seinem Körper verbunden, scheinbar war er noch unter Narkose.

»Lebt er wirklich? Raba meinte, dass er tot wäre.« Walters Stimme bebte.

»Wenn ich diesen Bildschirm richtig deute, ist dort sein Puls zu sehen, er lebt. Der Arzt hat nicht gelogen, er hat ihn zusammengenäht und ihm womöglich das Leben gerettet.«

»Mein Rémy, endlich habe ich dich gefunden«, rief Walter. Er konnte seine Gefühle nicht mehr zurückhalten und weinte hemmungslos.

Brandt nahm ihn in die Arme.

»Er wird leben«, sagte er und Walter sah, dass auch seine Augen sich mit Tränen gefüllt hatten.

74

Raba war mit zwei seiner Leute losgerannt, weg aus dem OP-Saal. Immer wieder drehte sich einer der Männer um und schoss auf Walsh, doch dieser fand Deckung und feuerte zurück.

Mads hatte zu ihm aufgeholt.

»Mindestens drei Personen«, sagte Walsh knapp.

»Die schnappen wir uns«, erwiderte Mads.

»Nehmen Sie den Eingang, von dem Sie gekommen sind, ich folge ihnen von hier«, ordnete Walsh an.

Mads nickte nur und lief nach rechts, während Walsh weiterhin die Verfolgung aufnahm.

Wieder mehrere Schüsse.

Raba hatte sich mit seinen Leuten verschanzt.

»Wer sind Sie?«, brüllte Raba auf Französisch.

»Der, der Sie tötet«, rief Walsh zurück.

Gleichzeitig spürte er einen leichten Luftzug. Eine der Kugeln hatte ihn knapp verfehlt.

»Sie sind doch gar kein französischer Bulle. Was geht Sie das hier an?«

»Geben Sie auf, dann lasse ich Sie vielleicht am Leben.«

»Wissen Sie überhaupt, wer ich bin?«, brüllte Raba.

»Bruder, lass uns abhauen«, hörte Walsh einen seiner Männer sagen, anschließend donnerten unzählige Schüsse durch den Kellergang.

Die drei Männer liefen los, Walsh hinterher.

Er schoss zweimal, traf aber niemanden.

Die drei Araber rannten die Treppe hoch und nach draußen, Walsh folgte ihnen, jederzeit darauf gefasst, dass sie oben auf ihn lauern könnten, doch das taten sie nicht. Er sah nur noch, wie die drei in ein Auto stiegen, dann hörte er Reifenquietschen.

Im selben Moment fuhr Joe auf ihn zu und bremste kurz vor ihm ab, auch Mads war zur Stelle.

»Einsteigen«, rief Walsh zu Mads. »Ich fahre«, sagte er zu Joe.

Joe hechtete auf den Rücksitz, während Mads sich auf den Beifahrersitz fallen ließ.

»Nie lässt du mich fahren«, maulte Joe, als Walsh das Gaspedal durchdrückte und mit quietschenden Reifen losbretterte.

Er konnte das Fahrzeug von Raba nicht mehr sehen, ging jedoch davon aus, dass er zurück nach Paris fuhr und somit die Hauptstraße nahm, über die sie hierhergefahren waren.

»Was wärst du nur ohne mich«, hörte er Joe sagen, daneben war das Klappern der Laptoptastatur zu hören.

»Sag nicht, du hast den Wagen getrackt?«

»Klar, oder dachtest du, du kriegst die ganzen Lorbeeren allein? Ich habe gesehen, wie Raba und seine Männer Walter und Delpuech gefangen genommen und in den Keller gebracht haben. Dummerweise konnte ich dich nicht erreichen, da du in einem Funkloch warst, also habe ich kurzerhand Rabas Wagen mit einem hübschen GPS-Sender versehen, in weiser Voraussicht.«

»Sehr gut. Dann bist du jetzt wieder meine Augen.«

»Immer geradeaus. Sie haben einen kleinen Vorsprung.«

Walsh drückte das Gaspedal erneut durch, allerdings war sein Mietwagen nicht gerade der PS-Teufel und Raba fuhr eine Mercedes-G-Klasse, die extrem aufgemotzt aussah, soweit Walsh das im Dunkeln richtig erkannt hatte.

»In einem Kilometer rechts abbiegen«, meldete Joe.

»Verdammt, wir machen keinen Meter gut«, presste Walsh hervor.

»Ich habe dir noch gesagt, lass uns einen Sportwagen mieten, aber du hast geglaubt, dieser VW Tiguan würde ausreichen.«

»Wer hätte ahnen können, dass wir uns auf eine wilde Verfolgungsjagd einlassen müssen. Du wolltest den Sportwagen doch nur, um darin für deine Follower zu posen.«

»Mein sexy schwarzer Körper fühlt sich halt nur wohl, wenn er ordentlich PS unterm Hintern hat«, lachte Joe.

Mads saß angespannt neben Walsh und sagte nichts.

Walsh versuchte, noch weiter zu beschleunigen, aber der Wagen konnte nicht mehr Leistung liefern, dann bog er rechts ab und keine zweihundert Meter vor ihm tauchte ein Trecker auf.

»Das kann doch nicht wahr sein«, schoss es aus Walsh heraus.

Ohne zu zögern, drehte er das Lenkrad nach links und überholte den Trecker an einer kurvigen Stelle. Ein anderes Fahrzeug kam auf ihn zugerast, doch in letzter Sekunde konnte Walsh rechts einscheren und einen Frontalcrash verhindern.

»Das war noch knapper, als es aussah. Was bist du für ein Gastgeber? Du weißt, dass wir einen Beifahrer haben, der nicht weiß, dass du dem Wahnsinn verfallen bist«, bemerkte Joe.

»Hören Sie nicht auf ihn. Das sagt er nur, weil er sich eben mächtig in die Hosen gemacht hat«, konterte Walsh.

»Fühlt sich wie in der Achterbahn an«, erwiderte Mads. Er wirkte nicht sonderlich nervös, was Walsh etwas überraschte, weil er wusste, dass Joe eben ganz sicher einen großen Schreck bekommen hatte.

»Wie viele Meter?«

»Weiter konstant. Wir holen nicht auf, aber er ist noch auf der Straße.«

»Herr Johannsen, können Sie die französische Polizei anrufen? Sie sollen Verstärkung zu dem Versteck schicken und Sanitäter.«

Da sie derzeit Raba verfolgten, war es egal, ob es Spitzel bei der Polizei gab. Sie sollten sich jetzt dringend um die Frauen kümmern.

Mads griff nach seinem Handy und rief den Notruf der französischen Polizei an.

»Brauchen Sie den Standort vom Versteck?«, fragte Joe.

»Nein, den habe ich mir angeschaut, als Lasse hingefahren ist.«

»Okay. In dreihundert Metern links«, dirigierte Joe, während Mads mit der Polizei telefonierte.

An der Kreuzung war eine Ampel, noch stand sie auf Grün.

»Gelb, jetzt rot«, sagte Joe. »Du wirst doch nicht bei Rot abbiegen?«

Doch genau das hatte Walsh vor. Er kam keinen Meter näher an

Raba heran, deshalb konnte er es sich nicht leisten, an einer roten Ampel stehen zu bleiben und noch mehr Zeit einzubüßen. Er erwischte eine Lücke zwischen zwei Fahrzeugen und schoss auf der Straße weiter.

»Irgendwann geht das schief, Bro, und so Gott will, bin ich dann nicht dabei, sondern nur dein brauner Arsch.«

»Irgendwann sterben wir alle, nur heute nicht«, gab Walsh zurück.

»Die Polizei schickt Rettungswagen und alles, was sie haben. Delpuech hat sie eben schon benachrichtigt«, verkündete Mads.

»Ihr Freund hat uns allen das Leben gerettet«, sagte Walsh.

»Sieht so aus. Walter kennt nichts, wenn es um seine Freunde geht, da sieht er rot.«

»Genau diese Unbeherrschtheit haben weder Rabas Männer noch Raba selbst erwartet. Sie dachten, sie hätten uns mit ihren Waffen in die Enge getrieben. Als Walter dann um sich geschlagen hat, waren sie kurz abgelenkt. Sie haben gut reagiert, als Sie sich abgerollt, nach der Waffe gegriffen und sofort geschossen haben.«

»Das war purer Reflex.«

»Nein, glauben Sie mir, das war kein Reflex. Sie haben diesen Killerinstinkt, das, was den Soldaten einer Spezialtruppe ausmacht«, widersprach Walsh.

»Ich wollte nur meine Freunde retten.«

»Wenn man aussieht wie Thor, wurde einem das in die Wiege gelegt. Das sind Superkräfte«, wagte Joe einen Scherz.

Walsh mochte Mads, er schien so risikofreudig zu sein wie er, und er war bereit, für seine Freunde vollen Einsatz zu liefern.

»Sag mir lieber, wo Raba ist, statt hier Sprüche zu klopfen.«

»Bro, es wird deine Eitelkeit kränken, aber du bist gerade zwei Sekunden zurückgefallen. Er ist nach rechts abgebogen, er verlässt die Hauptstraße und folgt der Parallelstraße zur Seine.«

»Zur Seine?«

»Ja.«

»Scheiße!«, fluchte Walsh.

»Warum?«, fragte Joe.

»Er will mit dem Boot abhauen«, antwortete Mads.

»Genau«, bekräftigte Walsh und fühlte sich erneut in seinem Bild von Mads bestätigt. »Gibt es in der Nähe eine Bootsanlegestelle?«

»Gib mir zwei Sekunden.«

Walsh setzte indessen seine halsbrecherische Fahrt durch den dichter werdenden Verkehr fort, überholte und scherte ein, hatte aber immer Glück, jedes Mal kurz vor dem Zusammenprall das Lenkrad rechtzeitig herumreißen und sich in die Lücke einordnen zu können.

»Da ist ein Bootsanleger, fünf Minuten von hier entfernt. Wenn da bereits ein Boot auf Raba wartet, haben wir ihn verloren. Du hast keine Chance, ihn einzuholen.«

»Mist. Was ist mit einer Brücke? Kommen wir an eine Brücke, bevor das Boot darunter durchfährt?«

»Du willst doch nicht runterspringen?«

»Schau nach, ob es eine gibt, die wir erreichen, ehe das Boot dort ist«, antwortete Walsh, denn genau das hatte er vor. Er wollte Raba um keinen Preis entwischen lassen.

»Bist du dir ganz sicher? Das sind locker fünfzehn bis zwanzig Meter. Wir haben die Frauen befreit und Rémy. Lass doch Raba fliehen.«

»Nein, gib mir eine Antwort«, wurde Walsh laut, auch wenn er die Sorge aus Joes Worten heraushörte.

»Gib mir zwei Sekunden«, antwortete Joe. »Fahr weiter, bieg nicht ab.«

Dieses verdammte Auto, dachte Walsh, weil es ihn daran hinderte, Raba zu schnappen.

»Bleib auf der Straße. Es gibt da eine Brücke. Wenn nichts dazwischenkommt und ich mich bei den Geschwindigkeiten nicht verrechnet habe, sollten wir die Brücke dreißig Sekunden vor dem Boot erreichen.«

»Wir riskieren es«, bestimmte Walsh.

»Dann folge der Straße, die zweite rechts«, sagte Joe. »Es könnte natürlich auch sein, dass Raba auf dem Fluss in die andere Richtung fährt oder gar nicht in ein Boot steigt, sondern etwas anderes vorhat oder ich die falsche Geschwindigkeit berechnet habe«, wandte Joe ein.

»Ohne Risiko geht es nicht«, blieb Walsh standhaft und folgte Joes Fahranweisungen.

»Die nächste links, dann erreichen wir die Brücke«, sagte Joe.

Inzwischen hatten sie fast den inneren Kreis von Paris erreicht. Walsh sah den hell erleuchteten Eiffelturm, dann bog er links ab und bremste auf der Mitte der Brücke.

»Herr Johannsen, Sie übernehmen das Steuer und folgen uns. Joe, du hast das Signal vom Mikro noch, oder?«, fragte Walsh.

»Habe ich«, antwortete Joe.

Walsh stieg aus und lief zum Brückengeländer. Plötzlich merkte er, wie jemand neben ihm stand.

»Sie sollten doch fahren!«

Es war Mads.

75

Walsh war ein Adrenalinjunkie, das war Mads mittlerweile vollkommen klar. Doch auch er war niemand, der sich hinter anderen versteckte, daher war es für ihn nur folgerichtig, dass er Walsh jetzt nicht allein lassen würde. Schließlich konnte er nicht einschätzen, was ihn auf dem Boot erwartete.

»Sie brauchen mich«, sagte Mads.

»Sind Sie sicher, dass Sie springen wollen? Das ist verdammt hoch. Sie könnten sich die Knochen brechen, ausrutschen und dabei sterben. Niemand wird es Ihnen übelnehmen, wenn Sie zurück zum Wagen gehen.«

»Dafür ist es zu spät. Joe ist weitergefahren«, erwiderte Mads.

Natürlich wusste er, welches Risiko er einging.

»Dann tun Sie genau das, was ich tue. Ich möchte Ihren Freunden nicht die Nachricht überbringen müssen, dass Sie sich das Genick gebrochen haben. Walter würde mir das übelnehmen.«

»Das glaube ich auch«, erwiderte Mads mit einem Augenzwinkern.

Sie stiegen auf die Brüstung,

»Das Boot kommt«, sagte Walsh.

Mads drehte sich um und sah das Boot ebenfalls. Es war recht lang und verdammt schnell, zu schnell für ein gewöhnliches Boot, das die Seine entlangfuhr, um Touristen die Schönheit von Paris zu zeigen.

»Sie springen bei drei.«

»Sollte ich hinkriegen«, antwortete Mads. Jetzt, wo er auf der Brüstung der Brücke stand, sah das Ganze doch deutlich höher aus als vorhin.

Sein Herz raste und kurz überlegte er, ob es wirklich clever gewesen war, sich das hier anzutun, anstatt Raba entwischen zu lassen.

»Eins«, rief Walsh und holte Mads in die brutale Realität zurück.

Walsh würde springen, komme, was wolle, da konnte Mads jetzt keinen Rückzieher machen, dafür hatte er ein zu großes Ego.

»Zwei.«

Wird schon schiefgehen, dachte Mads.

»Sie müssen das nicht tun. Sie haben ohnehin schon meinen Respekt«, sagte Walsh.

Mads wusste es zu schätzen, dass er ihm damit eine Tür öffnete, um sein Gesicht zu wahren, doch Mads war fest entschlossen.

»Ich springe.«

»Drei.«

Ohne weiter darüber nachzudenken, sprang er beinahe synchron mit Walsh.

Es war unglaublich windig und Mads hatte Sorge, dass er das Boot verfehlen und in der kalten Seine landen würde.

Walsh kam als Erster an Deck auf, im hinteren Bereich. Kurz darauf Mads, er rollte sich ab, aber er hatte zu viel Geschwindigkeit und glitt fast über Bord, konnte sich jedoch in letzter Sekunde mit einer Hand an einem Griff festhalten. Seine Beine hingen über die Bordkante.

Die Kraft in seinen Armen ließ nach, doch plötzlich spürte er einen Handgriff und sah, wie Walsh ihn hochzog.

»Danke«, sagte Mads, als er sicher auf dem Boot stand.

»Sie haben echt Eier«, bemerkte Walsh, er schien beeindruckt. »Raba und seine Männer werden im vorderen Teil des Bootes sein.«

»Das denke ich auch. Ob sie gehört haben, dass wir aufgesprungen sind?«

»Möglich. Aber das Boot ist schnell und laut. Außerdem ist es sehr windig und das Boot ist größer, als ich erwartet habe. Vorne wird man uns nicht sehen. Nur das Geräusch des Aufpralls könnte uns verraten haben. Haben Sie Ihre Waffe?«

»Noch bei mir.«

»Schießen Sie auf alles, was sich bewegt. Jede Person auf dem Boot ist ein Feind.«

Mads nickte nur.

»Folgen Sie mir.«

Bäuchlings robbten sie sich Richtung Bug vor.

Unversehens wurde geschossen. Man hatte also doch bemerkt, dass sie an Bord waren.

Walsh schoss zurück und rollte sich nach rechts, während Mads sich nach links rollte und ebenfalls zurückfeuerte.

Das Boot war um die zwanzig Meter lang und hatte einen recht kurzen Bug, soweit Mads das einschätzen konnte. Das Heck war eher langgezogen, was ihnen einen kleinen Vorteil verschaffte. Wo Walsh war, wusste er nicht, er hatte sich zur anderen Seite abgerollt, damit sie den Feind aus unterschiedlichen Richtungen angreifen konnten.

Wieder hörte Mads Schüsse. Da er noch auf dem Boden lag, konnte er nicht einordnen, wo Raba und seine Männer standen. Er musste aufstehen.

In kurzer Entfernung war eine Säule, die das Dach stützte. Das war eine Möglichkeit. Mads sprang auf die Beine und suchte hinter der schmalen Säule Schutz, während er Richtung Angreifer schoss.

Der Schuss wurde sofort erwidert.

Ein kalter Windhauch sagte ihm, dass die Kugel ihn knapp verfehlt hatte.

Mads schoss noch zweimal, dann kam er aus der Deckung und sah jetzt einen von Rabas Männern, der auf ihn zielte. Mads drückte ab und machte gleichzeitig einen Hechtsprung nach vorn.

Diesmal traf ihn die Kugel am Oberarm. Ein Schmerz durchfuhr seinen Körper, er schrie kurz auf und sah, dass die Stelle sofort zu bluten anfing, aber jetzt war nicht die Zeit, um schlappzumachen.

Er sprang auf und sah noch einen von Rabas Männern. Im selben Moment schoss er. Das Clanmitglied stürzte über die Reling in die kalte Seine.

»Eine Bewegung und Sie sind tot«, hörte Mads jetzt eine Stimme hinter sich. Der kalte Lauf einer Pistole presste sich gegen seinen Hinterkopf. »Waffe fallen lassen.«

Mads gehorchte und ärgerte sich zugleich, dass er die Person nicht bemerkt hatte.

»Mitkommen und keine Dummheiten machen, sonst knall ich Sie ab«, drohte der Mann und drückte Mads nach vorn. Sie gingen zum Bug und betraten das Oberdeck des Schiffes.

»Ich habe einen Gast mitgebracht«, sagte der Mann. Es konnte nur Dahoud sein, zumindest den Fotos nach zu urteilen, die Fischer ihm vor der Reise nach Paris geschickt hatte.

»Gut gemacht, Habibi«, antwortete Raba. »Sie sind doch kein Franzose?«, fragte er an Mads gewandt.

»Deutscher.«

»Was macht ein deutscher Bulle in Paris?«, schimpfte Dahoud.

»Jetzt nicht«, antwortete Raba. »Wie heißt Ihr Freund?«

»Er wird sich nicht ergeben«, erwiderte Mads. »Außerdem sind wir keine Freunde, er kämpft auf eigene Rechnung.«

»Wie heißt Ihr Freund?«, brüllte Dahoud und presste den Lauf der Waffe tief in Mads' Nacken.

»Peter Walsh. US-Special-Agent«, antwortete Mads.

»Ein verdammter Ami.« Rabas Gesichtsausdruck verriet, was für eine Wut der Araber auf die Amerikaner haben musste.

»Lassen Sie ihn gehen«, hörte Mads plötzlich Walshs Stimme hinter sich.

»Sie lassen die Waffe fallen, sonst erschieße ich Ihren Freund«, erwiderte Dahoud.

»Er ist nicht mein Freund.«

»Das habe ich Ihnen doch gesagt«, versuchte Mads einen Scherz und hoffte, dass Walsh keine Dummheit beging, die ihn am Ende das Leben kostete.

»Waffe fallen lassen. Sie haben uns genug genervt. Woher wussten Sie überhaupt, dass wir mit dem Boot abhauen werden?« Raba sah ihn durchdringend an.

»Kriminelle wie Sie sind leicht durchschaubar. Ihnen war klar, dass ich Ihnen auf den Fersen bin und haben sich durch Ihr Boot einen Vorteil erhofft.«

»Sie sind ein kluger und gefährlicher Mann, ich aber auch. Zudem bin ich sehr mächtig und reich. Was haben Sie als Amerikaner hier zu suchen?«

»Hat Sie nicht zu interessieren. Sagen Sie Ihrem Bruder, dass er den Deutschen gehen lassen soll. Wir drei klären das unter uns.«

»Sie haben Eier, das bewundere ich. Ehrlich, ich mag Männer, die geradlinig sind. Trotzdem frage ich mich, was ein amerikanischer Söldner hier zu suchen hat. Ist eine von den entführten Fotzen die Tochter eines Oligarchen?«, fragte Raba spöttisch.

Walsh blieb ihm die Antwort schuldig, er zielte weiter auf Raba, während Raba auf Walsh zielte und Dahoud auf Mads.

Dass noch weitere Männer auf dem Boot waren, glaubte Mads nicht. Er hatte zwei von ihnen erschossen und Walsh hatte sicherlich ebenfalls welche erwischt.

»Sie sind wegen Rémy hier? Sind Sie einer dieser Bieter im Darknet?« Raba sah Walsh misstrauisch an.

»Lassen Sie die Waffe fallen, sonst erschieße ich Sie«, wiederholte der ungerührt.

»Verstehe, also wegen Rémy. Was ist nur an diesem Straßenmusiker, dass alle derart hinter ihm her sind? Wissen Sie, ich wollte ihn gehen lassen.«

»Bruder, dieser Straßenköter hat uns den ganzen Mist erst eingebrockt. Ich habe dir gleich gesagt, lass ihn kaltmachen. Er hat Auge gemacht, die ganze Zeit«, sprudelte es aus Dahoud hervor.

»Ich hätte ihn gehen lassen sollen, dann hätten wir uns den Scheiß hier erspart.«

»Wir hätten ihn erschießen sollen«, reagierte Dahoud wütend. »Er hat dich verhext.«

Für einen Moment war Dahoud unaufmerksam, vermutlich weil er wegen Rémy so gereizt war, jedenfalls spürte Mads den Lauf der Waffe nicht mehr im Nacken. Diese Chance nutzte er und rammte seinen Ellenbogen in Dahouds Bauch, dann sprang er zur Seite.

Dahoud schoss.

Ein weiterer Schuss fiel und im Sprung sah Mads, dass Dahoud zu Boden ging.

Geistesgegenwärtig griff Mads nach der Waffe, als er auf dem Boden landete, und schoss auf Raba, der gleichzeitig in Walshs Richtung feuerte, doch der hechtete zur Seite.

Mads kam auf die Beine und sah, dass Dahoud tödlich verletzt war, eine Blutlache hatte sich um seinen Kopf gebildet.

Raba lag auf dem Boden. Mads hatte seinen rechten Oberschenkel getroffen. Die Waffe war ihm aus der Hand gefallen.

»Dieser Rémy – ist er der Teufel oder ist er ein Engel?«, brachte Raba mit schmerzverzerrtem Gesicht hervor.

»Ein Engel. Grüßen Sie mir die Hölle«, antwortete Walsh, der nun neben Mads stand und auf Raba zielte.

»Ich habe keine Angst vor dem Tod«, erwiderte Raba ruhig. »Ich bereue nichts, nur eine Sache: dass ich diesen Straßenmusiker entführt habe. Sagen Sie Rémy, dass es mir leidtut. Nie hat eine Musik mich mehr berührt als seine. Wenn er spielte, fühlte ich mich frei, so frei, wie ich mich als Kind gefühlt habe, wenn meine Eltern uns mit nach Syrien in unser Dorf genommen haben. Das waren schöne Tage, glückliche Tage.«

»Tun Sie das nicht«, bat Mads. »Wir müssen besser sein als er. Er soll für immer im Knast schmoren. Nehmen Sie bitte die Waffe runter.«

»Sie müssen besser sein als er, ich nicht«, antwortete Walsh kalt und drückte ab.

76

Zwei Tage später, Paris

»Ich kann Ihnen gar nicht oft genug danken, ich stehe tief in Ihrer Schuld.« Walter sah Dr. Glück mit glänzenden Augen über den kleinen Tisch des Cafés in der Pariser Klinik hinweg an. »Dass Sie hergekommen sind, um nach Rémy zu schauen und ihn zu operieren, ist nicht selbstverständlich. Ich weiß nicht, wie ich das je wiedergutmachen kann.«

»Sie schulden mir nichts. Ich habe das sehr gern gemacht«, gab der Arzt lächelnd zurück.

»Sie beschämen mich. Das Mindeste, was ich Ihnen anbieten kann, ist ein lebenslanges kostenloses Abo in meinem Grill. Wann immer es Sie nach einer Currywurst gelüstet, seien Sie bitte mein Gast.«

»Das ist sehr großzügig von Ihnen, aber das Angebot kann ich unmöglich annehmen. Ich weiß, wie viel Ihnen Rémy bedeutet, und ich hatte ohnehin gerade zwei Tage frei. Die Aktion war zudem nicht ganz uneigennützig«, verriet Glück und sah Walter dankbar an.

»Wie meinen Sie das?«, erkundigte sich Brandt.

»Ich wollte Ihren Rémy endlich kennenlernen, und wenn ich etwas tun kann, damit er sich schneller von seinen Verletzungen erholt, dann helfe ich gern.«

Brandt hatte noch am Tatort in dem verlassenen Gebäude Dr. Glück angerufen, weil Walter ihn dazu gedrängt hatte. Der Arzt hatte ihnen daraufhin eine Pariser Klinik empfohlen und ihnen geraten, Rémy nur dorthin bringen zu lassen. Gleichzeitig hatte er versprochen, sich in den nächsten Flieger nach Paris zu setzen, um ihnen zu helfen.

»Wie ist die Operation verlaufen?«, fragte Mads.

»Er hat sehr viel Blut verloren. Der Arzt vor Ort hat ihn leider nur notdürftig operiert. Es war gut, dass Sie ihn ins Krankenhaus gebracht haben, da hätte es genug erfahrene Chirurgen gegeben, falls ich verhindert gewesen wäre.«

»Ich werde Ihnen ewig dafür dankbar sein, dass Sie es nicht waren. Sie sind der beste Chirurg, den wir kennen. Bei Rémys Zustand wollten wir kein Risiko eingehen«, erwiderte Walter.

»Es ist sehr lieb von Ihnen, dass Sie so große Stücke auf mich halten, aber die Pariser Kollegen sind auch nicht schlecht«, wiegelte Glück ab, dem es etwas unangenehm zu sein schien, dass Walter ihn so über die Maßen lobte.

»Wird er wieder richtig gesund?«

»Ich war vorhin bei ihm auf der Intensivstation.« Glück sah ernst in die Runde. »Was Sie mir zuvor erzählt haben, Herr Brandt, war nicht übertrieben. Danke, dass Sie mir die Blutwerte geschickt haben, als ich im Flieger saß. Ich habe solche Werte noch nie gesehen. So gut eine Operation auch verlaufen mag und man mit Salben und Medikamenten nachhelfen kann, die Wundheilung ist grundsätzlich von Mensch zu Mensch verschieden. Die Selbstheilungskräfte von Rémy allerdings sind außergewöhnlich. Ich habe vorhin nach ihm und den Nähten geschaut, und ich muss ehrlich zugeben, ich kann meine Verwunderung nicht verleugnen. Natürlich habe ich von Menschen aus Indien, China und dem Dschungel von Brasilien gehört und nachgelesen, dass deren Wunden schneller verheilen als bei anderen Menschen, aber in der Hinsicht ist Rémy einzigartig.«

»Also wird später nichts an den tödlichen Angriff erinnern?«, fragte Walter.

»Nein, nur ein paar kleine Narben.«

Walter nickte erfreut und presste die Lippen zusammen.

»Was glauben Sie, woran das liegt?«, wollte Brandt wissen.

»Ich habe keine Erklärung dafür. Aber glauben Sie mir, es gibt sehr viele Mediziner und Forscher, die das gerne herausbekommen würden.«

»Rémy ist kein Versuchskaninchen«, warnte Walter empört.

»Und das zu Recht«, beruhigte ihn der Arzt. »Er kann sich glücklich schätzen, dass er Freunde wie Sie hat, und ich kann es nur wiederholen, es ist gut, dass Sie mich gerufen haben. Ich kenne den Chefarzt und Leiter dieser kleinen Pariser Klinik sehr gut, und wir sind uns einig, dass wir die Krankenakte über Rémy nicht archivieren werden, wie es bei anderen Patienten üblich ist. Daher meine Bitte an Sie, erwähnen Sie das anderen gegenüber niemals. Rémys Leben hängt davon ab.«

»Ich kann für meine Freunde und mich sprechen, dass wir niemandem auch nur ein Wort davon erzählen«, versicherte Walter hastig. »Ich wusste schon immer, dass Rémy etwas ganz Besonderes ist, dass sein Geheimnis wahr ist und nicht der Fantasie eines psychisch kranken jungen Mannes entspringt.« Er warf Brandt einen strengen Blick zu und der verstand die Botschaft.

Er musste Walter recht geben, dass er Rémy falsch eingeschätzt hatte. Wenn selbst ein Mediziner wie Glück von dem physischen Zustand Rémys beeindruckt war, musste das was heißen.

»Wie lange muss er noch im Krankenhaus bleiben?«, fragte Brandt.

»Das müssen die Ärzte hier entscheiden. Nach meiner Einschätzung könnte er in drei Tagen entlassen werden. Bei seinem Heilungsverlauf wird er sich möglicherweise schon morgen fit genug fühlen, aber er soll bitte die drei Tage hierbleiben.«

»Ich sorge persönlich dafür, dass er nicht zu früh weggeht. Ich lasse ihn hier nicht alleine, erst recht nicht in diesem Zustand«, bekräftigte Walter.

Brandt sah ihm seine absolute Entschlossenheit an und hoffte, dass Rémy mit nach Köln kommen und nicht Walter in Paris bleiben würde.

»Rémy hat übrigens einen Wunsch geäußert«, sagte Glück.

»Einen Wunsch? Kann er schon reden?«, fragte Walter irritiert.

Nicht nur er war verwundert über diese Nachricht, Brandt und Mads ebenso. Noch am vergangenen Abend hatte Rémy im Koma gelegen und ums Überleben gekämpft, und Brandt hatte inständig gehofft, dass Glück das Unmögliche gelingen und Rémy retten würde.

»Er hat die Augen vor einer halben Stunde geöffnet. Ich sagte Ihnen ja, Ihr kleiner Freund grenzt an ein Wunder«, erwiderte Glück schmunzelnd.

Walter strahlte übers ganze Gesicht.

»Welchen Wunsch hat er geäußert?«, fragte Mads.

»Er weiß von Aydin und dem Krebs«, antwortete Glück jetzt ernst.

»Wie kann das sein? Wir haben ihm nichts davon erzählt«, sagte Brandt.

»Haben Sie gestern an seinem Krankenbett darüber gesprochen?«

»Ich habe was davon gesagt, als ich kurz allein in seinem Zimmer war. Ich habe ihm gesagt, dass ich mir wünsche, dass er wieder gesund wird, und dass er, wenn es doch Wunder gibt, vielleicht der genetische Zwilling für Aydin sein könnte, damit er den Krebs besiegen kann«, erklärte Walter.

»Da haben wir es. Menschen, die im Koma liegen, können oft wahrnehmen, was in ihrer Umgebung geschieht. Daher empfehlen wir den Angehörigen auch immer, dass sie mit den Komapatienten reden sollen.« Glück nahm einen Schluck aus seinem Teebecher. »Er möchte sich als Spender zur Verfügung stellen, deshalb habe ich ihm einen Wangenabstrich abgenommen. Ich nehme die Probe noch heute mit nach Köln und lasse sie analysieren.«

»Ich wage gar nicht, es mir auszumalen, aber wenn Rémy schon diesen fiesen Angriff überlebt hat, warum sollte er dann nicht auch der genetische Zwilling sein?«, sagte Walter, seine Stimme war voller Hoffnung.

Brandt fand es etwas seltsam, dass Glück den Abstrich nicht hier in der Klinik in Paris analysieren ließ, sondern ihn mit nach Köln nahm. Hielt er es für möglich, dass Rémy der genetische Zwilling sein könnte, wollte aber verhindern, dass das bekannt wurde, um Rémy zu schützen? Verschwieg Glück ihnen etwas?

»Wir stehen tief in Ihrer Schuld«, sagte Brandt.

»Das tun Sie nicht. Es war mir eine Freude, Rémy operieren zu dürfen. Er ist ein außergewöhnlicher junger Mann. Dass ich ihn kennenlernen durfte, ist mir Dank genug.«

»Auch von mir nochmals meinen aufrichtigsten Dank, Herr Dr. Glück, dass Sie hier waren«, äußerte Walter, »aber so lasse ich Sie nicht gehen. Mein Angebot steht, seien Sie mein Gast wann immer Sie wollen, und bestellen Sie sich, so viel Sie wollen.«

»Das ist sehr freundlich von Ihnen.« Glück lächelte ihm zu, dann griff er nach seiner Tasche. »Ich muss leider los, sonst verpasse ich meinen Flieger.«

Die Runde erhob sich und verabschiedete sich von Glück, der anschließend das Café verließ.

»Ach, Kinder, ihr könnt gar nicht wissen, wie glücklich ich gerade bin und wie sehr ich hoffe, dass Rémy der geeignete Spender ist.«

»Das wäre fantastisch«, sagte Mads und Brandt nickte.

»Bonjour, die Herren«, hörte Brandt da eine bekannte Stimme.

Es war Delpuech, der auf sie zusteuerte. Brandt hatte ihm vorhin geschrieben, dass sie hier im Café saßen. Man begrüßte sich und alle nahmen wieder Platz, dann bestellten sie noch eine Runde Getränke.

»Wie geht es Ihrem kleinen Freund?«, erkundigte sich Delpuech.

»Den Umständen entsprechend gut«, antwortete Brandt.

»Bon. Er scheint taffer zu sein, als es den Anschein erweckt. Was ist mit Walsh und Joe?«

»Die sind bereits gestern abgereist.«

»War Walsh nicht verletzt?«

»Doch, er hatte einen Streifschuss abbekommen. Den hat er kurz im Krankenhaus behandeln lassen und sich dann gegen den Rat der Ärzte selbst entlassen.« Auch Walter, Mads und Brandt hatten sich ärztlich versorgen lassen, aber zum Glück hatten sie keine ernstlichen Verletzungen erlitten.

»Dieser Amerikaner …«, begann Delpuech und Brandt hörte Bewunderung aus seiner Stimme heraus. »Ohne ihn hätten wir es nicht geschafft.«

»Das stimmt. Ich habe nicht genau mitgezählt, aber er hat bestimmt an die zwanzig Personen erschossen«, pflichtete Brandt ihm bei.

»Ein ausgebildeter Killer.« Delpuech nickte nachdenklich. »Glauben Sie, dass ich mich noch mal mit ihm unterhalten kann?«

»Warum?«, fragte Mads.

»Fürs Protokoll und die Berichte. Ich muss auch noch in Erfahrung bringen, was genau auf dem Boot passiert ist.«

»Raba ist tot und die Frauen befreit, warum wollen Sie sich da über so einen dämlichen Bericht den Kopf zerbrechen?«, mischte sich Walter ein. »Keiner weiß, wo Walsh sich derzeit aufhält, aber eins ist sicher: Er ist irgendwo dabei, die Welt wieder ein Stück besser zu machen.«

»Sie haben recht. Aber der Polizeichef möchte wissen, wer dieser Walsh ist«, erwiderte Delpuech.

»Was werden Sie tun?«

Delpuech zuckte die Achseln. »Ich bin Franzose, mir fällt schon was ein. Um ehrlich zu sein, war mein Hauptanliegen, mich bei ihm zu bedanken. Er hat mir das Leben gerettet.«

»Wir übermitteln ihm den Dank, wenn wir ihn irgendwann mal sehen sollten«, versprach Brandt.

»Die Spurensicherung sagt, dass Raba aus nächster Nähe erschossen wurde, obwohl er bereits eine Schussverletzung im Bein aufgewiesen hat«, sagte Delpuech. »Was wissen Sie darüber?«

»Er hat mir das Leben gerettet und dabei Raba ausgeschaltet, den vermutlich gefährlichsten Clanchef im Großraum Paris. Sollten wir nicht einfach froh darüber sein? Für mich hört es sich fast so an, als würden Sie versuchen, Walsh ans Bein zu pinkeln«, antwortete Mads.

»Wer das wagt, kriegt es mit mir zu tun. Ich kann Walsh nicht genug danken, dass er uns geholfen hat. Wir sollten froh darüber sein, statt ihn zu verdächtigen«, knurrte Walter.

»Da bin ich natürlich ganz bei Ihnen. Herr Walsh hat mir und Paris einen großen Gefallen getan, indem er Raba erschossen hat. Dennoch macht die Spurensicherung nur ihre Arbeit. Ich notiere also für den Bericht, dass er Ihnen, Mads Johannsen, das Leben gerettet und deswegen den Clanchef erschossen hat.«

»Das dürfen Sie gerne.«

»So weit sind wir schon. Da verbreitet ein Clanchef Angst und Schrecken und killt Unschuldige, aber wenn er erschossen wird, müssen sich rechtschaffene Leute dafür erklären.« Walter schüttelte verärgert den Kopf. »Ich weine Raba keine Träne nach, für mich ist Walsh ein Held.«

Brandt verstand Walter, doch leider konnte es sich die Polizei so leicht nicht machen, sie musste objektiv bleiben und ihren Job erledigen.

»Was wissen wir über die Frauen und wie viele Opfer es gibt?«, fragte Brandt, um das Gespräch in andere Bahnen zu lenken, da keiner von ihnen Walsh belasten würde, auch Delpuech nicht.

»Gut, dass Sie das ansprechen.« Delpuech nahm einen Schluck aus seiner Kaffeetasse, die die Bedienung ihm zwischenzeitlich gebracht hatte. »Ich hatte vorhin eine Besprechung, und was da zutage gekommen ist, ist erschreckend. Wir haben auf verschiedenen Rechnern und Handys jede Menge Informationen gefunden. Die Auswertung läuft noch, gesichert ist aber Folgendes: Der ursprüngliche Plan war es, junge Frauen, vor allem aus der Ukraine, zu entführen und an Bordelle im Ausland zu verkaufen. Dann wurde Raba auf den illegalen Organhandel aufmerksam und erkannte, dass das viel lukrativer sein würde, also plante er, dieses ›Geschäft‹ im ganz großen Stil aufzuziehen. In dem verlassenen Industriegebäude gab es noch einen weiteren, kleineren Keller, der Raum wurde als Kühlraum genutzt. Dort haben wir sieben Leichen gefunden.«

»Er hatte sieben Frauen schon ermordet?«, fuhr Walter fassungslos dazwischen.

»Mindestens. Das gesamte Gelände und die anderen Verstecke werden gerade durchsucht und es finden weitere Grabungen statt. Möglich, dass noch mehr Frauen ermordet und ihnen die Organe entnommen wurden.«

»Wie viele Frauen wurden denn insgesamt gefangen gehalten?«, fragte Brandt.

»Wir haben siebzehn Frauen gerettet, einschließlich der Deutschen Ayla.« Delpuech schaute Brandt an. »Wenn meine Informationen richtig sind, wurde sie bereits gestern nach Köln ausgeflogen.«

»Stimmt, wir haben uns kurz mit ihr unterhalten. Ihr und der Wunsch ihrer Eltern war es, sie so schnell wie möglich nach Köln zu holen. Die Ärzte hatten nichts dagegen, es ging ihr körperlich erstaunlich gut«, bestätigte Brandt.

»Was daran lag, dass Raba kein Interesse daran hatte, dass die Frauen körperlich gequält wurden oder litten. Er wollte ihre Organe, deshalb wurden sie den Umständen entsprechend einigermaßen gut versorgt.«

»Trotzdem hatte Ayla Wunden und Hämatome im Gesicht«, wandte Walter ein.

»Das stimmt, weil sie, Tatjana und Rémy versucht hatten, auszubrechen. Zudem weiß ich, dass ihr Gewalt angetan wurde, als sie entführt wurde.«

»Wie wurde sie überhaupt zum Opfer?«, fragte Mads.

Diese Frage interessierte auch Brandt besonders. Sie hatten Ayla nicht mehr gefragt, das wäre angesichts ihres Zustands nicht angemessen gewesen.

»Ich hatte keine Möglichkeit, mit ihr zu sprechen, aber das werden wir nachholen. Es wäre gut, wenn Sie oder ein Kollege aus Köln das übernehmen könnten«, antwortete Delpuech an Brandt gewandt.

»Ich kümmere mich darum. Gibt es denn erste Hinweise?«

»Die gibt es. Wir gehen davon aus, dass der Jebali-Clan in Deutschland dahintersteckt mit dem Ich-mache-dich-zu-einem-Star-in-den-sozialen-Medien-Trick. Junge Frauen werden mit dem Versprechen, dass man sie zu erfolgreichen Influencerinnen machen würde, über Instagram geködert, dann werden sie entführt und an ein Bordell verkauft. Die Kontaktaufnahme erfolgt meistens über soziale Netzwerke wie Instagram oder TikTok.«

»Sie wurde über Instagram kontaktiert«, bestätigte Brandt.

Delpuech nickte. »Also hat ihr jemand vom Jebali-Clan falsche Hoffnungen gemacht, dann wurde sie auf brutale Weise entführt, und als Raba die Idee mit den Organen hatte, wurde sie nach Paris gebracht, statt an ein Bordell im Ausland verkauft zu werden.«

»Was ist das für eine kranke Welt? Haben diese Menschen denn jeden Funken Menschlichkeit verloren?« Walter schüttelte angewidert den Kopf.

»Darüber könnten wir stundenlang diskutieren, aber leider können wir es nicht ändern. Wir können nur alles daransetzen, dass wir solche Kriminellen zur Rechenschaft ziehen. Die Beweisaufnahme wird zwar Monate dauern, trotzdem haben wir genug Beweise, um alle Köpfe der Jebali-Familie für lange Zeit in den Knast zu stecken.«

»Ohne Dahoud und Raba ist der Clan doch wie ein zahnloser Tiger«, merkte Brandt an.

»Da haben Sie recht. Dennoch müssen wir auch Hadi, den dritten starken Mann, zu Fall bringen, er wird den Tod seiner Cousins rächen wollen.«

»Dann schicken Sie mal Walsh seine Anschrift«, erlaubte sich Walter einen Scherz. »Der freut sich bestimmt über einen Besuch bei Hadi.«

»Das übernehmen lieber wir«, bremste ihn Delpuech. »Es gibt übrigens auch gute Nachrichten.«

»Welche denn?« Brandt sah ihn interessiert an.

»Wir haben den Entführer von Tatjana Zubkov. Sie hat uns den entscheidenden Hinweis selbst geliefert.«

»Der wäre?«, fragte Mads.

»Sie hat sich das Kennzeichen seines Autos gemerkt. Außerdem hatten wir seine Personenbeschreibung, da war es ein Leichtes, ihn festzunehmen, weil der Entführer gleichzeitig der Halter des Fahrzeugs war. Er hat wohl fest damit gerechnet, dass Tatjana da nicht mehr lebendig rauskommen wird.«

»Gehört er auch zum Jebali-Clan?«, erkundigte sich Walter und fügte schnell hinzu: »Sicherlich, was frage ich überhaupt.«

»Das tut er. Dem Clan ist jedes Mittel recht, um Geld zu verdienen. Menschenleben sind ihm nichts wert.«

»Aber wie passt Rémy ins Bild?«, wollte Mads wissen.

»Gute Frage, das haben wir auch noch nicht durchschaut, da sich keiner der Jebalis, die wir bisher verhaftet haben, gesprächsbereit zeigt. Wir nehmen aber an, dass die Theorie von Rémys Freunden stimmt, dass nämlich dieser François ihn an den Clan verraten hat. Leider fehlt von François jede Spur. Sie sehen, es wartet noch eine Menge Arbeit auf uns. Das ist ein Mammutprojekt.«

»Das kriegen Sie schon hin. Falls Sie Unterstützung bei dem ganzen administrativen Zeug brauchen, Mads unterstützt Sie gern«, sagte Brandt grinsend.

»Was ist mit Ihnen?«

»So'n Papierkram bewältigt der Gute nicht, der ist eher der Mann für's Grobe, so ein richtiger Straßenbulle«, bemerkte Walter trocken und alle lachten.

»Ich habe Ihnen noch Dank zu sagen«, wandte sich Delpuech speziell an Mads und Brandt. »Mit Ihrer Unterstützung haben wir den Jebali-Clan zu Fall gebracht. Wann geht es für Sie zurück?«

»Sie wollen uns wohl wieder loswerden?«, scherzte Brandt.

Delpuech schmunzelte. »Ich mag Ihren Humor. Da sag noch mal einer, Deutsche könnten nicht lustig sein.«

»Wir fahren zurück, sobald wir Rémy mit nach Köln nehmen können«, antwortete Brandt.

»Ihr spezieller Freund.« Delpuech nickte wissend. »Ihm würde ich auch gern ein paar Fragen stellen, sobald er aus dem Koma aufgewacht ist. Bis dahin sollte er in Paris bleiben.«

»Wäre es Ihnen recht, wenn wir ihm Ihre Fragen stellen?«, schlug Brandt vor. Dass Rémy bereits ansprechbar war, musste der Commissaire nicht wissen. »Wir würden ihn gern mit nach Köln nehmen, sobald das möglich ist. Wäre das für Sie in Ordnung?«

Delpuech überlegte kurz, dann sagte er: »Ausnahmsweise.« Damit stand er auf und zückte seine Geldbörse.

»Lassen Sie das bloß sein«, bremste Walter ihn.

»Ich möchte Sie gern einladen. Immerhin sind Sie zu Gast bei mir in Paris«, widersprach Delpuech.

»Wir haben Ihnen zu danken, dass Sie uns geholfen haben, Rémy und die Frauen zu befreien – gegen alle Widerstände in den eigenen Reihen. Das übernehmen wir«, entgegnete Brandt.

Delpuech hob den Finger. »Non, Sie sind Gast in meinem Land. Wir Franzosen sind Weltmeister der Gastfreundschaft, das kann ich nicht annehmen. Ich mache Ihnen einen Vorschlag: Sie lassen mich jetzt zahlen, und wenn ich in Köln bin, laden Sie mich zu einer Currywurst bei Walter ein.«

»Einverstanden«, sagte Walter und kam damit Brandt zuvor.

»Es war mir eine Freude, Sie alle kennengelernt zu haben. Grüßen Sie mir Rémy ebenso wie Joe und Walsh.« Die Runde verabschiedete sich und Delpuech ging zu der Kellnerin, um die Rechnung zu begleichen.

»Ich mag ihn«, bemerkte Walter.

»Weil er dich eingeladen hat?«, fragte Brandt.

Walter schnaubte. »Hast du auch mal einen coolen Spruch drauf? Du lässt nach.«

Mads lachte. »Schlagfertig ist er.«

»Ein bisschen, das hat er bei mir gelernt«, gab Brandt schmunzelnd zurück. »Was ist jetzt eigentlich mit der vermissten Ukrainerin aus eurer Gemeinde?«

»Das wollte ich euch noch erzählen. Vor zwei Stunden hat mich Tim kontaktiert. Sie hat die Polizei angerufen, es geht ihr gut. Sie ist vor Wochen nach Paris gezogen, zu einer Frau, die sie über Instagram kennengelernt hat.«

»Zu einer Frau?«

»Sie ist lesbisch.« Mads hob die Schultern. »Nicht hinter jedem Kontakt in den sozialen Medien steckt ein Psycho.«

»Aber warum hat sie sich nicht eher gemeldet? Tim wird doch sicherlich ihre Handynummer kontaktiert haben.«

»Sie hat die deutsche Mobilfunkkarte nicht mehr genutzt und sich in Paris eine mit französischer Nummer besorgt. Dass sie vermisst wird, hat sie überhaupt nicht geahnt, zumal sie an der Ostsee keine Freunde hatte. Es war purer Zufall, dass sie die deutsche Karte wieder aktiviert hat. Sie hatte die deutsche Nummer für einen Onlineaccount als zweite Authentifizierungsmethode registriert, deshalb musste sie sie nutzen, sonst wäre sie nicht in den Account gekommen. Erst da hat sie die Nachrichten von der Polizei gesehen und heute Morgen dann die Polizei angerufen.«

»Das ist echt schräg. Tja, wie man sieht, kommen die verrücktesten Zufälle im Leben vor«, bemerkte Walter. »Aber schön, dass sie ihre Liebe gefunden hat, das hätte auch anders ausgehen können.«

»Wir sind alle erleichtert, dass sie keine der entführten Frauen ist«, bestätigte Mads.

»Albert Lange sicherlich am meisten«, stichelte Brandt.

»Du kennst den Bürgermeister«, erwiderte Mads grinsend. »Zum Beginn der Buchungen für den Sommer kann er keine schlechte Presse gebrauchen.«,

»Ich mag Herrn Lange. Ich werde ihm immer dankbar sein, dass er den ukrainischen Waisenkindern geholfen hat, Familien zu finden. Er und dein Onkel sind Kult«, warf Walter ein.

Nun sah Brandt Mads ernst in die Augen, ihm lag noch etwas auf dem Herzen. »Nochmals Danke, dass du Walsh nicht in die Pfanne gehauen hast.« Mads hatte ihm und Walter zuvor erzählt, was wirklich auf dem Boot passiert war.

»Dafür müsst ihr mir nicht danken, das habe ich für Walsh getan. Immerhin hat er mir das Leben gerettet. Da springt dieser Teufelskerl von der Brücke und landet auf dem Boot, als hätte er sein ganzes Leben lang nichts anderes gemacht. Hätte er nicht nach meiner Hand gegriffen, wäre ich in die Seine gefallen. Bei der starken Strömung und der Kälte war das lebensgefährlich, aber der Typ zieht mich hoch, als wäre ich ein Streichholz. Keine Ahnung, woher der so viel Kraft hat.«

»Frag mich mal«, ereiferte sich Walter. »Als ich in der Ukraine unter diesem brennenden Holzbalken lag, kommt er her und hebt ihn an, als wäre das eine seiner leichtesten Übungen.«

»Aydin wird sich freuen, dass er jetzt zwei Walsh-Fanboys hat«, zog Brandt die beiden auf.

»Er ist ein beeindruckender Mann. Bei der Spezialeinheit der Bundeswehr habe ich ja schon einige Special-Agents vom US-Militär kennengelernt, aber Walsh ist echt eine andere Hausnummer.«

»Trotzdem hätte er Raba nicht erschießen müssen, er war wehrlos. Aydin hätte das nicht gutgeheißen«, entgegnete Brandt.

»Ich habe ihn gebeten, es nicht zu tun, aber ich wusste, dass er nicht auf mich hören würde, weil er von Leuten wie Raba nichts hält und ihnen kein faires Gerichtsverfahren zubilligt. Er hat ihn erschossen, ohne die Spur von Reue oder Zweifel.«

»Jungs, meinen Segen hat Walsh und ich werde für immer in seiner Schuld stehen«, mischte sich Walter ein. »Raba war ein richtig übler Bursche, der über Leichen geht. Eiskalt! Glaubt ihr im Ernst, dass so jemand auf ewig im Gefängnis schmoren würde? Einer wie er findet immer eine Möglichkeit, rauszukommen oder seine Geschäfte im Knast fortzuführen. Walsh hat das einzig Richtige gemacht und ihn ausgeschaltet.«

Brandt sah seinem Freund an, dass er jedes Wort ernst meinte, und insgeheim dachte er ähnlich. Raba war für die Gesellschaft tot mehr wert als lebendig. Er würde ihm weder eine Träne nachweinen noch Walsh einen Vorwurf machen, weil sie ihm gegenüber zu tiefstem Dank verpflichtet waren. Dennoch musste er an Aydins Worte denken, der ihn immer wieder ermahnte, als Polizist besser zu sein als die Verbrecher, dass man nicht das Prinzip »Auge um Auge« anwenden durfte.

Aber Walsh ist kein Polizist, fügte er in Gedanken hinzu.

»Wie sehen eure Pläne aus?«, fragte Mads.

»Ich bleibe bei Rémy, ich werde ihn bitten, mit nach Köln zu kommen. Ihr müsst hier nicht warten, sicherlich habt ihr jede Menge um die Ohren«, antwortete Walter als Erster.

»Ehrlich gesagt, hätte ich nichts dagegen, meinem Onkel und vor allem Albert ein, zwei Tage aus dem Weg zu gehen, und ich finde, dafür könnte es schlechtere Orte geben als Paris«, erklärte Mads augenzwinkernd. »Ich würde bleiben, bis wir wissen, ob Rémy mitkommt oder nicht. Außerdem möchte ich dieses Wunderkind endlich kennenlernen.«

»Dann bleiben wir alle drei, bis sich Rémy entschieden hat. Emre geht es auch schon wieder etwas besser. Die neuen Medikamente schlagen gut bei ihm an, daher müssen wir seinetwegen nicht sofort abreisen«, ergänzte Brandt, dabei hatte er im Hinterkopf, dass es Walter guttun würde, wenn Mads und er noch bei ihm blieben.

Außerdem war es wichtig, endlich ein bisschen runterzukommen, die vergangenen Wochen waren extrem anstrengend gewesen.

»Wäre es nicht ein tolles Happy End, wenn Rémy der genetische Zwilling ist?«, fragte Walter mit strahlendem Gesicht.

»In der Tat, ich würde es mir sehr für Emre wünschen«, antwortete Mads und legte Walter die Hand auf die Schulter.

Brandt nickte nur. Er sah, wie glücklich Walter war, weil Rémy überlebt hatte und bald gesund werden würde, und er spürte, wie sehr er sich wünschte, dass Aydin mit Rémys Hilfe den Krebs besiegen würde. Aber was, wenn Rémy nicht dieses Wunderkind war, für das Walter ihn hielt?

Brandt hatte darauf keine Antwort, doch es gab noch eine andere Frage, die ihn fast mehr beunruhigte: Was, wenn Rémy überhaupt nicht mit nach Köln reisen, sondern wieder untertauchen wollte? Wie würde Walter darauf reagieren?

»Lasst uns zu Rémy gehen, ich möchte unbedingt seine Stimme hören«, sagte Walter und die beiden anderen folgten ihm.

77

Köln, Mai 2023

Der Schmerz war immer grausam, und Walter wusste, was Schmerz bedeutete.

Sein Leben war nie so einfach gewesen, wie er es sich als Junge vor sehr langer Zeit gewünscht hatte. Immer wieder hatte er Menschen verloren, die ihm wichtig waren, die er geliebt hatte. Deshalb waren die letzten zwei Monate so unglaublich schwer für ihn gewesen, und es hatte Tage gegeben, da hatte er am Leben, an der Gerechtigkeit, am Sinn und an sich selbst gezweifelt, weil er die Last und den Schmerz nicht mehr ertrug. Trotzdem hatte er nie aufgehört, an das Gute zu glauben, daran, dass es Wunder gab und dass es wichtig war, für die Menschen, die man liebte, da zu sein. Denn genau das machte doch Freundschaft und Familie aus: Liebe.

Ich darf mich glücklich schätzen, dachte Walter, weil es sich gelohnt hatte, zu kämpfen, nicht aufzugeben und an das Unmögliche zu glauben.

»Wo kommen die Getränke hin?«, holte ihn eine Stimme aus seinen Gedanken.

»Hinter dir in den Kühlschrank, die restlichen kannst du in das Regal darunter stellen«, antwortete Walter.

Er konnte noch immer nicht fassen, dass am Ende alles gut ausgegangen war. Ständig musste er sich kneifen, um sicherzugehen, dass er nicht träumte, und dann überkamen ihn die Tränen, er war machtlos dagegen. Tränen des Glücks.

»Du musst dich deiner Gefühle nicht schämen«, hörte er die vertraute, sanfte Stimme.

»Das tue ich auch nicht«, versicherte Walter und wischte sich über die Augen. »Trotzdem möchte ich nicht, dass du mich weinen siehst.«

»Es sind Tränen der Freude, ehrliche Tränen, die mir sagen, dass du glücklich bist. Ich habe immer gewusst, dass du uns retten wirst«, erwiderte Rémy und sah Walter mit seinen friedlichen Augen an.

»Das hast du schön gesagt. Aber das war ich nicht allein, ohne meine Freunde hätte ich das niemals geschafft.«

»Ich weiß. Ich werde euch immer dankbar sein.« Rémy lächelte.

»Dass du lebst und hier bist, ist der größte Dank, den ich mir wünschen kann«, erwiderte Walter und schaute an die Decke, um nicht schon wieder zu weinen. Er, der harte Hund mit dem Körper eines Bären, war manchmal machtlos gegen seine Emotionen.

Rémy hatte nicht wissen können, wie erleichtert Walter gewesen war, als er zugesagt hatte, mit nach Köln zu kommen und für eine Weile in Walters Imbiss zu arbeiten. Nicht, weil Walter Verstärkung gebraucht hätte, sondern weil er der festen Überzeugung war, dass es besser und sicherer für Rémy war, wenn er bei ihm blieb. Obwohl Dahoud und Raba tot waren, durfte man den Jebali-Clan nicht unterschätzen, denn es gab da ja noch den Arm des Clans in Dortmund.

Rémy hob abwehrend die Hände. »Nein, ich habe zu danken. Du hast mich in deine Wohnung eingeladen, mir einen Job hier gegeben und lässt mich kostenlos bei dir essen und trinken, das ist alles nicht selbstverständlich, und es gibt Momente, da ist es mir wirklich unangenehm, das alles anzunehmen.«

»Hör mal, mein Lieber, sag das bitte nie wieder. Du glaubst gar nicht, wie glücklich du mich damit machst, dass du hier bist. Wenn du dann noch ein kleines Liedchen auf deiner Gitarre oder deiner Flöte spielst, ist das mehr, als ich mir wünschen kann, und du siehst selbst, wie sehr die Gäste deine Musik lieben.«

Walter wusste nicht, wie lange sein sanftmütiger Freund bei ihm bleiben würde, und er wagte auch nicht, ihn zu fragen, blieb doch das Gefühl, dass jemand wie Rémy irgendwann weiterziehen würde. Weiterziehen musste.

In diesem Moment öffnete sich die Tür und drei Personen traten ein.

»Sind wir zu früh?«

»Wie könnten meine besten Freunde je zu früh sein!«, rief Walter erfreut. »Komm«, sagte er zu Rémy und gemeinsam traten sie hinter dem Tresen hervor, um die Ankömmlinge zu begrüßen.

»Da konnte es jemand kaum erwarten, dich zu sehen. Vielleicht war er auch nur scharf auf Currywürste«, scherzte Aydin.

»Tolga, mein Liebster, ich hoffe, du bringst ganz großen Hunger mit«, sagte Walter und umarmte Toga herzlich.

»Onkel Walter«, sagte Tolga und machte eine wichtige Miene, »mit der Currywurst ist das wie mit Chips. Man kann ja nicht die Tüte aufmachen und dann nur einen Chip essen.«

»Du hast recht, Großer«, stimmte Walter zu und strich ihm übers Haar. »Alles unter sechs wäre eine herbe Enttäuschung für mich. Kriegst du das hin?«

»Ich denke schon, wenn ich darf?« Tolga sah erst zu Aydin, dann zu Brandt.

»Wenn du sechs schaffst, soll es so sein«, antwortete Aydin und Tolga strahlte übers ganze Gesicht, dabei schielte er immer wieder neugierig zu Rémy.

Walter hatte das natürlich längst bemerkt und legte den Arm um den jungen Musiker. »Darf ich dir einen ganz lieben Freund vorstellen? Das ist Rémy.«

»Hallo«, sagte Tolga ein wenig schüchtern. »Habe schon viel von dir gehört.«

»Und ich von dir«, antwortete Rémy lächelnd.

»Darf ich dich umarmen?«

»Sehr gerne.«

Sofort schloss Tolga Rémy in die Arme. Eine Geste, die typisch war für ihn, wenn er eine Person mochte, und die Walter so schätzte, weil Tolga einfach authentisch war.

»Du hast sehr liebe Augen«, stellte Tolga fest.

»Das hast du schön gesagt. Du bist aber auch ein lieber Mensch.«

»Wollen wir draußen Ball spielen?« Tolga sah ihn mit großen Augen an.

Rémy warf Walter einen fragenden Blick zu.

»Geht nur«, sagte Walter. »Habt Spaß!«

Sogleich nahm Rémy Tolga an der Hand und beide verließen den Imbiss, um auf dem Grundstück dahinter Fußball zu spielen.

»Ich glaube, Tolga hat Rémy sofort ins Herz geschlossen«, stellte Aydin fest.

»Weil er mit dem Herzen sieht«, bestätigte Walter. »Möchtest du was trinken?«

»Ein Schluck Wasser wäre lieb.«

»Ich werde wohl nicht gefragt«, tat Brandt beleidigt.

»Du siehst auch nicht besonders durstig aus, nur wie jemand, der gern dumme Sprüche raushaut«, stichelte Walter zurück. »Setzt euch doch.«

Er stellte sich hinter den Tresen. »Der Herr Brandt ein Kölsch?«

»Schlechter Scherz«, reagierte Brandt trocken. »Ein kühles Blondes bitte.«

»Manche Dinge ändern sich nie«, sagte Walter und schenkte die Getränke ein.

»Wie geht es dir?«, fragte er an Aydin gerichtet.

»Von Tag zu Tag besser. Die Stammzellentransplantation hat ein Wunder vollbracht, sie war sehr erfolgreich. Ich möchte euch nicht anlügen, ich hatte fest damit gerechnet, dass ich sterbe.«

»Sag so was nicht. Du lebst, du wirst wieder richtig gesund und bist bald geheilt. Du hast gehört, was Dr. Glück gesagt hat«, beeilte sich Walter zu versichern. Er wollte keinen Gedanken mehr an diese schreckliche Zeit verschwenden.

»Und das nur, weil ihr in letzter Sekunde den genetischen Zwilling gefunden habt«, sagte Aydin und seufzte. »Ich werde niemals vergessen, was ihr für mich getan habt in der schweren Zeit. Auch wenn ihr es nicht hören mögt, aber ich wusste, dass, selbst wenn ich sterbe, Leah und Tolga bei euch in guten Händen wären. Ich wäre nicht voller Sorge gestorben.«

»Walter hat recht, reden wir nicht mehr darüber. Du lebst, das ist das Einzige, was zählt, und das sage ich nicht ganz uneigennützig«, sagte Brandt, seine Stimme klang ein wenig rau.

»Wie meinst du das?«, fragte Aydin.

»Weil ich mir wieder meinen Partner an meiner Seite wünsche. Mit Walter war das echt anstrengend. Ich bin froh, dass er kein Polizist ist.« Jetzt grinste er und Walter atmete auf, weil er keine düsteren Gedanken mehr zulassen wollte.

»Das sagt er doch nur, weil ich sein großes Ego immer wieder vom hohen Ross runtergeholt habe«, gab Walter schlagfertig zurück und Brandt lachte.

»Ich hätte zu gern gesehen, wie Walter deine Sprüche pariert und dich sprachlos gemacht hat«, sagte Aydin.

»Mich sprachlos? Hast du das je erlebt?« Brandt zog die Brauen hoch und legte eine rhetorische Pause ein. »Siehst du, sicherlich nicht, und das wirst du auch niemals.«

»Wenn es einer kann, dann Walter«, lachte Aydin und klatschte mit Walter ab.

Sie alle drei wieder vereint zu sehen, erwärmte Walters Herz und er hoffte, dass sie nie wieder so eine schwierige Zeit würden durchstehen müssen.

Aydin hatte auf die Stammzellentransplantation ausgezeichnet reagiert und einen Monat nach der Behandlung hatten sie ihn bereits aus dem Krankenhaus entlassen.

Plötzlich öffnete sich die Tür des Imbisses erneut und zwei Personen traten ein.

»Moin, was für eine Freude«, sagte Walter und kam sofort hinter dem Tresen hervor. Mit diesen Besuchern hatte er nicht gerechnet.

Es waren Peter Walsh und Joe. Die Runde begrüßte sich.

»Nehmen Sie doch am Tresen Platz. Ich habe vorhin den Grill angeschmissen«, sagte Walter. »Was möchten Sie trinken?«

»Wir wollten eigentlich nur kurz Hallo sagen, weil wir in der Nähe waren«, entgegnete Walsh.

»Kurz Hallo sagen, ohne die leckerste Currywurst Kölns gegessen zu haben? Das ist nicht Ihr Ernst.«

»Hey, das hab nicht ich gesagt und das war auch niemals meine Idee«, meldete sich Joe zu Wort und schielte auf die Currywürste, die auf dem Grillrost brutzelten.

»Das möchte ich meinen«, lachte Walter. »Für eine leckere Currywurst unter guten Freunden muss immer Zeit sein.«

»Sie wissen nicht, was Sie da sagen. Joe hat kein ernst zu nehmendes Sättigungsgefühl«, scherzte Walsh.

Ein völlig neuer Zug an dem Ex-Topagenten, dachte Walter.

»Wenn etwas schmeckt, dann muss man es auch essen, und zwar keine Miniportion«, verteidigte sich Joe und klopfte auf seinen runden Bauch.

»Wir kennen da noch jemanden ohne Sättigungsgefühl«, fügte Aydin hinzu.

»Du weißt, wie ich darüber denke, Tolga hat bei mir einen Freifahrtschein«, brummte Walter.

»Wo sind Tolga und Rémy?«, erkundigte sich Walsh.

»Die spielen hinten auf dem Grundstück mit dem Ball. Sollten aber gleich dazustoßen«, antwortete Walter. Er wurde das Gefühl nicht los, dass Walsh in erster Linie wegen Rémy hier war. »Was darf ich Ihnen zu trinken ausschenken?«

»Ich nehme ein kühles Blondes wie Brandt und der Muskelmann ein Wasser ohne jeden Geschmack.« Joe grinste breit.

»Wir hatten noch gar keine Gelegenheit, uns bei Ihnen zu bedanken. Ohne Sie beide hätten wir weder Rémy noch die Frauen retten können«, warf Brandt jetzt ein.

»Da hat Lasse allerdings recht«, bekräftigte Walter.

»Kommen Sie ja nicht auf den Gedanken, dass Sie irgendwie in unserer Schuld stehen. Der Jebali-Clan wurde zur Strecke gebracht und die Gefangenen gerettet. Mehr Dank können wir nicht erwarten und das wollen wir auch nicht«, bremste Walsh.

Walter hob den Finger. »Eins ist sicher: Sie beide haben ein lebenslanges kostenloses Abo auf meine Currywürste und ich will keine Widerrede hören. Fragen Sie Lasse, wie stur ich in solchen Dingen sein kann.« Es war das Mindeste, was er ihnen anbieten konnte.

»Dagegen ist jeder Esel kompromissbereiter«, bestätigte Brandt und gönnte sich einen Schluck Bier.

»Dann nehmen wir das Angebot gerne an«, sagte Joe. »Haben Sie Ayla noch mal getroffen?«

»Ja, sie war gestern bei mir im Imbiss. Rémy und sie verstehen sich blendend. Rein äußerlich geht es ihr ganz gut, aber wie es um ihre Seele bestellt ist, kann ich leider nicht beurteilen. Rémy meinte, dass sie stark sei und das Ganze gut verkraften würde.«

»Schön, das freut mich sehr«, sagte Joe.

»Hat Delpuech Sie erreichen können? Er hatte ein paar Fragen«, erkundigte sich Brandt.

»Nein, hat er nicht. Ich wüsste auch nicht, was wir noch zu besprechen hätten«, antwortete Walsh.

»Dann war es sicher nicht wichtig«, meldete sich Aydin zu Wort. »Ich bin wirklich froh, dass Sie meinen Freunden geholfen haben.«

»Unterschätzen Sie die Kraft Ihrer Freunde nicht. Das war eine Teamleistung und als Team haben wir bestens funktioniert. Ich muss gestehen, dass ich vor allem von Mads Johannsen schwer beeindruckt war. Wie er von der Brücke auf das Boot gesprungen ist, dazu gehört wirklich Mumm«, erwiderte Walsh.

»Aber Sie haben das doch auch getan«, entgegnete Aydin.

»Ich bin trainiert in solchen Dingen. Meine Arbeit war schon immer sehr gefährlich, aber Mads ist Polizist, mit Extremsituationen ist er nicht mehr vertraut, seit er der Bundeswehr den Rücken gekehrt hat. Grüßen Sie ihn von mir. Es war mir eine Freude, ihn im Team gehabt zu haben.«

»Das werden wir gern ausrichten und sicherlich wird es ihn freuen, das zu hören. Hat jemand wie Sie eigentlich vor gar nichts Angst?«, fragte Walter.

Walsh schaute ihn an, dann sagte er aufrichtig: »Doch, habe ich.« Mehr sagte er dazu nicht und Walter wollte auch nicht weiter nachbohren. Für einen Moment trat Stille ein.

»Ich frage mich, was aus dem Arzt geworden ist, der den Frauen die Organe entnommen hat«, sagte Aydin nach einer Weile. »Wie kann ein Arzt, der den hippokratischen Eid geschworen hat, so ein Monster sein?«

Joe sah erst Walsh an, dann die anderen. »Der Arzt wird nie wieder Menschen aufschneiden.«

»Haben Sie ihn kaltgemacht?«, fragte Walter, seine Augen weiteten sich.

»Wir haben das getan, was nötig war und was Sie als Polizisten niemals tun würden und tun sollten«, antwortete Walsh kryptisch.

»Meinen Segen haben Sie. Die Welt braucht keine Monster wie Raba oder diesen Psychoarzt, weder in der Freiheit noch in Gefängnissen«, sprang Walter ihm bei.

»Wie geht es Ihnen?«, fragte Walsh nun an Aydin gerichtet, während Walter die Getränke servierte. Wie es schien, wollte er über dieses Thema nicht mehr sprechen.

»Es ist, als hätte man mir ein zweites Leben geschenkt. Ich werde für immer in Ihrer Schuld stehen«, sagte Aydin.

»Das müssen Sie nicht. Jeder Mensch sollte sich als Stammzellenspender registrieren lassen. Es ist wirklich sehr unkompliziert und kann Leben retten.«

Dass ausgerechnet Walsh Aydins genetischer Zwilling war, hätte Walter nie für möglich gehalten, denn insgeheim hatte er gehofft, dass es Rémy wäre, vor allem weil er geglaubt hatte, dass Dr. Glück ihm Hinweise in diese Richtung gegeben hatte. Andererseits war es eher unwahrscheinlich, dass Glück im Voraus hätte wissen können, dass Rémy der genetische Zwilling war, zumal er Rémy bis dahin gar nicht gekannt hatte.

Trotzdem umgibt Glück eine besondere Magie, dachte Walter, aber am Ende war das auch egal. Es zählte nur, dass Aydin richtig gesund wurde und den verdammten Krebs endgültig besiegte. Wer der genetische Zwilling war, war unerheblich. Für Walter jedenfalls.

»Seit Aydin Ihre Stammzellen hat, glaubt er, er hätte Superkräfte«, scherzte Brandt. »Gestern wollte er sich doch tatsächlich an einen Hubschrauber dranhängen.«

»So ein Blödsinn«, entgegnete Aydin, dann wandte er sich an Walsh. »Es ist einfach schön, zu wissen, dass ausgerechnet Sie mein Retter sind.«

»Weil er schon immer von Ihnen geschwärmt hat«, scherzte Brandt weiter, was Aydin etwas unangenehm zu sein schien. »Vermutlich wird er bald Ihre Heldengeschichten für die seinen ausgeben.«

Walshs Mundwinkel zuckten.

»Hören Sie nicht auf Brandt, der steht drauf, seine besten Freunde aufzuziehen«, erklärte Walter, nahm eine Currywurst vom Grill, schnitt sie klein und richtete sie auf einem Teller an.

»Kommt mir bekannt vor«, erwiderte Joe mit einem Seitenblick zu Walsh, anschließend sah er sehnsüchtig auf die Currywurst.

Da betraten Rémy und Tolga den Grillimbiss.

»Riecht das lecker«, rief Tolga mit strahlenden Augen, dann erst bemerkte er Joe und Walsh. Sein Blick verharrte auf Walsh und seinen muskulösen Oberarmen, die unter dem T-Shirt nicht zu übersehen waren.

»Tolga, Rémy, das sind Joe und Peter Walsh«, erklärte Walter.

Rémy grüßte erst Joe, dann Walsh.

Der Handschlag mit Walsh dauerte etwas länger, ihre Blicke trafen sich und Walter wurde das Gefühl nicht los, dass da gerade etwas geschah, was er sich nicht erklären konnte. Die Männer lösten ihre Hände eine ganze Weile nicht voneinander. Erst als Rémy den Griff lockerte, ließ auch Walsh die Hand sinken.

»Bist du Onkel Walters Freund?«, fragte Tolga, der Walsh noch immer interessiert anschaute.

»Kann man so sagen«, antwortete Walsh.

»Cool. Bist du dann auch mein Freund?«

»Wenn du das möchtest.«

»Sehr sogar. Du siehst echt stark aus.«

»Das ist er, und furchtlos dazu«, sagte Joe und wuschelte Tolga durch die Haare, was der sich gern gefallen ließ.

»Es ist immer gut, starke Freunde zu haben. Ich kenne niemanden, der so viel Kraft hat wie Onkel Walter, er ist stark wie ein Bär«, sagte Tolga schlicht. »Aber Onkel Walter braucht ja auch jemanden, der ihn beschützt. Jeder braucht einen Beschützer. Kannst du das für

Onkel Walter tun? Er beschützt ja schon Emre und Onkel Lasse, aber er hat niemanden, der dann für ihn da ist.«

»Wenn du das möchtest, mache ich das«, versprach Walsh.

»Das wäre toll. Ich habe Onkel Walter nämlich sehr lieb, nicht nur weil er die leckersten Currywürste der Welt grillt, sondern weil er mein allerbester und liebster Freund ist.«

Walter sah, dass sich Brandt und Aydin bei Tolgas Worten ein Schmunzeln verkniffen, doch ihm ging bei diesen Worten das Herz auf und er wusste seinen Wunsch sehr zu schätzen.

»Seid mir nicht böse, Jungs, aber die erste Currywurst gehört Tolga«, sagte Walter und reichte ihm den Teller.

»Wenn jemand anderer mehr Hunger hat, kann ich warten«, bot Tolga an.

»Sicher, Bruder?«, zog Aydin ihn auf.

»Na ja, es wäre gelogen, wenn ich sagen würde, dass ich keinen Hunger habe, sie riecht wirklich lecker und das macht einen nur noch hungriger, aber wenn Onkel Joe mehr Hunger hat …«

»Ist schon gut, Großer, du hast dir die erste Currywurst verdient. Die nächste gehört dann mir.«

»Das ist sehr lieb, ich habe echt Appetit.« Tolga strahlte.

»Du hast immer Appetit auf Currywurst«, erlaubte sich Aydin einen weiteren Scherz.

»Weil er weiß, was gut ist«, sprang Walter ihm zur Seite, »und jetzt bitte alle am Tresen Platz nehmen, es gibt genug für alle.«

Walter hätte nicht glücklicher sein können. Seine Liebsten hier vereint zu sehen, war ein wunderbares Gefühl.

»Emre mag ja keine Currywurst«, wandte Tolga ein. »Ich liebe meinen Bruder, aber wie man keine Currywurst mögen kann, ist mir ein Rätsel.«

»Da sagst du was, dein Bruder ist eben ein komischer Vogel.« Brandt klopfte Aydin auf die Schulter.

»Der war gut«, lachte Tolga und ließ ein Stück Currywurst mit Walters Spezialsoße in seinem Mund verschwinden. »Du weißt wirklich nicht, was du verpasst«, sagte er kauend zu Aydin.

»Ich bleibe bei meiner Rindswurst, dann bleibt mehr für dich übrig«, erwiderte Aydin.

»Das stimmt. Dann werde ich heute sieben essen, wenn du deine nicht willst.«

»So habe ich das nicht gemeint«, warnte Aydin.

»Sieh es ein, gegen Tolgas Appetit bist du machtlos«, scherzte Brandt.

»Ich finde diesen Jungen klasse«, bemerkte Joe grinsend, »aber die Wurst da drüben, die lächelt nur mich an.«

Nun lachten alle. Der Einzige, der sich zurückhielt, war Walsh. Er sah immer wieder zu Rémy, als hätte er etwas im Sinn, und Walter fragte sich, ob Walsh Rémys Geheimnis auch kannte. Bisher wussten nur Brandt, Aydin und er davon, wobei Brandt sich am schwersten damit tat, zu glauben, dass Rémy tatsächlich so alt war. Aydin wollte es nicht kategorisch ausschließen.

Bei Walsh wäre sein Geheimnis genauso sicher, dachte Walter. Er konnte sich nicht vorstellen, dass Walsh eine Gefahr für Rémy wäre, es gab keinen Grund, an seinen neuen Freunden zu zweifeln. Aydin lebte und war geheilt, Rémy war frei und gesund, mehr konnte und wollte sich Walter gerade nicht wünschen. Er war glücklich.

78

Ein paar Tage später

Rémy wusste, dass er ohne Walter und seine Freunde nicht mehr am Leben wäre, und er war unglaublich dankbar, dass Walter ihm angeboten hatte, mit nach Köln zu kommen. Hier hatte er sich schon immer wohlgefühlt, auch wenn es einige dunkle Erinnerungen an diese Stadt gab.

Mit welcher Stadt verbindest du keine dunklen Erinnerungen?, ermahnte sich Rémy sofort.

Er saß draußen auf der Terrasse vor dem Imbiss und genoss das Sonnenlicht. Walter war in die Stadt gefahren, um Sachen für den Imbiss zu kaufen.

Die letzten Monate waren wie im Flug vergangen, denn Rémy fühlte sich wohl bei Walter, obwohl er ab und an ein schlechtes Gewissen bekam, dass Walter sich ausgenutzt fühlen könnte, auch wenn er stets beteuerte, dass das nicht so war.

Rémy half ihm im Imbiss, aber Walter ließ ihn bei sich zu Hause schlafen, er gab ihm sogar ein Taschengeld und er durfte essen und trinken, was immer er wollte. Wie sollte er da kein schlechtes Gewissen bekommen? So viel Freundlichkeit war er einfach nicht gewohnt, er hatte sie seit langer Zeit nicht mehr erfahren.

Unwillkürlich wanderten seine Gedanken zu Peter Walsh.

Irgendwas ist merkwürdig an ihm, überlegte er. Er erinnerte sich noch gut an ihre erste Begegnung vor Jahren, da hatte Walsh ihn vor einer großen Tracht Prügel bewahrt, und schon damals hatte er das Gefühl gehabt, dass Walsh nicht bloß ein mutiger, starker Mann war, sondern dass durch seine Adern eine Energie floss, die er an anderen Menschen bisher nicht gespürt hatte. Auch als sie sich letztens im Imbiss die Hände gereicht hatten, hatte er diese positive Energie wahrgenommen.

Ich glaube, er kennt mein Geheimnis.

Doch die Vorstellung bereitete Rémy keine Angst.

Er hat das Blut und den Geist der Schamanen.

Dass Walshs Vorfahren Angehörige eines American Native Stammes waren, wusste er von Walter, allerdings nicht, von welchem Stamm.

Gern würde er mehr über Walsh in Erfahrung bringen. Vielleicht würde es irgendwann die Gelegenheit geben, ein etwas längeres Gespräch mit ihm zu führen, und möglicherweise würde Walsh Antworten auf die Fragen haben, die ihm auf der Seele brannten. Vor allem die eine: Warum war er schon so lange am Leben und alterte kaum?

Bis heute hatte er niemanden getroffen, dem er diese Frage hätte stellen können, und nur sehr wenige seiner engsten Freunde waren in sein Geheimnis eingeweiht. Die meisten waren bereits tot, weil das Alter, der Krieg oder ein anderes Unglück ihnen das irdische Leben genommen hatte.

Rémy jedoch hatte sie alle überlebt.

Manchmal fühlte er sich des Lebens müde, weil er nicht wusste, wohin seine Reise führte, wo er hingehörte, und weil er wusste, dass er früher oder später seinen Freunden würde Lebewohl sagen müssen, um sein Geheimnis zu schützen – meistens eher früher. Natürlich alterten seine Freunde auch, sie wurden krank und starben. Er hingegen würde weiter als junger Mann durch diese verdammte Welt wandern, auf der Suche nach der Antwort auf die Frage, warum er der war, der er war.

Obwohl, diesmal war etwas anders.

Eine neue Person war in sein Leben getreten und diese Person hatte eine Aura und Energie, die selbst die Energie von Walsh in den Schatten stellte, ja überhaupt von jeder Person, der er jemals begegnet war.

Obwohl er diesen Menschen erst vor Kurzem kennengelernt hatte, kam er ihm so vertraut vor, als wäre er ihm schon einmal begegnet.

»Paris 1830«, entfuhr es ihm, doch er schüttelte sofort den Kopf. *Unmöglich, ich kann ihn nicht im Paris des Jahres 1830 getroffen haben, unmöglich.* Dennoch fühlte es sich so an. Es war dasselbe Gefühl wie damals, als er der Person kurz begegnet war.

Rémy wusste, dass er mehr über diesen Mann in Erfahrung bringen musste, er musste mit ihm sprechen, und sein Gefühl sagte ihm, dass auch er mit ihm sprechen wollte.

Ein Wagen fuhr auf den Parkplatz vor der Terrasse des Grills. Hinter der Windschutzscheibe erkannte er Dr. Glück.

Er war die Person, von der Rémy hoffte, endlich Antworten auf seine Fragen zu bekommen.

– Ende –

Anmerkungen des Autors

Emre lebt! Was für eine erleichternde Nachricht.

Ich hoffe, dass die Lektüre dieses Buches Ihnen einige spannende Stunden beschert und das Lesen Ihnen ebenso viel Freude bereitet hat wie mir das Schreiben.

Die Arbeit an dem Roman war für mich eine emotionale Achterbahnfahrt. Schon beim ersten Teil des Buches wusste ich, dass es ein Zweiteiler werden muss. Es gab einfach zu viel zu erzählen, als dass ich alles in einem Buch hätte unterbringen können.

Ob mir von Anfang an klar war, dass Emre überlebt?

Ja.

Ich konnte es Ihnen allerdings nicht verraten, da ich sonst die Spannung weggenommen hätte.

Während ich an dem Roman gearbeitet habe, haben mich derart viele Nachrichten mit der Bitte, dass Aydin überleben soll, erreicht, dass ich ehrlich erstaunt war. Dass die Figur beliebt ist, war mir klar, aber dass er Ihnen so sehr ans Herz gewachsen ist, hat mich positiv überrascht. Natürlich leben die Kölner Krimis von den Hauptfiguren Brandt, Aydin und Walter. Sie sind ein unzertrennliches Trio, vorerst jedenfalls. Ob es in Zukunft so bleibt, wird abzuwarten sein.

Jetzt aber Hand aufs Herz: Wie viele von Ihnen haben geglaubt, dass Rémy der Spender sein würde?

Dass es am Ende Peter Walsh ist, hatte ich von Anfang an geplant, gerade weil Aydin ihn so sehr bewundert. Vermutlich wird er sich deswegen ab jetzt an den einen oder anderen Scherz von Brandt gefallen lassen müssen, wobei Brandt und Walter selbstverständlich überaus erleichtert sind, dass ihr bester Freund überlebt hat.

Bevor ich zu Rémy und Dr. Glück komme, noch ein paar Worte

zu der Thematik des illegalen Organhandels. Die Fakten, die der Erzählung zu Grunde liegen, sind leider wahr und wurden gründlich recherchiert – was die Datenbank an potenziellen Organempfängern anbelangt ebenso wie die Angaben zu den Todeszahlen und dem organisierten Verbrechen, das weltweit mit Organen handelt. Ein Blick ins Darknet offenbart das ganze Ausmaß dieses schrecklichen Geschäfts, einem weltweiten Milliardengeschäft. So werden Organe in Ägypten, Indien oder anderen Ländern illegal entnommen, um sie anschließend Europäern, Amerikanern, Israelis oder anderen vermögenden Personen zu transplantieren. Die Nachverfolgung der Herkunft der Organe ist schwierig, da Ärzte weltweit der Schweigepflicht unterliegen.

Das heißt, wenn ein deutscher Organempfänger sich in der Türkei ein illegal erworbenes Organ transplantieren lässt und dann in Deutschland bei einem Arzt zur Nachsorge geht, darf der Arzt wegen seiner Schweigepflicht die Polizei oder andere Behörden nicht über die illegale Transplantation informieren. Das macht das »Geschäft« für die Organmafia natürlich noch interessanter. Für die Empfänger bedeutet es im Umkehrschluss, dass sie kaum mit Konsequenzen rechnen müssen.

Ethisch gesehen ist das Ganze ein sehr schwieriges Thema. Dennoch hoffe ich, dass Sie durch die zwei Teile des Romans einen kleinen Einblick in diese Welt erhalten haben. Für alle, die den ersten Teil nicht gelesen haben, hier der Titel, er lautet: »Wut und Herz – Tatort Köln«.

Vermutlich fragen Sie sich, wie realistisch es ist, dass unzählige ukrainische Frauen verschwinden, aber die Polizei keine heiße Spur hat, oder sie niemand vermisst.

Millionen Flüchtlinge aus der Ukraine befinden sich derzeit in Europa wegen eines Krieges, den nur Putin zu verantworten hat. Viele von ihnen sind allein aus ihrer Heimat geflohen, somit ist niemand bei ihnen, der ihr Verschwinden melden könnte. Immer wieder ist davon zu lesen, dass junge Frauen von Männern verschleppt werden, um sie an Bordelle zu verkaufen, oder dass ihnen Arbeit und

Unterkunft versprochen werden, um sie sexuell auszubeuten. Das Internet ist voll von solchen Berichten.

Im Januar sorgte dann eine Schlagzeile weltweit für Aufsehen: In England werden seit Monaten zweihundert Flüchtlingskinder vermisst. Weder die Polizei noch die Behörden wissen, wo sie sind und wie sie verschwinden konnten.

Solche Meldungen gibt es im Internet zu Hauf, es zeigt, wie überfordert die Behörden sind und dass es für das organisierte Verbrechen, hier im Buch für den Jebali-Clan, ein Leichtes ist, Flüchtlinge zu entführen. Sie sind leider die perfekten Opfer für die Machenschaften von Kriminellen.

Zum nächsten Punkt: Korruption bei der Polizei!

Jeder, der meine Krimis kennt, weiß, dass Polizisten bei mir die weißen Ritter sind. Sie sind unbestechlich und setzen sich für das Gute ein.

Die Wahrheit sieht jedoch leider anders aus. Zum Glück sind es nur Ausnahmen, aber auch bei der deutschen Polizei gibt es Korruption, was mir Polizisten immer wieder bestätigen. So verschwinden Beweismittel oder werden nicht umfänglich aufgelistet, gerade wenn es um Drogen oder Geld geht. Da wird bei Kriminellen Schwarzgeld sichergestellt, aber nicht die komplette Summe durch die Polizeibeamten dokumentiert. Es könnten also 50.000 Euro beschlagnahmt werden, aber nur 45.000 Euro werden offiziell notiert.

Dass Korruption auch auf höchster Polizeiebene stattfindet, zeigt ein Beispiel aus Frankreich. Vor Jahren wurde der Vizechef der Lyoner Kriminalpolizei Michel Neyret wegen des Verdachts auf Korruption, Drogenhandel und Geldwäsche in Gewahrsam genommen. Er hatte gemeinsam mit seinen Mitarbeitern für Drogenbosse aus Italien und Frankreich gearbeitet. Daher ist der Bestechungsfall bei der Pariser Polizei in diesem Buch leider realistisch.

Wenn ich also in den letzten Jahren als Autor dank der vielen Recherchen und der hervorragenden Kontakte zu Experten etwas gelernt habe, dann, dass es nichts gibt, wozu der Mensch nicht fähig ist, und dass die Realität die Fantasie eines Autors mit ihrer Brutalität in den Schatten stellt.

Kommen wir zu Commissaire Delpuech. Wie hat Ihnen diese Figur gefallen? Ich finde sie unglaublich spannend, weil sie so anders ist als meine Figuren aus Deutschland. Ob ich eine französische Krimireihe starten werde? Ich weiß nicht, ob ich es zeitlich schaffe, finde die Idee aber sehr reizvoll. Was halten Sie davon?

Zum Schluss noch ein paar Worte zu Rémy und Dr. Glück.

Rémy ist eine meiner absoluten Lieblingsfiguren, allerdings weiß ich, dass es Leserinnen und Leser unter Ihnen gibt, die mit ihm nicht viel anfangen können, weil er als Person für sie nicht greifbar ist.

Der naive Straßenmusiker mit dem reinen Herzen, der unglaublich alt zu sein scheint, ist einigen Krimilesern zu mystisch und fernab der Realität. Aber gerade deswegen mag ich Rémy, weil er uns zeigt, was wirklich wichtig im Leben sein sollte: ein guter Mensch zu sein.

Ich hoffe daher, dass ich allen Rémy-Fans mit diesem Buch eine Freude machen konnte, denn ich bekomme seit Jahren immer wieder Nachrichten mit der Frage, wann es wieder ein Buch mit ihm geben würde.

In den vorliegenden Roman hat Rémy meiner Einschätzung nach sehr gut hineingepasst, und ich hoffe, sie teilen diese Auffassung.

Was wird nun aus dem jungen begnadeten Musiker?

Das ist eine spannende Frage, auf die ich einige Antworten habe, die ich hier jedoch noch nicht verraten möchte. Wann es ein Wiedersehen mit Rémy gibt, weiß ich nicht, aber da er gerade bei seinem besten Freund Walter ist, müssen wir uns um ihn keine Sorgen machen. Wobei sicherlich die meisten von Ihnen wissen möchten, in welcher Verbindung Dr. Glück zu Rémy steht. Im Buch »1830« (ein Rémy-Roman) gibt es eine kurze Begegnung zwischen Rémy und einem Arzt. Ist er womöglich Dr. Glück? Hat auch er ein Geheimnis, das niemand wissen darf und das in Verbindung zu Rémy steht, oder versucht der Autor nur, Sie in die Irre zu leiten, um von der Wahrheit abzulenken?

Diese Frage kann ich Ihnen nicht beantworten. Noch nicht.

Am Ende dieses Buches parkt Glück vor dem Imbiss, um sich mit Rémy zu unterhalten. Möchte er nur als Arzt mit ihm reden oder wird er Rémy endlich verraten, warum er so alt ist, dabei aber noch so jung aussieht?

Die Antwort darauf überlasse ich Ihrer Fantasie, denn ich gehöre zu den Autoren, die es langweilig finden, wenn sie ein offenes Ende gleich wieder auflösen.

Deshalb genug der Worte. Freuen wir uns alle, dass Brandt und Walter wieder mit Aydin vereint sind, um auch in Zukunft Verbrecher zu jagen.

In diesem Sinne,

Ihr
Salim Güler

Eine Bitte / Werke

Sollte Ihnen das Buch gefallen haben, würde ich mich sehr über eine kurze positive Bewertung im Internet freuen. Bitte beachten Sie auch meine anderen Werke:

Köln/Mannheim/Lübeck Thriller/Krimi:
Band 1: *Narben*

Köln Krimi:
Band 1: *Die Stillen müsst ihr fürchten* – Tatort Köln
Band 2: *Fürchte die Nacht* – Tatort Köln
Band 3: *Dann war Stille* – Tatort Köln
Band 4: *Wenn Tote nicht schweigen* – Tatort Köln
Band 5: *Sterben ohne Tod* – Ein Köln-Lübeck Krimi
Band 6: *Niemand* – Tatort Köln
Band 7: *Oh du Stille* – Tatort Köln
Band 8: *Gespalten* – Tatort Köln
Band 9: *Schmerz* – Tatort Köln
Band 10: *ELKE* – Tatort Köln/Lübeck
Band 11: *In der Nacht* – Tatort Köln
Band 12: *Totes Leben* – Tatort Köln
Band 13: *Der Herzenmacher* – Tatort Köln
Band 14: *Stille Wut* – Tatort Köln
Band 15: *Der Fremde* – Tatort Köln
Band 16: *Zorn* – Tatort Köln
Band 17: *Schuld* – Tatort Köln
Band 18: *Tödliche Lügen* – Tatort Köln
Band 19: *Gewagtes Spiel* – Tatort Köln
Band 20: *Abgründe* – Tatort Köln
Band 21: *Wut und Herz* – Tatort Köln / Paris

Küstenkrimi:
Band 1: *Küstenkind*
Band 2: *Küstenschmerz*
Band 3: *Küstenstolz*
Band 4: *Küstenherz*
Band 5: *Küstenträne*
Band 6: *Küstenhass*
Band 7: *Küstenkalt*
Band 8: *Küstennachbarn*

Mannheim Thriller/Krimi:
Band 1: *Der Würger*
Band 2: *Unwürdig*
Band 3: *Lüge*

Walters Weg

Pandemie: Der Beginn

1830: Ein Rémy Roman

Gerne können Sie auch direkt mit mir in Kontakt treten, alle Informationen dazu finden Sie auf Facebook und Instagram:

https://www.facebook.com/salimgueler.autor
https://www.instagram.com/salimgueler

oder auf meiner Homepage:

www.salim-gueler.de

Herzlichen Dank für Ihre Unterstützung

Ihr
Salim Güler

Der Autor

Salim Güler, aufgewachsen in Norddeutschland, studierte in Köln Wirtschaftswissenschaften und promovierte an der TU-Chemnitz.

Schon als Schüler begann er mit dem Schreiben von selbsterfundenen Geschichten und diese Leidenschaft ließ ihn bis heute nicht los.

In seinen Romanen finden sich immer wieder gesellschaftlich aktuelle Themen, die er geschickt in eine fiktive und hochspannende Geschichte einzubetten versteht.

Seine Bücher landen regelmäßig in den Bestsellerlisten der Amazon und Bild Verkaufs-Charts. Mit mehr als 2 Million verkaufter Bücher gehört er zu den beliebtesten und erfolgreichsten Krimi- und Thriller-Autoren Deutschlands.

Güler ist sehr am Austausch mit seinen Leserinnen und Lesern interessiert und freut sich daher über jeden Kontakt, entweder über Facebook oder über seine Homepage.

www.salim-gueler.de
https://www.facebook.com/salim.gueler.autor
https://www.instagram.com/salimgueler